"十四五"职业教育国家规划教材

国家卫生健康委员会"十三五"规划教材

高等卫生职业教育应用技能型规划教材

供护理、助产专业用

基础护理技术

第2版

主　编　周春美　陈焕芬

人民卫生出版社

图书在版编目（CIP）数据

基础护理技术/周春美，陈焕芬主编. —2 版. —
北京：人民卫生出版社，2019
ISBN 978-7-117-29029-6

Ⅰ. ①基… Ⅱ. ①周…②陈… Ⅲ. ①护理-高等职
业教育-教材 Ⅳ. ①R472

中国版本图书馆 CIP 数据核字（2019）第 224178 号

基础护理技术

第 2 版

主　　编：周春美　陈焕芬
出版发行：人民卫生出版社（中继线 010-59780011）
地　　址：北京市朝阳区潘家园南里 19 号
邮　　编：100021
E - mail：pmph @ pmph. com
购书热线：010-59787592　010-59787584　010-65264830
印　　刷：北京盛通印刷股份有限公司
经　　销：新华书店
开　　本：850×1168　1/16　　**印张**：31
字　　数：812 千字
版　　次：2016 年 8 月第 1 版　　2019 年 11 月第 2 版
2024 年 12 月第 2 版第 10 次印刷（总第 16 次印刷）
标准书号：ISBN 978-7-117-29029-6
定　　价：92. 00 元
打击盗版举报电话：010-59787491　E-mail：WQ @ pmph. com
（凡属印装质量问题请与本社市场营销中心联系退换）

编者名单

主　编　周春美　陈焕芬

副主编　周静怡　龚海蓉　金　虹　李文平

编　者　（以姓氏笔画为序）

王海芳（临汾职业技术学院）
王维维（唐山职业技术学院）（兼秘书）
卢玉珍（赣南卫生健康职业学院）
卢思英（承德护理职业学院）
田芬霞（沧州医学高等专科学校）
刘军艳（安康职业技术学院）
孙　伟（黑龙江护理高等专科学校）
李　云（宣城职业技术学院）
李　娜（唐山职业技术学院）
李　清（萍乡卫生职业学院）
李文平（四川卫生康复职业学院）
李双玲（合肥职业技术学院）
杨惠秋（皖北卫生职业学院）
张　敏（重庆医药高等专科学校）
张　巍（大庆医学高等专科学校）
陈焕芬（黑龙江农垦职业学院）
金　虹（滁州城市职业学院）
周春美（唐山职业技术学院）
周静怡（山西卫生健康职业学院）
侯媛媛（黑龙江农垦职业学院）
徐　婷（安徽卫生健康职业学院）
郭红梅（甘肃医学院）
黄　丽（乐山职业技术学院）
龚海蓉（福建卫生职业技术学院）
曾　伟（菏泽家政职业学院）
谢朝霞（廊坊卫生职业学院）

数字内容编者名单

主　编　周春美　陈焕芬

副主编　李　娜　龚海蓉　周静怡

编　者　(以姓氏笔画为序)

王海芳(临汾职业技术学院)
王维维(唐山职业技术学院)(兼秘书)
卢玉珍(赣南卫生健康职业学院)
卢思英(承德护理职业学院)
田芬霞(沧州医学高等专科学校)
刘军艳(安康职业技术学院)
孙　伟(黑龙江护理高等专科学校)
李　云(宣城职业技术学院)
李　娜(唐山职业技术学院)
李　清(萍乡卫生职业学院)
李文平(四川卫生康复职业学院)
李双玲(合肥职业技术学院)
杨惠秋(皖北卫生职业学院)
张　敏(重庆医药高等专科学校)
张　巍(大庆医学高等专科学校)
陈焕芬(黑龙江农垦职业学院)
金　虹(滁州城市职业学院)
周春美(唐山职业技术学院)
周静怡(山西卫生健康职业学院)
侯媛媛(黑龙江农垦职业学院)
徐　婷(安徽卫生健康职业学院)
郭红梅(甘肃医学院)
黄　丽(乐山职业技术学院)
龚海蓉(福建卫生职业技术学院)
曾　伟(菏泽家政职业学院)
谢朝霞(廊坊卫生职业学院)

修订说明

2017 年国务院办公厅印发《关于深化医教协同进一步推进医学教育改革与发展的意见》(以下简称《意见》),对医学教育的改革与发展提出了新要求,也为卫生职业教育改革指明了方向。为进一步落实《意见》精神,2018 年,在新一届高等卫生职业教育应用技能型规划教材评审委员会全程指导和参与下,人民卫生出版社启动了第二轮高等卫生职业教育应用技能型规划教材修订工作。

2019 年 1 月,国务院印发了《国家职业教育改革实施方案》(以下简称《实施方案》),指出:"建设一大批校企'双元'合作开发的国家规划教材,倡导使用新型活页式、工作手册式教材并配套开发信息化资源","专业教材随信息技术发展和产业升级情况及时动态更新",为教材体系建设与改革进一步指明了科学方向。

新一轮应用技能型规划教材修订紧密对接新时代健康中国高质量卫生人才培养需求,依据最新版《高等职业学校护理专业教学标准》,坚持立德树人,继续着力体现"以服务为宗旨,以就业为导向,以能力为本位"的人才培养模式,强调应用技能型人才成长规律,在教材编写和资源建设两个方面全面推进。尤其是教学资源,以原有成果为基础,突出新思路、新技术、新形式,体现新内涵、新资源、新变化。本轮修订基本原则:

1. 适应人才培养需求 教材修订按照《实施方案》中"从 2019 年开始,在职业院校、应用型本科高校启动'学历证书 + 若干职业技能等级证书'制度试点(以下称 1+X 证书制度试点)工作"的要求,着重夯实"1"所代表的卫生职业院校教育教学基本要求,同时兼顾"X"所代表的卫生与健康行业需求及职业能力体现。尝试卫生职业教育与卫生行业能力需求同向同行,适应卫生职业教育人才培养需求,贯彻"思维与技能并重,医学与人文融通,学习与服务互动"的卫生职业教育改革理念,将医德养成、医学人文教育融入专业教育。

2. 服务专业发展 突出新时代育人导向,体现"敬佑生命、救死扶伤、甘于奉献、大爱无疆"的卫生与健康工作者精神。强化护理、助产专业特色,重视整体护理观,贯穿"以人的健康为中心"的优质护理理念,应用护理程序工作方法,提高学生的整体职业素养。

3. 强化"医教协同、产教融合" 校企"双元"编写,临床一线专家参与教材编写。注重学生临床思维能力训练,注重与职业岗位需求对接,将临床实践融入教材与教学资源。

4. 继续"融合"创新 融合需求、融合情感、融合标准、融合准入、融合资源,在封面设置开放式二维码——"主编说"。通过 AR、视频、动画等形式,进一步增强纸数资源的适用性与协同性,打造具有新时代内涵的高等卫生职业教育融合教材。

第二轮高等卫生职业教育应用技能型规划教材共 48 种,将于 2020 年 3 月前陆续出版,供各卫生职业院校选用。

教材目录

序号	申报教材	专业	主编
1	人体解剖学与组织胚胎学(第2版)	供护理、助产、临床医学等相关专业用	任　晖　乔跃兵
2	正常人体结构(第2版)	供护理、助产专业用	夏广军　陈地龙
3	正常人体功能(第2版)	供护理、助产专业用	彭　波　杨宏静
4	生物化学(第2版)	供护理、助产、临床医学等相关专业用	张又良　刘　军
5	生理学(第2版)	供护理、助产、临床医学等相关专业用	杨桂染　周晓隆
6	病原生物与免疫学(第2版)	供护理、助产、临床医学等相关专业用	曹德明　吴秀珍
7	病理学与病理生理学(第2版)	供护理、助产、临床医学等相关专业用	张军荣　李　夏
8	疾病学基础	供护理、助产等相关专业用	夏广军　吴义春
9	药理学(第2版)	供临床医学、护理、助产等相关专业用	孙宏丽　田卫东
10	护理药理学(第2版)	供护理、助产专业用	黄　刚　刘　丹
11	健康评估(第2版)	供护理、助产专业用	杨　颖　高井全
12	护理学基础(第2版)	供护理、助产专业用	程玉莲　赵国琴
13	护理学导论(第2版)	供护理、助产专业用	张琳琳　王慧玲
14	基础护理技术(第2版)	供护理、助产专业用	周春美　陈焕芬
15	内科护理(第2版)	供护理、助产专业用	马秀芬　王　婧
16	外科护理(第2版)	供护理、助产专业用	郭书芹　王叙德
17	妇产科护理(第2版)	供护理、助产专业用	李淑文　王丽君
18	儿科护理(第2版)	供护理、助产专业用	张玉兰　卢敏芳
19	母婴护理	供护理、助产专业用	单伟颖　蒋　莉
20	儿童护理	供护理、助产专业用	罗玉琳　熊杰平
21	成人护理(上册)	供护理、助产专业用	黄永平　王荣俊
22	成人护理(下册)	供护理、助产专业用	王荣俊　周俊杰

续表

序号	申报教材	专业	主编
23	老年护理(第2版)	供护理、助产专业用	刘梦婕
24	急危重症护理(第2版)	供护理、助产专业用	狄树亭　万紫旭
25	眼耳鼻咽喉口腔科护理(第2版)	供护理、助产专业用	桂　平　张爱芳
26	中医护理(第2版)	供护理、助产专业用	屈玉明　才晓茹
27	精神科护理(第2版)	供护理、助产专业用	高健群　马文华
28	社区护理(第2版)	供护理、助产专业用	姜新峰　王秀清
29	营养与膳食(第2版)	供护理、助产专业用	林　杰　唐晓武
30	传染病护理(第2版)	供护理、助产专业用	孙美兰
31	遗传与优生	供助产专业用	王洪波　王敬红
32	助产学	供助产专业用	郭艳春　王玉蓉
33	妇科护理	供助产专业用	杨淑臻　郭雅静
34	母婴保健	供助产专业用	王黎英
35	护理管理(第2版)	供护理、助产专业用	周更苏　周建军
36	护理礼仪与美学(第2版)	供护理、助产专业用	袁慧玲　蔡季秋
37	护理心理学基础(第2版)	供护理、助产专业用	孙　萍　崔秀娟
38	护理伦理学基础(第2版)	供护理、助产专业用	杨金奎　杨云山
39	护理技能综合实训(第2版)	供护理、助产专业用	卢玉彬　臧谋红
40	医护英语	供高等卫生职业教育各专业用	秦博文　刘清泉
41	医用化学(第2版)	供高等卫生职业教育各专业用	段卫东　陈　霞
42	医学生应用文写作(第2版)	供高等卫生职业教育各专业用	冉隆平　舒　洁
43	计算机应用基础(第2版)	供高等卫生职业教育各专业用	敬国东　王　博
44	卫生法律法规(第2版)	供高等卫生职业教育各专业用	苏碧芳　陈兰云
45	体育与健康(第2版)	供高等卫生职业教育各专业用	李连芝　郭章杰
46	大学生心理健康(第2版)	供高等卫生职业教育各专业用	王江红
47	人际沟通(第2版)	供护理、助产专业用	韩景新
48	职业生涯规划与就业指导(第2版)	供高等卫生职业教育各专业用	周武兵　施向阳

第二届高等卫生职业教育应用技能型规划教材评审委员会

前　言

基础护理技术是护理专业学生学习的核心课程，对人文社会课程、职业基础课程、职业技能课程以及临床实践课程起到了承前启后的作用。《基础护理技术》（第 1 版）是高等卫生职业教育应用技能型规划教材之一，教材已经使用 3 年多时间，学生和老师们给予了很高的评价。但是随着科技的进步和护理学的发展，临床护理实践也发生了很大变化，新的行业标准也相继出台，《基础护理技术》的修订迫在眉睫。

如何培养理想信念坚定，德、智、体、美、劳全面发展，具有一定的科学文化水平，良好的人文素养、职业道德和创新意识，精益求精的工匠精神，较强的就业能力和可持续发展的能力，掌握本专业知识和技术技能，能够面向护理岗位从事护理工作的高素质技术技能人才是当前护理教育的首要任务。本教材在编写过程中本着专业培养目标，遵循了“教材继承性与创新性相结合的原则”，结合护理岗位的需求与全国护士执业资格考试的要求，在原教材的基础上主要有四个方面内容的变化：一是根据临床新知识和技术的发展，结合最新的行业标准修改了第一版教材的部分内容，以护理工作任务为主线，将一般工作岗位能力和拓展岗位能力的培养融入到各教学内容和实训环节中；二是重新组织课程内容，将冷热疗技术章节调整到生命体征的评估与护理之后，使学生学习有一定的连贯性；三是注重突出技能，编写团队拍摄和引用了 240 张操作的彩色照片、56 项操作视频和 21 个微课，注重学生实际操作技能的训练；四是数字内容涵盖了 PPT 展示的自学汇、每一节思维导图形式的看总结以及与护士执业资格考试接轨的测一测等，多方位、多角度的为学生学习保驾护航。

本教材编写团队由全国 23 所职业院校的 26 名临床一线护理专家以及护理专业教师组成。在编写过程中该团队严谨务实、精益求精、戮力写作，也得到了编者所在单位领导和同事的大力支持。作为本教材的主编，在荣幸与欣慰的同时谨以表示诚挚的感谢。

鉴于编者的能力和水平，虽力求完美但仍不乏纰漏之处，恳请使用本教材的广大师生和读者惠予斧正，为我们打造精品教材提供更多的帮助，在此一并表示深深的谢意。

周春美　陈焕芬

2019 年 7 月

教学大纲
（参考）

目 录

第一章　医院护理环境

学习目标

1. 掌握医院物理环境要求。
2. 熟悉门诊部、急诊科、病区的护理工作内容；医院的社会环境。
3. 了解门诊部、急诊科、病区的设置与要求。
4. 能熟练进行各种铺床操作。
5. 具有严谨求实的工作态度和爱伤观念，对患者关心体贴，确保安全。

扫一扫，
自学汇

医院是以提供医疗和护理服务为主要目的的医疗机构。医院环境的安排和布置都需要以护理对象为中心，考虑环境的舒适、安全和便利，尽量减轻护理对象的痛苦，促进其康复。创造和维护安全、舒适的医疗环境是护士的重要职责之一。

导入情景

王某，男性，63岁，车祸急诊入院，右侧腿部疼痛，并有多处擦伤，X线示：右侧胫骨粉碎性骨折。患者呼吸功能减退，给予氧气吸入。因同一病室陪护人员较多，且探视人员进进出出，王某主诉眩晕、恶心、失眠。

工作任务

1. 为患者准备暂空床。
2. 为患者调试病室适宜的物理环境。
3. 正确进行患者住院期间的各项护理工作。

第一节 门诊部的设置和护理工作

一、门诊部的设置与布局

（一）门诊部的概念

门诊部是医院面向社会服务的窗口，是医院对伤病员进行早期诊断、及时治疗的第一线，门诊工作任务包括对一般常见病、多发病进行门诊诊治，对疑难杂症病例及时会诊、转诊，定期开展疫苗接种、健康检查，以及卫生防病、计划生育及优生优育宣传工作。门诊部的工作直接反映医院的医疗、护理服务质量和综合管理水平。

（二）门诊部的设置与布局

门诊部工作具有患者集中，流动性大，病种多，就诊时间受限，对医疗技术要求标准高，患者投诉多，风险较大等特点。医院应坚持“以患者为中心”，设施布局合理，流程简便，备有醒目标志和指路牌，要求做到整洁、舒适、安全、工作有序。

门诊部设有分诊处、收费处、化验室、药房、综合治疗室与分科诊查室等。诊查室备有办公桌、诊查床、屏风或挂帘，洗手设施，各种检查用具及化验单、检查申请单、处方等应放置有序。综合治疗室内设有必要的急救设备及药品。

二、门诊部的护理工作

（一）预检分诊

预检工作需由实践经验丰富的高年资护士担任，并热情主动接待就诊患者，指导其**先预检分诊后挂号诊疗**。在扼要询问病史、观察病情和护理体检的基础上对患者进行评估，做出初步判断，给予合理的分诊挂号指导。对疑似传染病或传染病的患者实行严格的隔离措施。

（二）安排候诊与就诊

患者在护士指导下挂号后，分别到各科门诊候诊室依次等候就诊。候诊室护士按照挂号顺序查对患者，维持好诊疗秩序，并做好以下护理工作：

1. 做好开诊前的准备工作，准备并检查各器械和用物性能，检查诊疗环境和候诊环境。

2. 整理初诊和复诊病历，收集整理各种辅助检查报告单，如血常规，粪、尿常规，胸部透视等，并指导患者正确采集标本。

3. 给予就诊前的指导和必要的准备工作，如测量体温、脉搏、呼吸、血压、体重、血糖，指导妇科检查前排空膀胱等。

4. 密切观察候诊患者的病情变化，**遇有高热、意识丧失、剧痛、呼吸困难、出血、休克等患者应立即安排提前就诊或送急诊室处理**，必要时配合医生进行就地抢救；对年老体弱以及病情较重的患者应调整就诊顺序。

5. 做好就诊后用物整理及终末消毒工作；确诊需要住院的患者，指导患者办理住院手续。

（三）健康教育

护士可利用候诊时间开展健康教育，可采用口头、图片、黑板报、电视录像或赠送健康宣教手册等不同形式，对患者提出的问题应耐心、热情地给予解答。

（四）治疗工作

执行需在门诊进行的治疗，如各种注射、换药、导尿、灌肠、穿刺、引流等，应严格遵守查对制度和操作流程，确保治疗安全和有效。

（五）消毒隔离

门诊人群流量大，患者集中，易发生交叉感染，要认真做好消毒隔离工作。**对传染病或疑似传染病患者，应分诊到隔离门诊**并做好疫情报告。

扫一扫，看总结

（六）健康体检与预防保健工作

经过培训的护士可以直接参与健康体检、疾病普查、预防接种等保健工作。

第二节 急诊科的设置和护理工作

一、急诊科的设置与布局

（一）急诊科的概念

急诊科是抢救患者生命的第一线，24h 开放，是医院诊治急症患者的场所。急诊科的工作特点是危重患者多，病情急、时间紧、周转快等。急诊科护士要求经过专业培训，责任心强，具备丰富的知识和经验、娴熟的技术和高尚的职业道德。急诊科的组织管理和技术管理应最优化，达到**标准化、程序化、制度化**，并合理配置急救设备和药品，以保证抢救及时、有效。

（二）急诊科的设置与布局

急诊科应位于医院的一侧或前部，标志醒目，便于寻找。急诊科环境应宽敞、明亮、通风、安静、整洁，有专用的路线和通道出入口，夜间有明亮的灯光，便于患者就诊和救治。

一般情况下，急诊科均设有护士站、预检处、诊疗室、抢救室、监护室、观察室、清创室、治疗室、处置室等。并配有挂号室、药房、辅助检查室、收费室、急诊超声室、X 线照相室、心电图室、急诊 CT 室等，形成一个相对独立的单元。

二、急诊科的护理工作

（一）预检分诊

1. 患者被送到急诊科，有专人负责出迎救护车，帮助转运患者到诊查室。预检分诊护士通过**“一问、二看、三检查、四分诊”**的顺序，快速准确确定患者就诊的科室，立即通知相关值班专科医生进行诊治。

2. 需要立即展开抢救的急危重症患者应立即送往抢救室进行抢救。

3. **遇疑似传染病或传染病患者**来院就诊，应将其安排到**隔离室就诊**。

4. 遇有意外灾害事故，立即通知相关部门并组织抢救。

5. 遇有法律纠纷、刑事伤害、交通事故等事件，尽快通知医院保卫部门，并请家属或陪送者留下，以协助相关部门了解情况。

（二）抢救工作

1. 物品准备　备好各种急救药品和抢救设备是挽救患者生命的关键。急救物品包括一般物品、非无菌物品、无菌包、无菌物品、抢救器械、急救药品以及通讯设备（表 1-1）。**一切急救物品要做到“五定”，即定品种数量、定点放置、定人保管、定期消毒灭菌、定期检查维修，抢救物品的完好率达**

到 100%。护士需熟练掌握所有急救物品的性能和使用方法,并能排除一般性故障。

表 1-1 急救物品

物品种类	物 品 名 称
非无菌物品	治疗盘、血压计、听诊器、手电筒、止血带、输液架、玻璃接头、夹板、宽胶带、应急灯、电源插板、木板等
无菌包	气管插管包、气管切开包、静脉切开包、开胸包、导尿包、吸痰包、缝合包、洗胃包、吸氧包、各种穿刺包
无菌物品	各种注射器、各种型号的针头、输液器、输血器、开口器、压舌板、舌钳、牙垫、无菌手套、各种型号的橡胶或硅胶导管、无菌治疗巾、无菌敷料、皮肤消毒用品、吸氧管、吸痰管、胃管等
抢救器械	多功能抢救车、手术床、简易呼吸器、中心供氧设备或氧气瓶、电动吸引器、电除颤器、心脏起搏器、呼吸机、超声波诊断仪、手提 X 线机、自动洗胃机、心电监护仪、血气分析仪等
急救药品	心三联、呼三联、中枢神经兴奋药、升压药、降压药、强心药、抗心律失常药、血管扩张药、平喘药、止血药、镇痛药、镇静药、抗惊厥药、解毒药、抗过敏药、激素类药、脱水利尿剂、其他常用液体
通讯设备	自动传呼系统、电话、对讲机等

2. 抢救配合

(1)严格按照抢救程序、操作规程实施抢救措施,做到争分夺秒:护士**在医生未到之前,根据病情给予紧急处理,如测血压、保持呼吸道通畅、吸氧、吸痰、止血、配血、体位固定、建立静脉通道、进行人工呼吸、胸外心脏按压等**;医生到达后,立即汇报处理情况,正确执行医嘱,密切观察病情变化,积极配合抢救,为医生提供相关资料。

(2)做好抢救记录,严格执行查对制度:记录要求字迹清晰、及时、准确。必须注明时间,包括**患者和医生到达的时间、抢救措施落实时间、执行医嘱的内容和病情动态变化等**(如用药、吸氧、人工呼吸等执行和停止时间)。

(3)在抢救过程中,如为**口头医嘱,护士必须向医生复述一遍,当双方确认无误后方可执行**;抢救完毕,请医生及时(6h 内)补写医嘱与处方。各种急救药品的空瓶要经两人查对,记录后再弃去。输液瓶、输血袋等用后要统一放置,以便查对。

(三)病情观察

急诊科均设有一定数量的观察床,置于急诊观察室,收治暂不能确诊或已明确诊断、病情危重但暂时住院困难者留院观察。**留观时间一般为 3~7d**。护士应对留观患者进行入室登记,建立病案,认真详细填写各项记录,书写观察室患者病情报告。对留观的患者要主动巡视和观察,及时处理医嘱,做好晨晚间护理,心理护理及各项治疗护理工作及出入病室患者和家属的管理工作,保持观察室良好的秩序。

扫一扫,看总结

第三节 病区的设置和护理工作

一、病区的设置与布局

(一)病区的概念

病区是住院患者接受诊疗、护理及康复休养的场所,也是医护人员开展医疗、预防、教学、科研活动的重要基地。因此,护士应为患者营造一个安全、舒适、整洁、安静的物理环境及温馨、和谐的社会环境,保证医院各项任务顺利完成,促进患者早日康复。

(二)病区的设置与布局

每个病区设有病室、抢救室、危重病室、治疗室、处置室、医生办公室、护士办公室(护士站)、更衣室、配膳室、盥洗间、浴室、厕所、仓库、会议室、医护休息室、示教室等。有条件的病区还可设置学习室、娱乐室、会客室及患者康复室等。

病区的布局应科学合理,以方便治疗和护理工作。如护士办公室(护士站)应设在病区的中心位置,与抢救室、危重病室及治疗室邻近,以便观察患者病情,及时抢救患者和准备物品。根据医院条件,一般每个病区设30~40张床位,每间病室设1~4张床位,并配备相应数量的床旁桌椅。**两床之间的距离不少于1m**,床与床之间设遮隔装置,以保护患者的隐私。还可设置中心供氧及中心吸引装置、呼叫系统、电话、电视、壁橱、卫生间等。病室布置温馨,向家庭化发展的趋势更有利于患者放松,促进患者舒适和恢复健康。

二、病区的环境管理

医院的环境直接影响患者的身心舒适和治疗效果,患者患病后希望得到最佳的医疗护理服务,希望在安全、舒适、优美的环境中接受诊疗和休养。因此创造和维护适宜的医院环境是护理人员的重要职责。当医院的环境不能满足患者康复需求时,护理人员应采取适当的措施对其进行调控。

(一)病区环境的总体要求

1. **安全** 是指无危险、无伤害的环境。避免各种原因导致的意外损伤,如跌倒、坠床等;避免医院内感染,如物品消毒灭菌不彻底;避免医源性损伤,如护理人员言语及行为不慎或未严格执行查对制度,造成纠纷、差错、事故的发生。

2. **舒适** 主要是通过对病室温度、湿度、通风、采光、色彩、绿化、装饰等方面的调控,增强患者舒适感。

3. **整洁** 主要指病区的护理单元和医疗护理操作环境应整洁。要求达到避免污垢积存,防止细菌滋生的目的。

4. **安静** 安静的医院环境可使患者减轻焦虑,得到充分的休息和睡眠,促进其早日康复。

(二)病区的物理环境

1. 温度 适宜的温度有利于患者治疗、休息及护理工作的进行。在适宜的温度下,患者可以感到舒适、安宁,减少消耗,利于散热,并可减轻肾脏负担。适宜的温度标准要因人而异,一般病室内适宜的温度是18~22℃,产房、新生儿室、手术室、老年病室内适宜的温度以22~24℃为宜。室温过高会使神经系统受到抑制,干扰消化和呼吸功能,不利于体热散发,影响体力恢复;室温过低会使人畏缩,缺乏动力,肌肉紧张而产生不安,也会使患者受凉。

病室内应该配备室温计,以便随时评估和调节室内温度。护士可以根据天气变化采取不同的护理措施,夏季采取空调或电风扇调节室温,或者通过打开门窗增加室内空气流通,加快体热散发速度,促进患者舒适。冬季采取暖气或其他取暖设备保持适宜的室温。有条件的医院采用中央空调,根据患者的需求随时调节室内温度。此外,护理人员在实施护理措施时应尽可能避免患者不必要的暴露,防止患者受凉。

2. 湿度 湿度是指空气中含水分的程度。病室湿度一般指相对湿度,即在一定温度条件下,单位体积的空气中所含水蒸气的量与其达到饱和时含量的百分比。湿度会影响皮肤蒸发散热的速度,从而造成人体对环境舒适感的差异。病室相对湿度以 50%~60%为宜,湿度过高或过低都会给患者带来不适感。**湿度过高**,蒸发作用减弱,抑制汗液排出,患者感到潮湿、气闷,尿液排出量增加,**对患有心脏、肾脏疾病的患者尤为不利**;**湿度过低**,室内空气干燥,人体蒸发大量水分,出现口干舌燥、咽痛烦渴等不适,**对气管切开或呼吸系统疾病的患者尤为不利**。

病室内应配备湿度计,以便随时评估和调节室内湿度。当湿度过高时,适当打开门窗使空气流通或使用空气调节器、除湿器等以降低湿度。当室内的湿度过低时,可以使用加湿器,冬天可以在暖气或火炉上安放水槽、水壶等蒸发水汽,以达到提高室内湿度的目的。

3. 通风 污浊的空气中氧气含量不足,可使人出现烦躁、倦怠、头晕和食欲减退等表现。通风可以使室内空气流畅,保持空气新鲜,并可调节室内的温湿度,降低室内空气中二氧化碳及微生物的密度,减少呼吸道疾病的传播。通风效果与通风面积、室内外温度差、通风时间和室外气流速度有关。一般情况下,通风 30min 即可达到置换室内空气的目的。通风时避免对流风直吹患者,冬季通风时注意为患者保暖。

4. 音响 音响是指有声音存在。噪声是指引起人们生理及心理产生不适的一切声音。噪声不但使人感到不愉快而且对健康不利,严重的噪声会引起听力损害甚至造成听力丧失。噪声的危害程度由音量大小、频率高低、持续暴露时间的长短和个人耐受性而定。衡量音响的单位是"分贝"(dB)。根据世界卫生组织规定,白天理想的音响强度是 35~40dB。一般噪声强度在 50~60dB 时,即能产生相当的干扰。长时间处于 90dB 以上的环境中,能导致耳鸣、头痛、失眠、焦躁不安、肌肉紧张、血管收缩、血压升高等症状。当噪声高达 120dB 以上时,可造成高频率的**听力损害**,甚至永久性失聪。然而完全没有声音也会使人产生意识模糊或非常寂寞的感觉。

虽然医院周围环境的噪声非护士所能控制,但护士应尽可能为患者创造一个安静的环境,病区工作人员要做到"**四轻**",即**说话轻、走路轻、操作轻、开关门轻**。

(1)说话轻:说话声音不可过大,以沟通双方能够听清为宜,但也不可耳语,以免使患者产生怀疑、误会和恐惧。

(2)走路轻:走路时脚步要轻巧,穿软底鞋,防止走路时发出不悦耳的声音。

(3)操作轻:操作时动作要轻,处理物品时避免相互碰撞。推车的轮轴定期检查并滴注润滑油,以减少过度摩擦而发出的噪声。

(4)开关门轻:病室的门窗定期检查维修,开关门窗时,注意轻开轻关,以避免不必要的噪声,桌椅脚钉橡胶垫。

护士向患者及家属宣传保持病室安静的重要性,以取得他们的配合,共同创造良好的休养环境。

5. 光线 病室采光有自然光源和人工光源两种。日光是维持人类健康的要素之一。适当的日光照射能使照射部位温度升高、血管扩张、血流加速、改善皮肤和组织的营养状况,使人食欲增加,舒适愉快。日光中的紫外线有强大的杀菌作用,并可促进机体内部合成维生素 D,达到维持健康的目的。因此,护士应该采取打开窗帘等措施使日光能照进病室,但要避免日光直接照射患者面部,以防引起目眩。当病室光线不足时,会出现眼睛疲劳、头痛、视力损伤,影响患者的活动,甚至发生意外。人工光源常用于夜间照明和特殊的检查及治疗护理。夜间采用地灯或可调节型床头灯,既方便护士夜间巡视工作,又不影响患者睡眠,还能防止患者夜间下床活动因光线过暗而出现跌倒等意外事件的发生。

6. 装饰 病室布置以简洁美观为主。医院可以根据各病室的不同需求来设计和配备不同的颜色,以促进患者身心舒适的同时还可以产生特殊的治疗效果。如儿科病室选用暖色系及卡通图案装饰,减轻儿童的恐惧感;手术室选用绿色或蓝色装饰,使患者安静、产生信任感。绿色环境让人有清凉感觉,适于发热的患者;灰与蓝色有安抚镇静的功能;黄色有兴奋刺激作用,对抑郁症患者常可产生疗效;病室、走廊适当摆放一些绿色植物,既美观又增添生机(过敏性疾病患者病室除外)。

7. 安全　详见第六章 护理安全。

知识拓展

色彩与联想、情绪的关系

色彩	联想	情绪	色彩	联想	情绪
红色	血液	热情、活跃	绿色	绿叶	安息、平和
橙色	蜜柑	快乐、爽朗	蓝色	海洋	恬静、冷淡
黄色	太阳	希望、光明	紫色	葡萄	优美、温馨

(三)病区的社会环境

病区是一个特殊的社会环境。对初次住院的患者来说,病区里的陌生人际关系和规章制度会使之感到不适应,进而产生不良的心理反应。护士应帮助患者尽快转变角色,适应环境变化,建立良好的人际关系,更好地配合治疗与护理,从而促进疾病康复。

1. 建立良好的人际关系　人际关系(interpersonal relationship)是在社交过程中形成的、建立在个人情感基础上的彼此为寻求满足某种需要而建立起来的人与人之间的互相吸引或排斥的关系。人际关系在医院环境中具有重要的作用,可以间接或直接地影响患者的康复。

患者在住院期间由于疾病的折磨、环境的变化、个人价值无法实现等因素的影响,通常会出现情绪及行为的变化,表现为害怕、焦虑、孤单、依赖、烦躁不安、缺乏自尊等,常常会有挫折感,缺乏自信心,甚至会感到被社会隔离。因此,护士在为患者提供护理照顾时,既要考虑到患者生理方面的需要,又要考虑到患者心理、社会方面的需要。对于住院患者来说,影响其身心康复的重要人际关系包括护患关系、病友关系和患者与家属之间的关系。

(1)护患关系:是护士与患者之间产生和发展的一种工作性、专业性和帮助性的人际关系。相互信任与尊重的护患关系有利于患者的身心康复和护理工作的正常进行。因此,在医疗护理活动当中,对待所有的患者均要一视同仁,一切从患者的利益出发,满足患者的身心需求,尊重患者的权利和人格。

护患之间的相互影响力是不平衡的,处于主导地位的护士行为会直接影响护患关系。护士要做好以下几个方面,以建立良好的护患关系。

1)语言:语言是特别敏感的刺激物,它能影响人的心理及整个机体状况,是心理护理的重要手段。工作中,护士应善于运用语言,发挥语言的积极作用,使患者减轻陌生感,消除紧张、焦虑的心理,建立对医务人员的信任感。护士应根据患者的年龄、性格、心理特征,调节自己的说话方式和语气,说话要亲切自然,语速要缓慢,有停滞,冷静的倾听后给予答复。这样患者就可以感到护士的诚恳、友好与善意,从而建立良好的护患关系,提高护理质量。

2)行为举止:患者的行为举止所传递的信息,是病情观察及确定护理措施的主要依据。护理人员应密切观察患者的举动,并以沉着、冷静的仪表和热情、关切的神态,大方的举止,轻、快、稳、准,熟练的护理操作技术消除患者的疑虑，带给患者心理上的安慰。

3）情绪：护士积极的情绪可使患者乐观开朗，消极的情绪会使患者变得悲观焦虑。因此，护士要学会控制自己的情绪，寻找正确的压力释放途径，将不良情绪适当转移和宣泄，并时刻以积极的情绪去感染患者，为患者提供一个安全、舒适、优美、愉悦的心理环境。

4）工作态度：认真负责的工作态度可使患者获得安全感、信赖感。护理人员应尽量体会患者的感受，与之共情，使患者能够感受到来自护士的温暖和支持，促进护患关系的良性发展。

5）提供有关信息及健康教育：护士应及时主动向患者提供有关疾病、治疗、护理、检查等相关信息，解除其困惑、恐惧等心理反应。这样患者一方面增加了对护士的信任感，另一方面能积极主动配合治疗和护理工作，从而促进患者的早日康复。

（2）病友关系：病友们在共同的住院生活中自然地形成了一个新的社会环境，他们在交往中相互照顾、帮助，并交流疾病的治疗、护理经验和生活习惯等。这种环境有利于消除患者的陌生感和不安全感，增进患者间的友谊和团结。护士是患者群体氛围的调节者，有责任协助患者建立良好的病友关系，引导病室内的群体气氛向着积极的方向发展，调动患者的乐观情绪，使其更好地配合治疗与护理。

（3）患者与家属之间的关系：家属是患者重要的社会支持系统，家属对患者病情的理解与关心及对患者的心理支持，可增强患者战胜疾病的信心和勇气，解除患者的后顾之忧。因此，护士应多与患者家属沟通，共同做好患者的身心护理。

2. 制定合理的医院规章制度　医院规章制度主要指医院的各项规定，如患者入院须知、探视制度、陪伴制度等。合理的规章制度既能保证医疗护理工作的正常进行，又能预防和控制医院感染的发生，还能保障患者的合法权益，为患者创造一个良好的休养环境，达到帮助患者恢复健康的目的。医院规章制度既是对患者的指导，又是对患者的一种约束，会对患者产生一定的影响。因此，护士应根据患者的情况和需求，主动地给予帮助和指导，具体应做到：

（1）耐心解释，取得理解：护士应向患者及家属解释每一项院规的内容和执行各项院规的必要性，以取得患者及家属的理解和配合，使其自觉的遵守医院的各项规章制度。

（2）允许患者对周围环境有一定的自主权：在不违反医院规章制度的前提下，尽可能让患者对个人环境拥有自主权，护士应对其居住空间表示尊重，如进门时先敲门取得同意；帮助患者整理床单位或生活物品时，先取得患者的同意等。

（3）满足患者需求，尊重探视人员：探视患者的家属及亲朋好友可以帮助患者满足安全感、归属感和自尊的需要。但如果探视时间不适当，会影响医疗护理工作的进行及患者的休养，因此要适当的劝阻和限制，并给予解释，以取得理解。

（4）尊重患者的隐私权：保护患者的隐私权是良好护患关系得以维持的重要保障。为患者做治疗护理工作时，应该取得患者的同意，并适当遮挡患者，避免不必要的暴露。护士有义务为患者的诊断鉴定、检查结果、治疗记录等信息进行保密。

（5）鼓励患者自我照顾：患者因疾病出现生活能力下降、活动受限，生活需依赖他人照顾，当家属的陪护受到限制时往往存在较重的思想负担。在病情允许的情况下，护士应创造条件并鼓励患者参与自我照顾，恢复其自信心与自护能力，利于其康复。

三、病区的护理工作

病区的护理工作核心是以患者为中心，运用护理程序实施整体护理，为患者提供优质服务，满足其生理、心理和社会需要，促使患者早日康复。其主要的护理工作内容有：

1. 迎接新患者　对于新入院的患者，护士应立即根据病情做好所有准备工作，包括准备合适的床单位，建立住院病历，必要时准备抢救设备和物品等。

2. 做好入院初期的护理工作　包括介绍主管医生、护士、病区环境、各种制度，护理体检，书写护理病案，依据患者病情做好自理能力和各种危险因素的评估，及时采取护理措施进行护理干预等。

3. 做好住院期间的护理工作　包括制订护理计划，正确执行医嘱，实施治疗和护理措施，观察病情变化，评估治疗与护理效果，及时解决患者的生理、心理及社会问题，做好住院患者的基础护理工作等。

4. 做好出院、转出及死亡患者的护理工作　慢性病患者要定期做好随访和健康宣教工作。

5. 做好病区环境和安全的管理工作　避免和消除一切不利于患者康复的环境因素，采取有效的预防措施，将差错事故减少到最低限度，防范意外的发生。

6. 开展临床护理教学工作　培养优秀的护理人才，促进护理学科的可持续发展。

7. 开展临床护理科研工作　不断提高临床护理工作的质量和水平，促进护理学科建设。

四、病床单位

病床单位（patient's unit）是指住院期间医疗机构提供给患者使用的家具和设备，它是患者住院期间休息、睡眠、饮食、排泄、治疗与护理等活动的最基本生活单位。病床单位（图 1-1）的设置包括固定设备和床头墙壁上的设置。固定设备有：病床、床上用品、床旁桌、床旁椅及过床桌；床头墙壁上的设置包括照明灯、呼叫装置、供氧和负压吸引管道、多功能插座等。

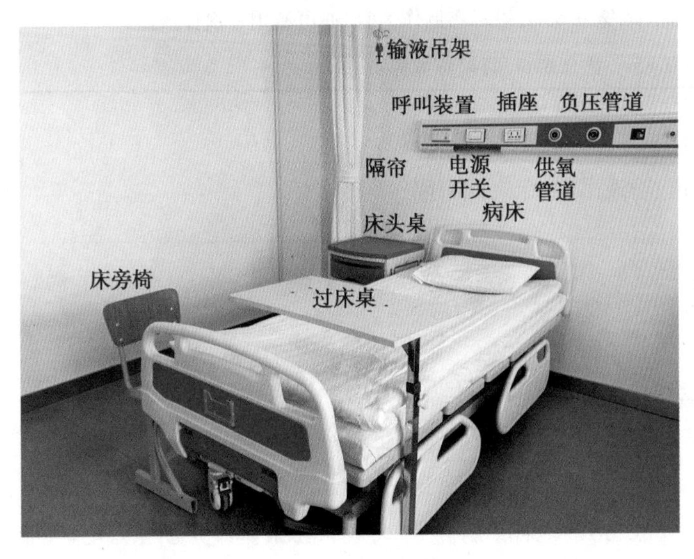

图 1-1　病床单位

（一）病床

病床是患者休息及睡眠的用具，是病室中的主要设备，必须实用、耐用、舒适、安全。普通病床（图 1-2）一般为长 2m，宽 0.9m，高 0.6m，床头、床尾可以抬高的手摇式床，方便患者更换卧位。临床也可选用多功能病床（图 1-3），根据患者的需要，可以改变床的高低、变换患者的姿势、有活动床挡等。床脚有脚轮，便于病床移动，同时脚轮装有固定器，可以防止病床移动。

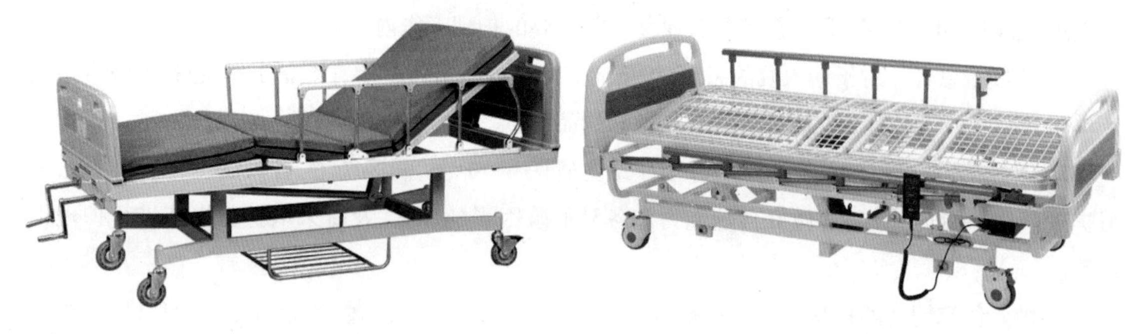

图 1-2 普通病床

图 1-3 多功能病床

（二）床上用品

见表 1-2。

表 1-2 床上用品

床上用品	规格及要求
床垫	• 长宽与床的规格相同，厚 0.1m，垫芯可用棕丝、木棉、棉花或海绵等，包布选用牢固的布料制作
床褥	• 长宽与床垫相同，褥芯用棉花制作，吸水性强，包布用棉布制作
枕芯	• 长 0.6m，宽 0.4m，内装木棉、中空棉、羽绒等，用棉布做枕面
棉胎	• 长 2.1m，宽 1.6m，多用棉花胎，也可选用中空棉胎、羽绒等
大单	• 长 2.5m，宽 1.8m，用棉布制作
被套	• 长 2.3m，宽 1.7m，用棉布制作，开口钉上布带或拉链
枕套	• 长 0.7m，宽 0.45m，用棉布制作
中单	• 长 1.7m，宽 0.85m，以棉布制作为宜，亦可使用一次性成品
橡胶中单	• 长 0.85m，宽 0.65m，两端各加棉布 0.4m

（三）其他设施

天花板上有轨道、输液吊架，床之间有隔帘等。

知识拓展

多功能病床

目前，多功能病床的样式很多，均以方便患者床上活动及诊疗护理活动的顺利开展为原则。例如，部分多功能床在普通病床的基础上抬高床体、输液杆（互相嵌套的不锈钢管，内管上下可调节输液瓶的高度）、活动挂钩（便于各种引流袋的悬挂，不用时可收起）、陪护床（低于病床，使用时可由床下拉出）等。再如，部分多功能床在床体部分留有大便口（于床底中间设有活动挡板），其下方可放便器。部分多功能床可以完成手术床与病床的对接，方便术后患者的接送，减少搬动。另外，多功能翻身床可做到顺利左右翻身、定位，使患者始终处于床的中间位置，患者翻身过程中可保持被褥平整。此外，配套的多功能病床护理架，能支放在各种病床上使用，还能分拆组合作为担架使用抬放患者，方便运输。

五、铺床法

床单位要保持整洁,床上用品需定期更换。铺床法的基本要求是舒适、平整、紧实、安全、实用。常用的铺床法有备用床(closed bed)、暂空床(unoccupied bed)和麻醉床(anesthetic bed)。

(一)备用床(被套式)(图1-4)

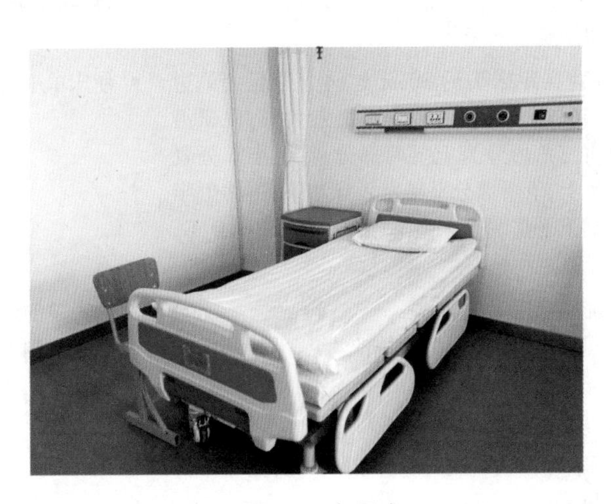

图1-4 备用床

【目的】

保持病室整洁,准备接收新患者。

【操作程序】

1. 评估

(1)病床单位设施是否齐全,功能是否完好。

(2)床上用品是否齐全、整洁。

(3)床旁设施,如呼叫装置、照明灯是否完好,供氧及负压吸引管道是否通畅,有无漏气。

2. 计划

(1)护士准备:着装整洁,修剪指甲,洗手,戴口罩。

(2)用物准备:护理车上放置:(自下而上的摆放顺序)枕芯、枕套、棉胎或毛毯、被套、大单或被褥罩、床褥。

(3)环境准备:环境整洁,不影响周围患者的治疗、进餐或休息。

3. 实施 见表1-3。

表1-3 铺备用床(被套式)

操作流程	操作步骤	要点说明
1. 备物检查	将用物按使用顺序叠好备齐,携至床边,检查床及床垫	• 便于取用
2. 移开桌椅	(1)移开床旁桌,距床约20cm,移椅至床尾正中,距床约15cm (2)置用物于床尾椅上或护理车上	• 便于操作
3. 检查床垫	检查床垫或根据需要翻转床垫	• 避免床垫局部长期受压而发生凹陷
4. 铺平床褥	将床褥齐床头平放于床垫上,下拉至床尾,铺平床褥	• 床褥中线与床面中线对齐

续表

操作流程	操作步骤	要点说明
5. 铺单法		
▲ 铺大单法	(1)将大单横、纵中线对齐床头中线,放于床褥上,向床尾依次打开,再向两侧打开。先铺近侧床头,一手托起床垫一角,另一手伸过床头中线,将大单平整塞入床垫下	• 护士身体靠近床边,双脚分开,保持上身直立,两膝稍弯曲,使用肘部力量,动作平稳、连续,减少来回走动
	(2)包角法:在距床头约30cm处向上提起大单边缘,使其与床沿垂直,呈一等腰三角形,以床沿为界将三角形分为上下两部分,将上半部分置于床垫上,下半部分平整塞入床垫下;再将上半部分翻下平整塞入床垫下(图1-5A、B、C、D、E、F、G)	• 使床单平整、不易松散
	(3)同法铺好床尾大单 (4)双手同时拉平、拉紧大单中部边缘,平整塞入床垫下 (5)转至对侧,同法铺好对侧大单	• 铺大单的顺序:**先床头后床尾;先近侧后对侧**
▲ 床褥罩法	(1)将床褥罩横、纵中线对齐床头。一次性将床褥罩打开	
	(2)按照先床头后床尾,先近侧,后对侧的顺序分别将床褥罩套在床褥及床垫上	• 床褥罩角与床褥、床垫角吻合
6. 套被套法		
▲ "S"形套被套法	(1)将被套横、纵中线对齐床头中线放置,分别向床尾、床两侧打开,开口向床尾,中缝与床中线对齐。将被套开口端上层打开至1/3处(图1-6A),将折好的"S"形棉胎放于开口处	• 便于放棉胎
	(2)拉棉胎上缘中部至被套被头中部(图1-6B),充实远侧棉胎角于被套顶角处,展开远侧棉胎平铺于被套内。充实近侧棉胎角于被套顶角处,展开近侧棉胎平铺于被套内(图1-6C、D)	• 防止被头端空虚
	(3)移至床尾将棉胎两侧与被套侧缘对齐,逐层拉平被套底层、棉胎、被套上层(图1-6E)。系好被套开口端系带	• 避免棉胎下缘滑出被套
▲ 卷筒式套被套法	(1)将被套反面向外,齐床头放置,分别向床尾、床两侧打开,开口端向床尾,中缝与床中线对齐。将棉胎铺于被套上,上缘齐床头 (2)将棉胎与被套一并自床头卷向床尾,再将被套开口端翻转至床头,于床尾处拉平棉胎及被套,系好带子	
7. 折叠被筒	将盖被左右侧边缘向内折叠与床沿齐,铺成被筒;将尾端向内折叠,与床尾平齐	• 盖被平整,中线对齐
8. 套好枕套	于床尾处套好枕套,系带,横放于床头盖被上	• 枕芯与枕套角吻合、平整、充实 • 枕套**开口端背门**,使病室整齐、美观
9. 移回桌椅	将床旁桌椅移回原处	
10. 整理用物	整理用物	
11. 洗手	洗手	• 避免交叉感染

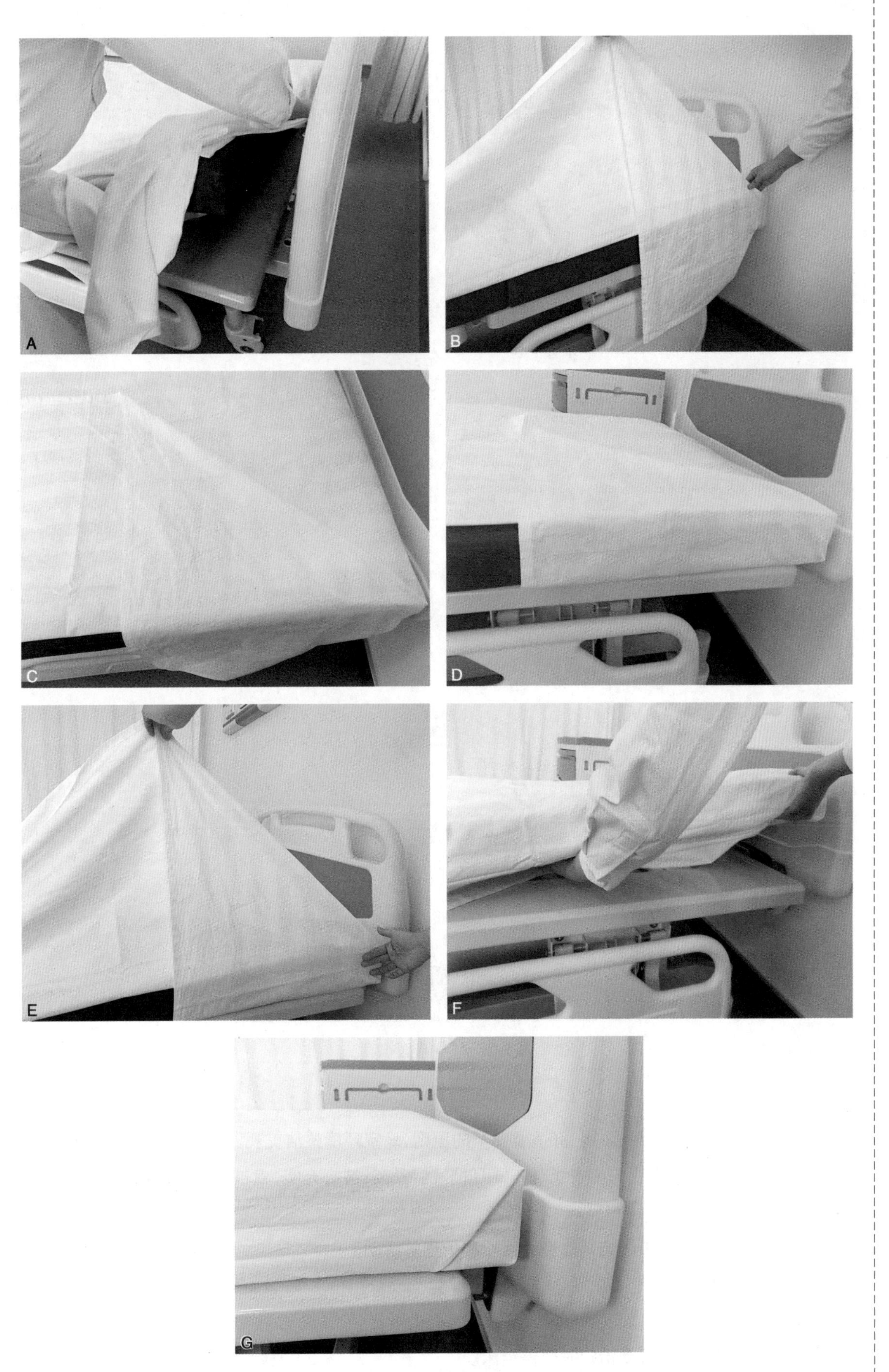

图 1-5 铺床角法

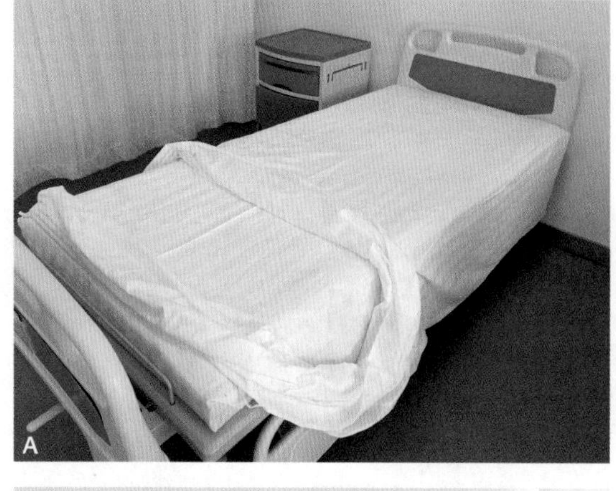

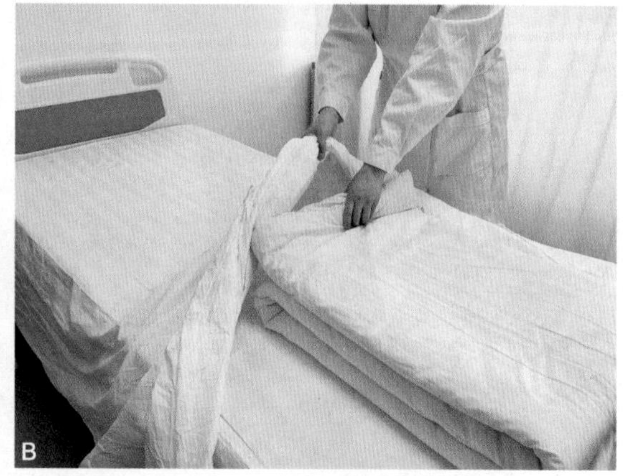

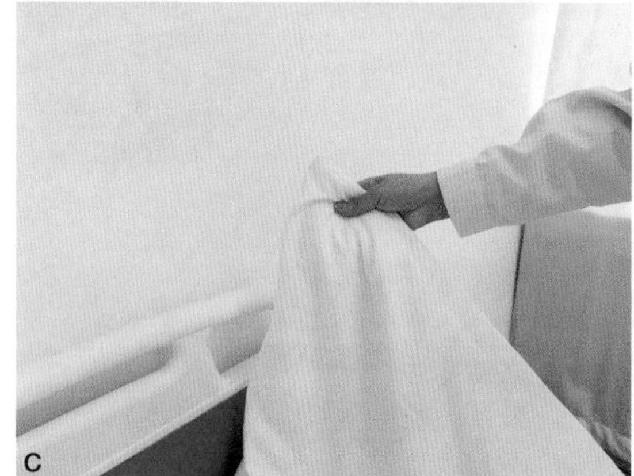

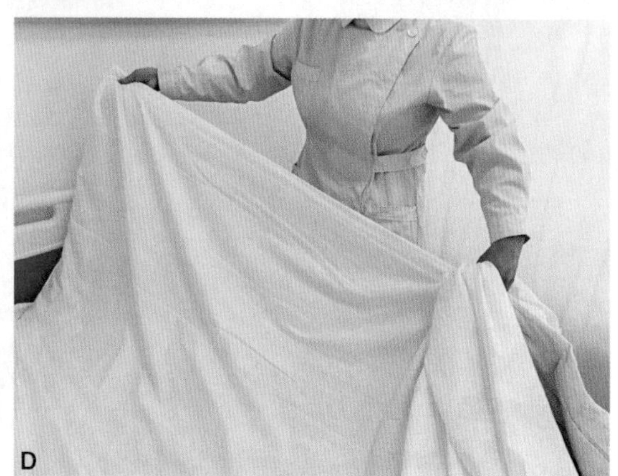

铺床角(微课)

套被套(微课)

备用床铺法
(视频)

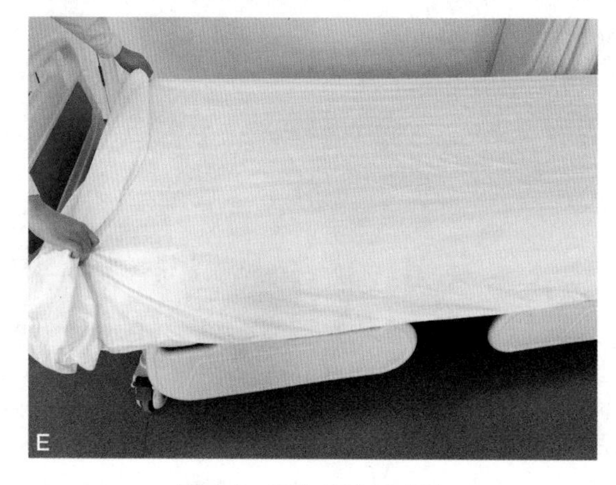

图 1-6 “S”形套被套法

4. 评价

(1)病床单位符合实用、耐用、舒适及安全的原则,病室环境整洁美观。

(2)大单和被套的中线与床中线对齐,四角平整、紧实;被头充实,盖被两侧与床沿平齐;枕头平整、充实,开口背门。

(3)操作过程流畅,未影响其他患者治疗和护理等活动。

(4)护士操作时符合节力原则,无职业损伤。

【注意事项】

1. 其他患者进餐或接受治疗时暂停铺床。

2. 操作中动作轻、稳,避免尘埃飞扬。

3. 操作应符合**节力原理**。操作前用物折叠方法和摆放顺序正确，放置稳妥，防止落地。操作时减少走动次数，避免无效动作；身体靠近床边，上身直立，两膝稍弯曲，降低重心，两腿前后分开，有助于扩大支撑面，便于操作并维持身体稳定性。

（二）暂空床（被套式）（图1-7）

【目的】

保持病室整洁，美观；供新入院或暂时离床患者使用。

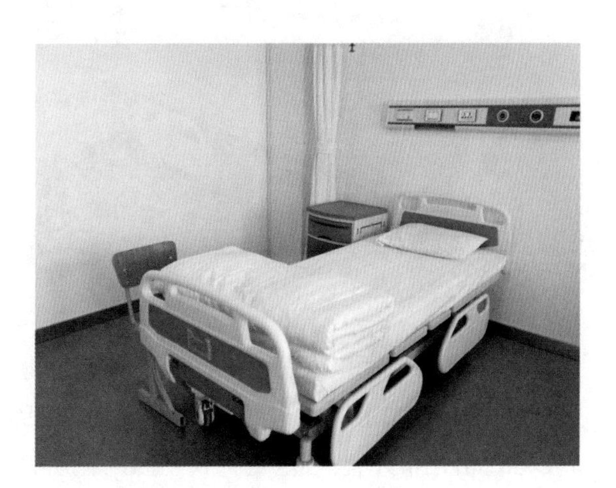

图1-7 暂空床

【操作程序】

1. 评估

（1）住院患者病情是否允许暂时离床活动。

（2）新入院患者意识、诊断、病情，是否有伤口或引流管等情况。

2. 计划

（1）护士准备：着装整洁，修剪指甲，洗手，戴口罩。

（2）用物准备：同备用床，必要时备橡胶中单和中单（或一次性中单）。

（3）环境准备：同备用床。

3. 实施 见表1-4。

表1-4 铺暂空床（被套式）

操作流程	操作步骤	要点说明
1~8.	同备用床1~8	
9. 折叠盖被	将备用床的**盖被**上端向内折叠，然后**扇形三折于床尾**，使之与床尾平齐	• 方便患者上下床活动，保持病室整洁、美观
10. 铺橡胶中单及中单（必要时）	将橡胶中单及中单**上缘距床头45~50cm**处打开，中线与床中线对齐，两单边缘下垂部分一并塞入床垫下。转至对侧，分别将橡胶中单和中单边缘下垂部分塞入床垫下	• 根据可能污染的部位放置橡胶中单及中单
11. 移回桌椅	将床旁桌椅移回原处	
12. 整理用物	整理用物	
13. 洗手	洗手	• 避免交叉感染

暂空床铺法（视频）

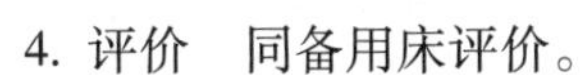

4. 评价 同备用床评价。

【注意事项】

1. 同备用床注意事项。

2. 用物准备符合患者病情需要。

（三）麻醉床（被套法）（图1-8）

【目的】

1. 便于接收和护理麻醉手术后的患者。

2. 保护床上用物不被血渍或呕吐物等污染。

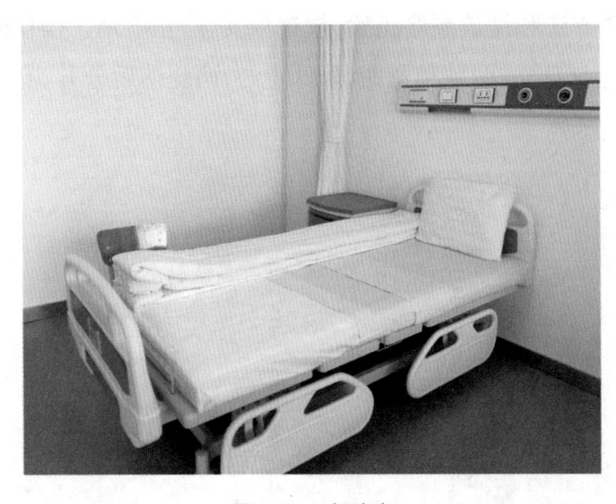
图 1-8 麻醉床

3. 使患者舒适、安全,预防并发症。

【操作程序】

1. 评估

(1)患者的诊断、病情、手术方式、麻醉方式。

(2)手术后所需的治疗和护理物品等。

(3)病床及床单位设施性能是否完好。

2. 计划

(1)护士准备:着装整洁,修剪指甲,洗手,戴口罩。

(2)用物准备

1)床上用物:同备用床,另加橡胶中单和中单(或一次性中单)各2条(置于大单和被套之间)。

2)麻醉护理盘:①治疗巾内置:开口器、舌钳、压舌板、牙垫、治疗碗、镊子、吸氧导管、吸痰导管、纱布数块;②治疗巾外置:心电监护仪(血压计、听诊器)、弯盘、棉签、胶布、手电筒、护理记录单和笔。

3)其他:输液架,根据需要另备吸痰和给氧装置、胃肠减压装置、负压吸引器、引流袋、延长管、输液泵、微量注射泵等。

(3)环境准备:同备用床。

3. 实施 见表1-5。

表 1-5 铺麻醉床(被套式)

操作流程	操作步骤	要点说明
1~5.	同备用床1~5同法铺好近侧大单	
6. 铺橡胶中单及中单	根据患者的麻醉方式和手术部位铺橡胶中单和中单,将橡胶中单和中单边缘下垂部分一并塞于床垫下;转至对侧,分层铺好对侧大单、橡胶中单和中单	• 颈、胸部手术或全麻后铺于床头;下肢手术时铺于床尾;非全麻时只铺于手术部位即可
7. 套好被套	同备用床步骤6	
8. 折叠被筒	同备用床将盖被两侧边缘向内折叠与床沿齐,尾端向内折叠与床尾齐,将**盖被三折叠于一侧床边,开口处向门**	• 盖被三折上下对齐,外侧齐床沿,内侧便于将患者移回床上
9. 套上枕套	于床尾处套好枕套,系带,**横立于床头**	• 枕头**开口背门**,使病室整洁美观;横立于床头,防止患者头部受伤
10. 移回桌椅	将床旁桌移回原处,**床旁椅移至盖被折叠侧**	• 避免床旁椅妨碍将患者移回病床上
11. 置麻醉盘	将麻醉护理盘置于床旁桌上,其余用物按需要放置	• 便于取用
12. 整理用物	整理用物	
13. 洗手	洗手	• 避免交叉感染

麻醉床铺法
(视频)

4. 评价

(1)同备用床的评价。

(2)用物准备满足手术后患者治疗护理所需,患者能及时得到抢救和护理。

【注意事项】

1. 同备用床注意事项。
2. 铺麻醉床时应更换洁净的大单、被套、枕套,保证术后患者舒适,无并发症。
3. 中单要遮盖橡胶中单,避免橡胶中单直接接触皮肤而引起患者的不适。

(谢朝霞 刘军艳)

扫一扫,看总结

扫一扫,测一测

第二章　入院和出院护理

扫一扫，
自学汇

学习目标

1. 掌握护理分级的适用对象和护理内容；各种运送患者法的目的及注意事项。
2. 熟悉患者入院和出院护理的工作内容。
3. 了解人体力学在护理工作中的应用。
4. 能正确运用轮椅、平车、担架运送患者。
5. 具有严谨求实的工作态度，对患者关心体贴，动作轻稳，确保患者安全。

入院和出院护理工作是贯彻整体护理理念、满足患者身心需要的具体体现。护士应掌握患者入院、出院护理的一般程序，按照整体护理的要求，在入院时对患者进行评估，给予针对性的护理，使患者入院后能尽快适应环境，积极配合医疗护理活动，同时在出院时指导患者继续巩固治疗效果，提高其自我护理能力，增进健康，提高生活质量。

导入情景

李某，男，38岁，身高1.75m，体重86kg。今晨7时乘公交车上班，途中因出现车祸，右侧大腿受到强烈冲击，造成右侧大腿剧烈疼痛，无法站立。入院查体见：右大腿异常扭曲、缩短畸形，髋、膝关节不能主动活动，大腿中段压痛（++），局部畸形、肿胀，可触及骨折断端，足背动脉可触及。医嘱：X线检查。

工作任务

1. 正确运送患者进行X线检查。
2. 患者入病区后，将其安全的安置在病床上。

入院和出院患者的护理（视频）

第一节　入 院 护 理

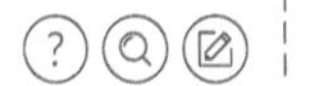

入院护理（admission nursing）是指患者经医生确定需要住院开始至入病区后，护士对其所进行

的一系列护理工作。其目的是协助患者了解和熟悉医院环境，尽快适应环境变化和患者角色；满足患者的身心需要，以调动患者配合治疗和护理的积极性；做好健康教育，满足患者对疾病信息的需求。

一、患者进入病区前护理

（一）办理入院手续

患者经门诊或急诊医生诊查后确定需住院进一步检查及治疗时，由医生签发住院证。患者或家属持**住院证**到住院处办理入院手续，如提交社保卡、缴纳住院保证金、填写登记表格等。住院处为患者办理完入院手续后，立即通知相关病区值班护士根据病情做好接收新患者的准备工作。需急诊手术的患者，可先手术，后补办入院手续。

（二）进行卫生处置

护士根据患者的病情及身体状况，在卫生处置室对其进行卫生处置，如沐浴、更衣、理发、修剪指甲等。对**急、危重症患者，即将分娩者或体质虚弱者可酌情免浴。对有虱、虮者，应先行灭除**，再行以上的卫生处置；**对传染病患者或疑似传染病的患者，应送隔离室处置。**患者换下的衣服或暂不需要的物品可交家属带回或办理手续暂存于住院处。

（三）护送患者入病区

住院处护士携门诊病历及相关辅助检查结果护送患者入病区。根据患者病情可选择不同的护送方式，如步行、轮椅、平车或担架等。护送途中应注意保障患者安全及保暖，**不能中断必要的治疗**，如输液、吸氧等。护送患者入病区后，须与病区值班护士就患者的病情、所采取的治疗与护理措施、个人卫生情况及物品等进行交接。

二、患者进入病区后的初步护理

一般患者入病区后的初步护理（微课）

（一）一般患者入病区后的初步护理

1. 准备床单位　病区值班护士接到住院处通知后，根据患者病情需要准备好床单位。**将备用床改为暂空床**，备齐患者所需用物，如热水瓶、面盆、便盆等。

2. 迎接新患者　护士应以热情的态度、亲切的语言迎接新患者，引领患者至指定的病室床位，并主动向患者及家属介绍自己、主管医生及同室病友，说明自己将为患者提供的服务内容及工作职责。根据需要为患者佩戴标识腕带（图2-1）。耐心解答患者提出的问题，消除其不安的情绪，增强患者的安全感和对护士的信任感。

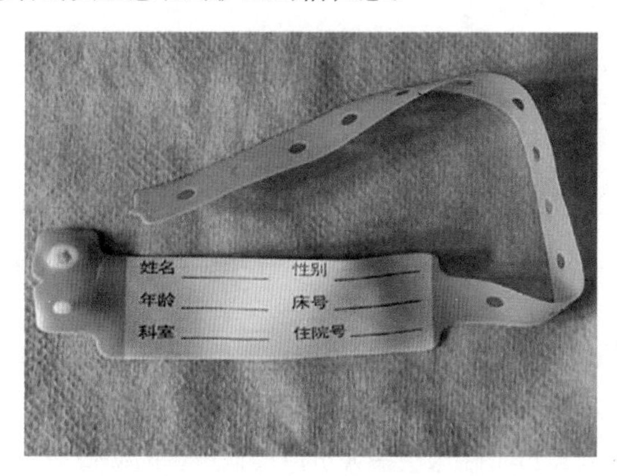

图2-1　患者标识腕带

3. 通知主管医生　通知主管医生诊视患者，必要时协助医生为患者进行体检、治疗。

4. 填写住院病历及有关护理表格

（1）用蓝色或蓝黑色墨水笔逐项填写住院病历及各种表格眉栏项目。

（2）用**红色墨水笔**在当日体温单相应时间的 **40~42℃**之间**纵向**填写入院时间。

（3）记录患者首次体温、脉搏、呼吸、血压、身高及体重值。

（4）填写入院登记本、诊断卡（插入患者一览表)、床头(尾)卡(置于病床床头或床尾牌夹内)。

5. 介绍与指导　向患者及家属介绍病区环境、有关规章制度、床单位及相关设备的使用方法,指导常规标本的留取方法、时间及注意事项。

6. 执行医嘱　按照医嘱执行各项治疗和护理措施,通知营养室准备膳食,并按护理分级要求护理患者。

7. 入院护理评估　对患者的健康状况进行评估,对患者自理能力和风险因素进行评估,对存在高风险的患者及时通知主管医生,并向患者和家属履行告知义务,如跌倒、坠床、压疮、管路脱出风险等。了解患者的基本信息、身心需要及健康问题,填写入院护理评估单,为制订护理计划提供依据。

(二)急、危重患者入病区后的初步护理

1. 准备床单位　病区护士接到住院处通知后,应立即备好床单位,危重患者安置在**危重患者监护病室或抢救室**,将备用床改为**暂空床**,加铺橡胶中单和中单或一次性中单。急诊手术患者需铺好**麻醉床**。

2. 通知医生,做好抢救准备　通知有关医生做好抢救准备,并备好急救器材及药品,如急救车、吸氧装置、吸引器、输液用具等。

3. 安置患者　将患者妥善安置于已经准备好的床单位上,并为患者佩戴标识腕带。

4. 配合抢救　密切观察患者病情变化,积极配合医生进行抢救,并做好相关护理记录。

5. 暂留护送人员　对不能正确叙述病情的患者,如有语言障碍、听力障碍、昏迷的患者或婴幼儿,需暂留陪送人员,以便询问患者病史。

知识拓展

患者标识腕带的应用

患者标识腕带是医疗管理规范化的辅助工具,可有效地防止因错误识别患者而引发的医疗事故。标识腕带属于一次性用品,采用无毒、无味、防水、防过敏的软塑料制作而成,特别是腕带的接头处设计成不可逆的一次性可调式纽扣,可防止被调换或拆除,确保标识对象的唯一性及正确性。腕带上标有患者的重要识别信息,包括姓名、性别、年龄、床号、科室、住院号、诊断,要求字迹清晰,准确地填写患者的信息。

手腕带通常分为四种类型:蓝色腕带代表健康平安,为住院非手术患者使用;绿色腕带代表绿色通道,为住院手术患者使用;橙色代表特别警示,为住院患者中的无自主行为能力特殊人群使用;粉色为产科分娩患者使用,有产妇及婴儿的信息。

患者标识腕带为规范化医疗管理提供了先进可靠的辅助工具,有效地防止因错误识别患者引发的医疗事故,能够最大限度地提高管理效率,改善护理服务质量,也是医院现代化、正规化医疗管理的发展方向。

三、护理分级

护理分级(nursing classification)是指患者在住院期间,医护人员根据患者病情和/或自理能力进行评定而确定的护理级别。一般由医生决定并以**医嘱形式**下达,护士执行。护理级别分为四个等级,即特级护理、一级护理、二级护理和三级护理(表2-1)。临床医护人员应根据患者的病情和自理能力的变化动态调整患者的护理级别。

表 2-1 护理分级

护理级别	适用对象	护理内容
特级护理	1. 维持生命，实施抢救性治疗的重症监护患者 2. 病情危重，随时可能发生病情变化需要进行监护、抢救的患者 3. 各种复杂或大手术后、严重创伤或大面积烧伤的患者	• 安排专人 24h 护理，严密观察患者病情变化，监测生命体征 • 根据医嘱，正确实施治疗、给药措施 • 准确测量出入量 • 根据患者病情，正确实施基础护理和专科护理，保障患者安全 • 及时准确填写特别护理记录单，备好急救所需物品 • 保持患者的舒适和功能体位 • 实施床旁交接班
一级护理	1. 病情趋向稳定的重症患者 2. 病情不稳定或随时可能发生变化的患者 3. 手术后或者治疗期间需要严格卧床的患者 4. 自理能力重度依赖的患者	• 每 1h 巡视患者一次，观察患者病情变化，监测生命体征 • 根据医嘱正确实施治疗、给药措施 • 根据患者病情，正确实施基础护理和专科护理，保障患者安全 • 提供护理相关的健康指导
二级护理	1. 病情趋于稳定或未明确诊断前，仍需观察，且自理能力轻度依赖的患者 2. 病情稳定，仍需卧床，且自理能力轻度依赖的患者 3. 病情稳定或处于康复期，且自理能力中度依赖的患者	• 每 2h 巡视患者一次，观察患者病情变化，监测生命体征 • 根据医嘱正确实施治疗、给药措施 • 根据患者病情正确实施护理措施和安全措施 • 提供护理相关的健康指导
三级护理	病情稳定或处于康复期，且自理能力轻度依赖或无须依赖的患者	• 每 3h 巡视患者一次，观察患者病情变化，监测生命体征 • 根据医嘱正确实施治疗、给药措施 • 提供护理相关的健康指导

扫一扫，看总结

第二节 出院护理

出院护理(discharge nursing)是指护士在患者出院前后所进行的一系列护理工作。其目的是对患者进行出院指导，使其尽快回归社会，并能遵照医嘱按时服药及定期复诊；指导患者办理出院手续；清洁、消毒和整理床单位。

出院方式通常可分为四种：①医生同意出院：患者经过治疗和护理，病情好转或痊愈，可回家休养或继续门诊治疗，医生同意患者出院并开具出院医嘱。②患者自动出院：患者疾病未痊愈仍需住院治疗，但因经济、个人、家庭等因素，患者或亲属主动要求出院，对此种情况，患者或亲属须签写“自动出院”意向，再由医生开出“自动出院”医嘱。③转院：根据患者病情需转往其他医院继续诊治，医生告知患者及亲属，并开具转院医嘱。④死亡：患者因病情过重经抢救无效死亡，由医生开具“死亡”证明，患者家属持死亡证明到出院处办理出院手续。

一、出院前的护理

1. 通知患者及家属　医生根据患者康复情况，同意出院并开具出院医嘱。护士根据出院医嘱提前通知患者及亲属，并协助其做好出院准备。

2. 评估患者身心需要　出院前，护士应对患者的身心状况进行评估，进行有针对性的安慰和鼓励，特别应注意那些病情无明显好转、主动放弃治疗的患者，尽量减轻其心理的恐惧和焦虑，帮助其增进康复的信心。

3. 进行健康教育　根据患者的康复情况，进行有针对性的出院指导，包括患者出院后在休息、饮食、用药、功能锻炼和定期复查等方面的注意事项。必要时可为患者或家属提供有关书面资料，便于其掌握与疾病有关的护理知识和护理技能。

4. 征求患者意见　征求患者及家属对医院工作的意见和建议，以便日后改进工作，不断提高医疗护理质量。

二、出院当日护理

1. 执行出院医嘱

(1)**停止一切医嘱**，注销所有治疗、护理执行单，如服药单、注射单、治疗单、饮食单等。

(2)撤去“患者一览表”上的诊断卡及床头(尾)卡等。

(3)填写出院患者登记本。

(4)在当日体温单40~42℃相应时间栏内，用**红色墨水笔纵向**填写出院时间。

(5)填写出院通知单，通知患者或家属到出院处办理出院手续，结算住院费用。

(6)患者出院后需继续服用的药物，护士可凭医嘱处方到药房领取，交给患者或家属，并给予用药知识指导。

2. 填写患者护理记录单　简明扼要记录患者病情转归及出院宣教内容。

3. 协助患者整理用物　解除腕带，协助患者整理个人用物，归还寄存的物品，收回患者住院期间所借物品并消毒处理。

4. 护送患者出院　协助患者及家属办理完出院手续，护士收到住院收费处签写的出院通知单后，根据患者病情选择步行、轮椅或平车等方式护送患者出病区。

三、出院后的护理

1. 处理床单位

(1)撤去病床上的污被服，放入污衣袋，送洗衣房处理。

(2)床垫、床褥、枕芯、棉胎等置于日光下**暴晒6h**，也可用**紫外线灯照射消毒或臭氧灭菌灯消毒**。

(3)病床及床旁桌椅用**消毒液擦拭**。

(4)病室开窗通风，铺好**备用床**，准备迎接新患者。

(5)传染病患者的病床单位及病室均按传染病终末消毒法处理。

扫一扫，看总结

2. 医疗文件处理　按要求整理出院病历(详见第十章　医疗和护理文件记录)，交病案室保存。

第三节　人体力学在护理工作中的应用

人体力学(human mechanics)是运用力学原理研究维持和掌握身体的平衡，以及人体由一种姿势转换为另一种姿势时身体如何有效协调的一门学科。正确的姿势有利于人体维持正常的生理功能，且只需消耗较小的能量就能发挥较大的工作效能，而不正确的姿势容易导致肌肉的紧张和疲劳，严重时还会造成肌肉、肌腱的损伤，从而影响局部的功能。

在护理实践中，合理运用力学原理，保持正确的姿势，有助于提高工作效率，减少自身的损伤。

同时，也可帮助患者采取正确的姿势和体位，增进其舒适感和安全感，促进康复。

一、常用的力学原理

（一）杠杆作用

杠杆作用是指在外力作用下使杠杆绕一固定点（支点）转动。杠杆的受力点称力点，固定点称支点，克服阻力的点称阻力点。支点到力作用线的垂直距离称动力臂，支点到阻力作用线的垂直距离称阻力臂。在人体中有许多的杠杆在起作用，人体的运动基本符合杠杆原理。骨骼、关节和肌肉构成了人体运动系统，其中骨骼起着杠杆的作用，关节是运动的支点，肌肉是运动的动力。在神经系统的调节下，肌群不断收缩、舒张，在此合力作用下，骨骼就会绕关节移动或旋转，完成运动。

根据杠杆上的力点、支点和阻力点的相互位置不同，杠杆可分为三类：平衡杠杆、省力杠杆和速度杠杆。

1. 平衡杠杆　支点位于力点和阻力点之间的杠杆称为平衡杠杆。这类杠杆的动力臂和阻力臂可以等长，也可以不等长。例如，人的头部在寰枕关节上进行低头和仰头的动作。寰椎为支点，支点前后各有一组肌群产生的力为作用力（F1，F2），头部的重量为阻力（L）。当前部肌群产生的力（F2）与阻力（L）的力矩之和与后部肌群产生的力（F1）的力矩相等时，头部趋于平衡（图 2-2）。

2. 省力杠杆　阻力点在力点和支点之间的杠杆称为省力杠杆。这类杠杆的动力臂总是比阻力臂长，所以省力。例如，人踮起足尖走路时，足尖是支点，足跟的肌肉产生的力为作用力（F），体重产生的阻力（L）落在两者之间。由于动力臂大于阻力臂，所以用较小的力就可以支撑体重（图 2-3）。

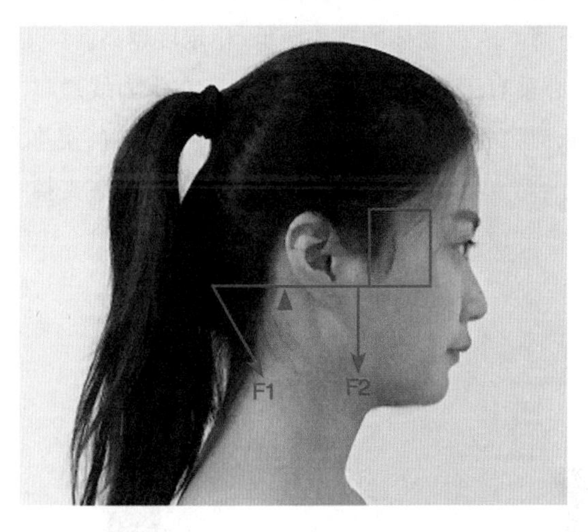

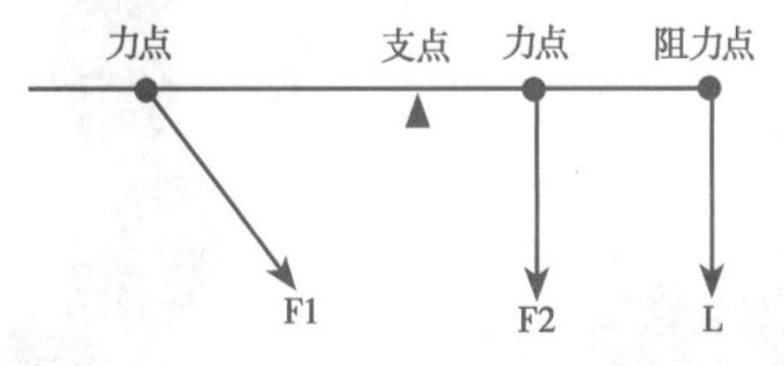

图 2-2　头部平衡杠杆作用

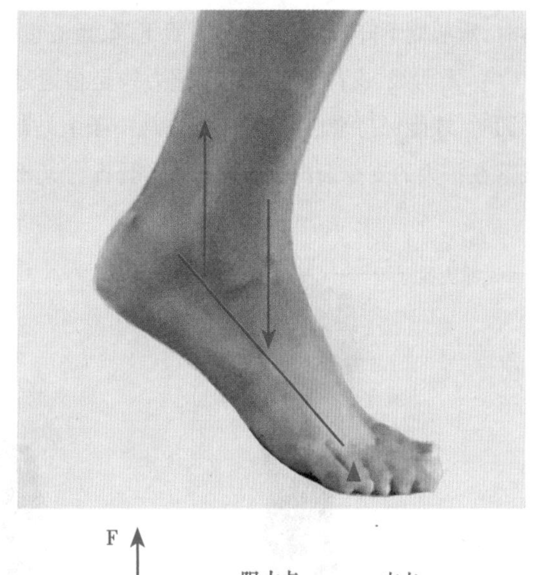
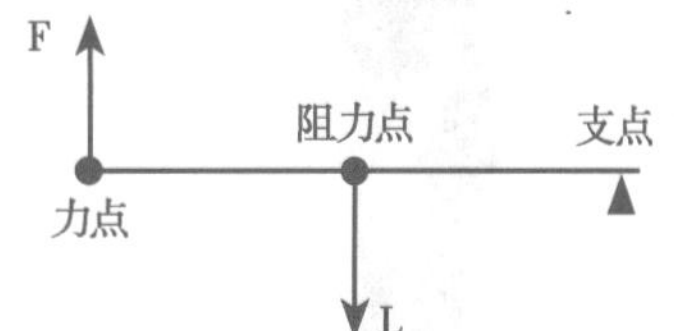

图 2-3　足部省力杠杆作用

3. 速度杠杆　力点在阻力点和支点之间的杠杆称为速度杠杆。这类杠杆的动力臂比阻力臂短，所以费力，使用的目的在于工作方便。这类杠杆也是人体最常见的杠杆运动。例如，用手臂托起重物时的肘关节运动，肘关节是支点，物体的重量为阻力（L），手臂前肌群的力（F1）作用于支点和重物之间，由于力臂较短，需用较大的力，但由于力臂通过的距离短，可赢得较大的速度和运动范围（图 2-4）。

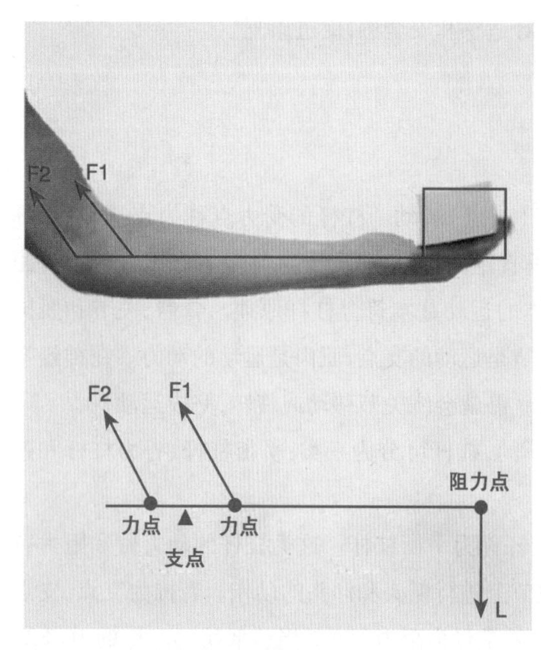

图 2-4 手臂速度杠杆作用

（二）平衡与稳定

物体的平衡与稳定是由物体的重量、支撑面的大小、物体重心的高低以及物体重力线和支撑面边缘之间的距离这四个方面的因素决定的。

1. 物体的重量与稳定度成正比　物体重量越大，稳定度越高。推动一较重的物体比推动一较轻的物体所需要的做功量大，因而较重的物体其稳定性和安全性更高，较轻的物体稳定性则较差。如护士协助患者移到较轻的椅子上时，应注意扶住椅子的靠背或将椅子靠墙，以防椅子后移致患者摔倒。

2. 支撑面大小与稳定度成正比　支撑面是由人或物体与地面接触时的各支点构成的表面，包括各支点之间的表面积。各支点之间的距离越大，物体的支撑面积越大。扩大支撑面可以增加人或物体的稳定度，如老年人站立或行走时，用手杖就起到扩大支撑面的作用，从而增加稳定度。

3. 重心高度与稳定度成反比　重心是在重力场中，物体处于任何方位时所有各组成支点的重力的合力都通过的那一点。人体重心的位置随着躯干和四肢姿势的改变而改变。当人垂直双臂直立时，重心位于骨盆的第 2 骶椎前约 7cm 处（图 2-5），如把手臂举过头顶，重心随之升高；当身体下蹲时，重心则下降，甚至吸气时膈肌下降，重心也会下降。人或物体的重心越低，稳定度越高。

4. 重力线、支撑面与稳定　重力线是指通过重心垂直于地面的线。人体只有在重力线通过支撑面时，才能保持平衡。例如，当人从椅子上站起时，应该先将身体前倾，两脚一前一后放置，使重力线落在扩大的支撑面内，这样才可以既省力又平稳的站立起来（图 2-6）。如果重力线落在支撑面

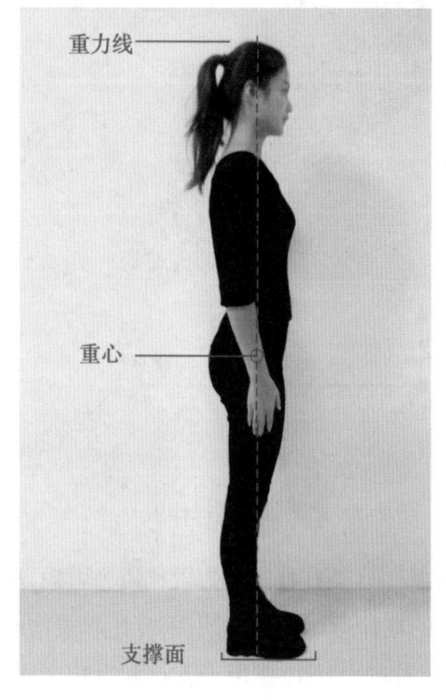

图 2-5 人体直立时重心位置

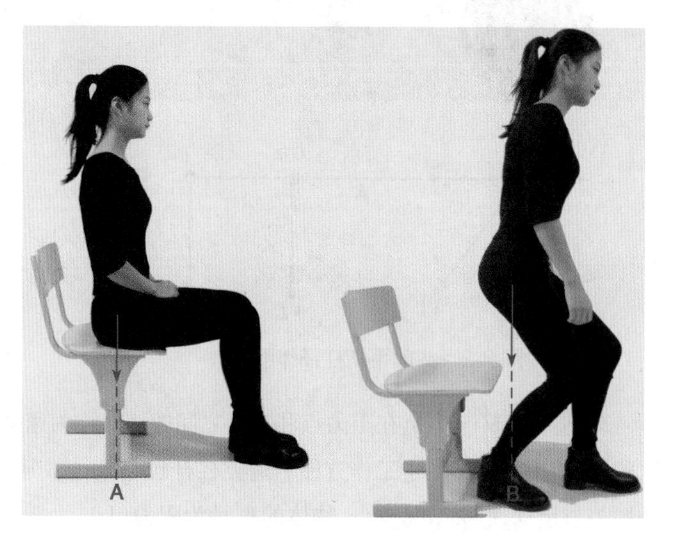

图 2-6 人体从坐位变成立位时重力线的改变

外，身体须借助腰部力量才能保持人体平衡。若无法运用腰部肌肉力量者，会产生一个回复力矩，又回到原来的座位上。

（三）压力与摩擦力

压力指受力面积上所承受的垂直作用力。对于相同重量的物体而言，受力面积越大，则单位面积所承受的压力越小。

相互接触的两物体在接触面上发生的阻碍相对运动的力称为摩擦力。摩擦力的方向与物体相对运动（或相对运动趋势）的方向相反。摩擦力分为静摩擦力、滚动摩擦力和滑动摩擦力三种。当物体有滑动趋势却尚未滑动时，作用在物体上的摩擦力称为静摩擦力。当力加大到物体即将开始运动时，静摩擦力达到最大值，称为最大静摩擦力。物体在滑动时受到的摩擦力称为滑动摩擦力。物体在滚动时受到的摩擦力称为滚动摩擦力。

最大静摩擦力和滑动摩擦力与接触面上的正压力成正比，比例系数为摩擦系数。其大小主要取决于接触面的材料、干湿程度、光洁程度和相对运动的速度，通常与接触面的大小无关。

二、人体力学在护理实践中的运用

（一）正确运用杠杆原理

运用人体的自然杠杆作用，护士可以用较小的力量来完成相同的工作。如护士两臂持物时，两肘应紧靠身体两侧，前臂和所持物体靠近身体，此时因缩短了物体的阻力臂而省力。必须提重物时，最好把重物分成相等的两部分，分别由两手提拿，这样能更好地保持身体的平衡。

（二）保持身体的平衡与稳定

1. 维持较大的支撑面　人体的支撑面为两脚之间的距离，支撑面越大，稳定性越大。因此，在护理操作中，如铺床时，护士根据实际需要可将两脚前后或左右分开，以扩大支撑面。在给患者安置卧位时，也应尽量扩大支撑面，如给患者取侧卧位，应嘱患者两臂屈肘，一手放于枕边，一手放于胸前，两腿前后分开，上腿屈膝屈髋，下腿稍伸直，使支撑面扩大，以增加患者卧位的稳定度。

2. 降低重心　重心越低，稳定性越大。护士在提取位置较低的物体或进行低平面的护理操作时，双下肢应随身体动作的方向前后或左右分开，同时屈髋屈膝，使身体下蹲，以尽量降低重心，维持身体的稳定性，减少肌肉的劳损。

3. 减少身体重力线的偏移　重力线落在支撑面内有助于维持物体的平衡与稳定。如护士在提取物品时，应尽量将物品靠近身体，在抱起或抬起患者移动时，应将患者靠近自己的身体，同时以下蹲姿势代替弯腰动作，以减少重力线偏移，增加稳定性。

（三）合理运用压力与摩擦力

1. 合理运用压力　局部承受的压力大小与受力面积有关。护士可通过增大受力面积来减轻局部压力。如给患者安置卧位时，在身体空虚处垫上软枕、海绵垫等，以增加受力面积，减轻局部承受的压力。

2. 合理运用摩擦力　摩擦力大小主要与压力的大小及接触面的粗糙程度有关，因此，护士可通过改变接触面的粗糙程度和压力大小来改变摩擦力。如在浴室应用防滑地砖，在拐杖前端加橡皮垫等；指导患者在使用拐杖时应尽量靠近身体，因为太靠前或靠外，会减小地面和拐杖间的压力，减小摩擦力，容易打滑。另外，搬动患者时，应抬起患者，避免因拖、拉、拽损伤患者皮肤；搬动物品时，尽量以拉代推，因为拉的力量向上，有利于减小压力，从而减少摩擦力。

（四）其他

护士进行护理操作时，应尽量使用大肌肉或多肌群做功，以减少疲劳。因此，在能使用整只手时，避免只用手指进行操作；能使用躯干部和下肢肌肉力量时，尽量避免只使用上肢的力量。如托治疗盘时，应五指分开托住治疗盘，并与手臂一起用力，由于多肌群用力，故不易疲劳。

扫一扫，看总结

在护理实践中，正确应用人体力学原理可有效地提高护士的工作效率，减少疲劳损伤，达到省力的作用。同时，运用人体力学原理还可保持患者良好的姿势和体位，增进患者的舒适感，促进其早日康复。

第四节　运送患者法

行动不便的患者在入院、接受检查或治疗、出院时，需要护士根据其病情选用不同的运输工具进行运送，如轮椅、平车或担架等。在运送患者过程中，护士必须熟练掌握搬运及护送技术，并正确运用人体力学原理，既保证患者安全舒适，又注意做好自身安全防护，避免发生损伤，做到省时节力，提高工作效率。

一、轮椅运送法

【目的】

1. 护送不能行走但能坐起的患者入院、出院、检查、治疗、手术或室外活动。
2. 帮助患者下床活动，促进血液循环和体力的恢复。

【操作程序】

1. 评估

（1）辨识患者。

（2）患者的一般情况，包括病情、意识、体重、损伤的部位及躯体活动能力等。

（3）患者对轮椅运送法的认识、心理状态及配合程度等。

（4）轮椅各部件的性能是否良好。

2. 计划

（1）患者准备：了解轮椅运送法的目的、方法和注意事项，能主动配合操作。

（2）护士准备：着装整洁，修剪指甲，洗手。

轮椅运送法（视频）

（3）用物准备：轮椅、毛毯（根据季节酌情准备）、别针，根据需要准备软枕。

（4）环境准备：环境宽敞，无障碍物。

3. 实施　见表2-2。

表2-2　轮椅运送法

操作流程	操作步骤	要点说明
1. 检查核对	检查轮椅性能，将轮椅推至患者床旁，辨识患者并做好解释，以取得配合	• 检查轮椅：车轮、椅座、椅背、脚踏板、制动闸等各部件性能，保证安全
2. 放置轮椅	**使椅背与床尾平齐，椅面朝向床头**，扳制动闸将轮椅制动	• 缩短距离，便于患者坐入轮椅 • 防止轮椅滑动
3. 铺好毛毯	将毛毯平铺在轮椅上，毛毯上端高过患者颈部15cm左右	• 寒冷季节注意患者保暖

续表

操作流程	操作步骤	要点说明
4. 扶助起床	扶患者坐起,两脚垂于床缘,嘱患者以手掌撑在床面上维持坐姿,协助患者穿衣、裤及鞋袜(图 2-7)	• 询问、观察患者有无眩晕和不适 • 方便患者下床
5. 协助上轮椅	(1)嘱患者将双手置于护士肩上,护士双手环抱患者腰部,协助患者下床 (2)护士协助患者转身,嘱患者用手扶住轮椅把手,坐于轮椅中 (3)翻下脚踏板,协助患者将脚置于脚踏板上 (4)将毛毯上端边缘向外翻折,围在患者颈部,用别针固定;将毛毯两侧围裹患者双臂,用别针固定;再用毛毯余下部分围裹患者上身、下肢和双脚(图 2-8) (5)整理床单位,铺暂空床 (6)观察患者,确定无不适后,放松制动闸,推患者至目的地	• 注意观察患者病情变化 • 嘱患者抓紧轮椅扶手 • 必要时系安全带 • 若病情需要可在脚踏板上放置软枕 • 避免患者受凉 • 推行中注意观察患者病情变化
6. 协助下轮椅	(1)将轮椅推至床尾,使**椅背与床尾平齐**,患者面向床头 (2)扳制动闸将轮椅制动,翻起脚踏板 (3)解除患者身上固定毛毯的别针 (4)协助患者站起、转身、坐于床缘 (5)协助患者脱去鞋子及外衣,躺卧舒适,盖好盖被 (6)整理用物,做好记录	• 防止轮椅移动致患者摔倒 • 可利用轮椅扶手、床缘等协助患者站立
7. 椅归原处	推轮椅回原处放置	• 便于其他人使用

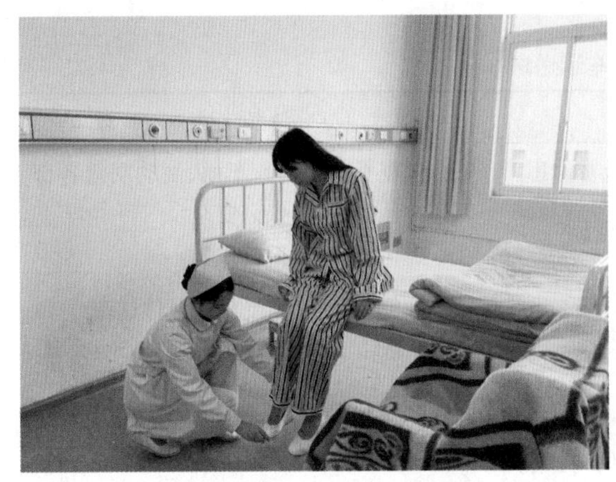

图 2-7　扶助患者起床

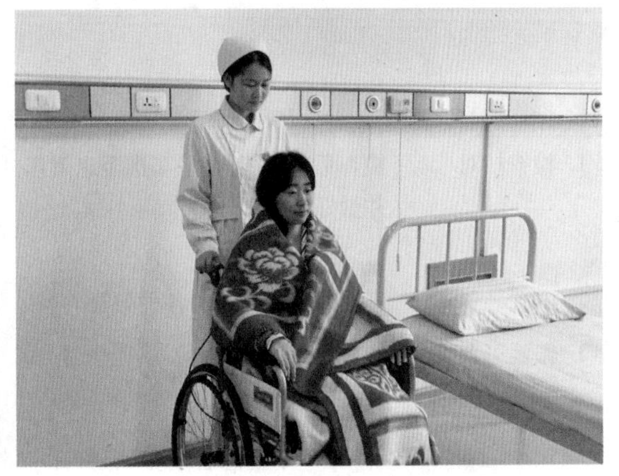

图 2-8　毛毯包裹患者

4. 评价

(1)患者在运送过程中安全舒适,保暖。

(2)护士动作协调、轻稳。

(3)护患沟通有效,患者能积极配合护士操作。

【注意事项】

1. 保证患者安全、舒适。

2. 根据室外温度适当地增加衣服、盖被（或毛毯），以免患者着凉。

3. 推轮椅时速度要慢，并随时观察病情，以免患者感觉不适和发生意外，确保患者安全。

4. 推轮椅时**下坡应减速，并嘱患者抓紧扶手，身体尽量向后靠**，勿向前倾或自行下轮椅，以防摔倒；过门槛时，翘起前轮，避免过大的震动，保证患者安全。

5. 患者有下肢水肿、溃疡或关节疼痛，应在脚踏板上垫软枕，抬高双脚，增进舒适。

二、平车运送法

【目的】

运送不能起床的患者入院，做各种特殊检查、治疗、手术或转运。

【操作程序】

1. 评估

（1）辨识患者。

（2）患者的一般情况，包括病情、意识、体重、病变部位及躯体活动能力等。

（3）患者对平车运送法的认识、心理状态及配合程度等。

（4）平车性能是否完好。

2. 计划

（1）患者准备：了解平车的作用、搬运方法及配合事项。

（2）护士准备：着装整洁，修剪指甲，洗手。

平车运送法（视频）

（3）用物准备：平车（车上置垫单和枕头），带套的毛毯或棉被。如为骨折患者，应有木板垫于平车上，并将骨折部位固定稳妥；如为颈椎、腰椎骨折患者或病情较重的患者，应备有帆布兜或布中单。

（4）环境准备：地面平坦，无障碍物。

3. 实施　见表2-3。

表2-3　平车运送法

操作流程	操作步骤	要点说明
1. 检查核对	检查平车性能，将平车推至患者床旁，辨识患者并做好解释	• 检查平车：车轮、车面、制动闸等各部件性能良好，保证安全 • 确认患者，取得合作
2. 安置导管	安置好患者身上的各种导管	• 避免导管脱落、受压或液体逆流
3. 搬运患者		• 根据患者病情及体重，确定搬运方法
▲ 挪动法		• **适用于病情许可，能在床上移动的患者**
	（1）推平车至患者病室，移开床旁桌、椅，松开盖被	
	（2）将平车推至床旁**与床平行**，紧靠床边，**大轮靠近床头**，调整平车与床高度一致，制动车闸	• 平车贴近床缘便于搬运 • 患者**头部枕于大轮端**，以减少颠簸带来的不适感 • 搬运者制动平车，防止平车滑动
	（3）协助患者将**上半身、臀部、下肢依次向平车移动**（图2-9）	• 协助患者离开平车回床时，应**先移动下肢，再移动臀部、上半身**
	（4）协助患者在平车上躺好，盖好盖被，拉起两侧护栏	• 患者保暖、舒适 • 保证患者安全

续表

操作流程	操作步骤	要点说明
▲ 一人搬运法		• **适用于上肢活动自如，体重较轻的患者及幼儿**
	(1)推平车至患者床旁，**大轮端靠近床尾**，使平**车前端与床尾成钝角**，制动车闸 (2)松开盖被，协助患者穿好衣服 (3)搬运者一手臂**自患者近侧腋下伸入至对侧肩部**，另一手臂**伸入患者大腿下**，患者双臂环绕搬运者颈肩部，搬运者抱起患者（图 2-10），稳步移动将患者放于平车中央，盖好盖被，拉起两侧护栏	• 缩短搬运距离，节力 • 搬运者双脚前后分开、扩大支撑面；略屈膝屈髋，降低重心，增加稳定性
▲ 二人搬运法		• **适用于不能活动，体重较重的患者**
	(1)～(2)同一人搬运法 (3)搬运者甲、乙两人站在患者同侧床旁，协助患者将上肢交叉于胸前 (4)搬运者甲一手臂托住患者**头、颈、肩部**，另一手臂托住患者**腰部**；搬运者乙一手臂托住患者**臀部**，另一手臂托住患者**腘窝处**（图 2-11），两人同时抬起患者至近侧床缘，再同时抬起患者，使患者的身体向护士倾斜，并稳步向平车处移动，将患者放于平车中央，盖好盖被，拉起两侧护栏	• 搬运者甲应使患者头部处于较高位置，减轻不适 • 抬起患者时，应尽量使患者靠近搬运者身体，起到省力作用
▲ 三人搬运法		• **适用于不能活动、体重超重的患者**
	(1)～(2)同一人搬运法 (3)搬运者甲、乙、丙三人站在患者同侧床旁，协助患者将上肢交叉于胸前 (4)搬运者甲双手托住患者**头、颈、肩及背部**；搬运者乙双手托住患者**腰背部、臀部**；搬运者丙双手托住患者**腘窝及小腿**处（图 2-12），三人同时抬起患者至近侧床缘，再同时抬起患者，使患者的身体向护士倾斜，并稳步向平车处移动，将患者放于平车中央，盖好盖被，拉起两侧护栏	• 搬运者甲应使患者头部处于较高位置，减轻不适 • 三人同时抬起患者，应保持平稳移动，减少意外伤害
▲ 四人搬运法		• **适用于颈椎、腰椎骨折和病情较重者**
	(1)推平车至患者病室，移开床旁桌、椅，松开盖被，在患者腰、臀下铺帆布兜或布中单，将患者双手交叉置于腹部 (2)将平车推至床旁**与床平行**，紧靠床边，**大轮靠近床头**，调整平车与床高度一致，制动车闸 (3)搬运者**甲、乙分别站于床头和床尾，搬运者丙、丁分别站于病床和平车的一侧** (4)将帆布兜或布中单放于患者腰、臀部下方 (5)搬运者甲双手托住患者的**头、颈、肩**；搬运者乙双手托住患者的**双足**；搬运者丙、丁分别抓住**帆布兜或布中单的四角**（图 2-13），四人同时用力，抬起患者向平车处移动，将患者轻轻放于平车中央，盖好盖被，拉起两侧护栏	• 搬运骨折患者，平车上应放置木板，固定好骨折部位 • 帆布兜或布中单能承受患者的体重 • 防止平车移动，确保患者安全 • 搬运者应协调一致，搬运者甲应随时观察患者的病情变化
4. 铺暂空床	整理床单位，铺暂空床	• 保持病室整齐、美观

续表

操作流程	操作步骤	要点说明
5. 运送患者	松开平车制动闸，推患者至目的地（图 2-14）	• **推送患者时，护士应位于患者头部，随时观察患者病情变化** • 进出门时避免碰撞房门 • 保持输液管道、引流管道通畅
6. 准确记录	洗手，记录	• 记录执行时间和患者反应

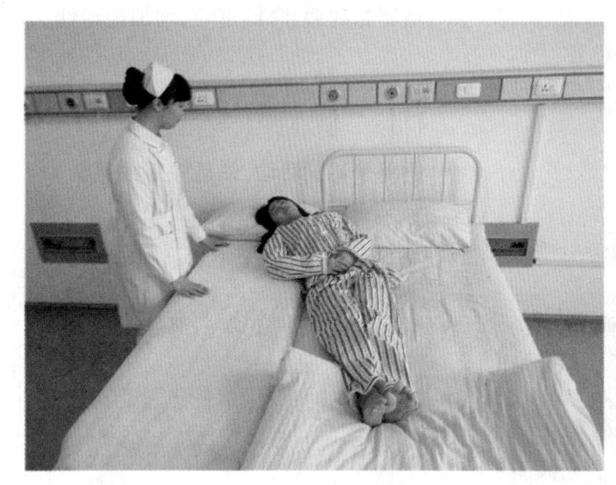

图 2-9 挪动法

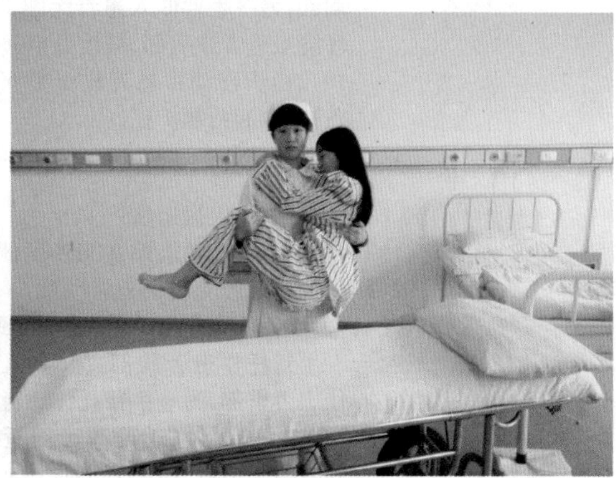

图 2-10 一人搬运法

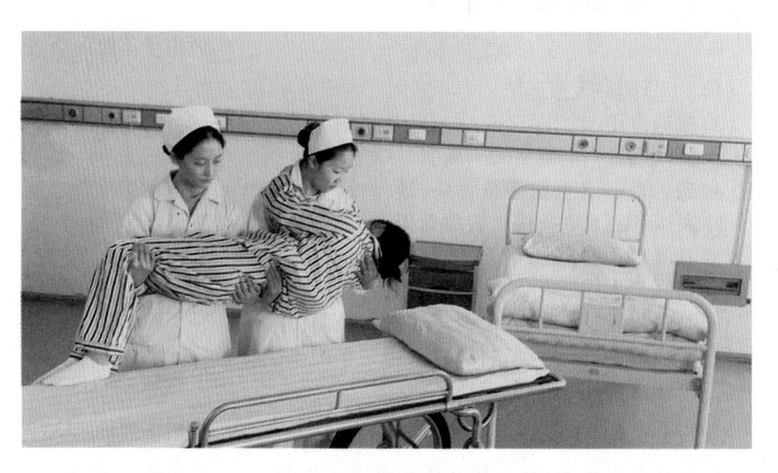

图 2-11 二人搬运法

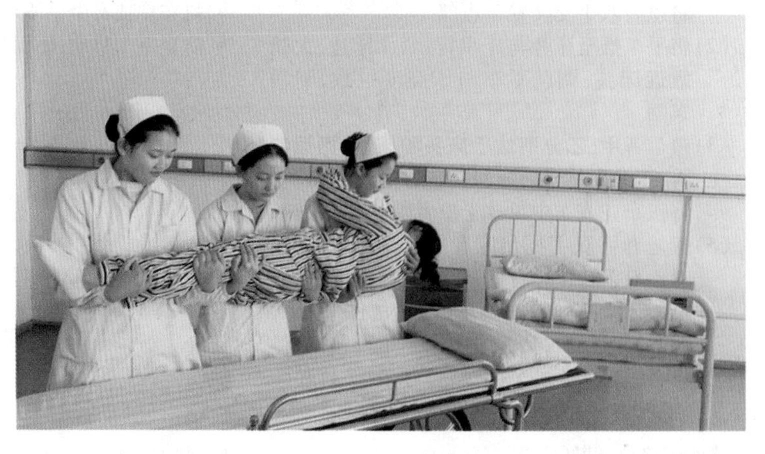

图 2-12 三人搬运法

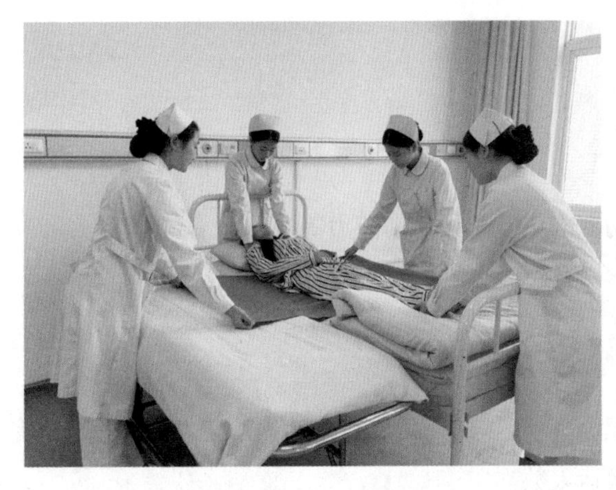

图 2-13 四人搬运法

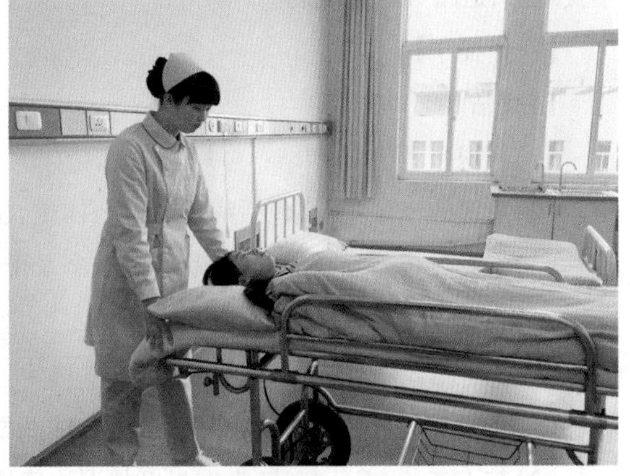

图 2-14 运送患者

4. 评价

(1)患者在运送过程中安全、舒适,无损伤。

(2)护士在搬运过程中能运用人体力学原理,节力、安全,不中断治疗。

(3)护患沟通有效,患者配合良好。

【注意事项】

1. 搬运时注意动作轻稳、协调一致,确保患者安全舒适。

2. 搬运及运送过程中,应密切观察患者病情变化,并保证患者的**持续性治疗不受影响**。

3. **对怀疑颈椎损伤或颈椎损伤者,在搬运时应保持患者头部处于中立位,并沿身体纵轴略加牵引颈部**,缓慢移至平车中央,防止由于搬运不当引起的高位截瘫,甚至导致患者的死亡。

4. 推行中,因平车**小轮端**转弯灵活,**应推行在前**,但速度不可过快;**上下坡时,患者头部应位于高处**,减轻患者不适。

5. **对颅脑损伤、颌面部外伤及昏迷患者,应将头转向一侧**,保持呼吸道通畅,防止舌根后坠堵塞呼吸道,或分泌物、呕吐物吸入气管引起窒息。

6. 运送抽搐、烦躁不安的患者时,与患者和家属沟通给予适当约束,以免发生意外。

知识拓展

过床器的应用

过床器(又称过床易)是一种由特殊材料制成的,与床面之间进行平滑移动来搬运患者的辅助工具,适用于患者在手术台、推车、病床、CT 台之间换床、移位、护理等,使患者平稳安全地过床,减轻其被搬运时的痛苦,并避免在搬运过程中造成不必要的损伤。同时,也可降低医护人员搬运患者的劳动强度,降低受伤的风险,提高工作效率。在临床护理工作中发现,使用过床器为卧床不能自主翻身的患者翻身,节力又方便。

三、担架运送法

【目的】

运送不能起床的患者入院、检查、治疗或转运等。特别是在急救的过程中,担架是运送患者最基本、最常用的工具。其特点是运送患者舒适平稳,对体位影响较小。乘各种交通工具时上下方便,且不受地形、道路等条件限制。

【操作程序】

1. 评估

(1)辨识患者。

(2)患者的一般情况,包括病情、意识、体重、病变部位及躯体活动能力等。

(3)患者对担架运送法的认识、心理状态及配合程度等。

(4)担架性能是否完好。

2. 计划

(1)患者准备:了解担架的作用、搬运方法及配合事项。

担架运送法(视频)

(2)护士准备:着装整洁,根据患者情况决定搬运人数。

(3)用物准备:担架、软垫,其他用物同平车运送法。

(4)环境准备:地面平坦,无障碍物。

3. 实施 见表2-4。

表2-4 担架运送法

操作流程	操作步骤	要点说明
1. 核对解释	辨识患者并做好解释	• 确认患者,取得合作
2. 安置导管	安置好患者身上的各种导管	• 避免导管脱落、受压或液体逆流
3. 搬运患者		• 根据患者病情,确定搬运方法
▲ 三人搬运法	(1)搬运者位于患者同一侧,甲一手臂托住患者的头、颈、肩部,另一手臂托住患者的腰部;乙、丙分别托住患者的臀部和双下肢。清醒患者嘱其用双手环抱搬运者甲的颈部,三人同时用力,将患者轻抬慢放于担架上	• 三人须协调配合,正确运用人体力学原理 • 患者四肢不可靠近担架边缘,以免碰撞造成损伤
	(2)盖好盖被,患者取平卧位	
	(3)颅脑损伤、颌面部外伤的患者,应将头偏向一侧	• 保持呼吸道通畅
▲ 滚动搬运法		• **适用于胸腰椎损伤的患者**
	(1)将患者四肢伸直并拢,移至床边,将担架放置于患者身旁	• 受伤的胸腰椎下方垫一约10cm厚的小枕或衣物
	(2)搬运者位于患者同一侧,甲扶住患者的头、颈及胸部,乙扶住患者的腰及臀部,丙扶住患者的双下肢。三人同时像卷地毯或滚圆木样使患者成一整体向担架滚动	• **如为帆布担架,应让患者俯卧,使脊椎伸直**
	(3)使患者位于担架中央,采取仰卧位,盖好盖被	
▲ 平托法		• **适用于颈椎损伤的患者**
	(1)搬运者站在患者和担架同一侧,将担架移至患者身旁	
	(2)由一人或二人托起患者的头、颈部,另外二人分别托起患者的胸、腰、臀及上、下肢。搬运者将患者水平托起,头部位于中立位,并沿身体纵轴向上略加牵引颈部或由患者自己用双手托起头部,缓慢转移至担架上	• 患者移动时确保安全,避免受伤 • 移动中注意病情变化 • **注意保持头颈中立位**
	(3)患者采取仰卧位,卧于担架的中央,并在颈下垫相应高的小枕或衣物,保持头颈中立位。头、颈两侧应用衣物或砂袋加以固定	• 防止头颈左右旋转活动
4. 整理记录	整理用物,担架放回原处,必要时记录	• 运送途中若出现特殊情况应作记录

4. 评价

(1)患者在运送过程中安全、舒适,无损伤。

(2)护士在搬运过程中能运用人体力学原理,节力、安全,不中断治疗。

(3)护患沟通有效,患者配合良好。

【注意事项】

1. 搬运时注意动作轻稳、协调一致,确保患者安全舒适。

2. **胸腰椎损伤患者使用硬板担架**。

3. 有颈椎损伤或怀疑颈椎损伤者应由专人负责牵引、固定头颈部,不得使患者头颈部前屈后伸、左右摇摆或旋转。

4. 上下楼梯或使用交通工具时,患者的**头部始终处于高位**。

5. 运送患者过程中注意保暖,避免受凉。

(李 云)

扫一扫,看总结

扫一扫,测一测

第三章 舒适与卧位护理

扫一扫，自学汇

学习目标

1. 掌握疼痛患者的评估和护理措施；常用卧位的姿势和适用范围。
2. 熟悉不舒适的原因和不舒适患者的护理原则。
3. 了解疼痛的概念、原因及影响因素；舒适卧位的基本要求；卧位的分类。
4. 能正确协助患者采取合适的卧位和更换卧位。
5. 具有爱伤观念，做到语言亲切、态度和蔼，操作规范，动作轻稳，保证患者舒适与安全。

舒适是人类的基本需要，疼痛、卧位、卫生状况、心理、环境等因素都可能影响到舒适。个体在健康状态下，可通过自身调节来满足其对舒适的需要，但在患病状态下，由于受到自身疾病和外界环境等多种因素的影响而经常处于不舒适状态。因此，护士在护理过程中，应及时发现影响患者舒适的因素，并根据情况采取适当的护理措施，满足其舒适的需要。合适的卧位不仅能促进患者的舒适度，更能够预防并发症和促进康复，帮助患者选择和安置正确的卧位是护理工作的重要内容。

第一节 舒适护理

导入情景

某医院神经内科收治了一男性患者李某，57岁，诊断为"脑卒中"。现已入院4d，生命体征平稳，意识清醒，左侧肢体瘫痪。护士小张今日给患者做晨间护理时发现床单已被大小便污染。

工作任务

1. 列出引起该患者不舒适的原因。
2. 采取有效的护理措施促进患者的舒适。

一、舒适与不舒适的概念

（一）舒适

舒适（comfort）是指个体身心处于轻松、满意、自在、没有焦虑、没有疼痛的健康和安宁状态中的一种自我感觉。

当人们身心健康，各种生理需要、心理需要基本得到满足时，常常能体会到舒适的感觉。较高水平的舒适是一种健康状态，表现为心态稳定、心情舒畅，精力充沛，感到安全和放松等。另外，由于文化背景和生活经历的差异，不同的个体对舒适可产生不同的理解和体验。一般来说，舒适包括以下四个方面：

1. 生理舒适　指个体身体上的舒适感觉。

2. 心理舒适　指自尊、信仰、信念、生命价值与自我实现等精神需求的满足。

3. 社会舒适　指个体、家庭和社会的相互关系和谐所带来的舒适感觉。

4. 环境舒适　指围绕个体的外界事物，如适宜的声音、光线、温度、湿度等符合机体需要，使其产生舒适的感觉。

这四个方面相互联系、互为因果，如果某一方面或多个方面发生问题，个体就会感到不舒适。

（二）不舒适

不舒适（discomfort）是指个体身心不健全或有缺陷、周围环境有不良刺激、对生活不满、负荷过重的一种自我感觉。

不舒适通常表现为烦躁不安、紧张、精神不振、消极失望、入睡困难、身体疼痛等，难以坚持日常工作和生活。疼痛是不舒适中最为严重的表现。

舒适和不舒适之间没有截然的分界线，个体每时每刻都处在舒适和不舒适之间的某一点上，并不断地变化着。当个体体力充沛、精神舒畅，感觉安全和完全放松，一切生理、心理需要都得到满足，表明处于最高水平的舒适。而当生理、心理需求得不到满足时，舒适程度则逐渐下降，直到被不舒适所取代。护士应密切观察患者的表情和行为，仔细倾听患者的主诉或家属提供的线索，正确评估患者的舒适或不舒适的程度，及时消除导致患者不舒适的因素，为患者创造舒适的环境。

二、不舒适的原因

舒适与不舒适是一种自我感受，受多种因素影响。导致不舒适的常见原因有：

（一）身体因素

1. 疾病　疾病本身会引起机体不适，如疼痛、恶心、呕吐、咳嗽、头晕、腹胀、发热等。

2. 姿势或体位不当　如患者四肢缺乏适当支托，关节过度的屈曲或伸展，身体局部长期受压或疾病造成的强迫体位等，都可使肌肉和关节疲劳而引起麻木、疼痛等不舒适。

3. 活动受限　由于疾病或治疗的原因，患者的随意活动受到限制，致使患者不能翻身、不能移动肢体等；或者因使用约束具、石膏绷带、夹板等限制患者活动时可造成不舒适。

4. 个人卫生状况不佳　长期卧床、身体虚弱、昏迷等患者，自理能力降低，不能满足自身清洁的需要，若得不到良好的护理可导致卫生状况不佳，如口臭、皮肤污垢、汗臭、瘙痒等，均可引起不舒适，甚至影响个人自尊。

（二）心理-社会因素

1. 焦虑与恐惧　疾病除给患者带来身体上的不适外，还给患者带来心理上的压力，患者通常担心疾病和治疗带来的痛苦、对死亡充满恐惧等、担忧疾病对经济、家庭和工作的影响等，而出现紧张、烦躁、失眠、焦虑、恐惧等心理不适。

2. 生活习惯的改变 住院后起居、饮食习惯的改变，患者一时难以适应而产生压力感。

3. 角色改变 患者因担心家庭、孩子或工作等，可能出现角色行为冲突、角色行为缺如等表现，往往不能安心养病，影响疾病康复。

4. 自尊受损 如被医护人员冷落、被亲友忽视，操作时身体隐私部位暴露过多、缺少遮挡等，患者会感觉不被重视与尊重，自尊心受到伤害。

5. 人际关系的改变 进入患者角色，平时的人际关系改变，尤其在医院这个特殊的人际环境中，与医务人员之间缺乏沟通，患者担心得不到适当的关心和照顾等，会处于紧张、焦虑等不舒适状态。

（三）环境因素

1. 不适宜的物理环境 如病室内通风不良、有异味刺激、温度过高或过低、同室病友的呻吟、仪器的噪音、被褥不整洁、床垫软硬不当等都可使患者感到不适。

2. 不适宜的社会环境 如新入院的患者对医院和病室的环境不熟悉、不适应而感觉紧张、缺乏安全感，因而产生紧张、焦虑的情绪。

三、不舒适患者的护理原则

患者受多种因素的影响，经常处于不舒适状态，会影响疾病的康复。护士应该及时发现患者的不舒适，并提供促进身心舒适的条件，采取有效的护理措施，协助患者满足对舒适的需求。

（一）预防为主促舒适

护士应熟悉导致患者不舒适的相关因素，对其进行全面评估，做到预防在先，积极促进患者的舒适，避免不舒适的发生。如保持病室环境的整洁，加强生活护理，协助患者保持身体的清洁，维持适当姿势和卧位等都是增进舒适的有效护理措施。

（二）细致观察除诱因

不舒适属于自我感觉，客观估计比较困难。但通过细致的观察和科学的分析，可大致估计患者不舒适的原因及不舒适的程度。护士应认真倾听患者的主诉和家属提供的线索，同时细心观察患者的面色、表情、身体姿势、活动能力、饮食、睡眠、皮肤颜色、有无出汗等，从而判断患者不舒适的程度，并找出影响舒适的因素。

对身体不舒适的患者，可针对诱因采取有效措施。例如，对腹部术后的患者给予半坐卧位或必要的支撑物以缓解切口疼痛，减轻不适，促进康复；对已发生尿潴留的患者，采取适当的方法诱导排尿，必要时行导尿术，以解除膀胱高度膨胀引起的不适；对癌症晚期的患者，应及时评估其疼痛的程度和性质，采取必要的止痛措施缓解疼痛，促进舒适，提高患者的生存质量。

（三）有效沟通重支持

护士应注意采取有效的方式与患者或家属沟通，与其建立相互信任的关系，提供有效的心理支持。护士应使用亲切的语言、尊敬的称呼表达对患者的尊重，还应尊重患者对治疗、护理的意见，不仅能够建立良好的护患关系，满足患者对尊重的需求，也能调动患者参与治疗护理的积极性。对心理、社会因素引起不舒适的患者，可以采取不做评判的倾听方式，使患者郁积在内心的压抑得以宣泄；或通过有效的沟通，正确指导患者调节情绪；或与其家属联系，共同做好患者的心理护理。护士应主动把可能给患者带来的痛苦或威胁做适当的说明，给予安全暗示和适当保证。当患者面临痛苦或恐惧情境时，护士对患者要和蔼可亲、沉着稳定，指导患者学习身心放松和深呼吸等缓解痛苦及恐惧心理。

（四）加强生活护理

良好的生活护理能有效地促进舒适的程度。尤其对危重患者，护士应协助或直接为其进行生活护理，使患者感觉舒适和安全，并有效维护患者的自我形象，增强自信，有利于康复。

（五）创造良好环境

医院环境应注重体现“以患者为中心”的人性化理念，不但要满足医疗、护理的需要，还应兼顾患者的舒适与安全，护士应结合医院条件为患者创造一个舒适的物理环境与和谐的社会环境，以满足患者各种需求。

扫一扫，看总结

第二节 疼痛护理

导入情景

孙先生，男，65岁，诊断为“肝癌晚期”，患者自诉右上腹部疼痛难以忍受、无法入睡、不思饮食，体检发现患者消瘦、黄疸、腹水，护士观察患者经常沉默寡言，眉头紧锁，难以交流。

工作任务

1. 对患者的疼痛进行评估。
2. 采取有效的护理措施指导患者减轻疼痛。

疼痛是一种复杂的主观感受，是最常见、最严重的不舒适，也是最常见的临床症状之一，疼痛的发生提示个体的健康受到威胁，它与疾病的发生、发展和转归有着密切的联系，是诊断和鉴别诊断的重要指征之一，同时也是评价治疗与护理效果的重要标准。目前临床上越来越关注和重视疼痛问题。1995年，全美保健机构评审联合委员会（the Joint Committee American Health Organization，JCAHO）将疼痛确定为继体温、脉搏、呼吸、血压之后的第5生命体征，并要求对所有患者都进行疼痛的评估。护士应掌握疼痛的相关知识，帮助患者避免、减轻或解除疼痛，达到有效疼痛管理的目的。

知识拓展

第5生命体征与世界镇痛日

1995年，全美保健机构评审联合委员会（the Joint Committee American Health Organization，JCAHO）将疼痛确定为继体温、脉搏、呼吸、血压之后的第5生命体征，并要求对所有患者都进行疼痛的评估。疼痛的诊断治疗作为边缘医学学科已经发展成为一个热门的、专业性、综合性很强的医学分支，并与其他医学学科关系密切并相互渗透。

2002年第10届国际疼痛研究会（LASP）的与会专家达成共识——慢性疼痛是一种疾病。同时LASP决定从2004年开始，将每年的10月11日定为“世界镇痛日”，历届（2004年至2018年）的主题分别是：免除疼痛是患者的基本权利、疼痛无忧，幸福相伴、关注老年疼痛、关注女性疼痛、抗击癌症痛、不痛——才能生活得更好、关注急性痛、关注老年疼痛、关注内脏痛、口面痛、神经病理性疼痛、关节疼痛、手术后疼痛、疼痛教育传播、全球抗击老年幼年精神神经性疾病引起的疼痛。

一、疼痛概述

（一）疼痛的概念

疼痛（pain）是伴随现有的或潜在的组织损伤而产生的不愉快的**主观感受和情绪体验**，同时疼痛也是机体对有害刺激的一种保护性防御反应。疼痛包含痛觉和痛反应两个方面。痛觉是一种意识现象，是个体的主观知觉体验，表现为痛苦、焦虑等，受很多因素的影响。痛反应是机体对疼痛刺激产生的一系列生理病理变化和心理变化，如呼吸急促、血压升高、出汗、心理痛苦、焦虑、抑郁等。

（二）疼痛的原因及发生机制

1. 疼痛的原因

（1）温度刺激：身体的体表接触过高或过低的温度，均会损伤组织，如灼伤或冻伤。受伤的组织释放组胺等化学物质，刺激神经末梢而导致疼痛。

（2）物理损伤：刀切割、针刺、碰撞、挤压、手术、身体组织受牵拉等均可使局部组织受损，刺激痛觉神经末梢引起疼痛。大部分物理性损伤引起的组织缺血、缺氧、淤血等均可使组织释放致痛物质，从而加剧疼痛并使疼痛时间延长。

（3）化学刺激：化学物质如强酸、强碱等不仅直接刺激神经末梢而导致疼痛，而且还会损伤组织释放致痛物质，再次作用于痛觉感受器，使疼痛加剧。

（4）病理因素：疾病造成体内某些管腔堵塞，组织缺血缺氧，空腔脏器过度扩张、平滑肌痉挛或过度收缩，局部炎性浸润等均可引起疼痛。

（5）心理因素：心理因素是导致疼痛的常见原因。心理状态不佳、情绪紧张或低落、愤怒、悲痛、恐惧等都能引起局部血管收缩或扩张而导致疼痛，如神经性疼痛。此外，疲劳、睡眠不足、用脑过度也可导致功能性头痛。

2. 疼痛的发生机制　疼痛的发生机制十分复杂，许多学者对疼痛机制进行研究，创立了不同学说，但目前尚无某种学说能够全面合理地解释其机制。

有关研究认为痛觉感受器是位于皮肤和其他组织内的游离神经末梢，当各种伤害性刺激作用于机体，达到一定强度时，可引起受损部位的组织释放某些致痛物质，如组胺、缓激肽、5-羟色胺、乙酰胆碱、氢离子、钾离子、前列腺素等，这些物质作用于痛觉感受器产生痛觉冲动，并迅速沿传入神经传导至脊髓，通过脊髓丘脑束和脊髓网状束上行传至丘脑，投射到大脑皮质的一定部位而引起疼痛。

人体的痛觉感受器在身体各部位的分布密度不同，对疼痛刺激的反应及敏感度也有所不同。研究表明痛觉感受器在角膜、牙髓的分布最为密集，皮肤次之，肌层内脏最为稀疏。

另外，研究表明，疼痛虽然是一种生理过程，但其过程也会受心理情感等因素的影响。

（三）疼痛的影响因素

疼痛是生理、感觉、情绪和其他反应的相互作用，与个体的体验有关，因此疼痛的感觉受很多因素的影响，主要有：

1. 年龄和性别　年龄是影响疼痛的主要原因之一，个体对疼痛的敏感程度因年龄不同而不同。婴儿对疼痛敏感程度低于成人，对疼痛敏感度随着年龄的增长而增加，但是老年人对疼痛的敏感性又逐渐下降。通常男性和女性对疼痛的反应无明显差异，但是在某些地方，受性别文化的影响，男性和女性对疼痛表达的程度会有不同。

2. 个人经历　包括个体以往对疼痛的经验及对疼痛原因的理解和态度。个体对任何单一刺激所产生的疼痛，都会受到以前类似疼痛经验的影响。疼痛经验是个体自身对刺激体验所获得的感觉，并从行为中表现出来。如经历过手术疼痛的患者对再次手术的疼痛可能会更敏感。另外，个体对疼痛原因的理解和对待疼痛的态度则直接影响其对疼痛的感受并有不同的行为表现。例如，儿童对疼痛的体验常常受父母的态度和处理方法的影响。

3. 社会文化背景　患者所处的社会环境和文化背景，可影响对疼痛的认知评价，进而影响对疼痛的反应。例如，生活在鼓励忍耐和推崇勇敢的文化背景中的患者，往往更能耐受疼痛。

4. 个体差异　疼痛程度和表达方式常因个体的性格和所处的特定环境不同而有所差异。自控力及自尊心较强的人常能忍受疼痛；善于情感表达的患者主诉疼痛的机会较多。患者单独处在一个环境中，常能忍受疼痛；如果周围有较多的人特别是有护士陪伴时，对疼痛的耐受性则明显下降。

5. 情绪　疼痛常与焦虑、不安、恐惧等情绪相联系。积极的情绪如愉快、兴奋、自信可以减缓疼痛，消极的情绪如沮丧、恐惧、焦虑、失望可加剧疼痛。

6. 注意力　个体对疼痛的注意程度会影响其对疼痛的感受程度。当注意力集中在其他事物时，痛觉可以减轻甚至消失。例如，运动员在赛场上受伤而无明显的痛感，常由于其注意力高度集中于比赛中。松弛疗法、音乐疗法、看电视、愉快交谈等均可分散患者对疼痛的注意力而减轻疼痛。

7. 疲乏　疲乏可提高个体对疼痛的感知，降低其对疼痛的耐受力。患者疲乏时对疼痛的耐受性下降，痛觉加剧。当得到充足的睡眠和休息时，疼痛感觉可减轻。

8. 支持系统　有亲属陪伴时可减少患者的孤独和恐惧感，从而减轻疼痛。

9. 治疗及护理因素　很多治疗及护理操作因素可引起或加剧患者的疼痛。护士对疼痛的知识掌握不够或评估方法不当，可影响对疼痛的判断与处理；护士缺乏必要的药理知识，过分担心药物的副作用或成瘾性，以致患者得不到必要的镇痛处理。

（四）疼痛的类型

1. 病理分类

（1）躯体性疼痛：特点是刺激经由正常路径传入，如疼痛长期存在，可造成正常组织的损伤和潜在损伤，对非阿片类和/或阿片类治疗有效。可分为身体痛和内脏痛，前者发生于骨、关节、肌肉、皮肤或结缔组织，性质多为剧痛或跳动性疼痛，并且常可清楚定位；后者可发生于内脏器官，如胃肠道和胰腺，其中实质性脏器被膜病变（如肿瘤）引起的疼痛往往剧烈并定位清楚，而空腔脏器病变（如梗阻）所致疼痛多定位不清楚，且常为间歇性绞痛。

（2）神经性疼痛：特点为感觉冲动经异常的外周或中枢神经系统传入，治疗往往需要辅助性止痛药。可分为中枢神经性疼痛和周围神经性疼痛，前者又可分为传入性疼痛和交感神经源性疼痛；后者又可分为多元神经痛和单一神经痛。

2. 临床分类

（1）急性疼痛：指突然发生、有明确的开始时间、持续时间较短、以数分钟、数小时或数天之内居多，用镇痛方法一般可以控制。

（2）慢性疼痛：指疼痛持续3个月以上，具有持续性、顽固性和反复性的特点，临床上较难控制。

（3）癌痛：常为慢性疼痛。晚期癌症患者的疼痛发生率约为60%~80%，其中1/3的患者为重度疼痛。癌症疼痛的原因有：①肿瘤侵犯所致；②抗肿瘤治疗所致；③与肿瘤相关的疼痛；④非肿瘤或治疗所致。

二、疼痛的护理评估

疼痛评估是疼痛护理的首要环节。个体对疼痛的感受性有很大的差异，影响因素也较多，对疼痛的表达方法也不尽相同。因此,护士应以整体的观点看待疼痛患者,对患者进行个体化的评估。疼痛评估的原则是常规、量化、全面和动态。

（一）疼痛评估的内容

1. 个人基本资料　包括患者的姓名、年龄、职业、教育背景、民族、信仰和家庭情况等。

2. 疼痛的部位　疼痛的部位、位置是否明确、固定、局限,还是逐渐或突然扩大,有无放射痛,有无多处同时发生,是否对称,它们之间是否有联系等。

3. 疼痛的性质　如刺痛、灼痛、压痛、胀痛、钝痛、锐痛、绞痛、牵拉痛。

4. 疼痛的时间和规律　疼痛开始时间、持续时间、有无周期性或规律性等。

5. 疼痛的程度　疼痛是患者的主观感受,对疼痛程度的判断主要通过患者对疼痛体验的描述,使用公认的疼痛分级标准和评价工具,如世界卫生组织的疼痛程度分级法、文字描述评分法、数字评分法、面部表情量表法等。

6. 疼痛的伴随症状　如局部有无红、肿、热、痛的炎症表现,有无肢体的功能障碍;腹痛是否伴有腹肌紧张、发热、胃肠道功能紊乱;头痛是否有脑膜刺激征表现;有无生命体征变化等。

7. 疼痛的表达方式　如咬牙沉默、呻吟、大声哭叫等。

8. 疼痛对患者的影响　是否影响睡眠和休息,影响正常工作和生活,是否有抑郁、退缩等情绪变化。

9. 与疼痛有关的因素　了解哪些因素可能引起、加重或减轻疼痛,如活动、体位、进食、紧张、焦虑等与疼痛是否有关系。

10. 对疼痛的处理方法　疼痛时采用何种方式减轻疼痛,是否使用过止痛药物,效果如何,是否对使用的药物有依赖性或成瘾性。

（二）疼痛评估的方法

1. 询问病史　主要询问患者的疼痛经历和病史。护士应主动关心、认真听取患者的主诉,避免根据自己对疼痛的体验和理解来主观判断患者的疼痛程度。交谈中要注意患者的语言和非语言表达,以获得更可靠的资料。如果患者对疼痛的描述和护士观察到的情况有差异,应该相信患者,并与患者共同讨论、分析原因并达成共识。

2. 观察和临床检查　注意观察患者疼痛时的生理、行为和情绪反应,有无防卫性、保护性动作,有无思维感知过程和社交行为改变等。护理人员可以通过患者的面部表情、体位、躯体紧张度和其他体征评估疼痛的严重程度。如患者剧烈疼痛时,常有面色苍白、出汗、皱眉、咬唇等痛苦表情,有呻吟、哭闹、烦躁或在床上辗转不安、无法安睡等。临床检查主要包括:检查疼痛的部位、肌肉的紧张度,测量脉搏、呼吸、血压等。

3. 阅读和回顾既往病史　了解患者过去疼痛的经历以及使用的止痛方法和止痛药物的情况。

4. 使用疼痛评估工具　目前临床上公认的评估疼痛程度的工具主要有以下几种,可以根据患者的病情、年龄和认知水平选择合适的评估工具。

(1)世界卫生组织(WHO)四级疼痛分级法

0 级:无痛。

1 级(轻度疼痛):有疼痛但不严重、可忍受、睡眠不受影响。

2 级(中度疼痛):疼痛明显、不能忍受、睡眠受干扰,要求用镇痛药物。

3 级(重度疼痛):疼痛剧烈、不能忍受、睡眠严重受干扰,需要用镇痛药物。

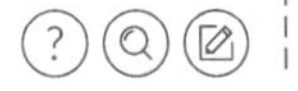

（2）评分法测量

1）文字描述评分法（verbal descriptors scale，VDS）：把一条直线分成5等份，每个点表示不同的疼痛程度，其中一端表示无痛，另一端表示无法忍受的疼痛。请患者按照自身疼痛的程度选择合适的描述（图3-1）。

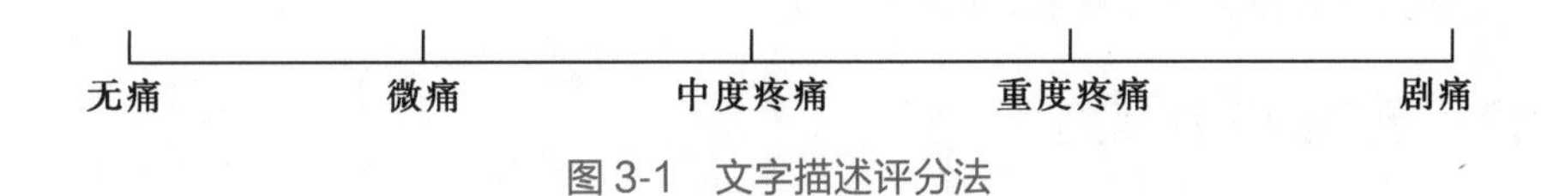

图3-1 文字描述评分法

2）数字评分法（numerical rating scale，NRS）：在一条直线上分段，按0~10分次序评估疼痛程度。0分表示无痛，10分表示剧痛，中间次序表示疼痛的不同程度，请患者自己评分（图3-2）。适用于疼痛治疗前后效果测定对比。

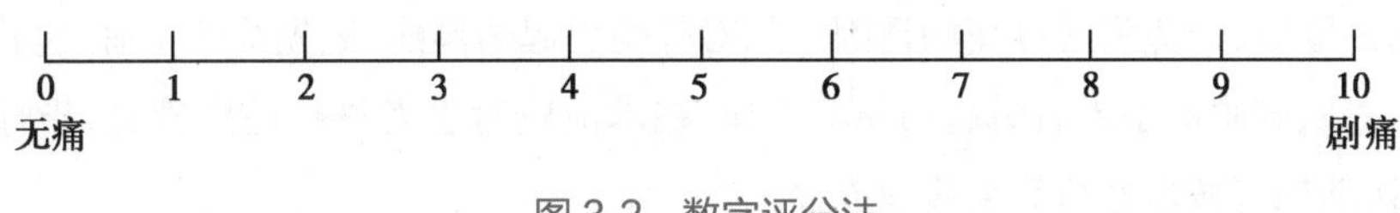

图3-2 数字评分法

3）视觉模拟评分法（visual analogue scale，VAS）：用一条10cm直线，不作任何划分，仅在直线的两端分别注明无痛和剧痛，请患者根据自己的实际感觉在线上标记疼痛的程度，护士再判定患者疼痛的程度（图3-3）。此量表比上述两个量表更敏感，患者不需要仅选择特定的数字或文字，可以完全自由地表达疼痛的程度。适合于任何年龄的患者，没有特定的要求，易于掌握，尤其适用于急性疼痛的患者、儿童、老年人及表达能力丧失者。

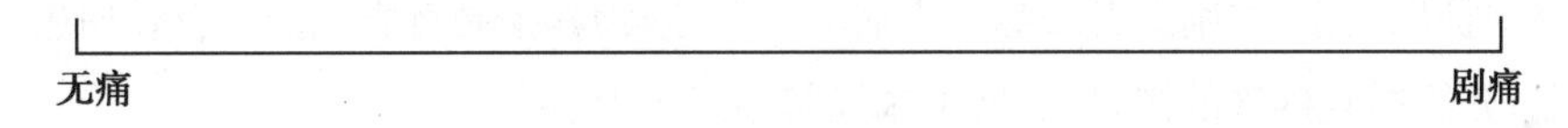

图3-3 视觉模拟评分法

4）面部表情量表法（faces pain scale-revised，FPS-R）：从左到右六张面部表情，最左边的脸表示无痛，向右依次表示疼痛越来越严重，直到最右边的脸表示极度疼痛（图3-4）。请患者指出能反映自己疼痛的那张面部表情图。适用于老人、小儿（3岁以上）以及表达能力丧失者。该法最初是为了评估儿童疼痛而设计的，后在使用中因其实用性逐步扩大了适用范围。

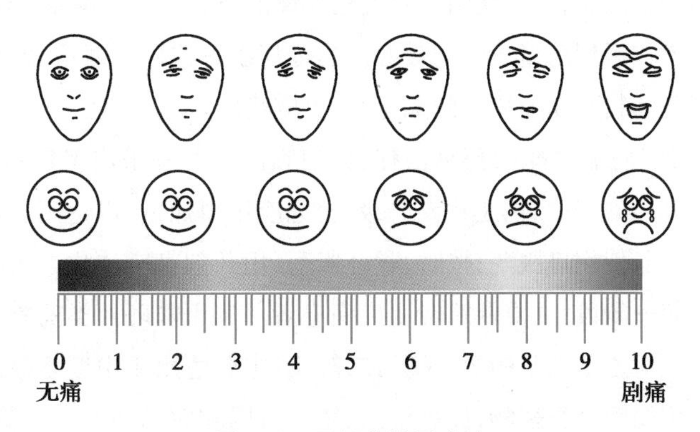

图3-4 面部表情量表法

5）Prince-Henry评分法：分为5个等级，分别对应0~4分的分值以评估疼痛程度（如下）。主要适用于胸腹部大手术后或气管切开插管不能说话的患者。需要在术前训练用手势表达疼痛程度。

0分 咳嗽时无疼痛。

1分 咳嗽时有疼痛发生。

2分 安静时无疼痛,但深呼吸时有疼痛发生。

3分 安静状态时即有疼痛,但较轻微,可忍受。

4分 安静状态时即有剧烈疼痛,并难以忍受。

三、疼痛患者的护理措施

治疗和护理疼痛的**原则是尽早、适当地解除疼痛**。早期疼痛比较容易控制,疼痛时间越长,患者对疼痛的感受越深,最后难以用药物解除。因此,一旦确定患者有疼痛,应及时制订护理计划,采取措施减轻疼痛。

(一)去除诱因

去除疼痛的原因,避免引起疼痛的诱因。如对外伤引起的疼痛,应先给予止血、包扎等处理后再行止痛措施。对因胸腹部手术后引起的伤口疼痛,在术前应对患者进行健康教育,指导患者有效咳嗽、深呼吸及协助患者按压伤口等来缓解疼痛。

(二)心理护理

研究表明,心理因素既可致痛或加重疼痛,也可消除或减轻疼痛。任何能使患者精神愉快、情绪稳定、思想轻松的方法,都可以提高疼痛阈值,增强其耐受力,减轻疼痛的感觉;而紧张、焦虑、恐惧等均可加重患者的疼痛程度,疼痛的加剧又会影响其情绪的变化,从而形成不良循环。护士应注意使用沟通技巧,做好疼痛患者的心理护理。

1. 减轻患者心理压力 护士应尊重并接受患者对疼痛的反应,运用沟通技巧,取得患者的信任,建立良好的护患关系;鼓励患者表达对疼痛的感受,鼓励其控制意志,稳定情绪;向患者解释疼痛的原因、机制,介绍减轻疼痛的措施,有助于减轻其心理压力。

2. 分散注意力 通过参加有兴趣的活动,看报、听音乐、与家人交谈、深呼吸、放松按摩等方法分散患者对疼痛的注意力,以减轻疼痛。

(三)实施有效的止痛措施

1. 药物止痛 目前仍然是**治疗疼痛最基本、最常用的方法**。护士应掌握药理知识,了解患者身体状况和有关疼痛治疗的情况,正确使用镇痛药物。镇痛药物种类甚多,在未明确诊断之前不能随意使用镇痛药物,以免掩盖症状,延误病情。对**慢性疼痛**的患者应掌握疼痛发作的规律,**最好在疼痛发作前给药**,这比疼痛发作后用药量少且药效好。当疼痛缓解或停止时应及时停药,防止药物副作用及耐药性的产生,某些药物长期使用可致成瘾性,更应慎用。

(1)三阶梯疗法:对于癌症疼痛的药物治疗,目前临床上普遍采用WHO所推荐的**三阶梯疗法**(three steps analgesic ladder)。其目的是逐渐升级,合理应用镇痛剂,以达到缓解疼痛。其原则为药效的强弱依阶梯顺序使用;使用口服药;按时、联合服药;用药剂量个体化。大多数患者接受后能满意止痛。其方法是:①**第一阶段**:主要针对轻度疼痛患者。选用**非阿片类药物、解热镇痛药、抗炎类药**,如阿司匹林、布洛芬、对乙酰氨基酚等。②**第二阶段**:主要适用于中度疼痛患者。若应用非阿片类药物止痛无效,可选用**弱阿片类药物**,如可待因、氨酚待因和曲马多等。③**第三阶段**:主要用于重度和剧烈癌痛患者。选用**强阿片类药物**,如吗啡、哌替啶、美沙酮等。在癌痛治疗中,常采用联合用药法,即加用一些辅助药以减少主药的用量和副作用。常用的辅助药有:非甾体类抗炎药、抗焦虑药和抗抑郁药,如阿司匹林、地西泮、氯丙嗪和阿米替林等。

(2)患者自控镇痛法:患者自控镇痛技术(patient controlled analgesia,PCA)是指患者根据其疼痛状况按压由计算机控制的镇痛泵的启动键,自行给予由医生预先设定剂量的止痛药物的方法。该方法可满足不同患者、不同时刻、不同疼痛强度下的不同镇痛需要,并可使药物在体内持续保持最小镇痛药物浓度(minimum effective analgesic concentration,MEAC)。相比传统的大量低频给药法,PCA这种小量频繁给药的方式镇痛效果更好,也更安全。

2. 物理止痛　应用冷、热疗法可减轻局部疼痛。此外,理疗、按摩与推拿也是临床上常用的物理止痛方法。

3. 针灸止痛　根据疼痛的部位,选用不同的穴位用针法或灸法,使人体经脉疏通、气血调和来达到止痛的目的。

(四)促进舒适

通过护理活动促进舒适是减轻或解除疼痛的重要措施。如帮助患者采取正确的姿势、提供舒适整洁的病室环境;确保患者所需的每一件物品都能够伸手可及;患者所需的护理活动安排在药物显效时限内;在各项治疗前给予清楚、准确的解释以减轻患者的焦虑等使其身心舒适,从而有利于减轻疼痛。

(五)做好健康教育

根据患者的情况,选择教育内容。一般应包括疼痛的机制、疼痛的原因、如何面对疼痛、减轻或解除疼痛的自理技巧等。

四、护理评价

1. 患者感觉疼痛减轻,身体状况和功能得到改善,自我感觉舒适。
2. 患者的焦虑情绪得到减轻,休息与睡眠质量良好。
3. 患者重返正常的日常生活。
4. 患者对疼痛的适应能力增强。
5. 护患沟通有效,患者能配合治疗及护理。

扫一扫,看总结

第三节　卧位护理

导入情景

林先生,男,55岁,因车祸急诊入院,诊断为“脾破裂”,准备急诊手术。目前患者烦躁不安,面色苍白,四肢厥冷,脉搏120次/min,血压64/48mmHg。

工作任务

1. 根据患者目前的状况,判断采取的卧位。
2. 正确安置患者的卧位。

卧位(lying position)是指患者休息、检查和治疗时所采取的卧床姿势。临床上为患者安置适当的卧位,不但可以使患者感到舒适,而且还能够预防因长期卧床而造成的并发症。护士在临床护理工作中应熟悉各种卧位,掌握维持舒适卧位的基本要求和方法,协助和指导患者采取正确、舒适、安全的卧位。

一、卧位概述

(一) 舒适卧位的基本要求

1. 卧床姿势应符合人体力学的要求,尽量**扩大支撑面,降低重心**,将体重平均分布于身体各负重部位,维持关节处于正常的功能位置。

2. 经常**变换体位**,至少每2h翻身1次,避免局部皮肤长期受压而发生压疮。

3. 患者身体各部位每天均应活动,改变卧位时应做关节活动范围练习,但禁忌除外如关节扭伤、骨折急性期等患者。

4. 加强受压部位皮肤的护理,防止压疮的发生。

5. 护理操作过程中,应根据需要适当地遮盖患者身体,注意保护隐私,促进其身心舒适。

(二) 患者卧位的分类

1. 按照卧位的自主性,分为主动卧位、被动卧位和被迫卧位3种。

(1)主动卧位(active lying position):指患者根据自己意愿采取的最舒适、最随意的卧位,并能随意更换卧位姿势,见于病情较轻、术前、恢复期的患者。

(2)被动卧位(passive lying position):指患者没有变换卧位的能力,躺卧于他人安置的卧位。**常见于昏迷、瘫痪、极度衰弱的患者。**

(3)被迫卧位(compelled lying position):患者意识清楚,也有变换卧位的能力,为了减轻疾病所致的痛苦或因治疗所需而被迫采取的卧位。如哮喘急性发作的患者由于呼吸极度困难而被迫采取端坐位。

2. 根据卧位的平衡稳定性,分为稳定性卧位和不稳定性卧位。

(1)稳定性卧位(图3-5):支撑面大,重心低,平衡稳定,患者感到舒适、轻松的卧位。如仰卧位。

(2)不稳定性卧位(图3-6):支撑面小,重心高,难以平衡,患者感到不舒适、肌肉紧张、易于疲劳的卧位。应尽量避免患者采取不稳定性卧位,如侧卧时两腿伸直的卧位。

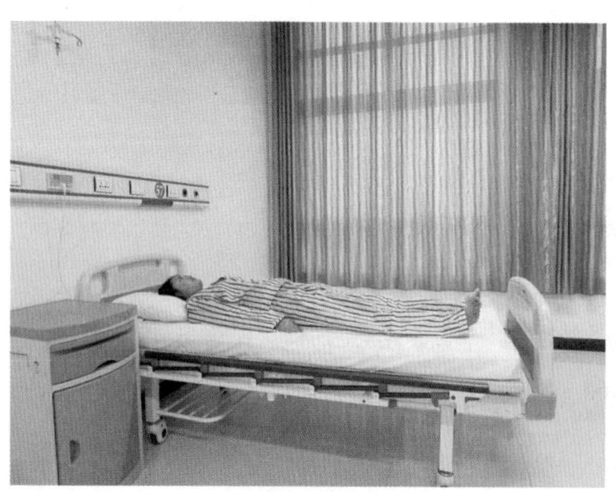

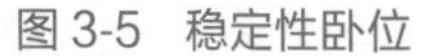
图3-5 稳定性卧位

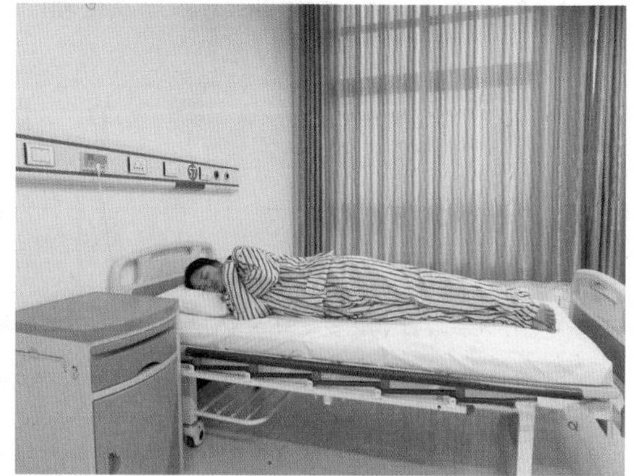

图3-6 不稳定性卧位

常用卧位和注意事项(视频)

3. 按卧位的姿势,可将卧位分为仰卧位、侧卧位、俯卧位、半坐卧位等。

二、常用卧位

(一) 仰卧位(supine position)

又称平卧位,是一种自然的休息姿势。患者仰卧,头下放一枕,两臂放于身体两侧,两腿自然放平。根据治疗和护理的需要仰卧位可分为以下三种类型：

1. 去枕仰卧位

（1）姿势：患者去枕仰卧，头偏向一侧，两臂放于身体两侧，两腿自然平放，枕头横立于床头（图 3-7）。

（2）适用范围

1）**昏迷或全身麻醉未清醒的患者**，采取此卧位可防止呕吐物流入气管而引起患者**窒息**或肺部并发症。

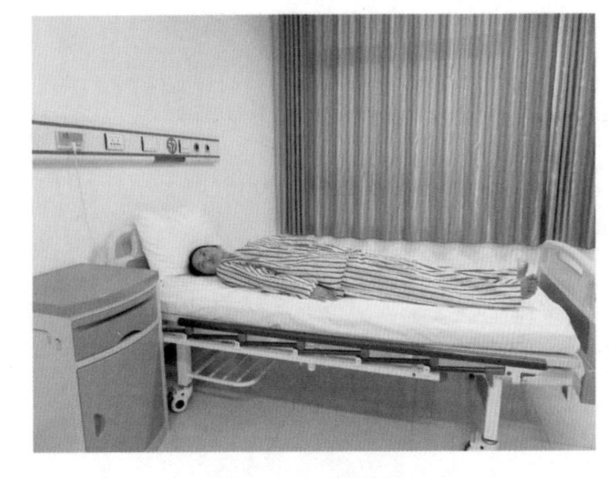

图 3-7 去枕仰卧位

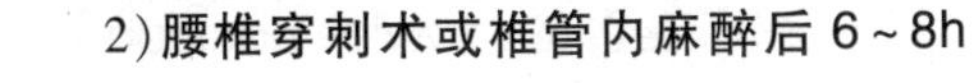

2）**腰椎穿刺术或椎管内麻醉后 6～8h 内的患者**，采取此卧位可预防因颅内压降低而引起的**头痛**。因为穿刺后脑脊液可自穿刺点漏出至脊膜腔外，造成颅内压降低，牵张颅内静脉窦和脑膜等组织而引起头痛。

2. 中凹卧位（又称休克卧位）

（1）姿势：患者仰卧，两臂置于身体两侧，抬高头胸部 10°～20°，抬高下肢 20°～30°（图 3-8）。

（2）适用范围：**休克患者**。抬高头胸部有利于保持呼吸道通畅，改善通气功能，从而改善缺氧症状；抬高下肢可促进静脉血液回流，增加心排血量，从而缓解休克症状。

3. 屈膝仰卧位

（1）姿势：患者仰卧，头下垫枕，两臂置于身体两侧，两膝屈起并稍向外分开（图 3-9）。

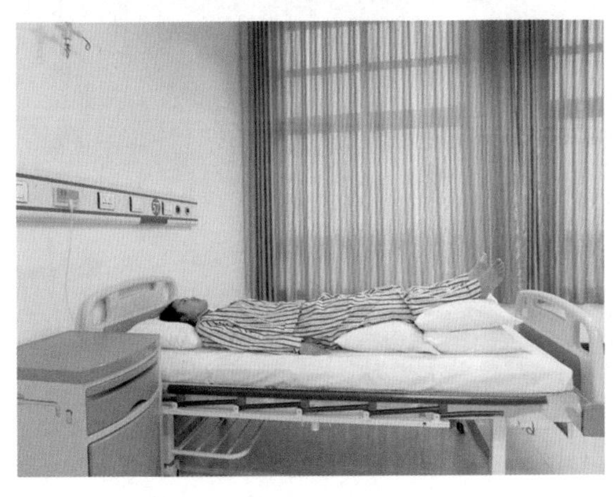

图 3-8 中凹卧位（休克卧位）

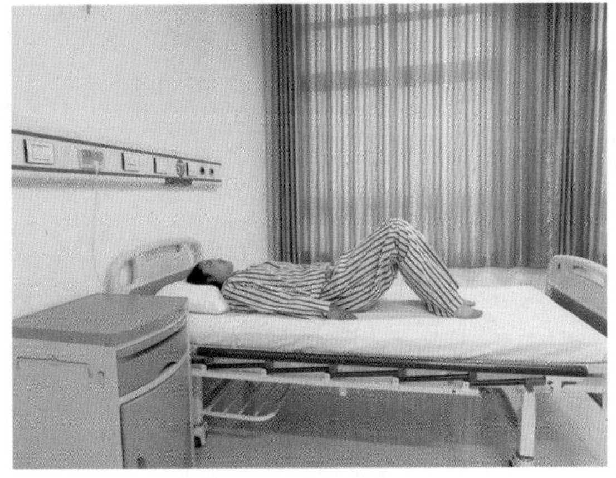

图 3-9 屈膝仰卧位

（2）适用范围

1）腹部检查的患者：有利于腹部肌肉放松，便于检查。

2）女患者行导尿和会阴冲洗时：暴露操作部位，便于操作。使用该体位时应注意保暖和保护患者隐私。

（二）侧卧位（side-lying position）

1. 姿势 患者侧卧，臀部稍向后移，两臂屈肘，一手放在胸前，一手放在枕边，下腿稍伸直，上腿弯曲，必要时可在两膝之间、胸腹部、背部放置软枕，以扩大支撑面，增加稳定性，促进患者的舒适和安全（图 3-10）。

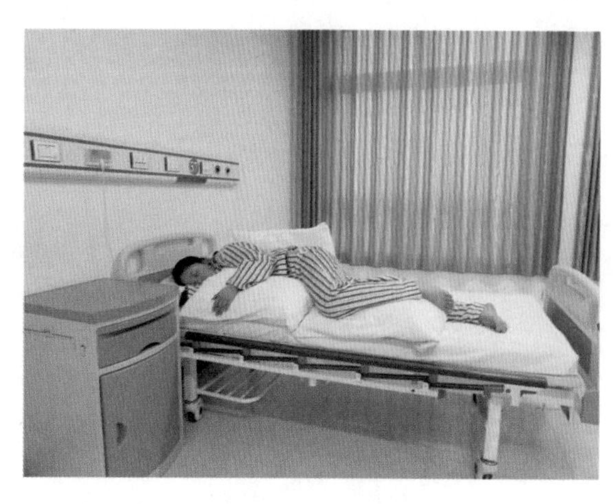

图 3-10　侧卧位

2. 适用范围

（1）灌肠、肛门检查及配合胃镜、肠镜检查等。

（2）**臀部肌内注射**采用侧卧位时，患者应**上腿伸直，下腿弯曲**，以便充分放松注射侧臀部的肌肉。

（3）预防压疮，与平卧位交替，便于护理局部受压部位，避免局部组织长期受压。

（4）单侧肺部病变、颅脑外伤术后可视病情采取患侧卧位或健侧卧位。

（三）半坐卧位（fowler position）

1. 姿势

（1）摇床法：患者仰卧，先摇起床头支架抬高上半身，与床面呈 30°～50°，再摇起膝下支架 15°～20°，防止身体下滑（图 3-11）。必要时床尾放一软枕，垫于患者足底，支撑患者，增加舒适感。放平时，**先摇平膝下支架，再摇平床头支架**。

（2）靠背架法：若无摇床，可在床头垫褥下放一靠背架，将患者上半身抬高，下肢屈起，用中单包裹软枕垫在膝下，两端用带子固定于床缘以防患者下滑，床尾足底垫软枕（图 3-12）。放平时先取走膝枕，再取走床头靠背架。

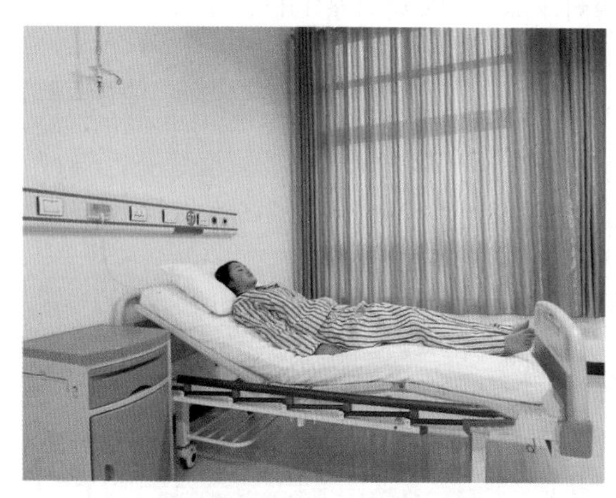

图 3-11　半坐卧位（摇床法）

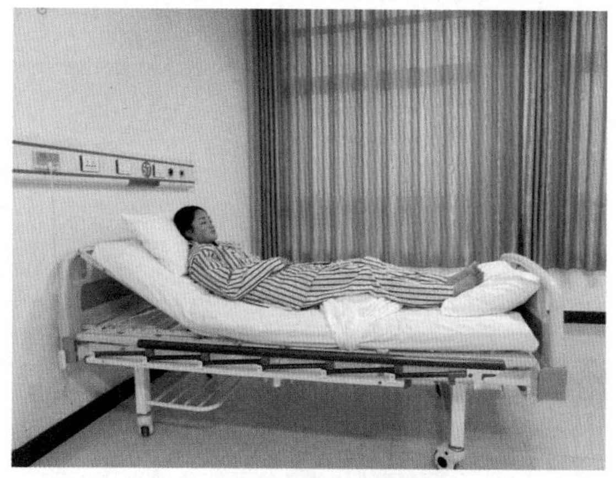

图 3-12　半坐卧位（靠背架法）

2. 适用范围

（1）**颜面部及颈部手术后的患者**：采取半坐卧位可减少局部出血。

（2）**心肺疾病引起呼吸困难的患者**：采取半坐卧位时由于重力作用，可使部分血液滞留于下肢和盆腔脏器内，减少回心血量，从而减轻肺部淤血和心脏负担；同时，半坐卧位可使膈肌下降，胸腔容积扩大，从而减轻腹腔内脏器对心肺的压迫，使肺活量增加，有利于气体交换，改善呼吸困难。

（3）**胸腔、腹腔、盆腔手术后或有炎症的患者**：采取半坐卧位，可使腹腔渗出液流入盆腔，盆腔腹膜抗感染能力较强，而吸收性较差，因而可以减少炎症的扩散和毒素的吸收，**促使感染局限和减少中毒反应**，同时又可以**防止**感染向上蔓延引起**膈下脓肿**。此外，腹部手术后的患者采取半坐卧位可以松弛腹肌，减轻腹部切口缝合处的张力，**缓解疼痛，有利于切口愈合**。

(4)疾病恢复期体质虚弱的患者:采取半坐卧位,可使患者逐渐适应体位的改变,有利于向站立过渡。

(四)端坐卧位(sitting position)

1. 姿势　患者坐起,摇高床头或用靠背架将床头抬高至70°~80°,使患者能向后倚靠。若患者虚弱,可在床上放一跨床小桌,桌上放一软枕,让患者伏桌休息。同时,膝下支架抬高15°~20°,必要时加床挡,以确保患者安全(图3-13)。

2. 适用范围　**左心衰竭、心包积液、支气管哮喘发作的患者**。患者由于极度呼吸困难而被迫日夜采取端坐位。

(五)俯卧位(prone position)

1. 姿势　患者俯卧,头偏向一侧,两臂屈肘置于头部两侧,两腿伸直,胸部、髋部及踝部各放一软枕支撑(图3-14)。

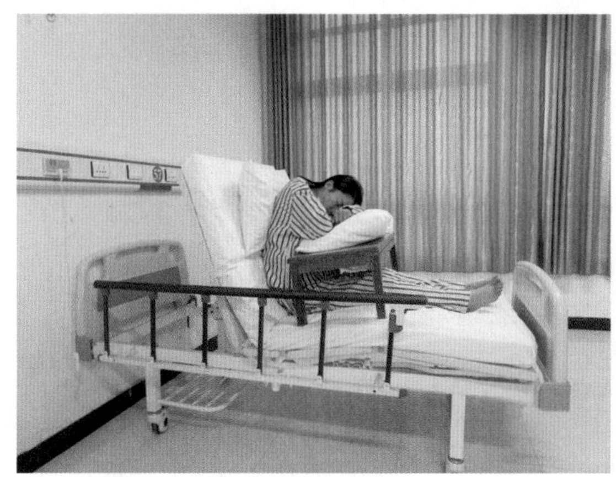

图3-13　端坐卧位

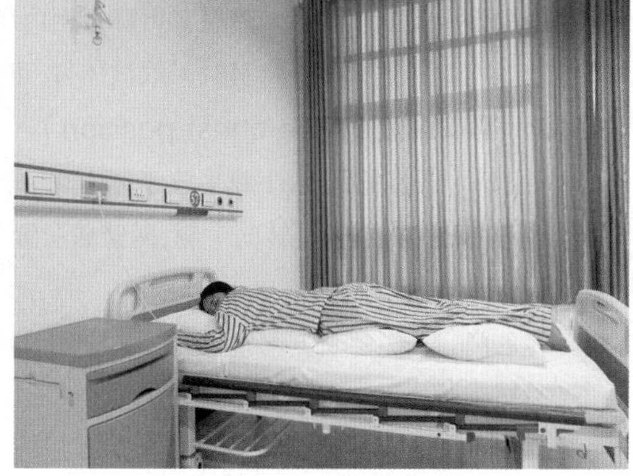

图3-14　俯卧位

2. 适用范围

(1)腰背部检查或配合胰、胆管造影检查时。

(2)脊椎手术后或腰背、臀部有伤口,不能平卧或侧卧的患者。

(3)胃肠胀气导致腹痛时,患者采取该体位可使腹腔容积增大,从而缓解因胃肠胀气所致的腹痛。

(六)头低足高位(trendelenburg position)

1. 姿势　患者仰卧,头偏向一侧,床尾的床脚用木墩或其他支托物垫高15~30cm,**将枕头横立于床头**,以防碰伤头部(图3-15)。如为电动床可按相应的按钮调节整个床面而向床头倾斜。由于采取此体位的患者会感到不适,因此不宜长时间使用,孕妇、高血压、心肺疾患的患者慎用,**颅内高压患者禁用**。

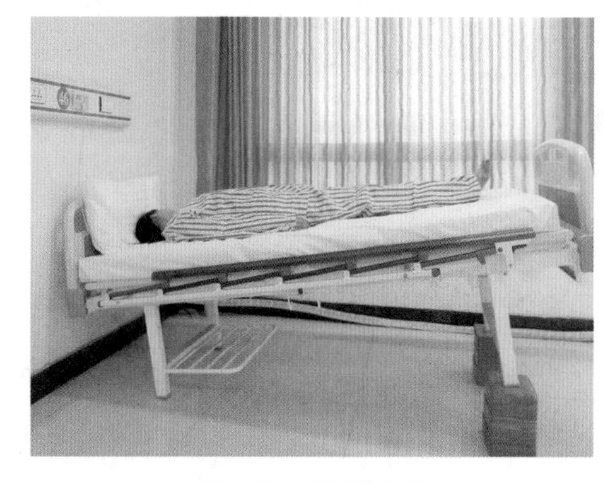

图3-15　头低足高位

2. 适用范围

(1)肺部分泌物引流,使痰液易于咳出。

(2)十二指肠引流术,利于胆汁引流

（做十二指肠引流者应右侧卧位）。

（3）**妊娠时胎膜早破**，可预防脐带脱垂。

（4）**跟骨牵引或胫骨结节牵引**时，该体位可利用人体重力作为反牵引力。

（七）头高足低位（dorsal elevated position）

1. 姿势　患者仰卧，床头的床脚用木墩或其他支托物垫高 15~30cm 或根据病情需要而定，将软枕横立于床尾，以防足部触碰床尾而引起不适（图 3-16）。如为电动床可按相应的按钮调节整个床面而向床尾倾斜。

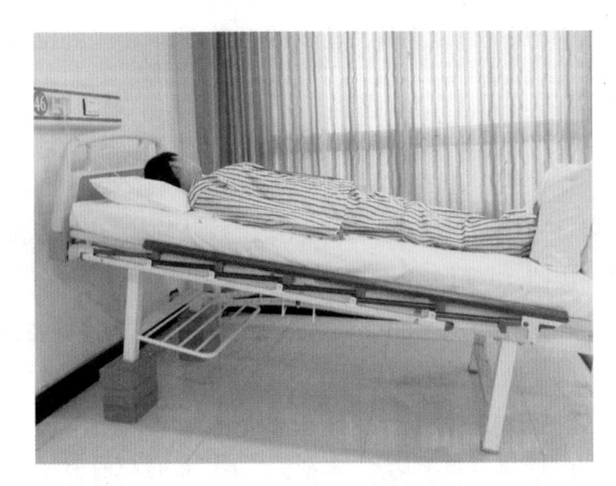

图 3-16　头高足低位

2. 适用范围

（1）颅脑疾病或**颅脑手术后患者**可降低颅内压，**预防脑水肿**。

（2）颈椎骨折进行**颅骨牵引**时采取该体位，可以利用人体重力作反牵引力。

（八）膝胸卧位（knee-chest position）

1. 姿势　患者跪卧，两小腿平放于床上，稍分开，大腿和床面垂直，胸部尽量贴近床面，腹部悬空，背部伸直，臀部抬起，头转向一侧，两臂屈肘置于头部两侧（图 3-17）。

2. 适用范围

（1）肛门、直肠、乙状结肠镜检查及相应的治疗。

（2）矫正胎位不正或子宫后倾。

（3）促进产后子宫复原。

（九）截石位（lithotomy position）

1. 姿势　患者仰卧于检查床上，两腿分开放于支腿架上（支腿架上放置软垫），臀部向前尽量靠近床沿，两手放于身体两侧或胸前（图 3-18）。采取该体位时应注意患者的遮挡和保暖。

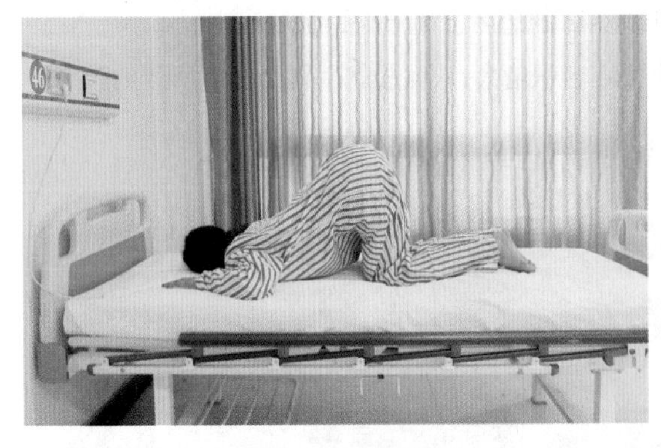

图 3-17　膝胸卧位

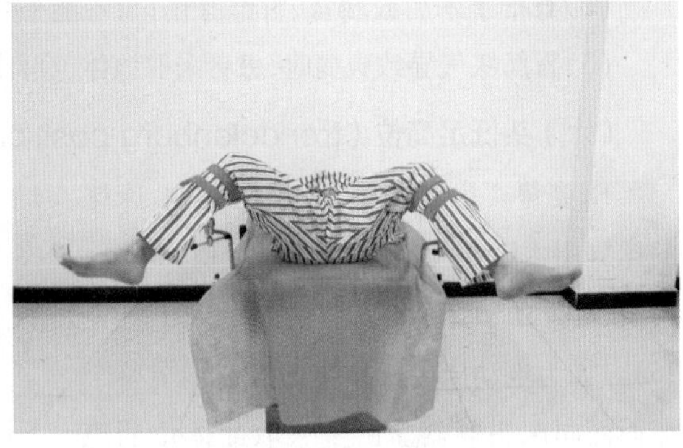

图 3-18　截石位

2. 适用范围

（1）会阴、肛门部位的检查、治疗或手术，如膀胱镜、妇产科检查、阴道灌洗等。

（2）产妇分娩时。

卧位的变换（微课）

协助患者移向床头（视频）

三、卧位的变换

长期卧床的患者由于局部组织持续受压，导致血液循环障碍，容易发生**压疮**；由于呼吸道分泌物不易咳出，容易发生**坠积性肺炎**；同时由于缺乏适当的活动，也容易发生**消化不良**、**便秘**、**肌肉萎缩**等症状。因此，护士应督促长期卧床的患者经常更换体位，对于活动能力较弱或无自主活动能力者，护士应协助其定时变换卧位，保持舒适和安全，预防并发症的发生。

（一）协助患者移向床头

【目的】

协助滑向床尾而不能自行移动的患者移向床头，使患者舒适和安全。

【操作程序】

1. 评估

（1）辨识患者。

（2）患者的年龄、体重、目前的健康状况、需要变换体位的原因。

（3）患者的神志状况、生命体征、躯体和四肢的活动度、手术部位、伤口及引流情况等。

（4）患者的心理状态及合作程度。

2. 计划

（1）患者准备：患者及家属了解移向床头的目的、过程及配合要点，情绪稳定，愿意配合。

（2）护士准备：着装整洁，洗手，视患者病情决定护士人数。

（3）用物准备：根据病情准备软枕。

（4）环境准备：整洁、安静，室温适宜，光线充足，必要时进行遮挡。

3. 实施　见表 3-1。

表 3-1　协助患者移向床头法

操作流程	操作步骤	要点说明
1. 核对解释	辨识患者并做好解释	• 建立安全感，取得配合
2. 安置导管	（1）固定床脚轮	
	（2）将各种导管及输液装置等安置妥当	• 注意保持导管通畅，避免导管脱落。
	（3）将盖被折叠于床尾或一侧	
	（4）根据病情放平床头支架，枕头横立于床头	• 避免碰伤患者
3. 协助移位		
▲ 一人协助（图 3-19）		• 适用于体重较轻或恢复期半自理的患者
	（1）嘱患者仰卧屈膝，双手握住床头栏杆，双脚蹬床面	
	（2）护士一手托住患者肩背部，一手托住臀部，抬起患者的同时，让患者两臂用力，双脚蹬床面，使其顺势移向床头	• 患者的头部应予以托持 • 注意**节力原则**，护士双脚前后分开，微屈膝
	（3）放回枕头，协助患者取舒适卧位，整理床单位	

续表

操作流程	操作步骤	要点说明
▲ 二人协助（图 3-20）		• 适用于病情较重或体重较重的患者
	(1)患者仰卧屈膝	
	(2)护士分别站床的两侧，交叉托住患者的肩部和臀部（图 3-20A）；或站在床的同侧，一人托住颈肩部及腰部，另一人托住臀部及腘窝（图 3-20B），两人同时抬起患者移向床头	• 患者的头部应予以托持 • 避免拖拉，以免损伤皮肤
	(3)放回枕头，协助患者取舒适卧位	
4. 整理洗手	(1)整理床单位	
	(2)洗手	• 避免交叉感染

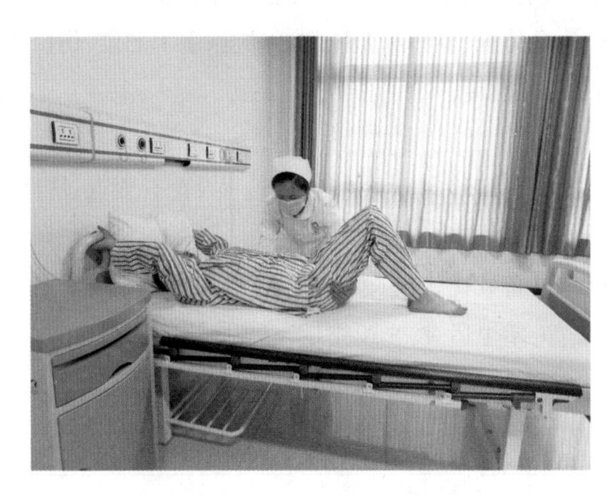

图 3-19　一人协助患者移向床头

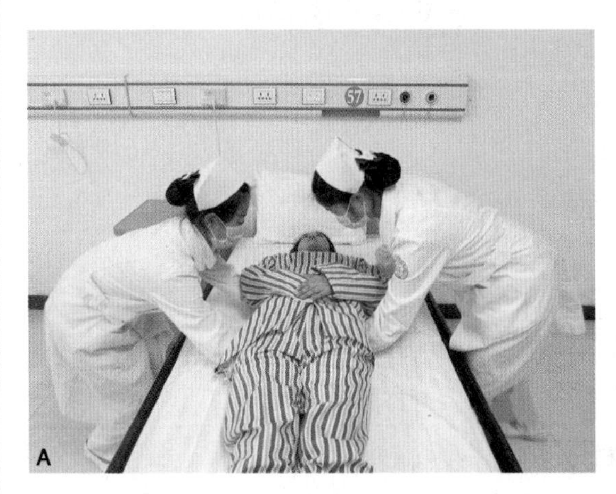

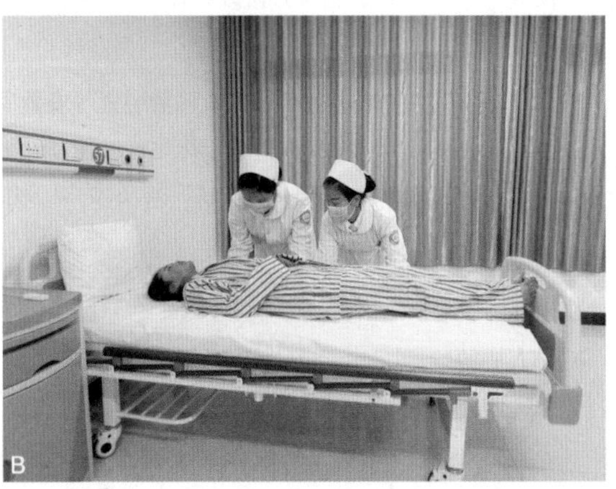

图 3-20　二人协助患者移向床头

4. 评价

(1)患者感觉安全和舒适。

(2)护士动作轻稳、协调。

(3)护患沟通有效，患者能有效配合。

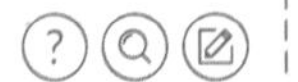

协助患者翻身侧卧及注意事项(视频)

轴线翻身法及注意事项(视频)

【注意事项】

1. 协助患者移向床头时,注意保护头部,防止头部碰撞床头栏杆而受伤。

2. 将患者身体抬起,不可拖拉,以免擦伤皮肤。

3. 两人协助移向床头时,动作应协调、用力要平稳。

(二)协助患者翻身侧卧

【目的】

1. 更换卧位、增进舒适。

2. 满足治疗、护理、检查需要,如背部皮肤护理,更换床单,整理床单位。

3. 预防并发症,如压疮、坠积性肺炎。

【操作程序】

1. 评估

(1)辨识患者。

(2)患者的体重、年龄、心理状态,需要更换卧位的原因。

(3)患者的生命体征、意识状况、躯体及四肢活动能力;局部皮肤受压情况;手术部位、伤口及引流、有无骨折牵引等情况。

(4)患者及其家属对更换卧位的操作方法、目的的了解程度以及配合能力等。

2. 计划

(1)患者准备:患者及家属了解更换卧位的目的、过程及配合要点,情绪稳定,愿意配合。

(2)护士准备:着装整洁,洗手,视患者情况决定护士人数。

(3)用物准备:根据病情准备软枕、床挡等物品。

(4)环境准备:整洁、安静,室温适宜,光线充足,必要时进行遮挡。

3. 实施 见表3-2。

表3-2 协助患者翻身侧卧法

操作流程	操作步骤	要点说明
1. 核对解释	辨识患者并做好解释	• 建立安全感,取得配合
2. 安置导管	(1)固定床脚轮	
	(2)将各种导管及输液装置等安置妥当	• 注意保持导管通畅。防止翻身时导管脱落、移位、扭曲、受压或折叠
	(3)将盖被折叠于床尾或一侧 (4)根据病情放平床头支架,拉起对侧床挡	
3. 安置患者	患者仰卧,两手放于腹部,两腿屈曲	
4. 协助翻身		
▲ **一人协助患者翻身侧卧**(图3-21)		• 适用于体重较轻的患者
	(1)将枕头移向近侧,先将患者的双下肢移近并屈曲,然后再将患者的肩部、腰部、臀部移向近侧(图3-21A)	• **使患者尽量靠近护士**,缩短重力臂达到省力
	(2)一手扶肩、一手扶膝轻推患者转向对侧,使患者背向护士(图3-21B),将软枕垫于患者背部、胸前和两膝之间,使患者舒适、安全	• 不可推、拖、拉、拽,以免擦伤皮肤

续表

操作流程	操作步骤	要点说明
▲ **二人协助患者翻身侧卧**（图3-22）		• 适用于病情较重或体重较重的患者
	（1）甲、乙两位护士站在患者的同一侧，将枕头移向近侧，甲护士托住患者颈肩部和腰部，乙护士托住患者臀部和腘窝，同时将患者抬起移向近侧	• 患者的头部应托持
	（2）两位护士分别扶住患者肩、腰臀和膝部。轻推使患者转向对侧，将软枕垫于患者背部、胸前和两膝之间	• 两人的动作应协调轻稳 • 扩大支撑面，确保卧位安全、舒适、稳定
▲ **二人协助患者轴线翻身**（图3-23）		• **适用于脊椎受损或脊椎手术后患者**，避免翻身时脊椎错位而损伤脊髓
	（1）患者去枕、仰卧，将大单小心铺于患者身体下	
	（2）两位护士站在病床同侧，抓紧靠近患者肩、腰背、髋部、大腿等处的大单，将患者拉至近侧，拉起床挡	• 护士双脚前后分开，微屈膝，扩大支撑面，降低重心，有利于节力
	（3）护士转至另一侧，将患者近侧手臂放到头侧，另一手臂放于胸前，两膝间放软枕	
	（4）两位护士分别抓紧患者肩、腰背、髋部、大腿等处的大单，由一人发出口令，两人动作一致将患者整个身体以圆滚轴式翻转至侧卧，面向护士	• 翻转时，勿使患者身体屈曲，以免脊椎错位
▲ **三人协助患者轴线翻身**（图3-24）		• 适用于颈椎骨折的患者
	（1）由三名护士共同完成，第一名护士固定患者头部，纵轴向上略加牵引；第二名护士两手分别放于患者肩、背部；第三名护士双手分别放于腰部、臀部	
	（2）三名护士使患者头、颈、腰髋在同一水平线上，移至近侧	
	（3）翻身侧卧，角度不超60°	• 保持患者脊椎平直
5. 检查安置	（1）检查并安置患者肢体各关节处于功能位置；各种管道保持通畅，将软枕放于背部和两膝之间 （2）观察背部皮肤，进行背部护理	
6. 洗手记录	（1）洗手 （2）记录	• 避免交叉感染 • 记录翻身时间和皮肤情况

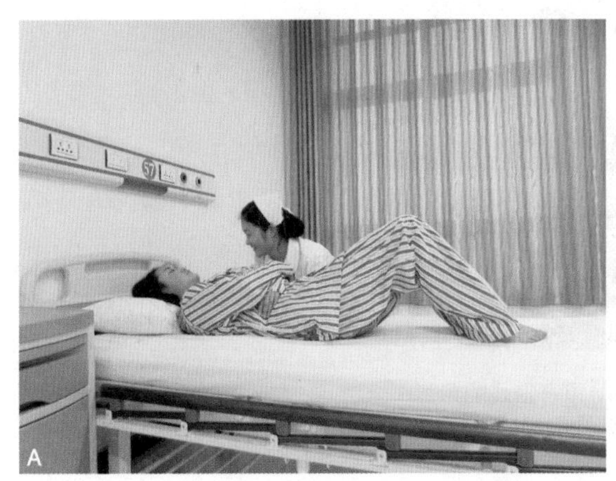

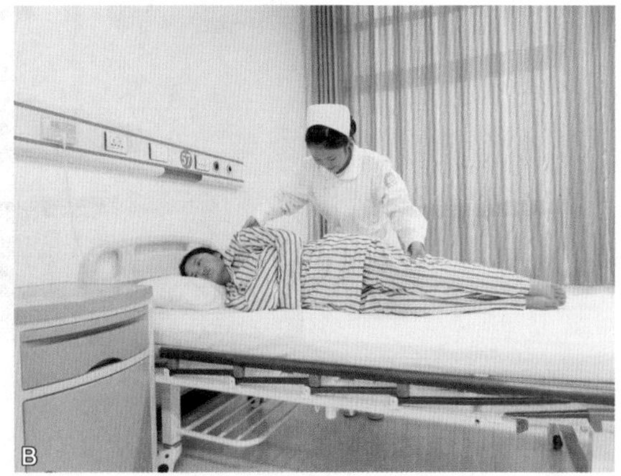

图 3-21 一人协助患者翻身侧卧

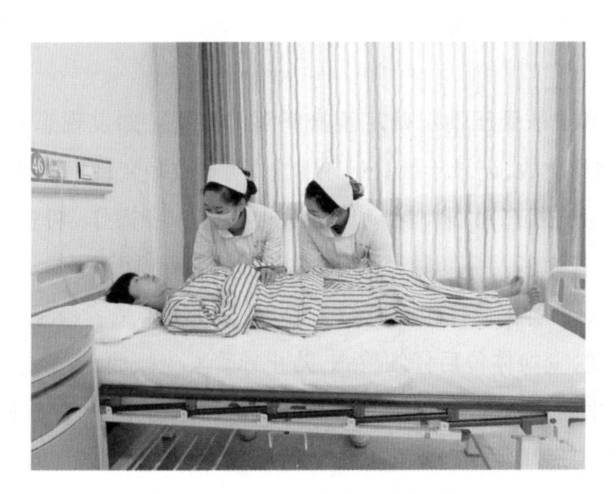

图 3-22 二人协助患者翻身侧卧

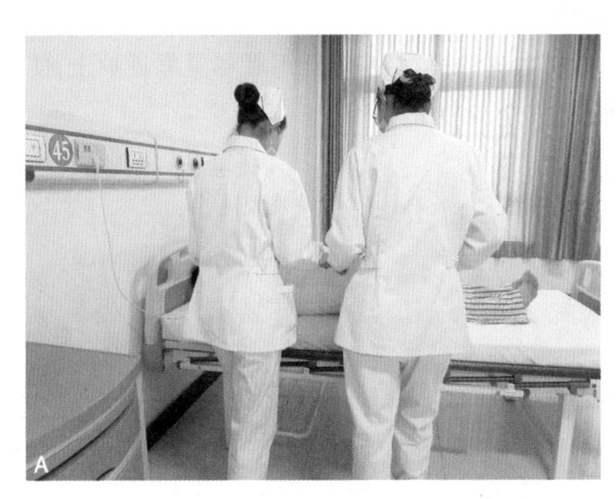

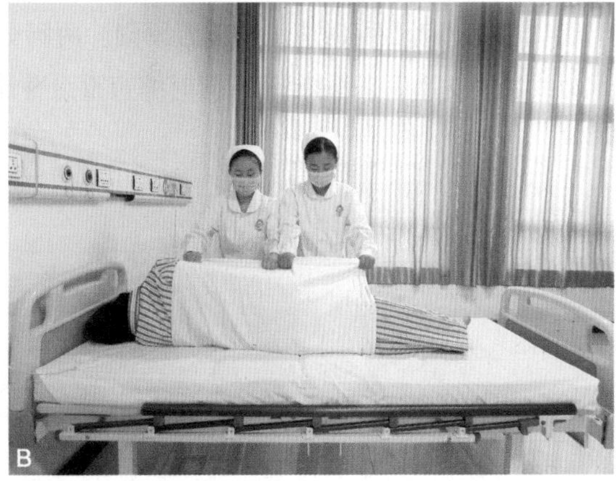

图 3-23 二人协助患者轴线翻身

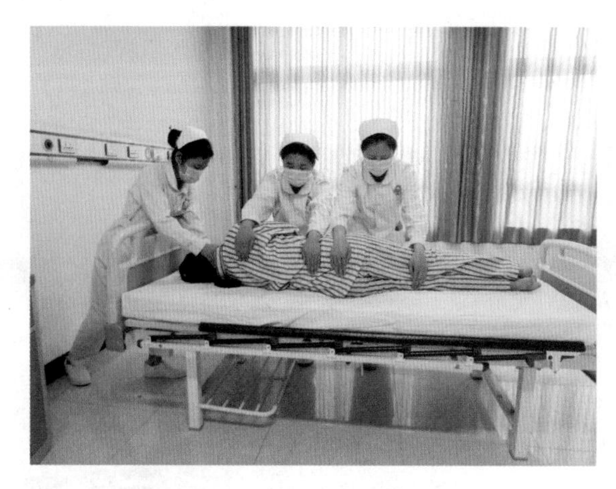

图 3-24 三人协助患者轴线翻身

4. 评价

(1)患者安全、舒适、皮肤受压情况得到改善。

(2)护士动作轻稳、协调。

(3)护患沟通有效,患者能有效配合。

【注意事项】

1. **根据患者的病情和皮肤受压情况确定翻身间隔的时间**。如发现患者皮肤有红肿或破损,应及时处理,并酌情增加翻身次数,记录于翻身记录卡上,同时做好交接班工作。

2. 协助患者翻身时应先将患者身体抬离床面后再行进一步操作,切忌拖、拉、推、拽等动作,以免造成人为的皮肤擦伤;若为多人协助翻身,应注意动作的轻稳、协调。

扫一扫,看总结

3. 协助有特殊情况的患者更换体位时应给予特殊处理:①若患者身上带有**各种导管,翻身或移动前应先将管道妥善安置**,变换体位后仔细检查,防止导管发生扭曲、折叠、受压、移位、脱落等情况,保持管道通畅。②为**手术后患者**翻身前,应先检查伤口敷料是否干燥、有无脱落,如敷料潮湿或已脱落则**应先换药再翻身**,翻身后注意伤口不可受压。③**颅脑手术后的患者,取健侧卧位或仰卧位,头部**不可**剧烈翻转以免引起脑疝**,导致患者突然死亡。④颈椎和颅骨牵引的患者,**翻身时不可放松牵引**,并且应使头、颈、躯干保持在同一水平。⑤石膏固定或有较大伤口的患者,翻身后应将患处安置于适当位置,防止受压。⑥严重烧伤患者可采用电动翻身床。

扫一扫,测一测

4. 协助患者翻身时应注意节力原则。两脚分开,扩大支撑面;翻身时让患者尽量靠近护士,使重力线通过支撑面来保持平衡,同时缩短重力臂而起到安全、省力的作用。

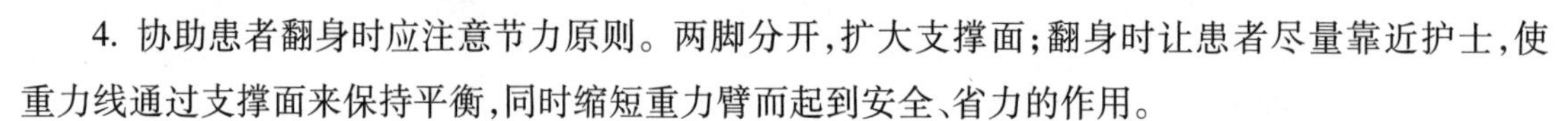

(杨惠秋 张敏)

第四章　休息与活动

扫一扫，
自学汇

学习目标

1. 掌握活动受限的原因及对机体的影响；肌力练习的注意事项。
2. 熟悉休息的条件；睡眠时相、周期；影响睡眠的因素；睡眠障碍的类型。
3. 了解休息和活动的意义。
4. 能正确运用护理措施促进患者休息和睡眠；能正确实施关节活动度练习。
5. 具有较强的交流沟通能力和严谨务实的工作作风，关心体贴患者，操作规范熟练。

休息与活动是人类生存和发展的基本需要之一。适当的休息与活动是必要的，对健康人而言，可以消除疲劳、促进身心健康；对患者来说，可减轻病痛，促进康复。因此，护士应为患者创造一个良好的休息环境，并在实际工作中根据患者的具体情况，发现和解决患者休息与活动方面存在的问题，满足患者需要，促进疾病康复。

导入情景

李某，女，36岁，孕35周，因前置胎盘入院。入院后不习惯医院病房环境，担忧腹中胎儿安全，情绪低落、焦虑不安，晚上入睡困难，入睡后常被病区声响吵醒。患者感觉睡眠质量差，日间困倦、精神不振。

工作任务

1. 分析李某失眠的原因。
2. 为李某制订一份促进睡眠的护理计划。

第一节　休　　息

休息（rest）是指通过改变当前的活动方式，使身心放松，处于一种没有紧张和焦虑的松弛状态。休息包括身体和心理两方面的放松，即在没有任何情绪压力之下的身心松弛状态。休息的方式因人而异，取决于个体的年龄、健康状况、工作性质和生活方式等因素。无论采取何种方式，只要达到缓解疲劳、减轻压力、促进身心舒适和精力恢复的目的，就是有效的休息。

一、休息的意义

每个人都有休息的需要，充足的休息是维持机体身心健康的必要条件，是促进疾病康复的重要措施。休息对维护健康具有重要的意义，具体表现为：①休息可以减轻或消除疲劳，缓解精神紧张和压力，恢复体力和精力，保持健康的体质。②休息可以维持机体生理调节的规律性，促进机体正常的生长发育。③休息可以减少能量的消耗，促进蛋白质的合成及组织修复。④休息可以提高治疗效果，促进机体康复。如当人处于卧位时，肝脏和肾脏血流量较站立时多50%，可使该脏器获得充足的血液供应，提供丰富的营养物质，有利于组织的修复和器官功能的恢复。

二、休息的条件

要获得良好的休息，需要满足以下四个条件：

（一）生理舒适

生理上的舒适对于促进放松有重要的作用，是良好休息的前提。因此在休息之前必须把身体的不舒适减至最低程度。如解除或控制疼痛、满足患者清洁的需要、安置舒适的体位、适宜的温湿度、减少噪音和异味刺激、调节睡眠时的光线等。

（二）心理放松

要得到良好的休息，必须有效地控制和减少紧张和焦虑的情绪，以获得心理上的放松。住院患者会由于多种原因而产生焦虑和忧郁，此时，护士应耐心地与患者沟通，增进双方的理解，帮助患者达到心境平和、安宁的状态。

（三）环境适宜

医院的物理环境是影响患者休息的重要因素，环境性质可以决定患者的心理状态。环境中的空间、温度、湿度、光线、色彩、通风、声音等对患者的休息均有不同程度的影响。医疗卫生服务机构在设计病区时应全面考虑这些因素，积极为患者创造一个和谐、舒适的环境。

（四）睡眠充足

充足的睡眠是获得良好休息最基本的先决条件。充足的睡眠可以促进个体精力和体力的恢复，尤其在患者康复过程中，睡眠具有非常重要的作用。个体每日所需的睡眠时数因人而异，但至少应保证最低限度的睡眠时数，否则就会出现焦虑不安、精神紧张、全身疲乏，难以达到身心的放松状态。

三、睡眠

睡眠（sleep）是一种周期发生的知觉的特殊状态，由不同时相组成，对周围环境可相对地不作出反应。**睡眠是各种休息形式中最重要、最自然的方式**，是人类的基本生理需要。通过睡眠，不仅可以使人的精力和体力得以恢复，使人保持良好的觉醒状态，从而提高工作和学习的效率，而且对于维持健康，尤其是促进疾病的康复具有十分重要的意义。

（一）睡眠的生理

1. 睡眠的发生机制　睡眠由睡眠中枢控制。目前认为睡眠中枢位于脑干尾端，向上传导冲动作用于大脑皮质（或称上行抑制系统），与控制觉醒状态的脑干网状结构上行激动系统的作用相拮抗，从而调节睡眠与觉醒的相互转化。

2. 睡眠的生理特点　睡眠是循环发生的，一般每天一个周期。睡眠时许多生理功能会发生变化，如视、听、嗅、触等感觉功能暂时减退，骨骼肌反射运动和肌张力减弱，同时伴有一系列自主神经功能的改变，如血压下降，心率、呼吸减慢，代谢率降低，唾液分泌减少，胃液分泌增多，发汗增强等。

3. 睡眠的时相　根据睡眠发展过程中脑电波变化和机体活动功能的表现，将睡眠分为慢波睡眠（slow wave sleep，SWS）和快波睡眠（fast wave sleep，FWS）两个时相。慢波睡眠，又称正相睡眠（orthodox sleep，OS）或非快速动眼睡眠（non rapid eye movement sleep，NREM sleep），脑电图呈现同步化慢波的时相；快波睡眠又称异相睡眠（paradoxical sleep，PS）或快速动眼睡眠（rapid eye movement sleep，REM sleep），脑电图呈现去同步化快波的时相。睡眠过程中两个时相互相交替进行。

（1）慢波睡眠：为正常人所必需，其特点是伴有眼球运动减慢，全身肌肉松弛，但肌肉仍保持一定的紧张度。肌电图显示其肌张力高于快波睡眠期，但比清醒时低。慢波睡眠分为四个时期。

1）入睡期（Ⅰ期）：为清醒与睡眠之间的过渡期，是所有睡眠时相中睡得最浅的一期，只维持几分钟，很容易被唤醒。此期生理活动开始减缓，生命体征与新陈代谢逐渐变慢。

2）浅睡期（Ⅱ期）：此期睡眠程度逐渐加深，但仍易被唤醒。生理活动继续变慢，肌肉逐渐放松。此期约持续 10~20min。

3）熟睡期（Ⅲ期）：此期肌肉完全放松，生命体征数值下降，身体很少移动，很难被唤醒。此期大约持续 15~30min。

4）深睡期（Ⅳ期）：此期身体完全松弛且无法移动，极难被唤醒，基础代谢率进一步下降，腺垂体**分泌大量生长激素**，蛋白质的分解减少，受损组织愈合加快，可能发生**遗尿和梦游**。此期大约持续 10min。

（2）快波睡眠：此期的睡眠特点是眼球转动很快，脑电波活跃，与觉醒时极为相似。与慢波睡眠相比，身体各种感觉进一步减退，唤醒阈值提高，骨骼肌反射运动和肌张力进一步减弱，肌肉几乎完全松弛，可有间断阵发性表现，如眼球快速运动、部分躯体抽动、血压升高、心率加快、呼吸加快且不规则等。快波睡眠也为正常人所必需，在快波睡眠中，脑的耗氧量增加，脑血流量增多且脑内蛋白质合成加快，故认为快波睡眠与幼儿神经系统的成熟有密切关系，有利于建立新的突触联系，能够促进学习记忆和精力恢复。**快波睡眠对精神和情绪上的平衡最为重要**，此期的梦境都是生动的，充满感情色彩，可减轻、缓解精神压力，使人将忧虑的事情从记忆中消除。某些疾病容易在夜间发作，如心绞痛、哮喘、阻塞性肺气肿等可能与快波睡眠出现的间断阵发性表现有关。

总之，睡眠时相对人体具有特殊意义。慢波睡眠有利于个体体力的恢复，快波睡眠则有利于个体精力的恢复。

4. 睡眠周期　在正常状况下，睡眠周期是慢波睡眠与快波睡眠不断重复的型态。每个睡眠周期都含有 60~120min 不等的有顺序的睡眠时相，**平均时间为 90min**。在成人每次 6~8h 的睡眠中，平均包含有 4~6 个睡眠时相周期（图 4-1）。

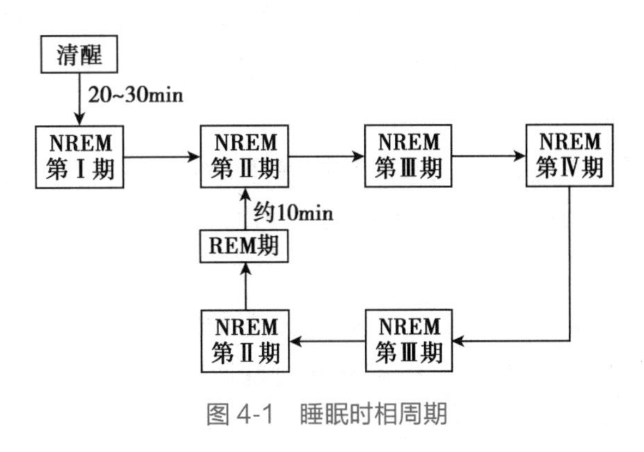

图 4-1　睡眠时相周期

在每个睡眠周期中，每一时相所占时间比例会随睡眠的进行发生变化。刚入睡时，NREM 的第Ⅲ期和Ⅳ期占 90min，REM 期持续不超过 30min；进入深夜，REM 期会延长到 60min，而 NREM 的第Ⅲ期和Ⅳ期会相应缩短。越接近睡眠后期,REM期持续时间越长。睡眠时相周期在白天小睡时也会出现,但各期睡眠时间长短依小睡的时间而定,上午小睡,是后半夜睡眠的延续,REM期所占的比例较大;下午小睡,NREM期所占的比例增大,会影响晚上睡眠时NREM期时间的长短。

在夜间,若患者的睡眠经常被中断,正常的睡眠型态受到干扰,睡眠质量会大大下降,患者就不得不通过增加睡眠总时数来补充缺乏的NREM第Ⅳ期和REM期,以至于造成睡眠型态发生紊乱。

(二)睡眠的需要

个体对睡眠时数的需要,因人而异。睡眠需要受年龄、个体健康状况、职业、性格等多种因素的影响。出生一周内的新生儿几乎24h都处于睡眠状态;婴儿为14~15h;幼儿为12~14h;学龄儿童为10~12h;青少年为8~9h;**成人为7~8h**;50岁以上平均为7h。体力劳动者比脑力劳动者需要的睡眠时间长;肥胖者对睡眠的需要多于瘦者;怀孕、疲劳、术后或患病状态时,个体的睡眠需要量会明显增加。各睡眠时相所占时间的比例也随着年龄的变化而变化,快波睡眠的比例婴儿期大于儿童期,青年期和老年期逐渐减少。**老年人的睡眠特点为早睡、早醒,且中途觉醒较多**,与随着年龄增长睡眠深度逐渐降低有关。总之,随着年龄的增长,总的睡眠时间减少,首先是慢波睡眠中的第Ⅳ期时间的减少;睡眠过程中醒来的次数增多;慢波睡眠第Ⅰ、Ⅱ期所占的睡眠时间增加。

(三)睡眠的评估

1. 影响睡眠的因素

(1)生理因素

1)年龄因素:通常个体的睡眠时间与年龄成反比,随着年龄的增长,睡眠时间逐渐减少。

2)内分泌变化:女性在月经期常出现疲乏、嗜睡。绝经期女性由于内分泌的变化会引起睡眠紊乱,补充激素可以改善睡眠质量。

3)昼夜节律:睡眠一般发生在昼夜性节律的最低期,与人的生物钟保持一致。如果人的睡眠不能与昼夜性节律协同一致,如时差改变、日夜班交替,会造成生物节律失调,造成睡眠紊乱。通常需要3~5d才能恢复正常。

4)疲劳:适度的疲劳有助于入睡,而过度疲劳则难以入睡。

(2)病理因素:几乎所有疾病都会影响原有的睡眠型态。患病的人需要更多的睡眠时间,然而,因躯体疾病造成的不适、疼痛、呼吸困难等常常引起入睡困难,抑郁症、焦虑症等精神疾病的常见症状为失眠,而精神分裂症、强迫症、恐惧症等患者常处于过度觉醒状态。

(3)药物因素:治疗疾病的某些药物可能会对睡眠带来不良的影响。如利尿剂的应用会导致夜尿增多而影响睡眠;安眠药能够加速睡眠,长期不适当地使用,可产生药物依赖,加重原有的睡眠障碍。

(4)环境因素:在熟悉、舒适的环境中有利于入睡并保持睡眠状态,反之,则会干扰睡眠。医院对于患者来说是陌生的环境,加之医疗护理工作的频繁干扰、环境的复杂性都会影响患者的正常睡眠。

(5)心理因素:来自于疾病的压力和生活中的矛盾、困难所造成的任何强烈的情绪变化和不良的心理反应,如紧张、焦虑、恐惧等都会影响正常睡眠。心理因素也是失眠症状最难以治疗、最关键的因素。

(6)食物因素:一些食物及饮料的摄入会影响睡眠状况。含有较多L-色氨酸的食物,如肉类、乳制品和豆类能促进入睡,缩短入睡时间,是天然的催眠剂。浓茶、咖啡、可乐中含有咖啡因,会使人兴奋难以入睡,即使入睡也容易中途醒来,且总睡眠时间缩短,对睡眠不好的人应限制摄入,尤其在睡前 4~5h 应避免饮用。酒精可加速入睡时间,少量饮酒能促进放松和睡眠,但大量饮酒会抑制脑干维持睡眠的功能,干扰睡眠结构,使睡眠变浅。

(7)个人习惯:睡前的一些习惯如洗热水澡、喝牛奶、听音乐、阅读书报等被改变,可能会影响睡眠。

2. 睡眠障碍的类型　睡眠障碍(sleep disorder)是指睡眠量及质的异常,或在睡眠时出现某些临床症状,也包括影响入睡或保持正常睡眠能力的障碍以及异常的睡眠相关行为。常见的睡眠障碍有:

(1)失眠(insomnia):是以入睡及睡眠维持困难为主要表现的一种睡眠障碍,是睡眠质量或数量不能满足正常需求的一种主观体验。**失眠是临床上最常见的睡眠障碍**。主要表现为**入睡困难、多梦、易醒、早醒和通宵不眠**,总的睡眠时间减少,且醒后仍觉疲乏。根据引起失眠的原因不同,可分为原发性失眠与继发性失眠。原发性失眠是一种慢性综合征,继发性失眠是由心理、生理、环境、药物、大脑弥散性病变等因素引起的短暂失眠。有些药物如利血平、甲状腺素等所致的失眠,停药后失眠即可消失。长期不适当地使用安眠药会造成药物依赖性失眠。

(2)发作性睡眠(narcolepsy):是指不可抗拒的突然发生的睡眠,并伴有猝倒症、睡眠瘫痪和入睡幻觉,特点是不能控制的短时间嗜睡,发作时患者可由清醒状态直接进入快波睡眠,一般睡眠程度不深,易唤醒,但醒后又入睡。一天可发作数次至数十次不等,持续时间一般为十余分钟。单调的工作,安静的环境以及餐后更易发作。**猝倒症是发作性睡眠最危险的并发症**,约有 70%的发作性睡眠的患者会出现猝倒现象,发作时意识清晰,躯体肌张力部分或全部失去,导致严重的跌伤,一般持续 1~2min。约有 25%的发作性睡眠患者会出现生动的、充满色彩的幻觉和幻听。如不了解这种病症,容易将患者误解为懒惰、不负责任或情绪不稳定。

(3)睡眠过度(hypersonmnias):主要表现为睡眠过多,可持续几小时到几天,难以唤醒。多见于各种脑部疾病,如脑外伤、脑血管病变、脑瘤等,也可见于糖尿病、镇静剂过量等,还可见于严重的忧郁、焦虑等心理疾病,患者通过睡眠逃避日常生活的紧张和压力。

(4)**睡眠呼吸暂停**(sleep apneas):以睡眠中呼吸反复停顿为特征的一组综合征,**每次停顿时间≥10s**,通常**每小时停顿次数>20 次**,临床上表现为时醒时睡,并伴有动脉血氧饱和度降低、低氧血症、高血压及肺动脉高压。睡眠呼吸暂停可分为中枢性和阻塞性呼吸暂停两种类型。中枢性呼吸暂停是由于中枢神经系统功能不良造成的,见于颅脑损伤、药物中毒等。阻塞性呼吸暂停常发生在严重的、频繁的、用力的打鼾或喘息之后,由上呼吸道阻塞病变引起。打鼾在肥胖者中更为多见,为正常人的 3 倍,因脂肪堆积在咽部,舌根部阻塞气道。

(5)梦游症(somnambulism):又称夜游症、梦行症或睡行症。常见于儿童,以男性多见,随着年龄的增长症状逐渐消失,考虑系中枢神经延缓成熟所致。表现为入睡后不久突然起床四处走动,双目向前凝视,动作笨拙,喃喃自语,偶可见较复杂的动作,如能避开前方障碍物,倒水,开抽屉等,醒后对所进行的活动完全遗忘。

(6)遗尿(bedwetting):是指 5 岁以上的儿童仍不能控制排尿,在日间或夜间反复出现不自主的排尿。与大脑未发育完善有关,一般随着年龄增大逐渐消失。睡前饮水过多或过度兴奋也可诱发遗尿。

3. 睡眠个体评估　协助患者获得最佳的休息和睡眠,促进患者尽早康复是护士的重要职责,护士应综合运用休息和睡眠的知识,对患者的睡眠情况进行全面评估,制订适合患者个体需要的护理计划,指导和帮助患者达到良好休息和睡眠的目的。评估内容如下:

(1)每天需要的睡眠时间及就寝的时间。

(2)白天是否小睡及小睡的次数和时间。

(3)寝前习惯,包括对食物、饮料、个人卫生、光线、声音、温度及放松形式(如看书、听歌)等的需要。

(4)入睡持续的时间。

(5)睡眠深度。

(6)是否打鼾。

(7)夜间觉醒的次数及原因。

(8)睡眠过程中有无异常情况,如失眠、呼吸暂停、梦游等。

(9)睡眠效果。

(10)睡前是否需要服用促睡眠药物及药物的种类、剂量。

四、促进休息和睡眠的护理措施

(一)解除身体不适

积极采取有效措施从根本上消除影响患者身体舒适和睡眠的因素。在患者就寝前应做好晚间护理,帮助患者卧于舒适的体位,保证呼吸的通畅,控制疼痛及减轻各种躯体症状等。

(二)加强心理护理

患者住院时由于环境的陌生、角色的转换、疾病的折磨及对疾病检查、治疗的各种顾虑等,容易产生紧张、焦虑甚至恐惧的情绪,这些都会严重影响睡眠。因此护士应加强与患者的沟通,及时发现和了解患者的心理变化,与患者共同讨论影响睡眠的原因,帮助解决患者的睡眠问题。当患者感到焦虑、不安或失望时,不要强迫其入睡,这样会加重原有的失眠。如果患者入睡困难,护士应尽量转移患者对失眠问题的注意力,指导患者做一些放松活动来促进睡眠。

(三)创建良好的睡眠环境

应为患者创造安静、安全、舒适、整洁的休息环境。调节病室的温度、湿度、通风、光线及声音,减少外界环境对患者视、嗅、听、触等感觉器官的不良刺激。保持病室空气流通清新,及时清除排泄物,避免异味。保持卧具清洁、干燥,被褥和枕头的厚度及硬度合适。

(四)尊重睡前习惯

满足患者的睡前习惯是帮助患者尽快入睡的重要前提。护士应尊重患者的睡眠习惯,做好就寝前的准备工作,如睡前沐浴或泡脚、阅读书报、听广播和音乐等,尽可能提供方便,以促进患者的睡眠。

(五)合理安排治疗与护理活动

执行护理操作时应尽量集中,减少对患者睡眠的干扰。常规的护理操作都应安排在白天,须夜间进行的操作应尽量间隔 90min,以保证一个正常睡眠周期所需要的时间。

(六)合理使用药物

护士应注意观察患者每日所服药物是否有引起睡眠障碍的副作用。如有影响睡眠的药物,应及时与医生联系,根据情况予以更换。对于一些失眠的患者,可适当使用安眠药物,但护士必须对安眠药的种类、性能、应用方法、对睡眠的影响及副作用有全面的了解,还应避免长期使用,防止产生药物的依赖性。

（七）睡眠障碍的针对性护理措施

1. 失眠　评估患者，针对原因给予有效的护理，如睡前喝少量牛奶，进行放松练习，背部按摩等，必要时遵医嘱给予镇静催眠药。

2. 发作性睡眠　应选择药物治疗，护士指导患者学会自我保护，注意发作前兆，减少意外发生，告诫患者勿从事高空、驾车、水上作业等工作，避免发生危险。

3. 睡眠过度　除积极治疗相关疾病外，做好心理护理，消除焦虑、忧郁等情绪，指导患者控制饮食，减轻体重，增加有趣和有益的活动，限制睡眠时间。

4. 睡眠呼吸暂停　护士应指导患者采取正确的睡眠姿势，保证呼吸道通畅，并在夜间加强巡视，随时消除呼吸道梗阻症状。

5. 梦游症　应对患者采取各种防护措施，将室内危险物品移开，锁门，避免发生危险。

6. 遗尿　晚间限制患者饮水量，并于睡前督促其排尿。

知识拓展

世界睡眠日

世界睡眠日是每年的3月21日。

睡眠是人体的一种主动过程，可以恢复精神和解除疲劳。充足的睡眠、均衡的饮食和适当的运动，是国际社会公认的三项健康标准。为唤起全民对睡眠重要性的认识，2001年，国际精神卫生和神经科学基金会主办的全球睡眠和健康计划发起了一项全球性的活动，此项活动的重点在于引起人们对睡眠重要性和睡眠质量的关注。2003年中国睡眠研究会把“世界睡眠日”正式引入中国。2018年世界睡眠日中国的主题是“规律作息，健康睡眠”；2019年世界睡眠日中国的主题是“健康睡眠，益智护脑”。

扫一扫，
看总结

第二节　活　　动

一、活动的意义

活动是人与生俱来的能力，也是人生存发展的基本需要之一，对维持健康非常重要。人们通过进食、排泄、穿衣、行走等活动来满足基本生理需要；通过身体活动来维持呼吸、循环、消化及骨骼肌肉的正常功能；通过思维活动促进意识和智力的发展；通过学习和工作来满足自我实现的需要。活动对维持健康的意义主要表现在以下三个方面：①适当的活动可以维持良好的肌肉张力，增强运动系统的强度和耐力，保持关节的弹性和灵活性，增强全身活动的协调性，控制体重，避免肥胖，减少慢性疾病的发生。②适当的活动可以加速血液循环，提高机体氧合能力，增强心肺功能，同时还可以促进消化、预防便秘。③适当的活动有助于缓解心理压力，促进身心放松，有助于睡眠，并能延缓老化进程。

二、活动受限的原因

（一）病理生理因素

1. 疼痛　多由疾病本身引起，患者因疼痛会主动或被动地限制活动以减轻疼痛。如胸腹部手术后因切口疼痛不愿咳嗽、深呼吸；类风湿关节炎患者，为避免关节活动时疼痛，会减少活动，形成某种特定姿势。

2. 损伤　肌肉、骨骼、关节等部位的器质性损伤，如骨折、扭伤、挫伤等，会导致受伤肢体的活动受限。运动、神经系统功能受损，可造成暂时的或永久性的运动功能障碍，如脑血管意外、脊髓损伤造成的中枢性神经功能损伤，导致受损神经支配部分的躯体出现运动障碍。

3. 残障　肢体的先天残疾或残障，疾病造成的关节肿胀、增生、变形等都会影响机体的活动。

4. 营养障碍　由疾病造成的严重营养不良、缺氧、虚弱无力等患者，因不能提供身体活动所需的能量而导致活动限制。反之，过度肥胖的患者身体负荷过重，也会出现身体活动受限。

5. 医护措施的限制　为治疗某些疾病所采取的医护措施会限制患者的活动。如心肌梗死的患者在急性期内需要绝对卧床；骨折部位的固定和牵引也限制了患者活动。

（二）心理因素

情绪会影响人的活动能力，压力过大或极度忧郁可引起情绪波动而影响活动，如悲伤、沮丧、烦闷时不愿意与人接触，活动减少。部分精神病患者，在思维异常的同时活动能力也会下降，如抑郁性精神分裂症、木僵患者等，正常活动明显减少。

（三）社会因素

个体局限在较小的空间内，其正常的社交活动受到限制，称为社交制动。如传染病患者被隔离在一个小房间，其社交活动受到限制。

三、活动受限对机体的影响

（一）对皮肤的影响

活动受限或长期卧床的患者，对皮肤最主要的影响是形成**压疮**。详见第七章第三节。

（二）对运动系统的影响

机体长期处于活动受限的状态，骨骼、肌肉和关节会发生变化，导致**肌肉无力或萎缩、腰背痛、骨质疏松、关节僵硬挛缩或变形**等，甚至丧失运动系统的功能。

（三）对心血管系统的影响

1. **体位性低血压**　患者久卧后第一次起床时常会感到眩晕、心悸、虚弱无力。发生这种现象的原因，一是由于长期卧床造成的肌肉无力；二是患者长期卧床，血液循环量下降，头部供血不足，由卧位突然直立时，小动脉尚未收缩，造成血压的突然下降，导致患者出现眩晕等低血压的症状。

2. **静脉血栓**形成　患者活动受限时间越长，发生静脉血栓的危险性越高，特别是脱水、肥胖、贫血及休克的卧床患者发生率更高。血栓形成的原因是患者长期活动受限，导致血管内膜损伤、血液高凝状态和静脉血流滞缓，这三个因素同时存在就会形成血栓。血栓的整体或部分可以脱落形成栓子，随血流运行引起栓塞。最主要的危险是血栓脱落栓塞于肺部血管，导致肺动脉栓塞。

（四）对呼吸系统的影响

1. **坠积性肺炎**　长期卧床患者大多处于衰竭状态，呼吸肌运动能力减弱，无力进行有效的深呼吸，加之患者自主排痰能力差，无力咳嗽，致使呼吸道内分泌物排除困难，痰液大量堆积，并因重力作用流向肺底，如果不及时处理，将会造成肺部感染，导致坠积性肺炎。

2. 二氧化碳潴留　患者长期卧床，肺底部长期处于充血、淤血状态，肺部扩张受限，有效通气减少，再加上分泌物蓄积，干扰氧气的正常交换，导致二氧化碳潴留，严重时会出现呼吸性酸中毒。

（五）对消化系统的影响

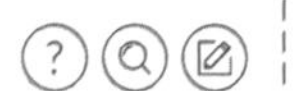

1. 营养不良　由于活动量的减少和疾病的消耗，患者往往会出现食欲减退、厌食，摄入的营养

物质减少，不能满足机体需要，导致负氮平衡，甚至会出现严重的营养不良。

2. **便秘** 由于摄入纤维和水分减少，加之活动减少引起肌张力减弱，胃肠道蠕动减慢，以及不习惯床上排便，导致患者发生便秘。如果经常便秘，则会造成辅助排便的腹肌和肛提肌张力下降，加重便秘。

（六）对泌尿系统的影响

1. 尿潴留 长期卧床的患者因排尿姿势的改变，会影响正常的排尿活动，出现排尿困难，导致膀胱充盈，逼尿肌过度伸展，机体对膀胱胀满的感受性降低，排尿反射难以形成，引起尿潴留。

2. 泌尿系统结石 由于机体活动量减少，尿液中的钙磷浓度增加，同时伴有尿液潴留，进而可引起泌尿系统结石。

3. 泌尿系统感染 由于尿液潴留，正常排尿对泌尿道的冲洗作用减少，大量细菌繁殖，致病菌可由尿道口进入，上行到膀胱、输尿管和肾，造成泌尿系统感染。

（七）对心理的影响

活动受限可引起患者产生焦虑，严重时可使患者产生失眠、恐惧、愤怒的情绪。有些患者会因为不能自行活动，需要依赖他人而产生挫折感，自尊心受损。此外，由于疾病的影响，患者家庭往往面临着严重的经济负担，这都会加重患者的心理压力。

四、患者活动能力的评估

（一）患者的一般资料

一般资料包括患者的年龄、性别、文化程度、职业等。对于患者活动状况的评估，首先应考虑患者的年龄，年龄是决定机体对活动的需要及耐受程度的重要因素之一。一般随着年龄的增长，机体的活动能力也在不断上升，但到了中老年阶段，身体又开始逐渐老化，活动能力也随之下降。性别使运动方式及运动强度产生区别，通常女性的运动强度和耐力较男性弱。文化程度和职业可以帮助护士分析和预测患者对活动的态度和兴趣。

（二）心肺功能状态

活动时机体对氧的需求量增大，会出现代偿性心率及呼吸加快、血压升高，给呼吸和循环系统带来压力和负担。当患者有循环系统或呼吸系统疾病时，不恰当的活动会加重原有疾病，甚至会发生心搏骤停。因此活动前应评估血压、脉搏、呼吸等指标，并根据心肺功能确定活动量的安全范围，根据患者的反应及时调整活动量。

（三）骨骼肌肉状态

机体要完成日常的各种活动，既需要有健康的骨骼组织，还要有良好的肌力。肌力是指肌肉的收缩力量，可以通过机体收缩特定肌肉群的能力来判断肌力。**肌力一般分为6级：**

0级：完全瘫痪，肌力完全丧失。

1级：可见肌肉轻微收缩，但无肢体活动。

2级：肢体可移动位置，但不能抬起。

3级：肢体能抬离，但不能对抗阻力。

4级：能作对抗阻力的运动，但肌力减弱。

5级：肌力正常。

（四）关节功能状况

关节功能状况的评估主要是通过患者自己移动关节的主动运动和护士协助患者移动关节的被

动运动，来观察关节的活动范围有无受限，有无僵硬、变形，活动时有无声响或疼痛不适。

（五）躯体活动能力

躯体活动能力是通过对患者日常活动的完成情况进行综合评价，如观察患者行走、穿衣、洗漱、如厕等。**躯体活动能力分为5级：**

0级：完全能独立，可自由活动。

1级：需要使用设备或器械。

2级：需要他人的帮助、监护和教育。

3级：既需要帮助，也需要设备和器械。

4级：完全不能独立，不能参加活动。

（六）目前患病情况

疾病的性质和严重程度决定机体活动受限的程度，评估疾病的程度有助于合理安排患者的活动量及活动方式，同时也有助于治疗需要。如截瘫、昏迷、骨折等患者的活动完全受限；慢性病或疾病的恢复期，病情对活动的影响较小；严重心脏病患者不恰当地运动不仅加重原有的心脏疾病，甚至会导致心搏骤停。另外，在评估患者疾病的同时，还要考虑治疗的特殊要求，正确处理肢体活动与制动的关系，制订合理的护理计划。

（七）心理社会状况

患者的心理状况对活动的完成会产生影响。患者情绪低落、焦虑，对活动不积极，甚至产生厌倦或恐惧时，会严重影响活动的进行及预期效果。相反，如果患者心情愉快，对活动积极、热心，对疾病的治疗充满信心，则能很好地完成各项活动，使护理计划顺利完成。另外，患者家属的态度和行为也会影响患者的心理状态，所以，护士还应告知家属应给予患者充分的鼓励和支持，帮助患者建立广泛的社会支持系统，共同完成护理计划。

五、对患者活动的指导

（一）选择合适的体位

患者卧床时，应根据其具体情况选择舒适、安全、稳定的体位，使全身尽可能放松，以减少肌肉和关节的紧张。

（二）维持脊柱的生理弯曲和各关节功能位置

脊柱的生理弯曲使脊柱更具有弹性，可减轻行走、跑跳时产生的震动，并对脑和胸、腹腔脏器起着重要的保护作用。长期卧床患者，如果床板不平，褥垫太薄而又缺少活动，脊柱长期在一个姿势上受压，会损伤变形，甚至发生生理弯曲的改变，失去弹性和正常的缓冲功能。因此，卧床患者应注意在颈部和腰部以软枕支托，如果病情许可，还应帮助患者经常变换体位，保持各关节处于最佳功能位置，以防止关节畸形和功能丧失。

（三）维持关节活动范围

关节活动范围（range of motion，ROM）是指关节运动时可达到的最大弧度，常以度数表示，亦称关节活动度。关节活动度练习简称为ROM练习，是指根据每一特定关节可活动的范围，进行主动或被动的练习方法，维持关节正常的活动度，恢复和改善关节功能的锻炼方法。ROM练习可分为主动性ROM练习和被动性ROM练习。依靠他人完成的称为被动性ROM练习；由个体独立完成的称为主动性ROM练习。但开始活动时，对于某些活动困难的关节可由医护人员部分协助完成，以最终达到患者独立完成的目的。

如果关节静止不动，只要四天时间就会有结缔组织的变化；一般患者卧床两周就可产生重要的肌肉群、关节韧带的挛缩畸形。因此，应尽快开始ROM练习，并可利用为患者做清洁护理、翻身和变换卧位时来做ROM练习，这样既可节省时间，又可随时观察患者的病情变化。一般应每天做2～3次ROM练习。下面主要介绍被动性ROM练习的具体方法。

【目的】

1. 维持关节活动度，预防关节僵硬、粘连和挛缩。
2. 促进血液循环，有利于关节营养的供给。
3. 恢复关节功能。
4. 维持肌张力。

【操作程序】

1. 评估

(1)辨识患者。

(2)患者病情、意识状态、自理能力、心理状态及合作程度。

(3)患者关节原来的活动情况。

2. 计划

(1)患者准备：了解被动性ROM练习的目的、方法、注意事项、配合要点；取舒适卧位。

(2)护士准备：着装整洁，洗手。

(3)用物准备：宽松病号服。

(4)环境准备：环境整洁、安静、舒适、光线、温湿度适宜，必要时进行遮挡。

ROM操作（视频）

3. 实施 见表4-1。

表4-1 ROM练习方法

操作流程	操作步骤	要点说明
1. 核对解释	(1)辨识患者并作好解释 (2)告知关节活动的目的和配合方法	• 确认患者，取得合作
2. 操作准备	协助患者换上宽松的衣服，调节床至合适高度，移开床旁椅，盖被折于床尾	• 便于患者活动和操作
3. 调整体位	帮助患者采取自然姿势，面向操作者	• 操作者尽量靠近患者
4. 活动关节	(1)比较两侧关节的活动 (2)依次对患者的颈、肩、肘、腕、手指、髋、踝、趾关节作屈曲、伸展、内收、外展、内旋、外旋等关节活动练习(图4-2、图4-3) (3)每个关节每次可有节律地做5～10次完整的ROM练习(见表4-2、表4-3) (4)观察患者反应	• 了解关节原来的活动情况 • 活动关节时操作者的手应作环状或支架支撑关节远端肢体(图4-4) • 动作缓慢柔和，有力度，有节律，关节活动度逐渐增大，到最大幅度时作短暂的维持 • 患者出现疼痛、痉挛、疲劳或抵抗反应时，应停止操作 • 对心脏病患者，应注意观察患者有无胸痛及心律、心率、血压等方面的变化，避免因剧烈活动诱发心脏病的发作
5. 测量体征	运动后测量生命体征	• 避免发生意外
6. 整理记录	(1)协助患者取舒适卧位，整理床单位 (2)洗手，记录	• 记录每日运动的项目、次数、时间以及关节活动度的变化

表 4-2 各关节的活动形式与范围

部位	屈曲	伸展	过伸	外展	内收	内旋	外旋
脊柱	颈段前屈 35° 腰段前屈 45°	后伸 35° 后伸 20°			左右侧屈 30° 左右侧屈 30°		
肩部	前屈 135°	后伸 45°		90°	45°	135°	45°
肘关节	150°	0°	5°~10°				
腕关节	掌屈 80°	背伸 70°		桡侧偏屈 50°		尺侧偏屈 35°	
手	掌指关节 90° 近侧指间关节 120° 远侧指间关节 60°~80°			拇指屈曲 50°		过伸 45° 屈曲 80° 外展 70°	
髋	150°	0°	15°	45°	30°	40°	60°
膝	135°	0°	10°				
踝关节	背屈 25°	跖屈 45°					

表 4-3 各关节活动形式的注释

动作	定义	动作	定义
屈曲	关节弯曲或头向前弯	内收	移向身体中心
伸展	关节伸直或头向后仰	内旋	转向中心
伸展过度（过伸）	超过一般的范围	外旋	自中心向外旋转
外展	远离身体中心		

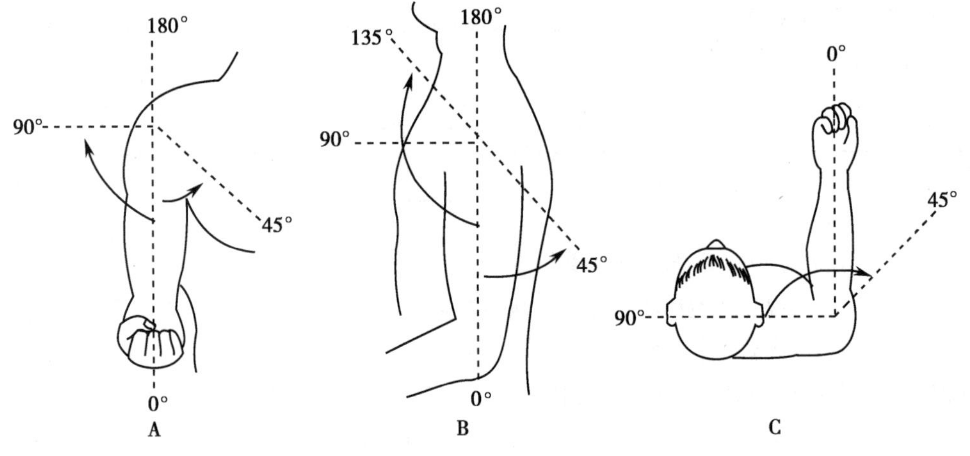

图 4-2 肩关节的活动范围
A. 外展、内收；B. 前屈、后伸；C. 内旋、外旋

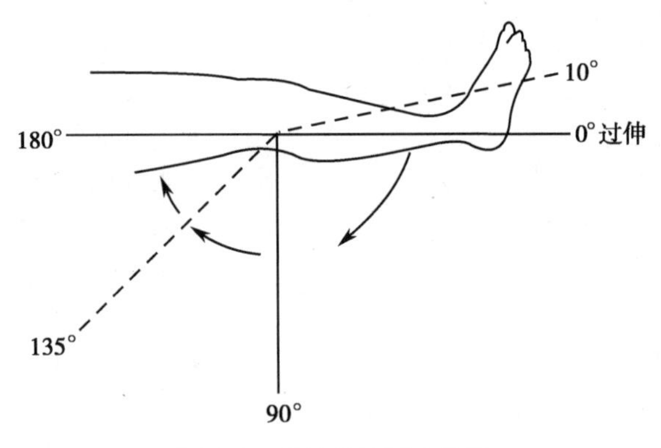

图 4-3 膝关节的活动范围

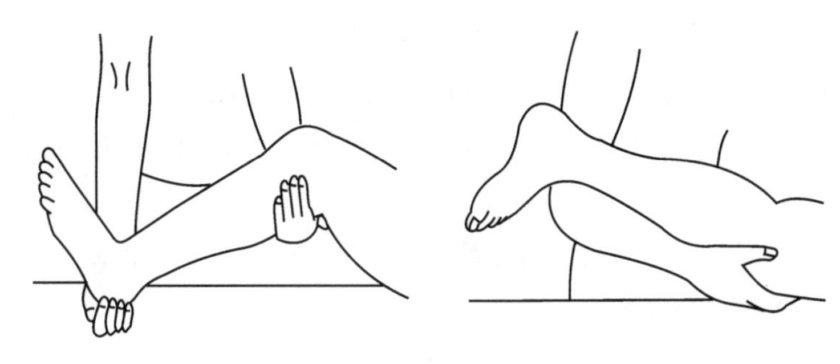

图 4-4 以手做成环状或支架来支托腿部

4. 评价

(1)患者感觉舒适、无损伤。

(2)护士操作规范,动作轻巧。

(3)护患沟通有效,患者能主动配合,同时获得 ROM 练习的相关知识与技能。

【注意事项】

1. 运动前要全面评估患者的疾病情况、机体活动能力、心肺功能状态、关节的现存功能,根据康复目标和患者的具体情况制订运动计划。

2. 运动前保持病室空气清新、温湿度适宜,帮助患者更换宽松、舒适的衣服,以便于活动,注意保护患者的隐私。

3. 运动过程中,要注意观察患者对活动的反应及耐受性,注意观察有无关节僵硬、疼痛、痉挛及其他不良反应,出现异常情况及时报告医生给予处理。

4. 对肌腱断裂、骨折、关节脱位的患者进行 ROM 练习时,应在临床医生和康复医生的指导下完成,避免出现再次损伤。

5. 护士应结合患者病情,向患者及家属介绍关节活动的重要性,鼓励患者积极配合锻炼,并最终达到由被动运动转变为主动运动。

6. 运动后,应及时、准确地记录运动的时间、内容、次数、关节的活动变化及患者的反应,为制订下一步护理计划提供依据。

(四)肌肉的等长练习和等张练习

1. 等长练习　指增加肌肉的张力而不改变肌肉长度的练习。因不伴有明显的关节运动,故又称静力练习。如膝关节完全伸直定位后,做股四头肌的收缩松弛运动。等长练习的主要优点是不引起明显的关节运动,故可在肢体被固定的早期应用,以预防肌肉萎缩;也可在关节内损伤、积液、炎症时应用;可利用较大负荷增强练习效果等。主要缺点是以增加静态肌力为主,并有关节角度的特异性,即因在某一关节角度下练习,只对增强关节处于该角度时的肌力有效。

肌肉的等长练习和等张练习(微课)

2. 等张练习　指对抗一定的负荷作关节的活动锻炼,同时也可锻炼肌肉收缩。因伴有大幅度关节运动,故又称动力练习。等张练习的优点是动态运动,比较符合大多数日常活动的肌肉运动方式,同时有利于改善肌肉的神经控制。常用于增强肌肉强度和肌肉耐力的练习,适用于各种原因造成的肌肉萎缩或肌力减退,但关节制动者禁用。

3. 进行肌力练习的注意事项

(1)根据肌力练习的基本原则,掌握运动量及频度,肌肉达到适度疲劳即可,每次练习后有适当间歇让肌肉充分复原,一般每日或隔日练习一次。

(2)肌力练习效果与练习者的主观努力密切相关,须使患者充分理解、合作,并使其掌握练习要

扫一扫，看总结

扫一扫，测一测

领。要经常进行鼓励，及时显示练习效果以巩固其信心。

（3）强力肌力练习前后应作准备及放松运动，避免出现肌肉损伤。

（4）肌力练习不应引起明显疼痛，疼痛常为损伤信号，且反射地引起前角细胞抑制，妨碍肌肉收缩，无法取得练习效果。

（5）高血压、冠心病或其他心血管疾病患者慎用肌力练习，严重者禁做肌力练习，以免肌肉等长收缩引起的升压反应及增加心血管负荷。

（黄　丽）

第五章　医院感染的预防和控制

学习目标

1. 掌握医院感染、消毒、灭菌、无菌技术及隔离的概念；常用化学消毒剂的使用原则；无菌技术操作基本原则及隔离原则。

2. 熟悉医院感染的预防和控制措施；常用消毒灭菌的方法；隔离的种类。

3. 了解医院感染的形成及主要因素；消毒供应中心。

4. 能采取适当的措施预防和控制医院感染；能选择合适的方法进行医院日常的清洁、消毒、灭菌；能正确应用洗手技术、无菌技术和隔离技术。

5. 具有严谨的工作态度；具有慎独的职业情操；具有良好的无菌观念。

医院感染伴随着医院的建立而产生，并随着现代医学的快速发展逐渐成为各级医疗机构所面临的突出的公共卫生问题。医院感染的发生既影响患者的身心健康，也威胁着医务人员的健康，同时还造成医疗资源的浪费，给个人、家庭和社会带来沉重负担。

医院感染管理是医院管理工作的重要内容之一，医院感染的发生率是评价医疗护理质量和医院管理水平的一个重要指标。**世界卫生组织（WHO）提出有效控制医院感染的关键措施为：清洁、消毒、灭菌、无菌技术、隔离、合理使用抗生素、监测和通过监测进行效果评价等。**这些措施与护理工作密切相关，因此，护士必须掌握控制医院感染的知识和技术，同时做到思想重视，管理严格，预防措施落实到位，以避免医院感染的发生。

导入情景

ICU护士小王，今晨为一位65岁气管切开男性患者更换敷料时发现敷料有较多的黄绿色分泌物，有恶臭味。小王报告给主管医生，医生立即取气管切开处分泌物做细菌培养，结果显示为铜绿假单胞菌感染。

工作任务

1. 列出该患者应执行的隔离措施。

2. 正确处理该患者丢弃的垃圾和伤口敷料。

第一节 医院感染

一、概述

（一）医院感染的概念

医院感染（nosocomial infection）又称医院获得性感染（hospital-acquired infection）、医院内感染（hospital infection），**狭义上常指住院患者在住院期间遭受病原体侵袭而引起的任何诊断明确的感染或疾病，包括在住院期间的感染和在医院内获得而在院外发生的感染，但不包括入院前已开始或入院时已处于潜伏期的感染**。广义地讲，任何人在医院活动期间由于遭受病原体侵袭而引起的诊断明确的感染均称为医院感染，但主要是指住院患者。

（二）医院感染的分类

1. 按照病原体的种类分类　可将医院感染分为细菌感染、真菌感染、病毒感染、支原体感染、衣原体感染及原虫感染等，其中**以细菌感染最常见**。每一类又可根据病原体的具体名称分类，如铜绿假单胞菌感染、沙眼衣原体感染、阿米巴原虫感染等。

2. 按照病原体的来源分类　可将医院感染分为内源性感染和外源性感染。

（1）内源性感染（endogenous infections）：又称自身感染（autogenous infections），指各种原因引起的患者在医院内遭受自身固有病原体侵袭而发生的医院感染。在患者抵抗力下降或免疫功能受损时，患者体内的正常菌群失调或正常菌群发生移位而引起的感染。如皮肤、口咽、泌尿生殖道、肠道的正常菌群或外来的定植菌。

（2）外源性感染（exogenous infections）：又称交叉感染（cross infections），指病原体来自患者体外，通过直接或间接的感染途径传播给患者而引起的感染。如医护人员手、血制品、患者与患者之间、患者与医务人员之间的直接感染，以及通过水、空气、污染的医疗器械等的间接感染。

3. 按照感染发生的部位分类　全身各系统、各器官、各组织都可能发生医院感染。如呼吸系统的上、下呼吸道感染；生殖系统的外阴切口感染；皮肤与软组织的疖等。

二、医院感染发生的条件

医院感染的发生必须具备三个基本条件，**即感染源、传播途径和易感宿主**，当三者同时存在并相互联系时构成了感染链（图 5-1），就会导致感染。感染链的三个环节中缺少任何一个，医院感染都不可能发生。因此，医护人员可以通过各种感染控制措施切断感染链，达到预防感染发生的目的。

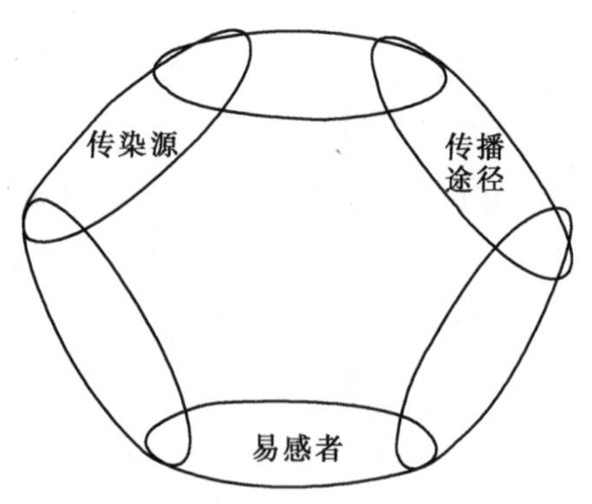

图 5-1　感染链

（一）感染源

感染源（source of infection）是指病原体自然生存、繁殖并排出的宿主（人或动物）或场所，又称病原微生物贮源。在医院感染中主要感染源有：

1. 内源性感染源　感染来自患者自身。寄居在患者身体某些特定部位如呼吸道、口腔黏膜、胃肠道、泌尿生殖道和皮肤等或来自环境并定植在这些部位的正常菌群，也包括身体其他部位感染的病原微生物。在一定条件下可引起患者自身感染或传播感染。

2. 外源性感染源

(1)已感染的患者及病原携带者：**已感染的患者是最重要的感染源**。病原携带者(包括携带病原体的患者、医务人员、探陪人员)是医院感染中另一重要感染源，一方面病原微生物不断生长繁殖并经常排出体外，另一方面携带者本身因无自觉症状而常常被忽视，因此其临床意义重大。

(2)环境贮源：医院的空气、水源、设备、器械、药品、食品以及垃圾等容易受各种病原微生物的污染而成为感染源，如铜绿假单胞菌、沙门菌等兼有腐生特性的革兰氏阴性杆菌可在潮湿的环境或液体中存活和繁殖。

(3)动物感染源：各种动物如鼠、蚊、蝇、蟑螂、蝉、螨等都可能感染或携带病原微生物而成为动物感染源，**其中以鼠类的意义最大**。鼠类不仅是沙门菌的重要宿主，而且是鼠疫、流行性出血热等传染病的感染源。

(二)传播途径

传播途径(modes of transmission)是指病原体从感染源排出后侵入易感宿主的途径和方式。主要传播途径如下：

1. 空气传播　指带有病原微生物的微粒子(≤5μm)如飞沫、菌尘，通过空气流动导致的疾病传播。如含出血热病毒的啮齿类动物、家禽，通过排泄物污染尘埃后形成气溶胶颗粒传播流行性出血热；开放性肺结核患者排出结核杆菌通过空气传播给易感人群；麻疹和水痘也是优先通过空气传播。

2. 飞沫传播　指带有病原微生物的飞沫核(>5μm)在空气中短距离(1m 内)移动到易感人群的口、鼻黏膜或眼结膜等导致的传播。个体在咳嗽、打喷嚏、谈笑时可从口、鼻腔喷出的小液滴；医务人员进行某些诊疗操作如吸痰时可产生液体微粒，这些液滴或液体微粒都称为飞沫。飞沫含有呼吸道黏膜的分泌物及病原体，液滴较大，在空气中悬浮时间不长，只能近距离地传播给周围的密切接触者。如猩红热、白喉、急性传染性非典型肺炎(SARS)、流行性脑脊髓膜炎、肺鼠疫等主要通过飞沫传播。

3. 接触传播　指病原体通过感染源与易感宿主之间直接或间接的接触而进行的传播方式。**接触传播是外源性感染的主要传播途径**。

(1)直接接触传播：感染源直接将病原微生物传播给易感宿主，如母婴间风疹病毒、巨细胞病毒、艾滋病病毒等传播感染；患者之间、医务人员与患者之间也可通过手的直接接触而感染病原体。

(2)间接接触传播：感染源排出的病原微生物**通过媒介**传递给易感宿主。**最常见的传播媒介是医务人员的手**，其次是各种诊疗活动如侵袭性诊治器械和设备、血液及血制品、药品及药液以及各种原因导致医院水源、食物被病原微生物污染引起的传播。病原体通过水源、食物进行传播可导致医院感染暴发流行。

4. 生物媒介传播　是指动物或昆虫携带病原微生物，作为人类传播的中间宿主，如禽类传播致病性禽流感，蚊子传播乙型脑炎、疟疾等。

(三)易感宿主

易感宿主(susceptible host)指对某种疾病或传染病缺乏免疫力的人。如将易感者作为一个总体，则称为易感人群。医院是易感人群相对集中的地方，易发生感染且容易流行。

病原体传播到宿主后是否引起感染主要取决于两个因素：病原体的毒力和宿主的易感性。病原体的毒力取决于其种类和数量；而宿主的易感性取决于病原体的定植部位和宿主的防御能力。医院感染常见的易感人群主要有：①婴幼儿、老年人；②机体免疫功能严重受损的患者；③营养不良者；

④接受各种免疫抑制剂治疗者；⑤不合理使用抗生素的患者；⑥接受各种侵入性诊疗操作的患者；⑦手术时间较长的患者；⑧住院时间长的患者；⑨精神状态差，缺乏主观能动性的患者。

三、医院感染发生的促发因素

（一）自身因素

1. 生理因素　包括年龄、性别等。如婴幼儿尤其早产患儿、低体重患儿自身免疫系统发育尚不完善、防御功能低下，老年人脏器功能衰退及女性月经期和妊娠期时抵抗力较差，易发生医院感染。

2. 病理因素　由于疾病使患者对病原微生物的抵抗力降低，如恶性肿瘤、血液病、糖尿病、肝脏疾病等造成个体自身抵抗力下降；放疗、化疗、皮质激素的应用等对个体的免疫系统功能产生抑制甚至是破坏作用；皮肤或黏膜的损伤，局部组织缺血；伤口内有坏死组织、异物、血肿、渗出液积聚等均有利于病原微生物的生长和繁殖可诱发感染。个体的意识状态也会影响医院感染的发生，如昏迷或半昏迷患者易发生误吸而引起吸入性肺炎。

3. 心理因素　个体的情绪波动、暗示作用、应激反应在一定程度上可影响免疫功能和抵抗力。如患者情绪乐观、心情愉快就可以提高个体的免疫功能，从而减少发生医院感染的机会。

（二）外在因素

机体外在因素主要包括诊疗活动、医院环境和医院管理体制等，这些因素可为医院感染的发生创造条件。

1. 医院环境　医院是各类患者聚集的场所，其环境易受各种病原微生物的污染，从而会增加医院感染的机会。如某些建筑布局不合理、卫生设施不健全、污物处理不得当等会增加医院空气中病原微生物浓度，医院的设备、器械等受污染后适合病原体的生长繁殖和变异。而且居留越久的病原体，由于其耐药、变异，病原微生物的毒力和侵袭性强，常成为医院感染的共同来源和持续存在的流行菌株。

2. 诊疗活动　现代诊疗技术和新型的药物应用对医学发展具有强大的推动作用，在造福人类健康的同时，也增加了医院感染的危险性。

（1）侵入性诊疗机会增加：现代诊疗技术尤其侵入性诊疗技术的增加，如内镜、泌尿系导管、动静脉导管、气管切开、气管插管、血液净化、机械通气、脏器移植、牙钻、采血针、吸引管、监控仪器探头等侵入性诊疗手段，破坏了机体皮肤和黏膜的屏障功能，使病原体容易侵入机体，导致医院感染的发生。

（2）不合理使用抗生素：治疗期间无适应证的预防性用药、术前用药时间过早、术后停药时间过晚或联合用药过多等，均易使患者体内正常菌群失调，耐药菌株增加和二重感染。由于抗菌药物滥用引起的医院感染，其病原体多以条件致病微生物、机会致病微生物和多重耐药细菌为主。

（3）放疗、化疗、免疫抑制剂的应用：放疗、化疗杀灭肿瘤细胞的同时，对机体正常细胞也造成一定程度的损伤，降低了机体的防御功能和免疫系统功能，为医院感染创造条件。皮质激素、各种免疫抑制剂的使用改变了机体的防御状态，对免疫系统甚至起到破坏作用，增加了感染的易感性。

3. 医院管理机制　医院感染管理制度不健全，或者有相应的制度但执行不到位；医院感染管理资源投入不足；医务人员无视预防医院感染的重要性、不能严格地执行无菌技术操作和消毒隔离制度等都会导致医院感染的发生。

四、医院感染的预防与控制

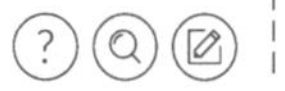

为保障医疗安全、提高医疗质量，各级各类医院应建立医院感染管理责任制。医院感染的预防

与控制属于一项系统工程，需要统一协调管理，领导重视是做好医院感染管理工作的前提，各职能部门的配合支持关系到医院感染控制系统能否正常运转，专职人员的水平决定着医院感染管理工作的成效。

（一）建立医院感染管理组织

《医院感染管理办法》规定：住院床位总数在100张以上的医院通常设置三级管理组织，即医院感染管理委员会、医院感染管理科、各科室医院感染管理小组；住院床位总数在100张以下的医院应当指定分管医院感染管理工作的部门，其他医疗机构应当有医院感染管理专（兼）职人员。

1. 医院感染管理委员会　系医院感染管理的最高组织机构和决策机构，负责制订本医疗机构医院感染管理计划及医院感染防控总体方案，并对医院感染管理工作进行监督和评价。

2. 医院感染管理科　肩负着管理和专业技术指导双重职责的职能科室。在医院领导和医院感染管理委员会的领导下行使管理和监督职能，对医院感染相关事件的处理进行专业技术指导的业务职能。

3. 科室医院感染管理小组　是医院感染管理三级组织的“一线”力量，是医院感染管理制度和防控措施的具体实践者。小组成员包括医生和护理人员，通常由科主任或主管副主任、护士长、病房医生组长、护理组长组成，在科主任领导下开展工作。

（二）完善各项规章制度

依照国家卫生行政部门颁发的法律法规，规范及标准来健全医院感染各项管理制度，建立和完善医院感染监测网络，建立健全医院感染暴发流行应急处置预案，做好医院感染的预防、日常管理和处理。

（三）落实医院感染管理措施

依据预防和控制医院感染的法律法规、标准规范，结合具体的工作过程，落实医院感染管理措施，制订相应的标准操作规程，开展医院感染管理措施的持续质量改进，不断寻找易感因素、易感环节、易感染部位，采取有效的干预措施，切实做到控制感染源、切断传播途径、保护易感人群。

（四）加强医院感染知识教育

重视医院感染管理学科的建设，建立专业人才培养制度，充分发挥医院感染专业技术人员在预防和控制医院感染工作中的作用。

知识拓展

医院感染的新发展与新理念

1. 医院感染定义的内涵扩展　医院感染包含了一切与医院或医疗活动相关的感染，不仅包括医院内获得的感染，也包括社区诊疗活动中的感染。医院感染除了对住院患者实行全过程的监督外，还需要与社区医疗体系进行联合，预防耐药菌的播散。

2. 医院建筑融入感染预防的理念　在医院建筑的新建改建中，应根据环境卫生学和感染预防的隔离感染源要求，进行设计和改造。

3. 感染控制的“零宽容”　“零宽容”是指对待每一个医院感染都要把它当作永远都不该发生的事件那样去追根溯源。“零宽容”是一个目标、方向、承诺、态度和文化。

4. 更加重视手卫生的执行情况　洗手和手消毒被认为是预防医院感染最基本、最有效、最经济、最简单的预防措施，甚至有专家提出手卫生能挽救人的生命。加强所有人员手卫生的重视程度和依从性是感染教育的一项重要课题。

5. 关注医院感染与经济效益的关系 美国医院感染控制效果的研究显示，医院感染管理成本与效益比为1∶3。自2008年10月起，美国联邦医疗保险与医疗救助服务中心拒绝支付部分医院感染造成的费用支出。此举必将导致医院各级人员对医院感染防控的真正重视，使预防医院感染转变为自觉行动。

6. 医院感染管理的信息化建设 应用信息技术提高医院感染管理和监控水平成为一种必然趋势，具体应用包括：门诊预约挂号系统和流程再造、无纸化的医院办公系统、视频系统与门禁系统、气动物流传输系统、清洗消毒追溯系统、床单位智能化清洗消毒系统、无线移动查房和移动护理等。

扫一扫，看总结

第二节 清洁 消毒 灭菌

导入情景

患者张某，女，45岁，自诉腹泻数次，感头晕、心慌一日，就诊后以细菌性痢疾收入院。患者意识清楚，一般状态良好，医生开具医嘱给予患者抗炎、补液治疗。经过6d精心治疗后，患者康复出院。

工作任务

1. 正确选择静脉输液时合适的消毒液。
2. 对输液后用物能正确处理。
3. 出院后正确处理患者的床单位。

清洁、消毒、灭菌是预防与控制医院感染的关键措施之一。

一、概念

1. 清洁（cleaning） 指去除物体表面有机物、无机物和可见污染物的过程。适用于各类物体表面，也是物品消毒、灭菌前的必要步骤。常用的清洁方法包括：水洗、清洁剂或去污剂去污、机械去污、超声清洗等。

2. 消毒（disinfection） 指清除或杀灭传播媒介上病原微生物，使其达到无害化的过程。能杀灭传播媒介上的微生物并达到消毒要求的制剂称为消毒剂。

3. 灭菌（sterilization） 指杀灭或清除医疗器械、器具和物品上一切微生物的过程，并达到灭菌保证水平的方法。灭菌保证水平（sterility assurance leve，SAL）是灭菌处理单位产品上存在活微生物的概率，通常表示为10^{-6}，即经灭菌处理后在一百万件物品中最多只允许一件物品存在活微生物。

二、清洁法

用清水洗净或用肥皂水、洗洁精等刷洗物品表面及其关节、齿牙，使其光洁，无血渍、污渍、水垢等残留物质和锈斑。常用于医院地面、墙壁、桌椅、病床等的清洁以及物品消毒灭菌前的准备。特殊污渍如碘酊污渍，可用乙醇或维生素C溶液擦拭；甲紫污渍，可用乙醇或草酸擦拭；陈旧血渍，可用过氧化氢溶液浸泡后洗净；高锰酸钾污渍，可用维生素C溶液或0.2%~0.5%过氧乙酸溶液浸泡后洗净擦拭。

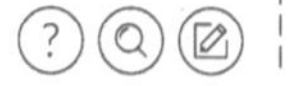

三、消毒灭菌方法

常用的消毒灭菌方法有两大类:物理消毒灭菌法和化学消毒灭菌法。物理消毒灭菌法(physical methods of disinfection and sterilization)是利用物理因素如热力、辐射、过滤等清除或杀灭病原微生物的方法;化学消毒灭菌法(chemical methods of disinfection and sterilization)是采用各种化学消毒剂来清除或杀灭病原微生物的方法。

(一)物理消毒灭菌法

1. 热力消毒灭菌法　主要利用热力使微生物的蛋白质凝固变性、酶失活、细胞膜和细胞壁发生改变而导致其死亡,达到消毒灭菌的目的。热力消毒灭菌法是效果可靠、使用最广泛的方法,分干热法和湿热法两类。干热法由空气导热,传热较慢;湿热法由空气和水蒸气导热,传导较快,穿透力强。相对于干热法消毒灭菌,湿热法所需的时间短,温度低。

(1)干热法

1)燃烧法:是一种**简单、迅速、彻底的**灭菌方法。适用于:①不需保存的物品,如病理标本、尸体、废弃衣物、纸张以及医疗垃圾等的处理,可在焚烧炉内焚烧或直接点燃。②微生物实验室接种环、试管口的灭菌,直接在火焰上烧灼。③急用某些金属器械(**锐利刀剪禁用此法以免锋刃变钝**),搪瓷类物品,灭菌前需清洁并干燥。金属器械可在火焰上烧灼20s;搪瓷类容器可倒入少量95%以上的乙醇,慢慢转动容器后使乙醇分布均匀,点火燃烧直至熄灭,注意不可中途添加乙醇、不得将引燃物投入消毒容器中,同时要远离易燃、易爆物品等以确保安全。

2)干烤法:利用专用密闭烤箱进行灭菌。适用于耐热、不耐湿、蒸汽或气体不能穿透物品的灭菌,如油剂、粉剂、金属和玻璃器皿等的灭菌。干烤灭菌所需的温度和时间应根据物品种类和烤箱的类型来确定。①消毒:箱温120~140℃,时间10~20min。②灭菌:150℃,2.5h;160℃,2h;170℃,1h;180℃,0.5h。

干烤灭菌法注意事项:①灭菌前预处理:物品应先清洁,玻璃器皿需保持干燥。②物品包装合适:体积通常不超过10cm×10cm×20cm;油剂、粉剂的厚度不超过0.6cm;凡士林纱布条厚度不超过1.3cm。③装载符合要求:高度不超过烤箱内腔高度的2/3,不与烤箱底部及四壁接触,物品间留有充分的空间。④温度设定合理:充分考虑物品对温度的耐受力,按要求设定温度,有机物灭菌温度不超过170℃。⑤准确计算灭菌时间:从达到灭菌温度时算起,同时需打开柜体的排风装置,中途不可打开烤箱放入新的物品。⑥灭菌后开启柜门:待温度降到40℃以下时方可进行。⑦监测灭菌效果:物理监测法,应用多点温度检测仪观察在设定时间内是否达到预置温度;化学监测法,观察包外、包内化学指示物在灭菌周期后颜色是否改变;生物监测法,采用枯草杆菌黑色变种芽胞菌片制成标准生物测试包对灭菌质量进行监测。

(2)湿热法

1)压力蒸汽灭菌法:**是热力消毒灭菌法中效果最好的一种方法**,在临床应用广泛,主要利用高压饱和蒸汽的高热所释放的潜热灭菌(潜热:当1g 100℃水蒸气变成1g 100℃的水时,释放出2 255J的热能)。适用于耐热、耐湿类诊疗器械、器具和物品的灭菌,**不能用于油类和粉剂的灭菌**。根据排放冷空气的方式和程度不同,将压力蒸汽灭菌器分为下排气式压力蒸汽灭菌器和预排气压力蒸汽灭菌器两大类。根据灭菌时间的长短,压力蒸汽灭菌程序分为常规和快速两种。

下排气式压力蒸汽灭菌器:利用重力置换的原理,使热蒸汽在灭菌器中从上而下将冷空气由下排气孔排出,排出的冷空气全部由饱和蒸汽取代,再利用蒸汽释放的潜热灭菌。首选用于微生物培养物、液体、药品、实验室废物和无孔物品的灭菌，可分为手提式压力蒸汽灭菌器(图 5-2)和卧式压力蒸汽灭菌器(图 5-3)。

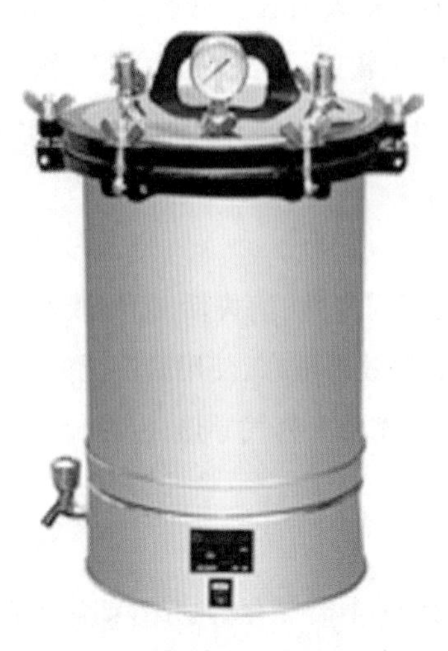

图 5-2 手提式压力蒸汽灭菌器

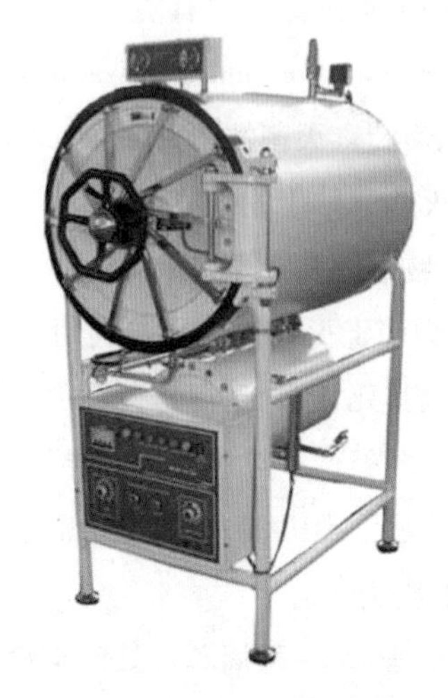

图 5-3 卧式压力蒸汽灭菌器

预排气压力蒸汽灭菌器(图 5-4)：利用机械抽真空的原理，使灭菌柜室内形成负压，蒸汽得以迅速穿透到物品内部进行灭菌，首选用于管腔物品、多孔物品和纺织品等的灭菌。

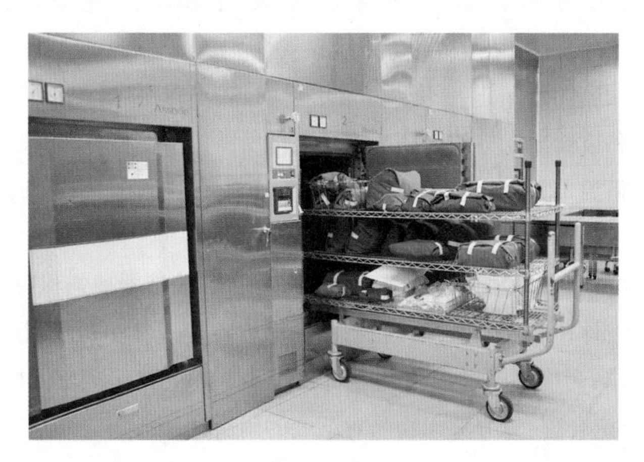

图 5-4 预排气压力蒸汽灭菌器

应根据待灭菌物品选择适宜的压力蒸汽灭菌器和灭菌程序，灭菌器的操作方法遵循使用说明，灭菌参数见表 5-1。

表 5-1 压力蒸汽灭菌器灭菌参数

类别	物品类别	压力(kPa)	温度(℃)	所需最短时间(min)
下排气式	敷料	102.8~122.9	121	30
	器械			20
预排气式	敷料、器械	184.4~210.7	132	4
		201.7~229.3	134	4

快速压力蒸汽灭菌不作为物品的常规灭菌程序，只用于灭菌裸露物品。其灭菌参数根据灭菌器、灭菌物品材料确定(表 5-2)。

表 5-2 快速压力蒸汽灭菌(132℃)所需最短时间

物品种类	灭菌时间(min)	
	下排气	预排气
不带孔物品	3	3
带孔物品	10	4
不带孔+带孔物品	10	4

注意事项:①安全操作:操作人员要经过专门训练,合格后方能上岗;严格遵守生产厂家的使用说明或指导手册;设备运行前每日进行安全检查并预热。②包装合适:包装前将待灭菌器械或物品清洗干净并擦干或晾干;包装材料和包装方法符合要求,器械包重量不宜超过 7kg,敷料包重量不宜超过 5kg;物品捆扎不宜过紧,外用化学指示胶带贴封,灭菌包每包内放置化学指示卡(管)。③装载恰当:使用专用灭菌架或篮筐装载灭菌物品,灭菌包之间留有空隙;宜将同类材质的物品置于同一批次灭菌,如材质不同,将**纺织类物品竖放于上层,金属器械类放于下层**;下排气式压力蒸汽灭菌法的物品体积**不超过 30cm×30cm×25cm**,装载体积不得超过柜室容量的 80%;预排气压力蒸汽灭菌的物品体积**不超过 30cm×30cm×50cm**,装填量不得超过 90%,但不小于柜室容量的 10%。④密切观察:灭菌时随时观察压力和温度并准确计时,加热速度不宜过快,只有当柜室的温度达到要求时开始计算灭菌时间。⑤灭菌后卸载:物品温度降至室温、压力表在“0”位时取出物品,取出的物品冷却时间>30min;每批次应检查灭菌是否合格,若灭菌不彻底或有可疑污染则不作无菌包使用;快速压力蒸汽灭菌后的物品应尽快使用,不能储存,无有效期。⑥监测灭菌效果:**物理监测法**,每次灭菌应连续监测并记录灭菌时的温度、压力和时间等参数,记录所有临界点的时间、温度和压力值,结果应符合灭菌要求。**化学监测法**,通过观察灭菌包包外、包内化学指示标签(图 5-5)、化学指示胶带(图 5-6)、化学指示卡(图 5-7)(管)颜色的变化判定是否达到灭菌要求。**生物监测法**,每周监测一次,通常使用含对热耐受力较强的非致病性嗜热脂肪杆菌芽胞的菌片制成标准生物测试包或生物 PCD(灭菌过程挑战装置),或使用一次性标准生物测试包对灭菌质量进行生物监测。**B-D 试验**,预排气压力灭菌器每日开始灭菌运行前空载进行 B-D 试纸(图 5-8)测试,监测合格,方可使用。

2)煮沸消毒法:是应用最早的消毒方法之一,也是家庭常用的消毒方法。在 1 个标准大气压下,**水的沸点是 100℃,煮沸 5~10min 可杀灭细菌繁殖体,煮沸 15min 可杀灭多数细菌芽胞**,某些热抗力极强的细菌芽胞需煮沸更长时间,如肉毒芽胞需煮沸 3h 才能杀灭。煮沸消毒法简单、方便、经济、

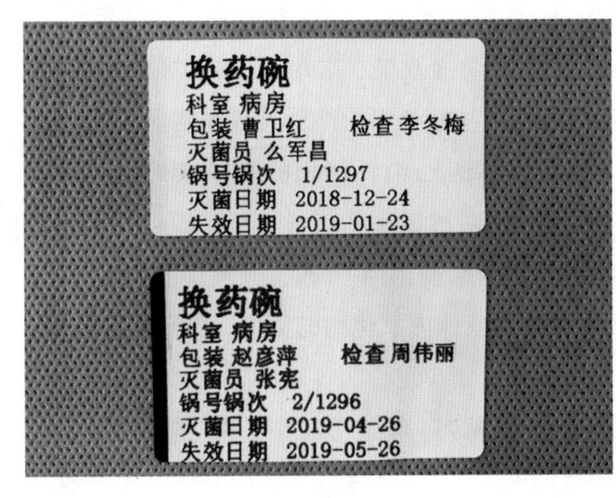

图 5-5 化学指示标签

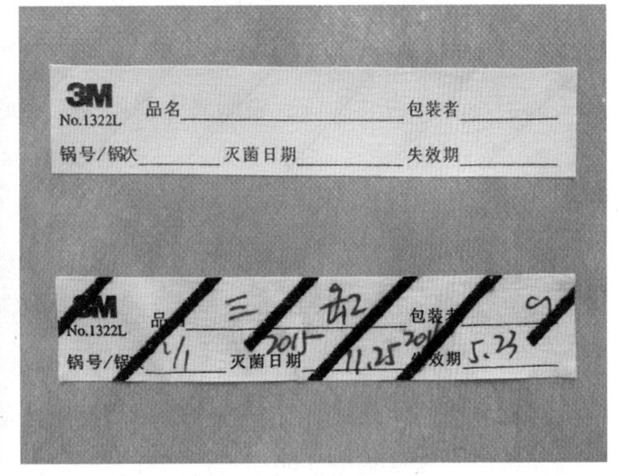

图 5-6 化学指示胶带

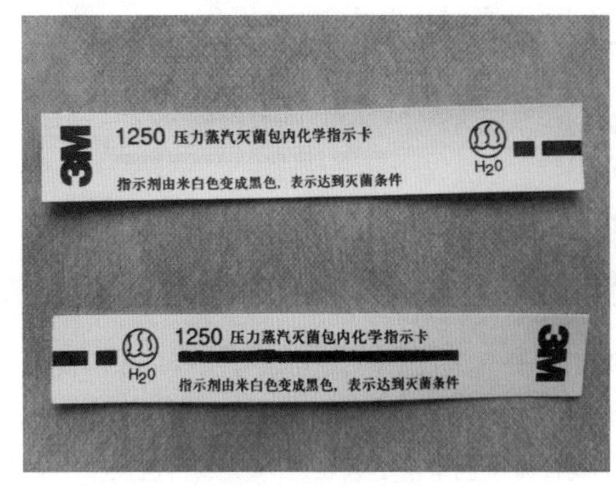

图 5-7 化学指示卡

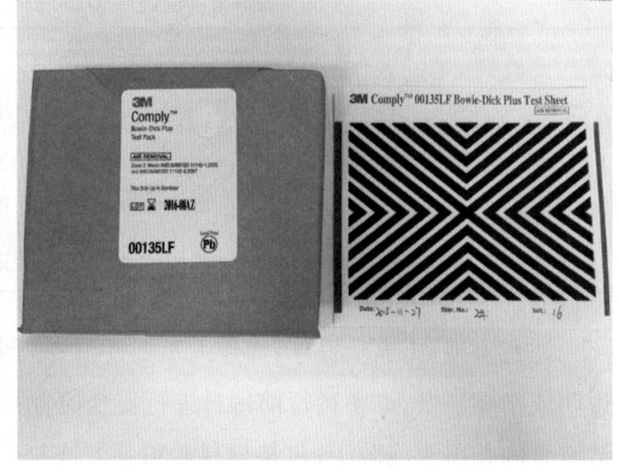

图 5-8 B-D 试纸

实用，适用于金属、搪瓷、玻璃和餐饮具或其他耐湿、耐热物品的消毒。

方法：物品刷洗干净后全部浸没在水中≥3cm，加热煮沸后维持≥15min。**消毒时间从水沸后算起**。

注意事项：①消毒前要求：使用软水；物品需保持清洁；大小相同的容器不能重叠；器械轴节或容器盖子应打开；空腔导管腔内预先灌满水；放入总物品不超过容量的 3/4。②根据物品性质决定放入水中的时间：如玻璃器皿，金属及搪瓷类物品通常冷水放入；橡胶制品用纱布包好，水沸后放入；如中途加入物品，则在第二次水沸后重新计时。③水的沸点受气压影响，一般海拔每增高 300m，消毒时间需延长 2min。④为增强杀菌作用、去污防锈，可将**碳酸氢钠加入水中，配成 1%～2%的浓度，沸点可达到 105℃**。⑤消毒后应将物品及时取出置于无菌容器内，及时应用，4h 内未用需要重新煮沸消毒。

3）其他：除压力蒸汽灭菌法和煮沸消毒法外，湿热消毒还可选择低温蒸汽消毒法和流动蒸汽消毒法。低温蒸汽消毒法是用较低温度杀灭物品中的病原菌或特定微生物，可用于不耐高热的物品如内镜、塑料制品等的消毒，将蒸汽温度控制在 73～80℃，持续 10～15min 进行消毒；用于乳类、酒类消毒时又称巴氏消毒法，将液体加热到 61. 1～62. 8℃，保持 30min 或加热到 71. 7℃，保持 15～16s。流动蒸汽消毒法是在常压下用 100℃的水蒸气消毒，相对湿度 80%～100%，15～30min 即可杀灭细菌繁殖体，适用于医疗器械、器具和物品手工清洗后的初步消毒，餐饮具和部分卫生用品等耐热、耐湿物品的消毒。

2. 辐射消毒法　主要利用紫外线或臭氧的杀菌作用，使菌体蛋白质光解、变性而致细菌死亡。

（1）日光暴晒法：利用日光的热、干燥和紫外线作用达到消毒效果。常用于床垫、被服、书籍等物品的消毒。将物品放在**直射阳光下暴晒 6h**，并定时翻动，使物品各面均能受到日光照射。

（2）紫外线消毒法：紫外线属于波长在 100～400nm 的电磁波，消毒使用的 C 波紫外线波长为 250～270nm，其中杀菌作用最强的为 253. 7nm。紫外线可杀灭多种微生物，包括杆菌，病毒、真菌、细菌繁殖体、芽胞等。其主要杀菌机制为：①作用于微生物的 DNA，使菌体 DNA 失去转换能力而死亡；②破坏菌体蛋白质中的氨基酸，使菌体蛋白光解变性；③降低菌体内氧化酶的活性；④使空气中的氧电离产生具有极强杀菌作用的臭氧。

目前常用的紫外线灯有普通直管热阴极低压汞紫外线消毒灯、高强度紫外线消毒灯、低臭氧紫外线消毒灯和高臭氧紫外线消毒灯四种；紫外线消毒器是采用臭氧紫外线杀菌灯制成的，主要包括紫外线空气消毒器、紫外线表面消毒器、紫外线消毒箱三种。

由于紫外线辐照能量低，穿透力弱，因此主要适用于空气、物品表面和液体的消毒。消毒方法：①用于空气消毒，首选紫外线空气消毒器，不仅消毒效果可靠，而且可在室内有人时使用；也可用室内悬吊式紫外线灯照射，紫外线消毒灯距离地面1.8~2.2m，数量≥1.5W/m^3，照射**时间不少于30min**。②用于物品表面消毒，最好使用便携式紫外线表面消毒器近距离移动照射；小件物品可放入紫外线消毒箱内照射；也可采取紫外线灯悬吊照射，**有效距离为25~60cm**，物品摊开或挂起，使其充分暴露以受到直接照射，消毒**时间为20~30min**。③用于液体消毒，可采用水内照射法或水外照射法，紫外线光源应装有石英玻璃保护罩，水层厚度应小于2cm，并根据紫外线的辐照强度确定水流速度。

紫外线灯消毒时注意事项：①保持灯管清洁：一般**每周1次用70%~80%乙醇**布巾擦拭，如发现灰尘、污垢，应随时擦拭。②消毒环境合适：清洁干燥，电源电压为220V，空气**适宜温度为20~40℃，相对湿度为40%~60%**。③正确计算并记录消毒时间：紫外线的消毒时间须从**灯亮5~7min后**开始计时，若使用时间**超过1 000h**，需更换灯管。④加强防护：紫外线对人的眼睛和皮肤有刺激作用，照射时人应离开房间，照射完毕应开窗通风。⑤定期监测：至少每年标定1次灯管照射强度，普通30W直管型新灯辐照强度应≥90μW/cm^2，使用中辐照强度应≥70μW/cm^2；30W高强度紫外线新灯的辐照强度应≥180μW/cm^2。主要应用物理、化学、生物监测法：物理监测法是开启紫外线灯5min后，将紫外线辐照计置于所测紫外线灯下正中垂直1m处，仪表稳定后所示结果即为该灯管的辐照强度值；化学监测法是开启紫外线灯5min后，将紫外线灯强度辐射指示卡置于紫外线灯下正中垂直1m处，照射1min后，判断辐射强度；生物监测法一般每月一次，主要通过对空气、物品表面的采样，检测细菌菌落数以判断其消毒效果。

（3）臭氧灭菌灯消毒法：臭氧是一种广谱杀菌剂，主要依靠其强大的氧化作用杀菌，可杀灭细菌繁殖体和芽胞、病毒、真菌，并可破坏肉毒杆菌毒素等。灭菌灯内装有臭氧发生管，在电场作用下，将空气中氧气转化成高纯臭氧。臭氧稳定性极差，在常温下可自行分解为氧。主要用于空气、**医院污水**、诊疗用水、物品表面的消毒。使用灭菌灯时，应关闭门窗，以确保消毒效果。消毒时，因高浓度臭氧对人体有害，人员须离开现场。**消毒结束后开窗通风≥30min**，人员方可进入室内。

3. 电离辐射灭菌法（冷灭菌） 是指利用放射性核素^{60}Co发射的γ射线或电子加速器产生的高能电子束穿透物品，杀死微生物的灭菌方法。此法具有广谱灭菌作用，适用于不耐热的物品，如金属、橡胶、塑料、高分子聚合物（如一次性注射器、输液器、输血器、聚乙烯心瓣膜等）、食品、药品、精密医疗器械、生物医学制品及节育用具等。

4. 过氧化氢等离子体灭菌法 等离子体灭菌法是消毒学领域近年来出现的一项新的灭菌技术。医院多采用过氧化氢蒸汽低温等离子体灭菌器。灭菌器在高频电磁场作用下形成等离子体，等离子体中有自由基HO等一些活性基因，极易与微生物体内蛋白质和核酸物质发生反应，等离子体成分可直接氧化蛋白质链中的氨基碳水化合物，使微生物死亡。常用于对高温、湿热敏感的塑料制品、金属、非金属和医疗器械的灭菌，如腹腔镜、膀胱镜等内镜器械；电源、电子仪器、电极等电子电源设备；钻头、导线、摄像机、传感器及导联等金属器械。等离子灭菌器对纸、油、粉、水、木质材料不能进行消毒，所以在进行消毒前应先检查有无该消毒设备不兼容的物质，避免消毒过程终止和对消毒物品的损坏。

5. 微波消毒法 微波是一种频率高、波长短的电磁波。在电磁波的高频交流电场中，物品中的极性分子发生极化，并频繁改变方向，互相摩擦，使温度迅速升高，达到消毒效果。微波可杀灭细菌繁殖体、真菌、病毒、细菌芽胞、真菌孢子等各种微生物。常用于食品及餐具的处理、医疗药品及耐热非金属材料器械的消毒灭菌。

6. 机械除菌法　指用机械的方法，如冲洗、刷、擦、扫、抹、铲除或过滤等以除掉物品表面、水中、空气中及人畜体表的有害微生物，减少微生物数量和引起感染的机会。常用层流通风和过滤除菌法。层流通风主要使室外空气通过孔隙小于0.2μm的高效过滤器以垂直或水平两种气流呈流线状流入室内，再以等速流过房间后流出。过滤除菌是将待消毒的介质，通过规定孔径的过滤材料，去除气体或液体中的微生物，但不能将微生物杀灭。

（二）化学消毒灭菌法

凡不适用于物理消毒灭菌的物品均可以选用化学消毒灭菌法。化学消毒灭菌法是指使用化学药物杀灭微生物的方法。其原理是化学药物渗透入细菌的体内，使菌体蛋白凝固变性，酶蛋白失去活性，抑制细菌代谢和生长，或破坏细菌细胞膜的结构，改变其通透性，使细胞破裂、溶解，从而达到消毒灭菌的作用。

1. 化学消毒剂的使用原则

（1）根据物品的性能及不同微生物的特性，选择合适的消毒灭菌剂。

（2）根据消毒灭菌剂的种类特点，严格掌握消毒灭菌剂的有效浓度、消毒时间及使用方法，消毒剂应定期更换，易挥发的消毒液要加盖。

（3）浸泡消毒灭菌前，待消毒的物品要洗净擦干，去除油脂及血渍；浸泡时，打开器械的轴节或套盖，管腔要灌满药液，使物品全部浸没在消毒液内。浸泡中途添加物品，需重新计时。

（4）浸泡消毒后的物品，使用前**应用无菌生理盐水或无菌蒸馏水冲洗**；气体消毒后的物品，应**待气体散发后再使用**，以免刺激组织。

（5）消毒剂中不能放置纱布、棉花等，因其可吸附消毒剂从而降低消毒效力。

（6）消毒后物品应定期进行监测，监测方法及监测结果符合国家标准。

（7）熟悉消毒剂的毒副作用，做好医务人员职业防护。

2. 化学消毒剂的种类　化学消毒剂按照其消毒效力分为四类。

（1）灭菌剂（sterilant）：杀灭一切微生物（包括细菌芽胞）达到灭菌的消毒剂。

（2）高效消毒剂（high-efficiency disinfectant）：杀灭一切细菌繁殖体、结核杆菌、病毒、真菌及其孢子和绝大多数细菌芽胞的消毒剂。

（3）中效消毒剂（moderate-efficiency disinfectant）：杀灭除细菌芽胞以外的各种病原微生物的消毒剂。

（4）低效消毒剂（low-efficiency disinfectant）：只能杀灭细菌繁殖体、部分真菌和亲脂病毒，不能杀灭结核杆菌、亲水性病毒和芽胞的消毒剂。

3. 化学消毒剂的使用方法

（1）浸泡法（immersion）：将需消毒的物品洗净擦干后完全浸没在消毒液中的方法。适用于耐湿不耐热物品的消毒，如锐利器械、精密仪器等。严格按照被消毒物品和消毒液的种类不同，配制消毒溶液浓度和适当的浸泡时间。

（2）擦拭法（rubbing）：蘸取规定浓度的化学消毒剂擦拭被污染物品的表面或皮肤、黏膜的消毒方法。常用于地面、家具、墙壁等的消毒。应选用易溶于水、穿透性强、无显著刺激性的消毒剂。

（3）喷雾法（nebulization）：根据消毒物品和消毒液的种类，配制合适浓度的消毒溶液，用喷雾器将其均匀喷洒在空气中和物体表面进行消毒的方法。常用于空气和物品表面（如墙壁、地面）的消毒。

（4）熏蒸法（fumigation）：在密闭空间内将一定浓度的消毒剂加热或加入氧化剂，使其产生气体在规定的时间内进行消毒灭菌的方法。常用于换药室、手术室、病室的空气消毒以及精密贵重仪器、不能蒸煮、不能浸泡物品的消毒。空气消毒常用的消毒剂及消毒方法见表5-3。

表5-3 空气消毒常用的消毒剂及消毒方法

消毒剂	消毒方法
15%过氧乙酸	7ml/m^3，加热熏蒸，密闭门窗120min
纯乳酸	0.12ml/m^3，加等量水，加热熏蒸，密闭门窗30～120min
食醋	5～10ml/m^3，加热水1～2倍，加热熏蒸，密闭门窗30～120min，用于流感、流脑、H_1N_1感染患者病室的消毒

4. 常用的化学消毒剂 见表5-4。

表5-4 常用的化学消毒灭菌剂

消毒剂名称	消毒效力	性质与作用原理	使用方法	注意事项
环氧乙烷	灭菌	低温为无色液态，**超过10.8℃为气态**，易燃易爆。穿透力强，与菌体蛋白结合，使酶代谢受阻而导致微生物死亡	（1）适用：不耐热、不耐湿的诊疗器械、器具和物品的灭菌，如电子仪器、光学仪器、纸质、化纤、塑料、陶瓷、金属等制品 （2）按照环氧乙烷灭菌器生产厂家的操作说明或指导手册，根据物品种类、包装、装载量与方式等确定灭菌参数。灭菌时使用100%纯环氧乙烷或环氧乙烷和二氧化碳混合气体；小型环氧乙烷灭菌器灭菌参数：药物浓度450～1 200mg/L，温度37～63℃，相对湿度40%～80%，作用时间1～6h	（1）存放于阴凉通风、远离火源、静电，无转动的马达处；储存温度低于40℃，相对湿度60%～80% （2）应有专门的排气管道，每年监测工作环境中的环氧乙烷浓度，工作人员要严格遵守操作程序并做好防护、培训 （3）物品灭菌前需彻底清洗干净，由于环氧乙烷难以杀灭无机盐中的微生物，所以不可用生理盐水清洗；物品不宜太厚，装载量不超过柜内总体积的80% （4）不可用于食品、液体、油脂类和粉剂等灭菌 （5）每次灭菌应进行效果监测及评价
戊二醛	灭菌	无色透明液体、有醛的刺激气味，与菌体蛋白质反应，使之灭活	（1）适用：不耐热的诊疗器械、器具与物品的浸泡消毒与灭菌 （2）使用前加入pH调节剂（碳酸氢钠）和防锈剂（亚硝酸钠），使溶液的pH调节至7.5～8，浓度为2%～2.5%；物品彻底清洗、干燥后，完全浸没在消毒液中，消毒时间60min，灭菌时间10h；内镜消毒时按要求采用浸泡法或擦拭法	（1）对碳钢类制品如手术刀片等有腐蚀性，使用前应加入0.5%亚硝酸钠防锈 （2）加强对浓度的测定，每周过滤一次，**配好的消毒液最多可连续使用14d** （3）因对皮肤有刺激性，接触时应戴橡胶手套，操作时防止溅入眼内及吸入体内 （4）容易氧化分解，使杀菌力降低，宜现用现配 （5）灭菌后的物品在使用前应用无菌蒸馏水冲洗，**并用无菌纱布擦干**

续表

消毒剂名称	消毒效力	性质与作用原理	使用方法	注意事项
过氧乙酸	灭菌	无色或浅黄色透明液体，有刺激性气味，带有醋酸味，产生新生态氧，将菌体蛋白质氧化，使细菌死亡	(1)适用：耐腐蚀物品、环境、室内空气等的消毒；专用机械消毒设备适用于内镜的灭菌 (2)常用浸泡法、擦拭法、喷洒法或冲洗法 一般物品表面：0.1%~0.2%溶液，作用3min 空气：0.2%溶液，喷雾作用60min或15%溶液（7ml/m³）加热熏蒸，相对湿度60%~80%，室温下2h 耐腐蚀物品：0.5%溶液，冲洗10min 食品用工具、设备：0.05%溶液，作用10min	(1)稳定性差，应密闭贮存于通风阴凉避光处，防高温，远离还原剂和金属粉末 (2)定期检测其浓度，如原液低于12%禁止使用 (3)现配现用，配制时避免与碱或有机物相混合，使用时限≤24h (4)加强个人防护，空气熏蒸消毒时室内不应有人，消毒后及时通风换气 (5)对金属和织物有很强的腐蚀和漂白作用，浸泡消毒后及时无菌蒸馏水冲洗干净
甲醛	灭菌	无色透明液体，刺激性强，能使菌体蛋白变性，酶活性消失	(1)适用：不耐湿、不耐热的诊疗器械、器具和物品的灭菌，如电子仪器、光学仪器、管腔器械、金属器械、玻璃器皿、合成材料物品 (2)应用低温甲醛蒸汽灭菌器进行灭菌，根据使用要求装载适量2%复方甲醛溶液或福尔马林（35%~40%甲醛溶液）。灭菌参数：温度55~80℃，相对湿度80%~90%，时间30~60min	(1)灭菌箱需密闭，使用专用灭菌溶液，不可采用自然挥发或熏蒸法 (2)操作者按规定持证上岗 (3)对人体有一定毒性和刺激性，运行时的周围环境中甲醛浓度<0.5mg/m³ (4)灭菌物品摊开放置，消毒后应去除残留甲醛气体，需设置专用排气系统
二溴海因	高效	白色或淡黄色结晶，溶于水后能水解生成次溴酸，使菌体蛋白变性	(1)适用：饮水、游泳池、污水和一般物体表面消毒 (2)将药剂溶于水，配成一定浓度的有效溴溶液：游泳池水消毒时常用浓度为1.2~1.5mg/L；污水消毒用1 000~1 500mg/L，90~100min；一般物体表面消毒用浸泡、擦拭和喷洒等方法，浓度400~500mg/L，时间10~20min	(1)密闭贮存于阴凉干燥耐酸容器内，远离易燃物及火源，禁止与酸或碱、易氧化的有机物和还原物共同贮存 (2)不适用于手、皮肤黏膜和空气的消毒 (3)对有色织物有漂白作用；对金属制品有腐蚀作用，消毒时应加入防锈剂亚硝酸钠 (4)刺激性强，使用时需加强个人防护

续表

消毒剂名称	消毒效力	性质与作用原理	使用方法	注意事项
含氯消毒剂（常用液氯、漂白粉、漂白粉精、次氯酸钠及84消毒液）	高、中效	溶解在水中时放出有效氯，具有较强刺激性气味，通过氧化、氯化作用破坏细菌酶的活性使菌体蛋白凝固变性	（1）适用于餐具、水、环境、疫源地等的消毒 （2）含有效氯500mg/L的消毒液，用于被细菌繁殖体污染的物品，浸泡时物品应浸没，容器应加盖，时间10min以上，不能浸泡的可进行擦拭 （3）含有效氯2 000~5 000mg/L的消毒液，用于被肝炎病毒、结核杆菌、细菌芽胞污染的物品，**浸泡、擦拭或喷洒时间30min以上** （4）按有效率10 000mg/L的干粉加入排泄物中，搅拌均匀，作用时间>2h	（1）密闭保存在阴凉、干燥、通风处，粉剂需防潮 （2）配制的溶液性质不稳定，应现配现用，使用时间≤24h （3）有腐蚀及漂白作用，不宜用于金属制品、有色织物及油漆家具的消毒 （4）消毒时如存在大量有机物，应延长作用时间或提高消毒液浓度 （5）消毒后的物品应及时用清水冲净
醇类（乙醇、异丙醇、正丙醇或两种成分的复方制剂）	中效	无色澄清透明液体，具有乙醇固有的刺激性气味 能破坏细菌胞膜的通透性屏障，使细胞质凝固，丧失代谢功能，达到消毒功效	（1）常用体积比70%~80%的乙醇溶液，适用于手、皮肤、物体表面及诊疗器 （2）常用擦拭法、浸泡法或冲洗法 手消毒：擦拭揉搓时间≥15s 皮肤、物体表面：擦拭2遍，作用3min 诊疗器具：将物品完全浸没在消毒液中，加盖，作用≥30min；或进行表面擦拭消毒	（1）密封保存于阴凉、干燥、通风、避光避火处，定期测定，用后盖紧，保持有效浓度 （2）不适于空气消毒及医疗器械的消毒灭菌；不宜用于脂溶性物体表面的消毒 （3）不适用于被血、脓、粪便等有机物严重污染表面的消毒 （4）对醇类过敏者慎用
含碘消毒剂碘伏	中效	黄棕色至红棕色固体粉末，有碘气味 碘与聚醇醚和聚维酮类表面活性剂形成的络合物，能迅速而持久地释放有效碘，使细菌体等蛋白质氧化而失活，从而达到连续杀菌的目的	（1）适用：手、皮肤、黏膜及伤口的消毒 （2）常用擦拭法、冲洗法。碘伏浓度：手及皮肤消毒时2~10g/L；黏膜消毒时250~500mg/L 外科手消毒：擦拭或刷洗，作用3~5min 手部皮肤：擦拭2~3遍，作用≥2min 注射部位皮肤：擦拭2遍，时间遵循产品说明 口腔黏膜及创面：1 000~2 000mg/L擦拭，作用3~5min 阴道黏膜及创面：500mg/L冲洗，作用时间遵循产品说明	（1）避光密闭保存于阴凉、干燥通风处 （2）稀释后稳定性差，宜现用现配 （3）皮肤消毒后无须乙醇脱碘 （4）对二价金属制品有腐蚀性，不做相应金属制品的消毒 （5）对碘过敏者慎用

续表

消毒剂名称	消毒效力	性质与作用原理	使用方法	注意事项
碘酊	中效	棕红色澄清液，有碘和乙醇气味	(1)适用：注射、手术部位皮肤以及新生儿脐带部位皮肤消毒 (2)使用浓度：有效碘18~22g/L，擦拭2遍以上，作用1~3min，稍干后用70%~80%乙醇擦拭脱碘	(1)避光密闭保存于阴凉、干燥通风处 (2)不适用于破损皮肤、眼及黏膜的消毒 (3)对二价金属制品有腐蚀性，不做相应金属制品的消毒 (4)对碘过敏者、乙醇过敏者慎用
季铵盐类消毒剂 复方季铵盐 苯扎溴铵	中效 低效	芳香气味的无色透明液体 属阳离子表面活性剂，能吸附带阴离子的细菌，破坏细胞膜，改变细胞的渗透性，使蛋白质变性	(1)适用：环境、物体表面、皮肤与黏膜的消毒 (2)常用擦拭法、浸泡法 环境或物品表面：用1 000~20 000mg/L消毒液擦拭或浸泡，作用时间15~30min 皮肤：原液皮肤擦拭，作用时间3~5min 黏膜：用1 000~2 000mg/L的消毒溶液，作用方法遵循产品说明	(1)避免接触有机物和拮抗物，不宜与阴离子表面活性剂如肥皂或洗衣粉合用，也不能与碘或过氧化物同用 (2)低温时可能出现浑浊或沉淀，可置于温水中加温 (3)高浓度原液可造成严重的角膜以及皮肤、黏膜灼伤，操作时须加强防护 (4)不适用于瓜果蔬菜类消毒
胍类消毒剂 复方氯己定 氯己定	中效 低效	无色透明，无沉淀、不分层液体 能破坏菌体细胞膜的酶活性，使胞浆膜破裂	(1)适用于外科洗手消毒、手术部位的皮肤消毒和黏膜消毒等 (2)擦拭法：有效含量≥2g/L的氯己定乙醇溶液被用于擦拭手术和注射部位皮肤，擦拭2~3遍，作用时间遵循产品说明 (3)冲洗法：有效氯≥2g/L的氯己定水溶液用于冲洗阴道、膀胱、伤口黏膜创面，以预防和控制感染	(1)密闭存放于避光、阴凉、干燥处 (2)不适用于结核杆菌、细菌芽胞污染物品消毒 (3)不能与阴离子表面活性剂如肥皂混合使用或前后使用

四、清洁 消毒 灭菌工作

医院清洁、消毒、灭菌工作是根据相关的规范、原则进行的。主要包括对医院环境的清洁消毒、日常用品的消毒、皮肤黏膜的消毒、器械物品的清洁消毒灭菌以及医院污物污水的处理，贯穿于医院日常的诊疗护理活动和卫生处理工作中。

（一）消毒、灭菌方法的选择原则

医院清洁、消毒、灭菌工作应严格遵守工作程序。重复使用的诊疗器械、器具和物品，使用后应先清洁，再进行消毒或灭菌；被朊毒体、气性坏疽及突发不明原因的传染病病原体污染的诊疗器械、器具和物品应先消毒，再按常规清洗消毒灭菌。

1. 根据导致感染的风险高低选择　根据医疗器械污染后使用所致感染的危险性大小及在患者使用前的消毒或灭菌要求，将医疗器械分为三类，又称斯伯尔丁分类法（E. H. Spaulding classifica-

tion）：

（1）高度危险性物品（critical items）：进入人体无菌组织、器官、脉管系统，或有无菌体液从中流过的物品，或接触破损皮肤、破损黏膜的物品，一旦被微生物污染，具有极高感染风险，如手术器械、穿刺针、腹腔镜、活检钳、脏器移植物等。高度危险性物品使用前必须灭菌。

（2）中度危险性物品（semi-critical items）：与完整黏膜相接触，而不进入人体无菌组织、器官和血流，也不接触破损皮肤，破损黏膜的物品。如胃肠道内镜、气管镜、喉镜、体温表、呼吸机管道、压舌板等。中度危险性物品使用前应选择高水平或中水平消毒方法，菌落总数应≤20CFU/件，不得检出致病性微生物。重复使用的氧气湿化瓶、吸引瓶、婴儿暖箱水瓶以及加温加湿罐等宜采用高水平消毒。

（3）低度危险性物品（non-critical items）：与完整皮肤接触而不与黏膜接触的器材，包括生活卫生用品和患者、医务人员生活和工作环境中的物品。如听诊器、血压计等；病床围栏、床面以及床头柜、被褥；墙面、地面；痰盂和便器等。低度危险性物品使用前可选择中、低水平消毒法或保持清洁；遇有病原微生物污染，针对所污染的病原微生物种类选择有效的消毒方法。低度危险性物品的菌落总数应≤200CFU/件，不得检出致病性微生物。

2. 根据微生物种类及数量选择

（1）对受到致病菌芽胞、真菌孢子、分枝杆菌和经血传播病原体污染的物品，选用灭菌法或高水平消毒法。

（2）对受到真菌、亲水病毒、螺旋体、支原体、衣原体等病原微生物污染的物品，选用中水平以上的消毒法。

（3）对受到一般细菌和亲脂病毒等污染的物品，可选用中水平或低水平消毒法。

（4）杀灭被有机物保护的微生物时，或消毒物品上微生物污染特别严重时，应加大消毒剂的剂量和/或延长消毒时间。

3. 根据消毒物品的性质选择　既要保护物品不被破坏，又要使消毒方法易于发挥作用。

（1）耐热、耐湿的诊疗器械、器具和物品，应首选压力蒸汽灭菌法；耐热的玻璃器材、油剂类和干粉类物品等应首选干热灭菌法。

（2）不耐热、不耐湿的物品，宜采用低温灭菌法，如环氧乙烷、过氧化氢低温等离子体灭菌或低温甲醛蒸汽灭菌等。

（3）金属器械的浸泡灭菌，应选择腐蚀性小的灭菌剂，同时注意防锈。

（4）物品表面消毒时，应考虑到表面性质。光滑表面可选择紫外线消毒器近距离照射，或用化学消毒剂擦拭；多孔材料表面宜采取浸泡或喷雾消毒法。

4. 根据是否有明确感染源选择

（1）预防性消毒（preventive disinfection）：指在未发现明确感染源的情况下，为预防感染的发生对可能受到病原微生物污染的物品和场所进行的消毒。例如医院的医疗器械灭菌，诊疗用品的消毒，餐具的消毒和一般患者住院期间和出院后进行的消毒等。

（2）疫源地消毒（disinfection for infectious focus）：指对疫源地内污染的环境和物品的消毒，包括随时消毒和终末消毒。①随时消毒（concurrent disinfection）指疫源地内有传染源存在时进行的消毒，目的是及时杀灭或去除传染源所排出的病原微生物。应根据现场情况随时进行，消毒合格标准为自然菌的消亡率≥90%。②终末消毒（terminal disinfection）指传染源离开疫源地后进行的彻底消毒。可以是传染病患者住院、转移或死亡后，对其住所及污染物品进行的消毒；也可以是传染病患者出院、转院或死亡后，对病室进行的最后一次消毒。应根据消毒对象及其污染情况选择适宜的消毒方法，要求空气或物体表面消毒后自然菌的消亡率≥90%，排泄物、分泌物或被污染的血液等消毒后不应检出病原微生物或目标微生物。

（二）医院日常的清洁、消毒、灭菌

1. 医院环境清洁、消毒　医院环境常被患者、隐性感染者或带菌者排出的病原微生物所污染，成为感染的媒介，其清洁与消毒是控制医院感染的基础。医院环境要清洁，及时清除垃圾，做到无低洼积水、无蚊蝇孳生地、无灰尘、无蛛网、无蚊蝇、窗明几净。医院环境表面日常清洁消毒遵循先清洁再消毒的原则；发生感染暴发或者环境表面检出多重耐药菌，需实施强化清洁与消毒。环境空气和物品表面的菌落总数符合卫生标准。

（1）环境空气：从空气消毒的角度将医院环境分为四类，根据类别采用相应的消毒方法，如采用空气消毒剂，需符合《空气消毒剂卫生要求》（GB27948-2011）规定。

1）**Ⅰ类环境**为采用空气洁净技术的诊疗场所，包括洁净手术部（室）和其他洁净场所（如洁净骨髓移植病房）。通常选用以下方法净化空气：安装空气净化消毒装置的集中空调通风系统、空气洁净技术、循环风紫外线空气消毒器或静电吸附式空气消毒器、紫外线灯照射消毒、达到Ⅰ类环境空气菌落数要求的其他空气消毒产品。

2）**Ⅱ类环境**均为有人房间，包括非洁净手术部（室）产房、导管室、血液病病区、烧伤病区等保护性隔离病区，重症监护室，新生儿室等。必须采用对人无毒无害，且可连续消毒的方法，如通风、Ⅰ类环境净化空气的方法、达到Ⅱ类环境空气菌落数要求的其他空气消毒产品。

3）**Ⅲ类环境**包括母婴同室、消毒供应中心的检查包装灭菌区和无菌物品的存放区、血液透析中心（室）、其他普通住院病区等。可选用以下方法净化空气：Ⅱ类环境净化空气的方法、化学消毒、达到Ⅲ类环境空气菌落数要求的其他空气消毒产品。

4）**Ⅳ类环境**包括普通门急诊及其检查、治疗室、感染性疾病科门诊及病区。可采用Ⅲ类环境中的空气消毒方法。

（2）环境表面：环境物品表面、地面应保持清洁，不得检出致病性微生物。如无明显污染，采用湿式清洁；如受到肉眼可见污染时应及时清洁、消毒。①对治疗车、床栏、床头柜、门把手、灯开关、水龙头等频繁接触的物体表面应每天清洁、消毒。②被患者血液、呕吐物、排泄物或病原微生物污染时，根据具体情况采用中水平以上的消毒方法。少量（<10ml）的溅污，可先清洁再消毒；大量（≥10ml）的溅污，先用吸湿材料去除可见污染，再清洁和消毒。③人员流动频繁，拥挤的场所应在每天工作结束后进行清洁、消毒。④感染高风险的部门如Ⅰ类环境、Ⅱ类环境中的科室以及感染性疾病科、检验科、耐药菌和多重耐药菌污染的诊疗场所，应保持清洁、干燥，做好随时消毒和终末消毒。地面消毒用400~700mg/L有效氯的含氯消毒液擦拭，作用30min；物体表面消毒方法同地面，或用 1 000~2 000mg/L季铵盐类消毒液擦拭。⑤被朊毒体、气性坏疽及突发不明原因的传染病病原体污染的环境表面或物品表面应做好随时消毒和终末消毒。

2. 被服类清洁、消毒　包括全院患者衣服和床上用品、医务人员的工作服帽和值班被服的清洗、消毒，主要在洗衣房进行。间接接触患者的棉胎、枕芯、被褥、床垫、病床围帘等，应定期清洗与消毒；遇污染应及时更换、清洗与消毒。直接接触患者衣服和床单、被套、枕套等，应一人一更换，住院时间长者每周更换，遇污染及时更换。更换后的用品应及时清洗与消毒，消毒方法合法、有效。

每个病区应有3个衣被收集袋，分别收放有明显污染的患者衣被、一般患者衣被、医务人员的工作服帽和值班被服。一次性使用衣被收集袋用后焚烧；非一次性使用者采用不同的清洗、消毒方法：①患者的一般衣被如床单、病员服等用1%洗涤液，70℃以上热水（化纤衣被40~50℃）在洗衣机中清洗 25min，再用清水漂洗。②感染患者的被服应专机洗涤，用 1%~2%洗涤剂于 90℃ 以上洗 30min 或 70℃ 含有效氯 500mg/L 的消毒洗衣粉溶液洗涤 30~60min，然后用清水漂净。甲类及按甲类管理的乙类传染病患者的衣服应先用压力蒸汽灭菌后，再送洗衣房洗涤或烧毁。③患者的污染衣被应先去除有机物，然后按感染患者的被服处理；婴儿衣被应单独洗涤。④工作人员的工作服及值班被服应与患者的被服分机或分批清洗消毒。同时应注意加强工作人员的防护以及衣被的收集袋、接送车、洗衣机、洗衣房、被服室等的消毒。

3. 饮水、茶具、餐具和卫生洁具等清洁、消毒　①饮水符合国家饮用水标准，细菌总数<100 个/ml，大肠杆菌数<3 个/1 000ml。②患者日常使用的茶具、餐具要严格执行一洗、二涮、三冲、四消毒、五保洁的工作程序，消毒处理后要求清洁、干爽、无油垢、不油腻、无污物，不得检出大肠杆菌、致病菌和 HBsAg。③重复使用的痰杯、便器等分泌物和排泄物盛具需清洗、消毒后干燥备用。④抹布、地巾、拖布（头）等洁具应分区使用，清洗后再浸泡消毒 30min，冲净消毒液后干燥备用；推荐使用脱卸式拖头。

4. 皮肤和黏膜消毒　皮肤和黏膜是人体的防御屏障，其表面有一定数量的微生物，其中有一些是致病性微生物或条件致病菌。

（1）皮肤消毒（skin disinfection）：指杀灭或清除人体皮肤上的病原微生物并达到消毒要求。用于皮肤消毒的化学制剂符合相应要求，通常使用擦拭法，消毒范围、作用时间遵循产品的使用说明。一般完整皮肤常用消毒剂有醇类、碘类、季铵盐类、酚类、过氧化物类。消毒剂未用前菌落总数≤10CFU/ml(g)，使用中菌落总数≤50CFU/ml(g)，无论何时均不得检出致病菌，真菌和酵母菌≤10CFU/ml(g)。破损皮肤的消毒剂应无菌，常用季铵盐类、胍类消毒剂以及过氧化氢、碘伏，三氯羟基二苯醚、酸性氧化电位水等消毒剂。

（2）黏膜消毒（disinfection of mucous membrane）：指杀灭或清除口腔、鼻腔、阴道及外生殖器等黏膜病原微生物的过程，并达到消毒要求。用于黏膜消毒的化学制剂符合产品质量标准，常用碘伏、氯己定-乙醇、季铵盐类、过氧化物类、含氯制剂等。通常使用擦拭法或冲洗法，消毒范围、作用时间遵循产品的使用说明。消毒剂不得作为黏膜治疗药物使用；如注明不能用于孕妇，则不可用于孕妇的会阴部及阴道手术部位的消毒。

5. 器械物品的清洁、消毒、灭菌　医疗器械及其他物品是导致医院感染的重要途径之一，必须严格执行医疗器械、器具的消毒技术规范，并遵循消毒、灭菌方法的选择原则。

进入人体组织、无菌器官的医疗器械、器具和物品必须达到灭菌水平；接触皮肤、黏膜的医疗器械、器具和物品必须达到消毒水平；各种用于注射、穿刺、采血等有创操作的医疗器具必须一用一灭菌。灭菌后的器械物品不得检出任何微生物；消毒时要求不得检出致病性微生物，对试验微生物的杀灭率≥99.9%，对自然污染的微生物杀灭率≥90%。如使用化学消毒剂消毒灭菌，应定期检测消毒液中的有效成分，使用中的消毒液染菌量≤100CFU/ml，致病性微生物不得检出；消毒后的内镜，细菌总数≤20CFU/件，不得检出致病性微生物。

普通患者污染的可重复使用诊疗器械、器具和物品与一次性使用物品分开放置；一次性使用的不得重复使用。疑似或确诊朊毒体、气性坏疽及突发原因不明的传染病病原体感染者宜选用一次性诊疗器械、器具和物品，使用后进行双层密闭封装焚烧处理；可重复使用的被污染器械、器具及物品由消毒供应中心统一按要求回收并处置。

6. 医院污物、污水的处理

（1）医院污物的处理：医院污物主要指①医疗垃圾：在诊疗、卫生处理过程中产生的废弃物，包括感染性废物、病理性废物、损伤性废物、药物性废物、化学性废物等五类。②生活垃圾:指患者生活过程中产生的排泄物及垃圾,包括剩余饭菜、果皮、果核、罐头盒、饮料瓶、手纸、各种包装纸、粪、尿等排泄物。这些污物均有被病原微生物污染的可能,所以应分类收集,通常设置黑黄污物袋,污物袋需坚韧耐用,不漏水。黑色袋装生活垃圾,黄色袋装医疗垃圾,损伤性废物置于医疗废物专用的黄色锐器盒内。医院污物处理需遵循相应的法规要求并建立严格的管理制度如污物入袋制度、运送交接制度、暂存登记制度、卫生安全防护制度、污物污染应急预案等。

(2)医院污水的处理:医院污水指排入医院化粪池的污水和粪便,包括医疗污水、生活污水和地面雨水。医院污水经预处理和消毒后,最终排入城市下水道网络,污泥供作农田肥料,如不加强管理,可能会含有各种病原微生物和有害物质,将造成环境污染和社会公害。所以医院应建立集中污水处理系统并按污水种类分别进行排放,排放质量应符合规定;综合医院的感染病区和普通病区的污水应实行分流,分别进行消毒处理。

五、消毒供应中心(室)工作

消毒供应中心(central sterile supply department,CSSD)是医院内承担各科室所有重复使用诊疗器械、器具、物品的清洗消毒、灭菌以及无菌物品供应的部门,是预防和控制医院感染的重要科室。消毒供应中心工作质量的好坏,直接影响诊疗和护理质量,关系到患者和医务人员的安危。医院消毒供应中心工作必须遵循有关规范(WS 310. 1-2016~WS 310. 3-2016)

1. 消毒供应中心的设置　医院应独立设置消毒供应中心,有条件的医院消毒供应中心应为附近医疗机构提供消毒供应。

(1)建筑原则:医院消毒供应中心的新建、扩建和改建,应遵循医院感染预防与控制的原则,遵守国家法律法规对医院建筑和职业防护的相关要求。

消毒供应中心
(微课)

(2)基本要求:消毒供应中心宜接近手术室,产房和临床科室或与手术室有物品直接传递专用通道;周围环境应清洁、无污染源,区域相对独立;内部通风,采光良好,气体排放和温度、湿度控制符合要求;建筑面积应符合医院建设标准的规定,并兼顾未来发展规划的需要。

2. 消毒供应中心的布局　应分为工作区域和辅助区域,各区域标志明显、界限清楚、通行路线明确。

(1)工作区域:包括去污区、检查包装及灭菌区和无菌物品存放区,其划分应遵循"物品由污到洁,不交叉、不逆流;空气流向由洁到污;去污区保持相对负压;检查包装及灭菌区保持相对正压"的原则。各区之间应设实际屏障;去污区和检查包装灭菌区均应设物品传递窗;并分别设人员出入缓冲间(带)。工作区域的洗手设施应采用非手触式水龙头开关,无菌物品存放区不设洗手池。

1)去污区:为污染区域,用于对重复使用的诊疗器械、器具和物品进行回收、分类、清洗、消毒(包括运输器具的清洗消毒等)。

2)检查包装及灭菌区:为清洁区域,用于对已去污的诊疗器械、器具和物品进行检查、装配、包装及灭菌(包括敷料制作等)。

3)无菌物品存放区(图 5-9):为清洁区域,用于对已灭菌物品的存放、保管和发放;一次性用物应设置专门区域存放。

(2)辅助区域:包括工作人员更衣室、值班室、办公室、休息室、卫浴间等。

3. 消毒供应中心的工作内容　CSSD 人员防护着装应符合工作区域的要求,诊疗器械、器具和物品处理通常情况下遵循先清洗后消毒的处理程序,应遵循标准预防的原则进行清洗、消毒、灭菌。

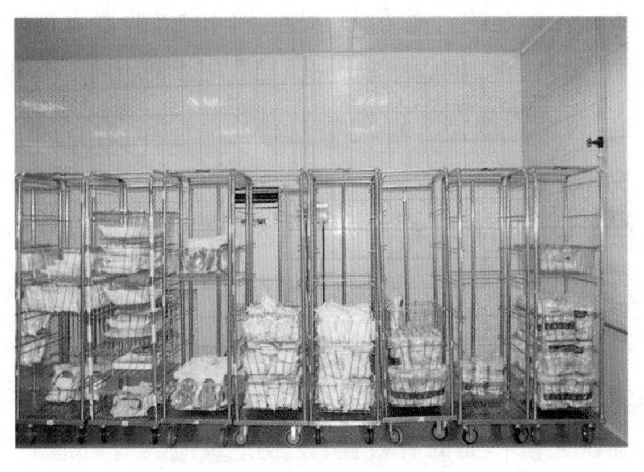

图 5-9 无菌物品存放区

工作内容主要包括以下七部分：

（1）回收：消毒供应中心应对临床使用过的需重复使用的诊疗器械、器具和物品集中进行回收；被朊毒体，气性坏疽及突发原因不明的传染病病原体污染的诊疗器械、器具和物品，使用者应双层封闭包装并标明感染性疾病名称，由 CSSD 单独回收。应采用封闭式回收，避免反复装卸；不应在诊疗场所对所污染的诊疗器械、器具和物品进行清点，回收工具每次使用后应清洗、消毒、干燥备用。

（2）清洗消毒：这是灭菌前准备的一个重要环节。

1）清洗方法包括机械清洗和手工清洗。机械清洗适用于大部分常规器械的清洗；手工清洗适用于精密、复杂器械清洗和有机物污染较重器械的初步处理。精密器械的清洗应遵循生产厂家提供的使用说明或指导手册。有管腔和表面不光滑的物品，应用清洁剂浸泡后手工刷洗或超声清洗；能拆卸的复杂物品应拆开后清洗。

2）清洗步骤包括冲洗、洗涤、漂洗、终末漂洗。清洗用水、物品及操作等遵循国家有关规定。

3）对于被朊毒体、气性坏疽及突发原因不明的传染病病原体污染的诊疗物品应先消毒灭菌，再进行清洗。

4）清洗后的器械、器具和物品应进行消毒处理。首选机械湿热消毒，也可采用 75% 乙醇、酸性氧化电位水或其他国家许可的消毒剂进行消毒。

（3）干燥、检查与保养：首选干燥设备根据物品性质进行干燥处理；无干燥设备及不耐热的器械、器具和物品使用消毒低纤维絮擦布、压力气枪或≥95% 乙醇进行干燥处理；管腔类器械使用压力气枪进行干燥处理；不应使用自然干燥法进行干燥。使用目测或带光源放大镜对干燥后的每件器械、器具和物品进行检查，要求器械表面及关节、齿牙处光洁无锈、无血渍、污渍、水垢，功能完好无损毁；带电源器械还应进行绝缘性能的安全检查。器械保养时根据不同特性分类处理，如橡胶类物品应防粘连、防老化；玻璃类物品避免碰撞、骤冷骤热；金属类器械使用润滑剂防锈，不损坏锐利刀剪的锋刃；布类物品防霉、防火，防虫蛀等。

（4）包装：包括装配、包装、封包、注明标识等步骤，器械与敷料应分室包装。①包装前应依据器械装配技术规程或图示，核对器械的种类、规格和数量，拆卸的器械应组装。②手术器械应摆放在篮筐或有孔盘中配套包装；盆、盘、碗等单独包装；轴节类器械不应完全锁扣；有盖的器皿应开盖；摆放的物品应隔开，开口朝向一致；管腔类物品应盘绕放置并保持管腔通畅。③包装分为闭合式和密封式两种。普通棉布包装材料应无破损无污渍，一用一清洗；开放式的储槽不应用于灭菌物品的包装；硬质容器的使用遵循操作说明；灭菌手术器械如采用闭合式包装，2 层包装材料分 2 次包装；密封式包装采用纸袋，纸塑袋等材料。④灭菌包外设有灭菌化学指示物；高度危险性物品包内放置化学指示物；如果透过包装材料可以直接观察包内灭菌化学指示物的颜色变化，则不放置包外灭菌化学指示物；使用专用胶带或医用热封机封包，应保持闭合完好性，胶带长度与灭菌包体积、重量相适宜、松紧适度；纸塑袋、纸袋等密封包其密封宽度应≥6mm，包内器械距包装袋封口≥2. 5cm；硬质容器应设置安全闭锁装置；无菌屏障完整性破坏时应可识别。⑤灭菌物品包装的标识应注明物品名称、数量、灭菌日期、失效日期、包装者等内容。

（5）装载、灭菌及卸载：根据物品的性质选择适宜有效的灭菌方法，按照不同的灭菌器要求装载灭菌包，放置方法恰当，尽量将同类物品同锅灭菌，装载时标识应注明灭菌时间、灭菌器编号、灭菌批次、科室名称、灭菌包种类等，标识应具有追溯性。灭菌后按要求卸载，并且待物品冷却，检查包外化学指示物变色情况以及包装的完整性和干燥情况。

（6）储存与发放：灭菌后物品应分类、分架存放于无菌物品存放区。一次性使用无菌物品应去除外包装后，进入无菌物品存放区。物品存放架或柜应距地面高度≥20cm，离墙≥5cm，距天花板≥50cm。物品放置应固定位置、设置标识，定期检查、盘点、记录，在有效期内发放。发放时有专人专窗，或者按照规定线路由专人、专车或容器加防尘罩去临床科室发放。接触无菌物品前应先洗手或手消毒；无菌物品的发放遵循先进先出的原则，确认无菌物品的有效性；发放记录应具有可追溯性。发放无菌物品的运送工具应每日清洁处理，干燥存放；有污染时应消毒处理，干燥后备用。

（7）相关监测：消毒供应中心应安排人员专门负责质量监测，根据要求定期对清洁剂、消毒剂、洗涤用水、润滑剂、包装材料等进行质量检查；定期进行监测材料的质量检查；对清洗消毒器、超声清洗器、灭菌器等进行日常清洁和检查；根据灭菌器的类型对灭菌效果分别进行检查。

4. 消毒供应中心的管理　应将消毒供应中心纳入医院建设规划，将其工作管理纳入医疗质量管理体系。

消毒供应中心在主管院长或其相关职能部门的直接领导下开展工作，由护理管理部门、医院感染管理部门、人事管理部门、设备及后勤管理等部门协同管理，以保障消毒供应中心的工作需要，确保医疗安全。

消毒供应中心应建立健全岗位职责、操作规程、消毒隔离、质量管理、监测、设备管理、器械管理（包括外来医疗器械）及职业安全防护等管理制度和突发事件的应急预案；建立质量管理追溯制度；完善质量控制过程的相关记录；同时建立与相关科室联系制度。

医院应根据消毒供应中心的工作量及岗位需求合理配备具有执业资格的护士、消毒员和其他工作人员。消毒供应中心的工作人员应接受与岗位职责相应的岗位培训，正确掌握以下知识与技能：各类诊疗器械、器具与物品的清洗、消毒、灭菌的知识与技能；相关清洗、消毒、灭菌设备的操作规程；职业安全防护原则和方法；医院感染与控制的相关知识。同时根据专业发展，开展继续教育培训，更新知识。

扫一扫，
看总结

第三节　手　卫　生

对于医务人员来说，各种诊疗、护理活动都离不开医务人员的双手，如果手卫生不良，可直接或间接导致医院感染的发生。为保障医疗安全和医务人员的职业安全、提高医疗质量、防止交叉感染，医院应加强手卫生的规范化管理，提高医务人员手卫生依从性。

一、概述

（一）基本概念

1. 手卫生（hand hygiene）　是医务人员洗手、卫生手消毒和外科手消毒的总称。

2. 洗手（hand washing）　指医务人员用肥皂（皂液）和流动水洗手，去除手部皮肤污垢、碎屑和部分致病菌的过程。

3. 卫生手消毒（antiseptic hand rubbing）　指医务人员用速干手消毒液揉搓双手，以减少手部暂居菌的过程。

4. 外科手消毒(surgical hand antisepsis) 指外科手术前医务人员用肥皂(皂液)和流动水洗手，再用手消毒液清除或者杀灭手部暂居菌和减少常居菌的过程。使用的手消毒液可具有持续抗菌活性。

(二)手卫生的管理

《医务人员手卫生规范》是医疗机构在医疗活动中管理和规范医务人员手卫生的行动指南。

1. 制定管理制度 **手卫生是降低医院感染最可行、最重要的措施**。因此医院应制定相应的手卫生管理制度，并严格执行落实。

2. 配备设施 医院应配备有效、便捷、规范的手卫生设施，为医务人员执行手卫生措施提供必要条件。

3. 定期培训 应定期开展手卫生培训，使全体医务人员能掌握必要的手卫生知识和技能，提高无菌观念和自我保护意识，保证手卫生的效果。

4. 加强监督指导 应加强对医务人员及其他部门人员的手卫生工作的指导与监督，包括手卫生设施、清洁剂、干手物品、速干手消毒液的管理，以提高医务人员手卫生的依从性。

5. 加强效果监测 应加强手卫生效果的监测，每季度对重点部门如手术室、产房、导管室、层流洁净病房、骨髓移植病房、重症监护病房、新生儿室、血液透析病房、烧伤病房、感染疾病科、母婴室、口腔科等部门工作的医务人员进行手消毒的效果监测。当怀疑医院感染暴发与医务人员手卫生有关时，应立即进行监测，并进行相应的致病微生物检测。卫生手消毒后，监测的细菌菌落数≤$10CFU/cm^2$，外科手消毒后，监测的细菌菌落数≤$5CFU/cm^2$。

(三)手卫生设施

1. 洗手与卫生手消毒设施 手卫生设置应符合国家规定，同时方便医务人员。

(1)流动水洗手设施：有条件的医疗机构在诊疗区域均宜配备非手触式水龙头，并安置在洗手池适当位置。重点部门如手术室、产房、导管室、层流洁净病房、骨髓移植病房、重症监护病房、新生儿室、血液透析病房、烧伤病房、感染疾病科、母婴室、口腔科、消毒供应中心等必须配备**非手触式水龙头**。

(2)清洁剂：清洁剂有肥皂、皂液和含杀菌成分的洗手液等。肥皂应保持清洁与干燥。盛放皂液的容器宜为一次性使用，重复使用的容器应每周清洁与消毒。皂液有浑浊或变色时及时更换，并清洁、消毒容器。

(3)干手物品：干毛巾、干手机及擦手纸，另准备盛放干毛巾和擦手纸的容器。如用干毛巾，需一用一消毒。

(4)速干手消毒液：应选用符合国家有关规定的，含有醇类和护肤成分的手消毒液。如乙醇、异丙醇、氯己定、碘伏等，剂型包括水剂、凝胶和泡沫型。手消毒液应无异味、无刺激性，宜采用一次性包装，医务人员对选用的手消毒液有良好的接受性。

2. 外科手消毒设施

(1)洗手池：洗手池设置在手术间附近，水池大小、高矮适宜，能防止洗手水溅出，池面应光滑无死角易于清洁。洗手池及水龙头的数量应合适，水龙头数量应不少于手术间的数量，水龙头开关应为非手触式。洗手池应每日清洁与消毒。

(2)清洁用品：应配备清洁指甲用品、清洁剂、手卫生的揉搓用品。如配备手刷，刷毛应柔软，并定期检查，及时剔除不合格手刷，一用一灭菌。

(3)手消毒液:应配备取得卫生部卫生许可证的外科手消毒液,在有效期内使用。手消毒液的出液器应采用非手触式。消毒剂宜采用一次性包装,重复使用的消毒剂容器应每周清洁与消毒。

(4)干手物品:干手巾应每人一用,用后清洁、灭菌;盛装消毒巾的容器应每次清洗、灭菌。

(5)其他:应配备计时装置、洗手流程及说明图。

洗手法(视频)

二、洗手

有效的洗手是防止医院感染传播最重要的措施之一,可清除手上99%以上的各种暂居菌。

【目的】

去除手部皮肤污垢、碎屑及大部分的致病菌,防止感染和交叉感染。

【操作程序】

1. 评估

(1)患者的病情、临床表现、治疗情况、目前采取的隔离种类及隔离措施。

(2)手污染的程度。

2. 计划

(1)护士准备:着装整洁,剪指甲,取下手表。

(2)用物准备:流动洗手池设备(无此设备的可备消毒液,清水各一盆)、洗手液或肥皂、干手器或擦手纸或消毒小毛巾。

(3)环境准备:整洁、宽敞、明亮、安全。

3. 实施 见表5-5。

表5-5 洗手法

操作流程	操作步骤	要点说明
1. 充分准备	打开水龙头,调节合适水流和水温	• 水龙头最好是非手触式水龙头
2. 正确洗手	(1)在流动水下,使双手充分淋湿 (2)关上水龙头,取适量洗手液或肥皂(皂液),均匀涂抹至整个手掌、手背、手指和指缝 (3)揉搓双手,具体揉搓步骤为(图5-10): 1)**内**:掌心对掌心,手指并拢,相互揉搓 2)**外**:掌心对手背,双手交叉沿指缝相互揉搓,交换进行 3)**夹**:掌心相对,双手交叉沿指缝相互揉搓 4)**弓**:弯曲手指使关节在另一手掌心旋转揉搓,交换进行 5)**大**:一手握住另一手大拇指旋转揉搓,交换进行 6)**立**:将五个手指尖并拢放在另一手掌心旋转揉搓,交换进行 7)**腕**:握住手腕旋转擦洗,交换进行	• 水流不可过大,以防溅湿工作服 • 常用于医护人员在进行各种操作前 • 认真揉搓双手至少15s,应注意揉搓双手所有皮肤,包括指背、指尖和指缝
3. 冲洗干净	打开水龙头,在流动水下彻底冲净双手	• 流动水冲洗时**手指向下**,从肘部向指尖方向冲洗 • 冲水后立即关闭水龙头
4. 干手护肤	关闭水龙头,以干手器烘干双手或用擦手纸或消毒毛巾擦干双手,取适量护手液护肤	• 擦手毛巾应保持清洁、干燥,一用一消毒

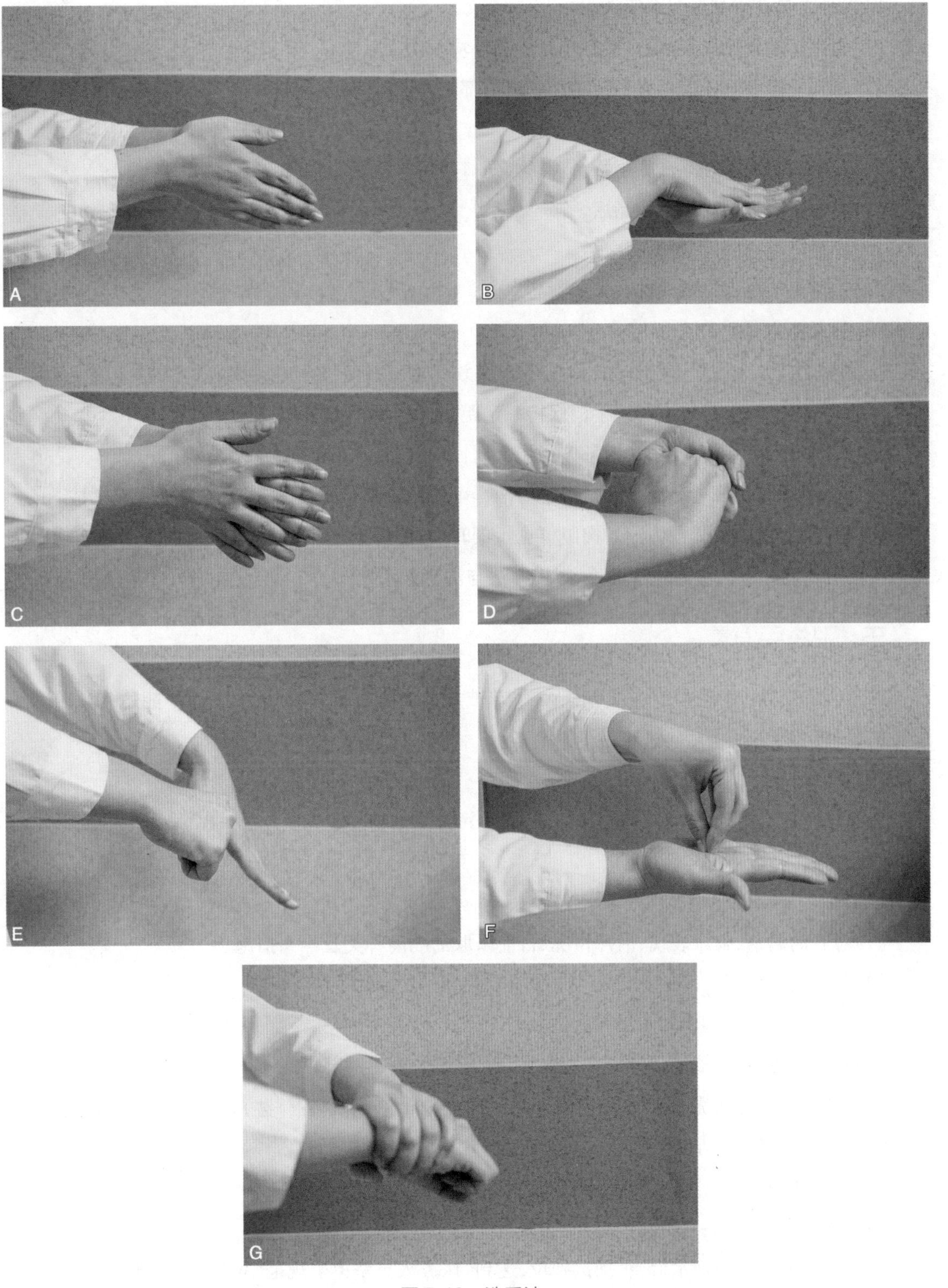

图 5-10 洗手法

4. 评价 洗手的方法正确，冲洗彻底，工作服未被溅湿。符合《医务人员手卫生规范（WS/T 313-2009）》。

【注意事项】

1. 医务人员在下列情况下应洗手

（1）直接接触每个患者前后；接触患者周围环境及物品后。

（2）从同一患者身体的污染部位移动到清洁部位时。

（3）接触患者黏膜、破损皮肤或伤口前后。

（4）接触患者血液、体液、分泌物、排泄物、伤口敷料等之后。

（5）接触患者周围环境及物品后。

（6）穿脱隔离衣前后，脱手套之后。

（7）进行无菌操作，接触清洁、无菌物品之前。

（8）处理药物或配餐前。

2. 洗手之前应先摘除手部饰物，并修剪指甲，洗手时要反复搓擦使泡沫丰富，方法正确。

3. 洗手或刷手时，身体应与洗手池保持一定距离，以免水溅湿工作服污染洗手池外侧边。

4. 流水冲洗时，**手指向下**，从肘部向指尖方向冲洗。

5. 手的各个部位都要洗到、冲净，洗手与消毒可使用海绵、其他揉搓用品或双手相互揉搓。

6. 当手部有血液或其他体液等肉眼可见污染时，应用清洁剂和流动水洗手；当手部没有肉眼可见污染时可用速干手消毒剂代替洗手，揉搓方法与洗手方法相同。

三、卫生手消毒

医务人员接触污染物品或感染患者后，手常被大量细菌污染，仅一般洗手尚不能达到预防交叉感染的要求，必须在洗手后再进行卫生手消毒。

【目的】

去除致病微生物，预防感染与交叉感染，避免污染清洁物品和无菌物品。

【操作程序】

1. 评估

（1）患者的病情、临床表现、治疗情况、目前采取的隔离种类及隔离措施。

（2）手污染的程度。

2. 计划

（1）护士准备：着装整洁，修剪指甲，洗手，取下手表，露出肘部。

（2）用物准备：流动洗手池设备（无此设备的可备消毒液，清水各一盆）、消毒刷、洗手液、速干手消毒液、干手器或纸巾、消毒小毛巾。

（3）环境准备：整洁、宽敞、明亮、安全。

3. 实施 见表 5-6。

4. 评价 速干手消剂量恰当，揉搓到位，达到《医务人员手卫生规范（WS/T313-2009）》要求。

【注意事项】

1. 医务人员在下列情况时应先洗手，然后进行卫生手消毒。

（1）接触患者的血液、体液和分泌物以及被传染性致病微生物污染的物品后。

表 5-6　卫生手消毒法

操作流程	操作步骤	要点说明
1. 洗手涂剂	(1)按洗手步骤洗手并保持手的干燥 (2)取速干手消毒液于掌心,均匀涂抹至整个手掌、手背、手指和指缝,必要时增加手腕及腕上 10cm	• 符合洗手的要求与要点 • 消毒剂要求:作用速度快、不损伤皮肤、不引起过敏反应
2. 揉搓待干	按照揉搓洗手的步骤揉搓双手,直至手部干燥	• 保证消毒剂完全覆盖手部皮肤 • 揉搓时间至少 15s • 自然干燥

(2)直接为传染病患者进行检查、治疗、护理或处理传染患者污物之后。

2. 卫生手消毒前先洗手并保持手部干燥,遵循洗手的注意事项。

3. 速干手消毒液揉搓双手时方法正确,注意手的各个部位都需揉搓到。

知识拓展

手卫生依从性监测

手卫生依从性是指医务人员实施临床操作,在手卫生的时机中实际实施手卫生时机的比例,常用百分率(%)表示。

依从性(%)=(实施手卫生时机数/应手卫生的时机数)×100%

实施手卫生时机数是指洗手和使用速干手消毒剂消毒手的时机数之和;应手卫生时机数是指被观察者洗手时机数,即至少有一个洗手指针的时机数。

手卫生依从性是评价手卫生实施状况的重要指标。通过监测,可以得到医务人员手卫生状况的重要信息,评价手卫生状况干预措施的实施效果,评估手卫生状况在医院感染防控中的作用,还有助于医院感染暴发的调查。

常用的监测手卫生依从性的方法包括:

1. 直接观察法　是接受过培训的调查员通过观察直接收集医务人员不同操作、不同时间段、不同指针的手卫生依从的信息,是评价手卫生依从性的金标准。通过直接观察可有助于发现手卫生工作的薄弱环节,明确手卫生工作重点。

2. 间接监测法　通过监测物品(如肥皂或手揉搓剂)的消耗量和电子监测洗手池的使用率等,间接估计手卫生依从状况的变化趋势,但不能得到个体手卫生依从性的值。

扫一扫,看总结

第四节　无 菌 技 术

无菌技术是预防医院感染的一项重要措施,直接关系到患者的安危及医疗效果,医务人员在临床工作中必须保持高度的无菌观念,坚持无菌原则,熟练掌握操作规范,确保患者安全。

一、概述

(一)概念

1. **无菌技术**(aseptic technique)　指在医疗、护理操作中,防止一切微生物侵入人体和防止无菌物品、无菌区域被污染的操作技术。

2. 无菌区(aseptic area) 指经过灭菌处理且未被污染的区域。

3. 非无菌区(non-aseptic area) 指未经灭菌处理,或经灭菌处理后又被污染的区域。

4. 无菌物品(aseptic supplies) 指经过灭菌处理后未被污染的物品。

5. 非无菌物品(non-aseptic supplies) 指未经灭菌处理,或经灭菌处理后又被污染的物品。

(二)无菌技术操作原则

1. 操作前准备

(1)操作环境:操作室要清洁、宽敞、定期消毒;操作台清洁、干燥、平坦;**无菌操作前30min停止清扫、减少走动**,防止尘埃飞扬。

(2)工作人员:操作前应着装整洁、修剪指甲、洗手、戴口罩,必要时穿无菌衣、戴无菌手套。

2. 无菌物品管理

(1)存放环境:温度要求低于24℃,相对湿度<70%;无菌物品应存放在无菌包或无菌容器内,并置于距离地面高出20cm、距离天花板超过50cm、距离墙超过5cm的存放柜或架上。

(2)标识清楚:无菌物品与非无菌物品应分开放置,并有明显标志;无菌包或无菌容器外要注明物品名称、灭菌日期。

(3)使用有序:无菌物品通常按失效期先后顺序摆放,在有效期内使用。

(4)储存时间:如存放环境符合要求,使用纺织品材料包装的无菌物品有效期宜为14d,否则一般为7d;医用一次性纸袋包装的无菌物品,有效期宜为30d;使用一次性医用皱纹纸、一次性纸塑袋、医用无纺布或硬质容器包装的无菌物品,有效期宜为180d;由医疗器械生产厂家提供的一次性使用无菌物品遵循包装上标识的有效期。**无菌包过期或包布受潮均应重新灭菌**。

3. 操作中保持无菌

(1)操作者身体应与无菌区保持一定距离;**手臂须保持在腰部或操作台面以上,不可跨越无菌区域**;禁止面对无菌区谈笑、咳嗽、打喷嚏。

(2)无菌物品取用应使用无菌持物钳;无菌物品一经取出,即使未使用,也不可放回无菌容器内。

(3)一套无菌物品,仅供一位患者使用,防止交叉感染。

(4)无菌物品疑有污染或已被污染,不可使用,应给予更换。

二、无菌技术基本操作

(一)无菌持物钳使用

【目的】

用于夹取或传递无菌物品。

【操作程序】

1. 评估

(1)操作环境。

(2)无菌持物钳及盛放无菌持物钳的容器。

2. 计划

(1)护士准备:着装整洁,剪指甲,洗手,戴口罩。

(2)用物准备:无菌持物钳、盛放无菌持物钳的容器。

无菌持物钳的种类:临床常用的无菌持物钳有卵圆钳、三叉钳、长镊子、短镊子四种(图5-11)。

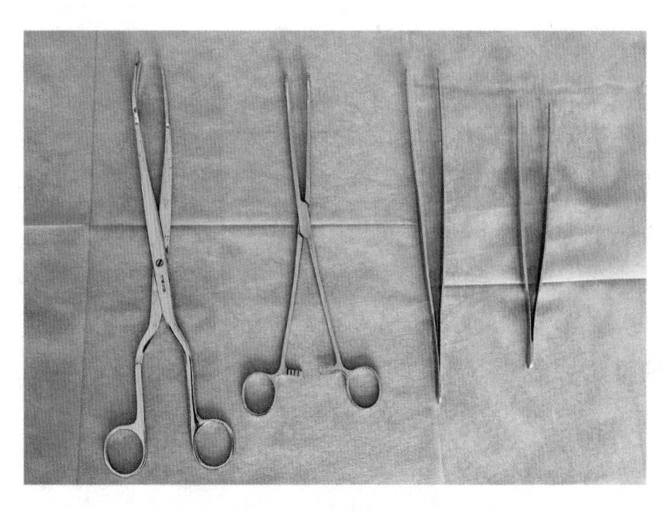

图 5-11 无菌持物钳的种类

无菌持物钳的存放：目前临床主要使用干燥保存法，即将盛有无菌持物钳的无菌干罐保存在无菌包内，使用前开包，每 4h 更换一次。

（3）环境准备：温湿度适宜，光线充足，整洁、宽敞。

3. 实施 见表 5-7。

表 5-7 无菌持物钳使用

操作程序	操作步骤	要点说明
1. 检查核对	检查并核对名称、有效期、灭菌标识	• 确保在灭菌有效期内使用
2. 开盖取钳	打开盛放无菌持物钳的容器盖，手持无菌持物钳**上 1/3 处**，闭合钳端，将钳移至容器中央，垂直取出（图 5-12），关闭容器盖	• 盖闭合时不可从盖孔中取、放无菌持物钳 • 取、放时，无菌钳保持**闭合状态**，不能碰触容器口边缘
3. 钳端向下	使用时保持钳端向下，在腰部以上视线范围内活动，不可倒转向上	• 保持无菌持物钳的无菌状态
4. 放钳盖盖	使用后闭合钳端，打开容器盖，快速垂直放回容器中，盖好容器盖	• 干燥保存法第一次使用，应标记开启时间并签名，4h 内有效

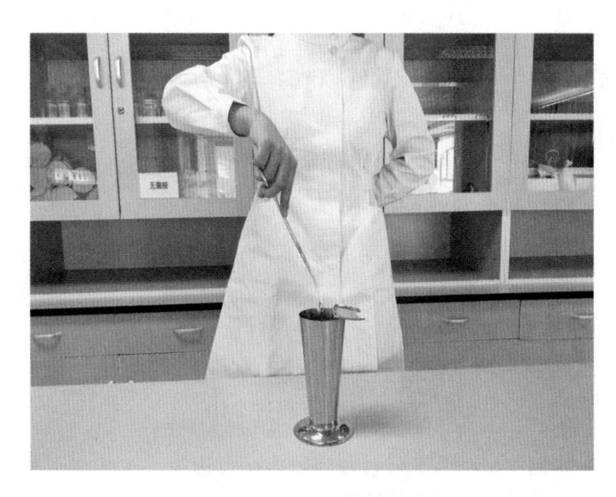

图 5-12 取无菌持物钳

4. 评价

（1）取放无菌持物钳时未污染。

（2）使用时钳端始终向下。

【注意事项】

1. 严格遵守无菌技术操作原则。

2. 无菌持物钳**不可进行换药或消毒皮肤**，以防无菌持物钳被污染。无菌持物钳**不能夹取油纱布**，以免油粘于钳端，影响消毒效果。

3. 使用时始终保持钳端向下，**如需到距离较远处夹取无菌物品，应连同容器一起搬**

移,就地取出使用,防止持物钳在空气中暴露过久而污染。

4. 无菌持物钳一旦污染或可疑污染应重新灭菌。

5. 湿式保存法:除注意上述1~4外,还需注意:①使用广口有盖无菌容器浸泡无菌持物钳,消毒液**要浸没持物钳轴节以上2~3cm或镊子长度的1/2**,每个容器内只能放置一把无菌持物钳。②无菌持物钳及容器应每周清洁、灭菌2次,同时更换消毒液;使用频率较高的部门应每天清洁、灭菌(如门诊换药室、注射室、手术室等)。③取、放无菌持物钳时其钳端不可触及液面以上部分的容器内壁。④放入无菌持物钳时需松开轴节以利于钳与消毒液充分接触。

(二)无菌容器使用

【目的】

用于盛放无菌物品并保持其无菌状态。

【操作程序】

1. 评估

(1)操作环境。

(2)无菌容器的种类及有效期。

2. 计划

(1)护士准备:着装整洁,剪指甲,洗手,戴口罩。

(2)用物准备:盛有无菌持物钳的无菌罐、盛放无菌物品的容器。常用的容器有无菌盒、无菌罐、无菌盘等。无菌容器内盛灭菌器械、棉球、纱布等。

(3)环境准备:温湿度适宜,光线充足,整洁、宽敞。

3. 实施 见表5-8。

4. 评价

(1)无菌盖的内面未触及桌面或任何非无菌区域。

(2)手未触及容器内面及边缘。

(3)及时盖严无菌容器。

表5-8 无菌容器使用

操作程序	操作步骤	要点说明
1. 检查核对	检查并核对无菌容器名称、灭菌日期、失效期、灭菌标识	• 应同时查对无菌持物钳,以确保在有效期内
2. 正确打开	打开容器盖,平移离开容器,内面向上拿在手中或置于稳妥处(图5-13A、B)	• 盖子不得在无菌容器上方翻转,以防灰尘落于容器内造成污染 • 开、关盖时,**手勿触及容器盖的边缘及内面**,防止污染盖的内面
3. 取用物品	用无菌持物钳从无菌容器内垂直夹取无菌物品	• 无菌持物钳及物品**不可触及容器边缘**
4. 正确关盖	取物后立即将盖翻转,使内面向下,迅速将无菌容器盖盖严(图5-13C、D)	• 无菌容器中的物品(棉球、纱布等)一经打开,使用时间**不超过24h**
5. 手持容器	手持无菌容器时(如治疗碗)应托住容器底部	• 手不可触及容器内面及边缘

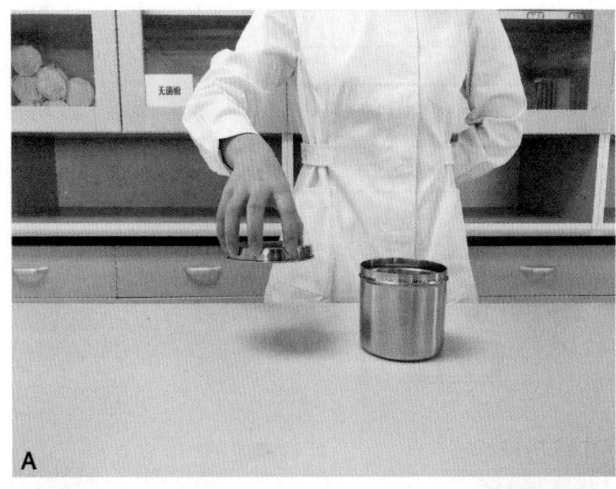

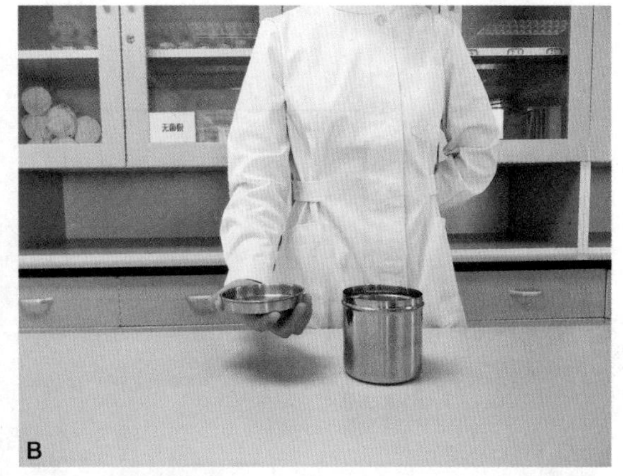

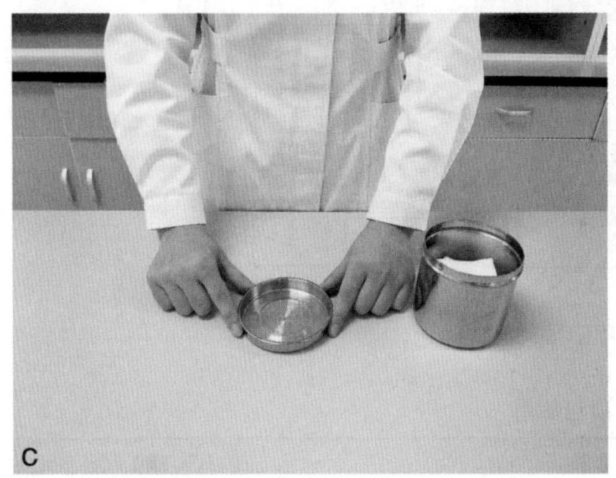

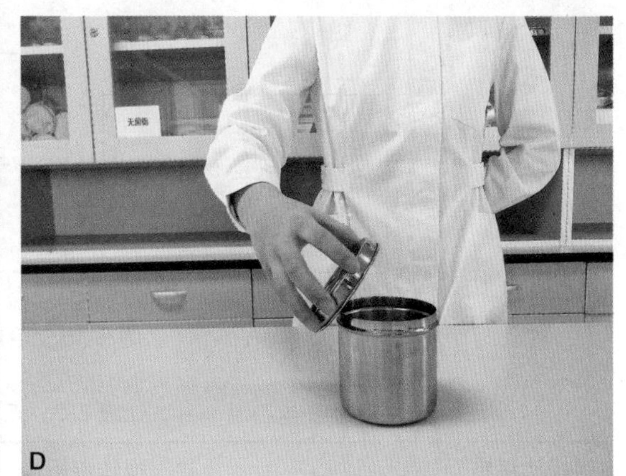

图 5-13 无菌容器使用

【注意事项】

1. 严格遵守无菌技术操作原则。

2. 从无菌容器内取出的物品，即使未用，也不可再放回无菌容器内。

3. 无菌容器应定期消毒灭菌，一经打开，使用时间**不超过 24h**。

（三）无菌包使用

【目的】

保持包内物品在规定时间内处于无菌状态，供无菌操作使用。

【操作程序】

1. 评估

（1）操作环境。

（2）操作台面，无菌包的名称及有效期。

2. 计划

（1）护士准备：着装整洁，剪指甲，洗手，戴口罩。

（2）用物准备：无菌容器、无菌持物钳、无菌包（内放无菌治疗巾、敷料、器械等）、标签、化学指示胶带、记录纸、笔等。无菌包内无菌治疗巾的折叠方法有两种：①纵折法：治疗巾纵折两次，再横折两次，开口边向外（图 5-14）；②横折法：治疗巾横折后纵折，再重复一次（图 5-15）。

（3）环境准备：光线充足，温湿度适宜，整洁、宽敞，操作台平坦、干燥。

3. 实施 见表 5-9。

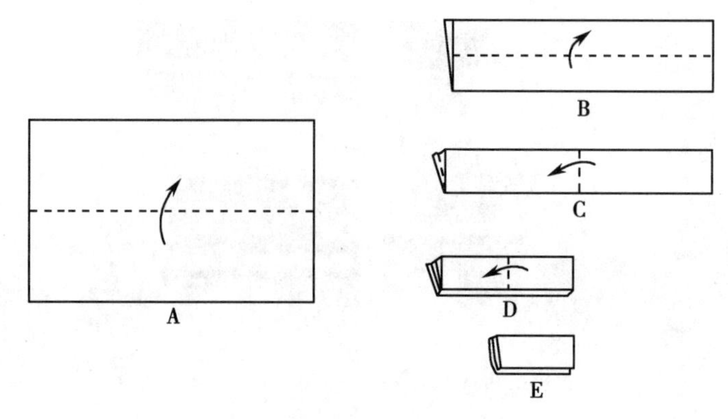

图 5-14 治疗巾纵折法

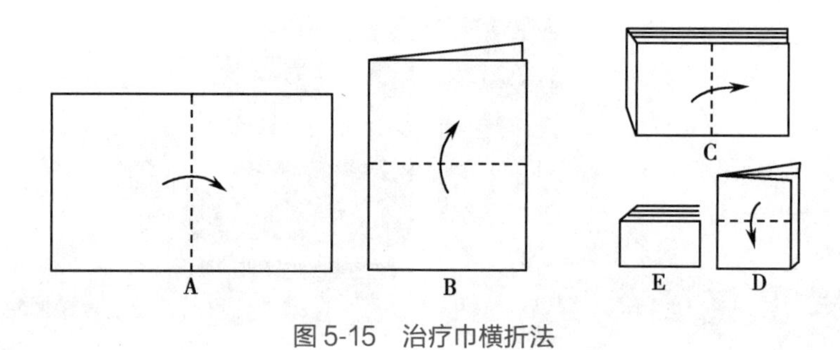

图 5-15 治疗巾横折法

表 5-9 无菌包使用

操作程序	操作步骤	要点说明
▲ 包扎无菌包		
1. 放物包扎	(1)将需灭菌的物品、化学指示卡放在包布中央，玻璃物品先用棉垫包裹	• 以免玻璃物品碰撞损坏
	(2)将包布近侧一角向上折叠盖在物品上，依次盖好左右两角，并将角尖端向外翻折，盖上最后一角后，用化学指示胶带粘贴封包(图 5-16A、B、C)	• 避免开包时污染包布内面
2. 贴好标签	贴标签，注明物品名称、灭菌日期(图 5-16D)，灭菌后备用	
▲ 打开无菌包		
1. 检查核对	检查并核对无菌包名称、灭菌日期、有效期、灭菌标识，有无潮湿或破损	• 如标记模糊或已过期，包布潮湿，则须重新灭菌
2. 开包取物	▲ 桌上开包法	
	(1)开包：撕开粘贴，打开无菌包外角，再揭开左右两角，最后打开内角(图 5-17)	• 手不可触及包布内面
	(2)取物：检查化学指示卡，用无菌钳将所需物品取出，放在事先备好的无菌区内	• 灭菌效果合格
	(3)回包：如包布内用物一次用不完，则按原折痕包好，注明开包日期及时间	• 已打开过的无菌包内物品只能**保存 24h**
	▲ 手上开包法	
	需将小包内物品全部取出使用，可将包托在手上打开，另一手将包布四角抓住，稳妥地将包内物品放入无菌区域内(图 5-18)	

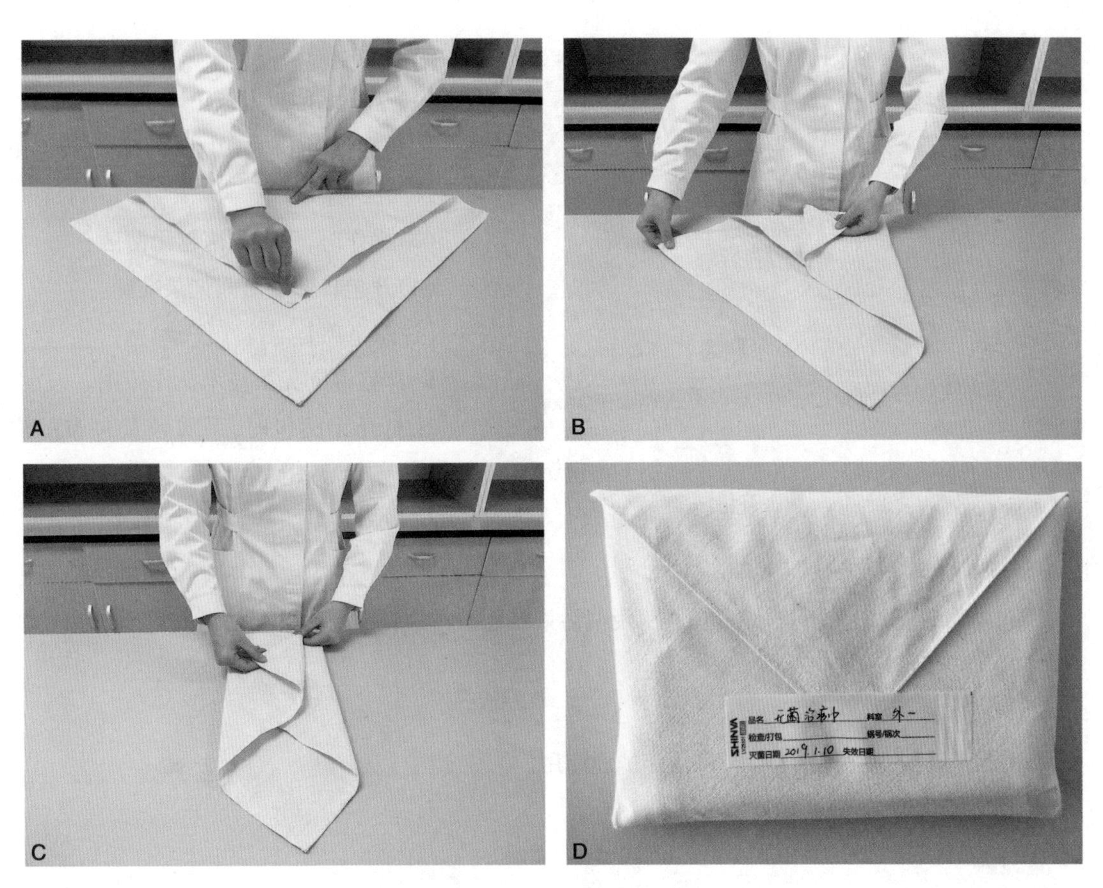

图 5-16 无菌包包扎法

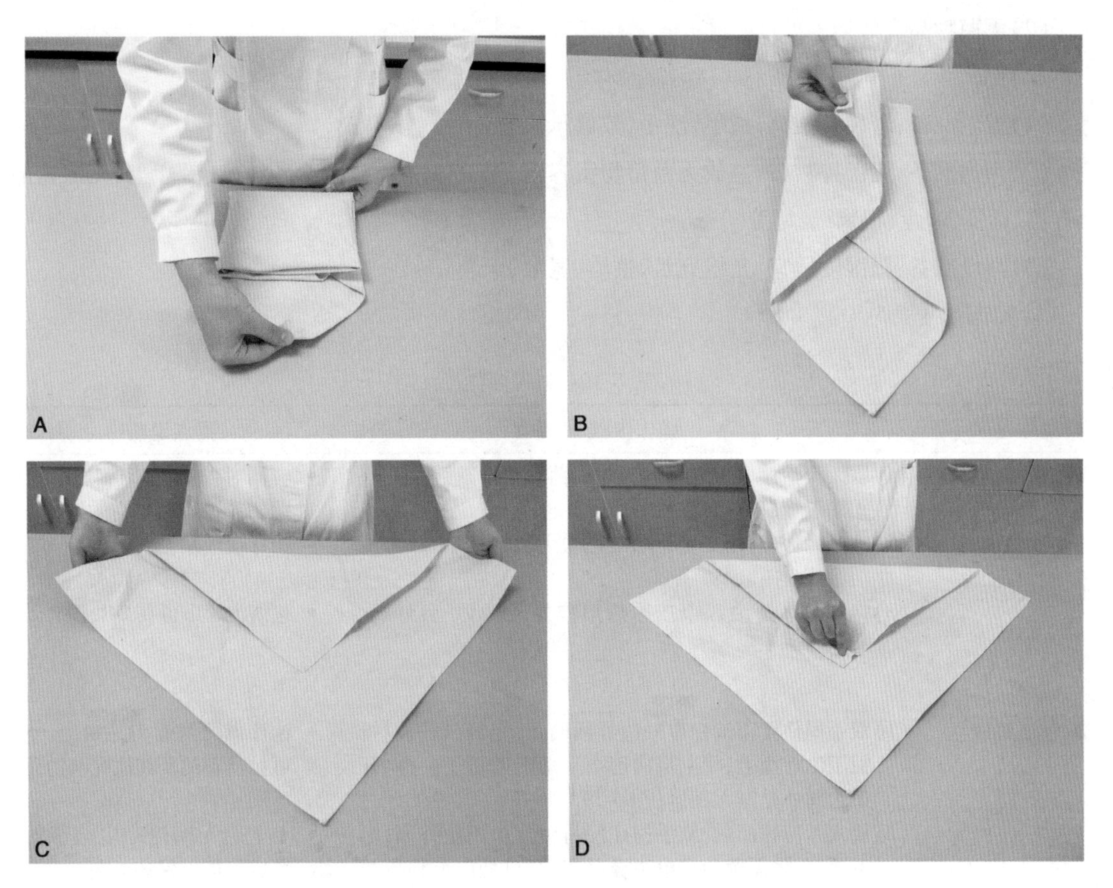

图 5-17 无菌包打开法

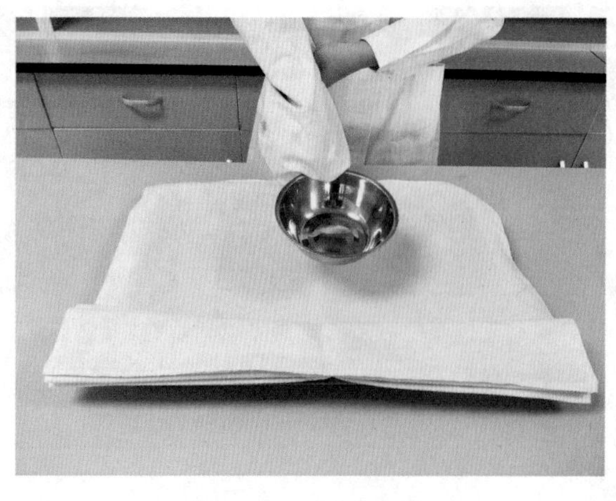

图 5-18　手上开包法

4. 评价

(1)包扎无菌包方法正确,松紧适宜。

(2)打开或还原无菌包时,未污染包布内面及无菌物品。

(3)操作时,手臂未跨越无菌区。

(4)开包日期及时间记录准确。

【注意事项】

1. 严格遵守无菌技术操作原则。

2. 打开无菌包时,手勿触及包布的内面,不可跨越无菌区。

3. 包内物品未用完,应按原折痕包好,注明开包日期和时间,有效期为 24h。

4. 包内物品超过有效期、无菌包潮湿、疑似污染或已被污染,须重新灭菌。

(四)铺无菌盘

【目的】

形成无菌区域,放置无菌物品,供治疗护理使用。

【操作程序】

1. 评估

(1)操作环境。

(2)无菌物品有效期。

2. 计划

(1)护士准备:着装整洁,剪指甲,洗手,戴口罩。

(2)用物准备:无菌持物钳、盛放无菌持物钳容器、无菌包(内置无菌治疗巾)、治疗盘、无菌物品及容器、标签、弯盘、记录纸、笔等。

(3)环境准备:温湿度适宜,光线充足,整洁、宽敞、干燥。

3. 实施　见表 5-10。

表 5-10　铺无菌盘

操作程序	操作步骤	要点说明
1. 核对取巾	(1)取无菌治疗巾包,核对名称、灭菌标识、灭菌日期,有无潮湿、破损等	• 应同时查对无菌持物钳、无菌物品以确保在有效期内
	(2)打开无菌包,用无菌钳取出一块无菌治疗巾,放于清洁治疗盘内	• 治疗盘应清洁、干燥
	(3)将剩余无菌治疗巾按原折痕包好,注明开启日期、时间	• 包内治疗巾可在 24h 内有效
2. 铺治疗盘		
▲ 单层底铺盘	(1)双手捏住无菌治疗巾一边外面两角,轻轻抖开,双折铺于治疗盘上,将上层向远端呈扇形四折于一侧,**开口边向外**暴露无菌区(图 5-19A、B、C)	• 治疗巾的内面为无菌区,不可触及衣袖及其他有菌物品
	(2)放入无菌物品后,双手捏住反折治疗巾两角外面,向下覆盖,将无菌治疗巾边缘对齐,开口处向上翻折两次,两侧边缘向下翻折一次(图 5-19D、E)	• 上下层无菌治疗巾边缘对齐后翻折以保持无菌

续表

操作程序	操作步骤	要点说明
▲ 双层底铺盘	(1)双手捏住无菌巾一边外面两角，轻轻抖开，从远到近，三折成双层底，上层呈扇形折叠，开口向外 (2)放入无菌物品拉平扇形折叠层，盖于物品上，边缘对齐	
▲ 双巾铺盘	(1)双手捏住无菌巾一边外面两角，轻轻抖开，从远侧向近侧平铺于治疗盘上 (2)放入无菌物品后，再取无菌巾一块，无菌面向下盖于物品上，上下两层边缘对齐。四周超出治疗盘部分向上翻折一次	
3. 做好标记	注明铺盘日期及时间并签名	• 4h 有效

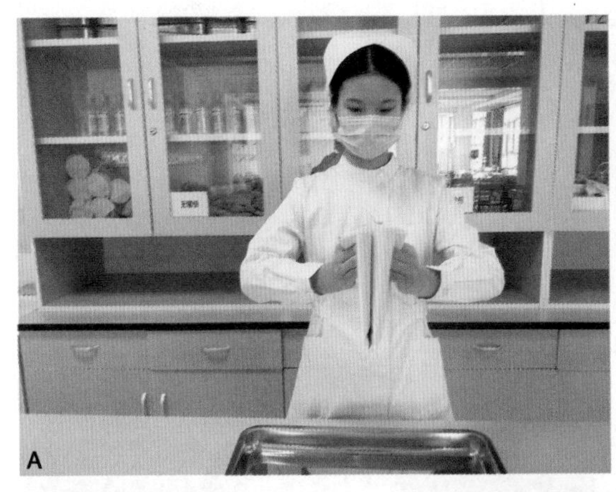
A

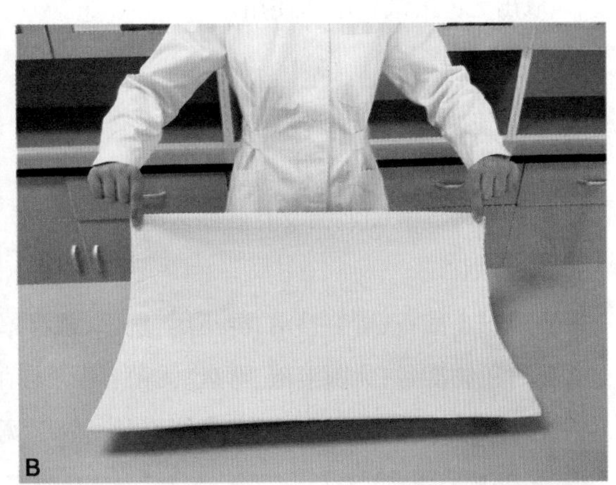
B

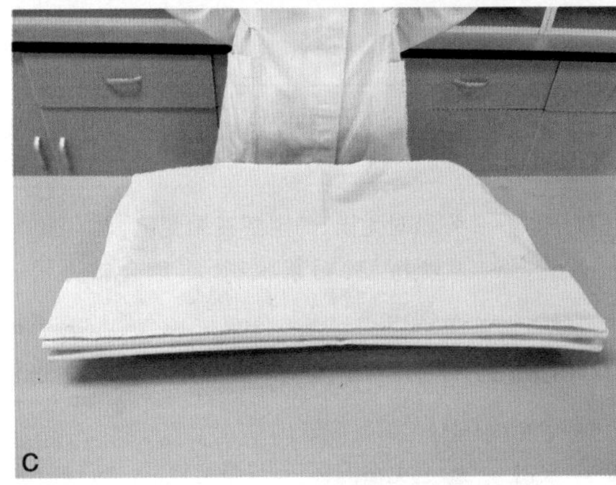
C

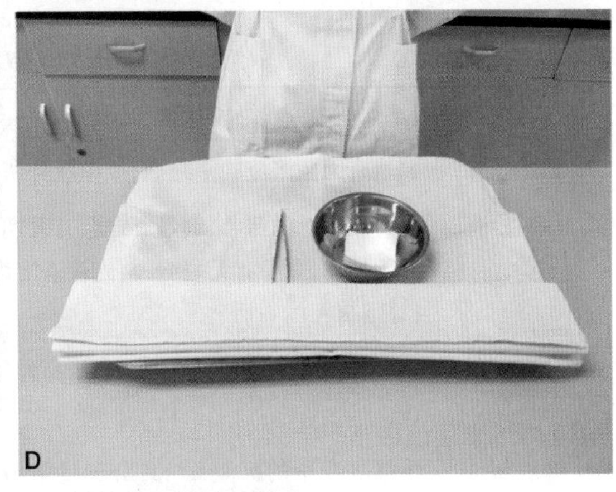
D

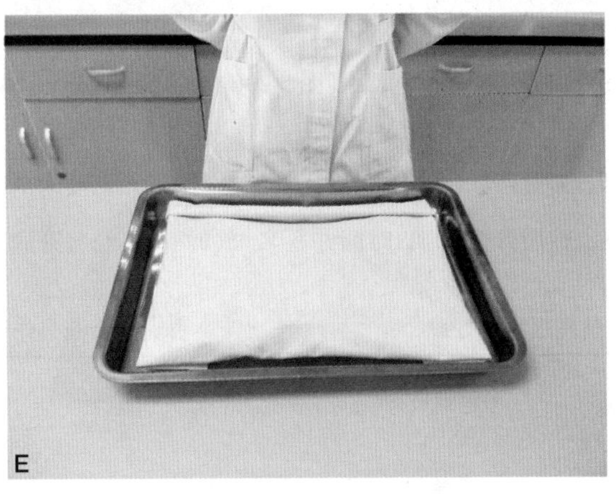
E

图 5-19 单层底铺盘

4. 评价

(1)无菌物品及无菌区域未被污染。

(2)无菌治疗巾内物品放置有序,使用方便。

铺无菌盘
(微课)

【注意事项】

1. 严格遵守无菌技术操作原则。铺好的无菌盘有效期不超过4h。

2. 铺无菌盘的区域必须清洁干燥,避免无菌治疗巾潮湿。

3. 铺无菌盘时应与身体保持适当距离,勿触及无菌面,不可跨越无菌区。

(五)取用无菌溶液

【目的】

取出无菌溶液供临床使用。

【操作程序】

1. 评估

(1)操作环境。

(2)无菌溶液的名称及有效期。

2. 计划

(1)护士准备:着装整洁,剪指甲,洗手,戴口罩。

(2)用物准备:无菌溶液、弯盘、无菌容器、无菌持物钳、记录纸、笔等。

(3)环境准备:温湿度适宜,光线充足,整洁、宽敞。

3. 实施 见表5-11。

表5-11 取用无菌溶液

操作程序	操作步骤	要点说明
1. 擦拭瓶外	取盛有无菌溶液的密封瓶,擦净瓶外灰尘	
2. 核对检查	核对瓶签上的药名、剂量、浓度、有效期,检查瓶盖有无松动,瓶身有无裂缝,对光检查溶液的澄清度(图5-20A)	• 核对无误,确定溶液无变色、无混浊、无沉淀、无絮状物,质量合格方可使用
3. 开启瓶盖	旋转打开瓶盖,如为拉环瓶塞,示指勾住拉环打开	• 手不可触及瓶口及瓶盖的内面,防止污染
4. 冲洗瓶口	手握溶液瓶的标签面,倒出少量溶液于弯盘内(图5-20B)	• 避免沾湿标签,少量溶液冲洗瓶口
5. 倒出溶液	由原处倒出所需溶液于无菌容器中(图5-20C)	• 瓶口不能接触容器,液体流出处应小于冲洗处
6. 盖好瓶盖	倒液后立即拧紧瓶盖	• 必要时消毒后盖好,以防溶液污染
7. 记录整理	(1)在瓶签上注明开瓶日期、时间并签名,放回原处 (2)按要求整理用物并处理	• 已打开的无菌溶液只能保存24h • 余液只作清洁操作用

4. 评价

(1)无菌溶液未污染。

(2)瓶签未浸湿,瓶口未污染,液体未溅到桌面。

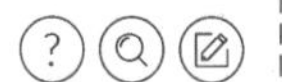

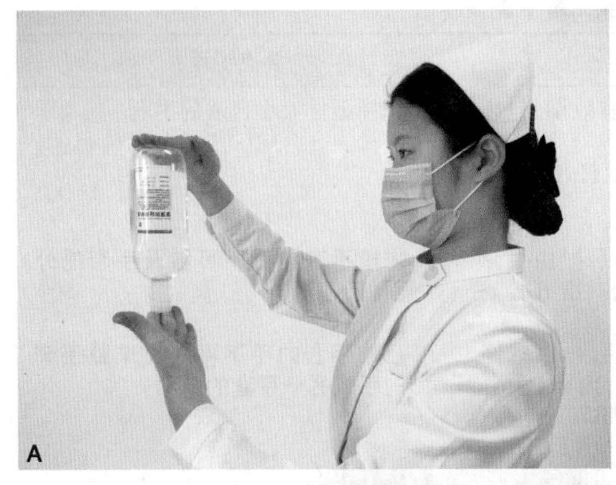
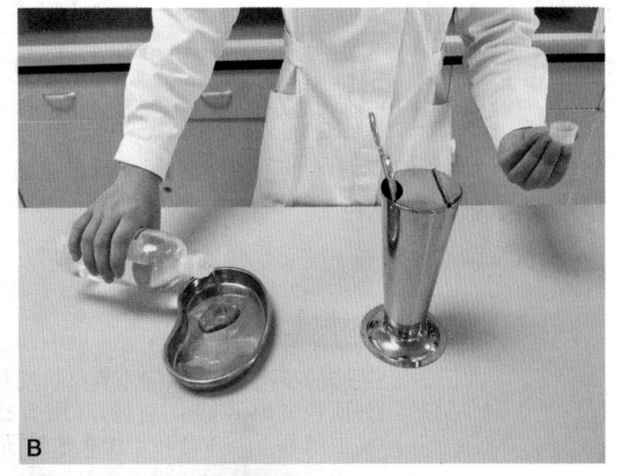
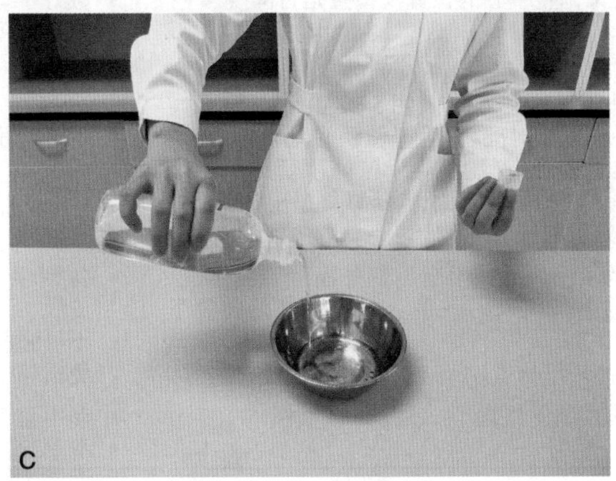

图 5-20 取用无菌溶液

【注意事项】

1. 严格遵守无菌操作原则。

2. 不可将任何物品伸入无菌溶液瓶内蘸取或直接接触瓶口倒液。

3. 已倒出的溶液不可再倒回瓶内，以免污染剩余溶液。

4. 已开启的无菌溶液瓶内的溶液，24h 内有效，余液只作清洁操作用。

（六）戴脱无菌手套

【目的】

执行某些无菌操作或接触无菌物品时戴无菌手套，保证无菌。

【操作程序】

1. 评估

（1）操作环境。

（2）无菌手套的号码、灭菌日期，包装是否完整、干燥。

2. 计划

（1）护士准备：着装整洁，剪指甲，洗手，戴口罩。

（2）用物准备：无菌手套、弯盘。无菌手套一般有两种类型：①天然橡胶、乳胶手套。②人工合成的非乳胶产品，如乙烯、聚乙烯手套。

（3）环境准备：温湿度适宜，光线充足，整洁、干燥、宽敞。

3. 实施 见表 5-12。

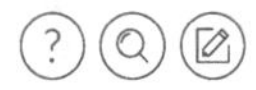

表 5-12 戴脱无菌手套

操作程序	操作步骤	要点说明
1. 核对开包	(1)检查并核对无菌手套袋外的型号、有效期,包装是否完整、干燥 (2)将手套袋平放于清洁、干燥的桌面上打开	• 选择型号大小合适的手套
2. 戴好手套		
▲ 分次取戴	(1)一手掀起手套袋开口处外层,另一手捏住手套翻折部分(即手套内面),取出手套,对准五指戴上(图 5-21A) (2)未戴手套的手掀起另一只袋口外层,再以戴好手套的手指插入另一只手套的反折内面(手套外面),取出手套,同法戴好(图 5-21B) (3)将手套翻折处扣套在工作衣袖外面(图 5-21C) (4)双手交叉调整手套的位置及检查是否漏气	• **未戴手套的手不可触及手套的外面(无菌面)** • **已戴手套的手不可触及未戴手套的手或另一手套的内面** • 戴好手套的双手应保持在腰部以上视线范围内
▲ 一次取戴	(1)两手同时掀起手套袋开口处外层,持手套翻折部分同时取出一双手套(图 5-22A) (2)将两手套五指对准,一手捏住手套翻折部分,一手对准手套五指戴上;再以戴好手套的手指插入另一手套的翻折内面,同法戴好(图 5-22B) (3)(4)同分次取戴(图 5-22C)	• 不可强拉手套
3. 脱下手套	用戴手套的手捏住另一手套腕部外面翻转脱下,已脱下手套的手指插入另一手套口内将其翻转脱下(图 5-23)	• 勿使手套外面(污染面)接触到皮肤 • 不可强拉手套边缘或手指部分以免损坏
4. 整理用物	按要求整理用物并处理	• 弃手套于黄色医疗垃圾袋内 • 洗手,脱口罩

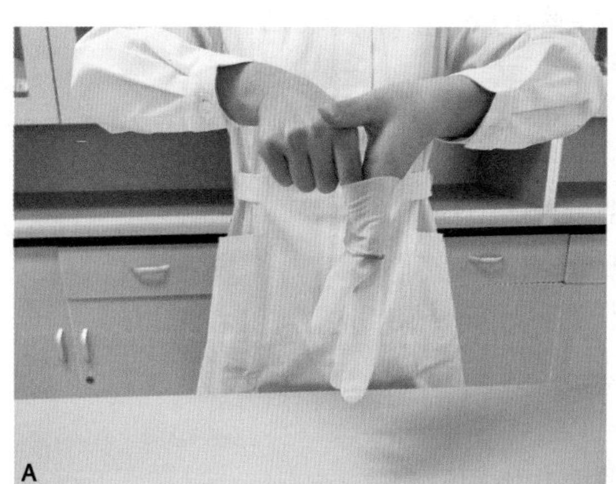
A

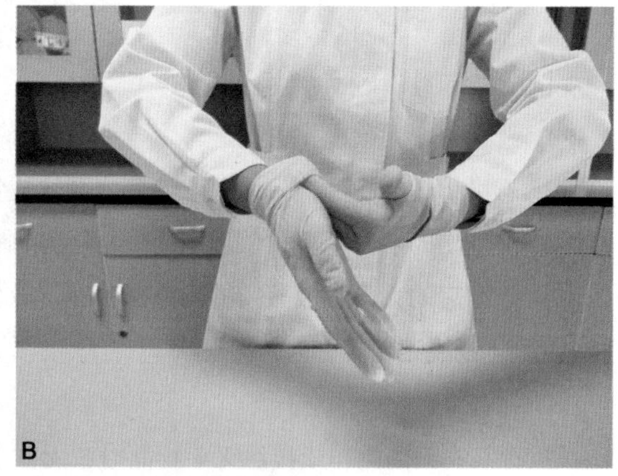
B

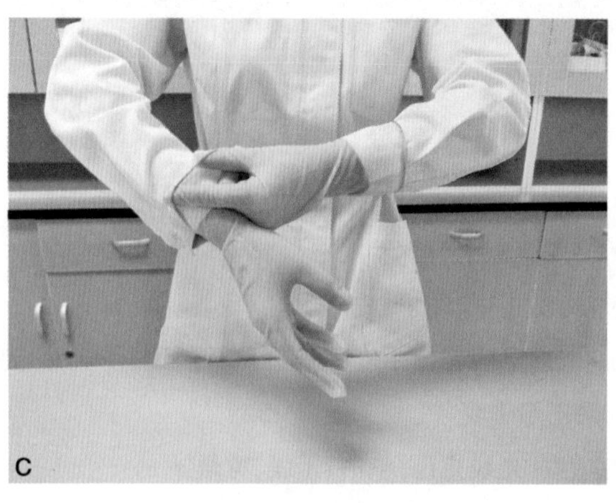
C

图 5-21 分次取戴手套

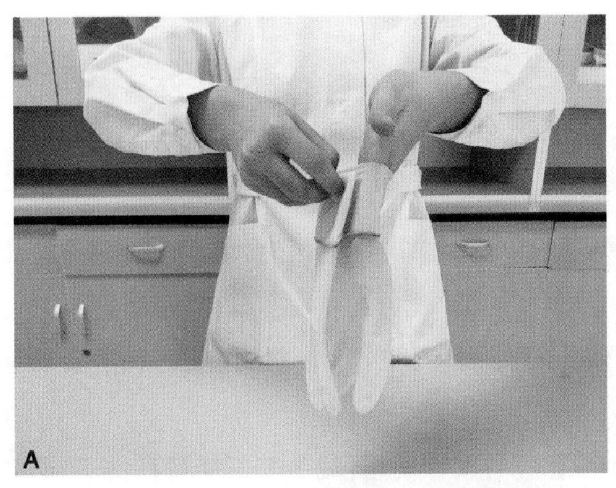
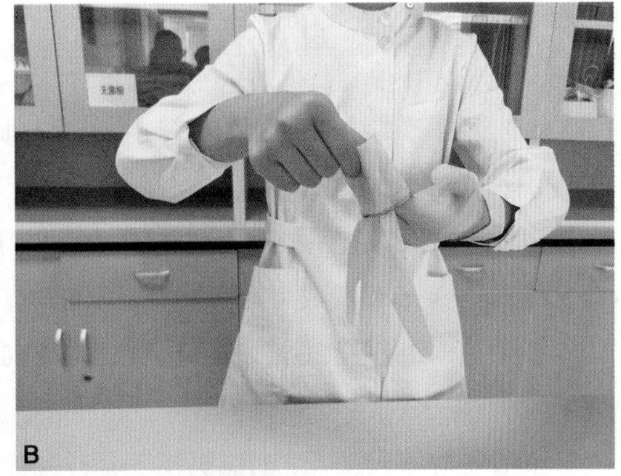
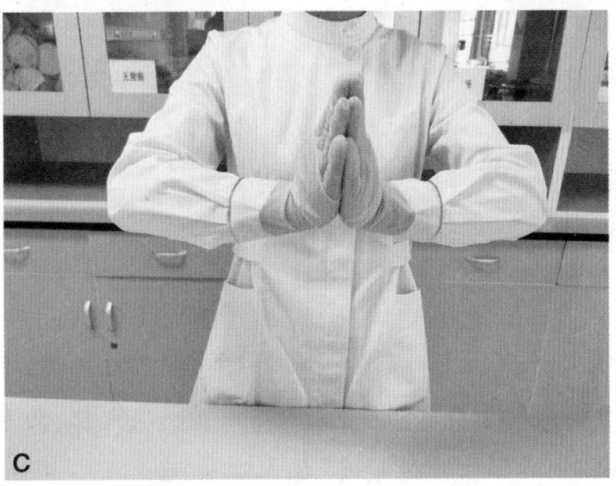

图 5-22 一次取戴手套

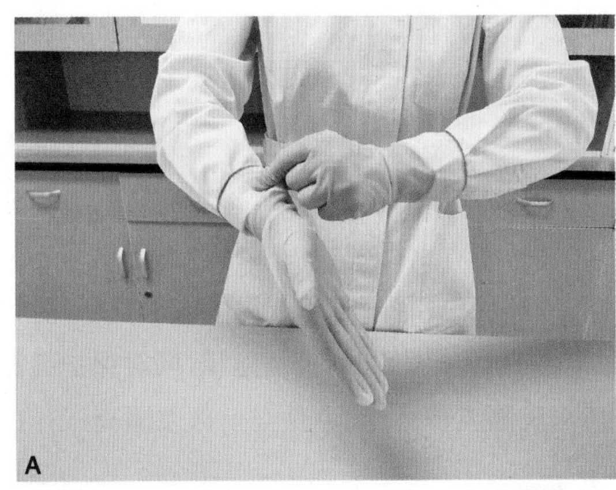
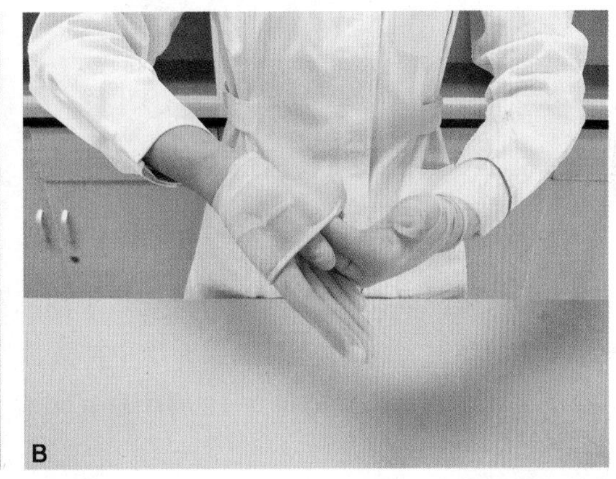
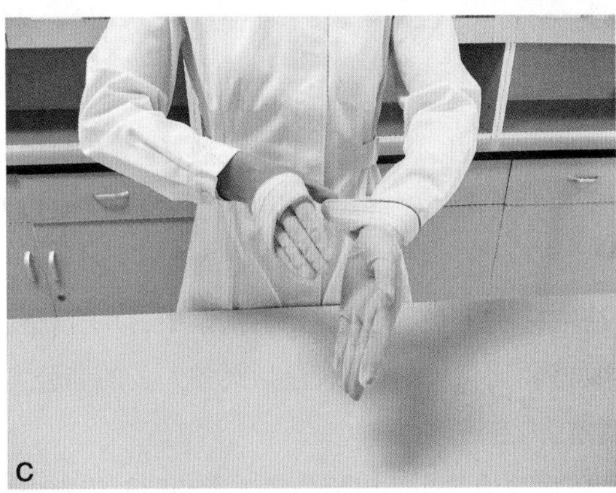
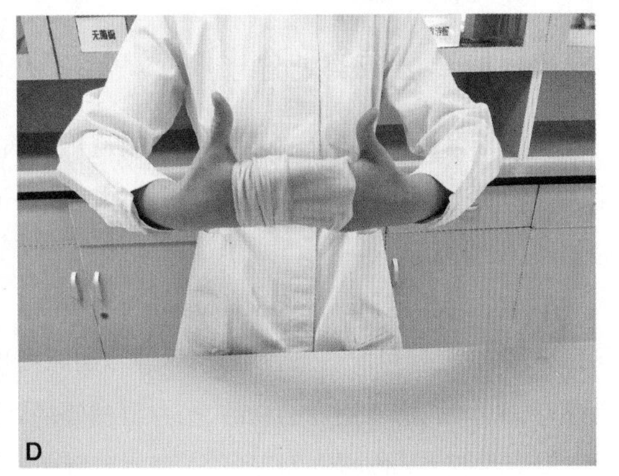

图 5-23 脱手套

4. 评价

(1)取、戴无菌手套时无污染。

(2)戴、脱手套时未强行拉扯手套,手套无破损,污染面未接触到皮肤。

无菌技术
(视频)

扫一扫,
看总结

【注意事项】

1. 严格遵守无菌技术操作原则,戴手套后双手应始终保持在腰部或操作台面以上及视线范围内的水平;如发现有破损或可疑污染应立即更换。

2. 脱手套时,应翻转脱下,避免强拉,注意勿使手套外面(污染面)接触到皮肤;脱手套后应洗手。

3. 诊疗护理不同患者之间应更换手套;一次性手套应一次性使用;戴手套不能替代洗手,必要时进行卫生手消毒。

第五节 隔离技术

导入情景

患儿王某,4岁半,发热伴腹泻1d入院。患儿于1d前开始发热,体温39.1℃,咽痛,无咳嗽,门诊静脉滴注抗生素体温仍不降;入院当天约3~4h一次大便,为黄色黏液便,有脓血,呕吐1次,为胃内容物。以"中毒性细菌性痢疾"收入院。

工作任务

1. 评估"细菌性痢疾"的隔离种类。
2. 针对该患儿采取有效的护理措施。
3. 分析该患儿解除隔离的条件。

隔离(isolation)是采用各种方法、技术,防止病原体从患者及携带者传播给他人的措施。通过隔离将传染源、高度易感人群安置在指定地点和特殊环境中,暂时避免与周围人群接触,防止病原微生物在患者、工作人员及媒介物中扩散,以达到控制传染源、切断传播途径,同时保护易感人群免受感染的目的。2009年12月1日起实施的《医院隔离技术规范》是当前医院隔离工作的指南。

一、隔离区域的划分

1. **清洁区**(clean area) 指进行呼吸道传染病诊治的病区中不易受到患者血液、体液和病原微生物等物质污染及传染病患者不应进入的区域。包括医务人员的值班室、卫生间、更衣室、浴室以及储物间、配餐间等。

2. **潜在污染区**(potentially contaminated area) 指进行呼吸道传染病诊治的病区中,位于清洁区与污染区之间,有可能被患者血液、体液和病原微生物等物质污染的区域,包括医务人员的办公室、治疗室、护士站、患者用后的物品、医疗器械等的处置室、内走廊等。

3. **污染区**(contaminated area) 指进行呼吸道传染病诊治的病区中传染病患者和疑似传染病患者接受诊疗的区域,包括被其血液、体液、分泌物、排泄物污染物品暂存和处理的场所。包括病室、处

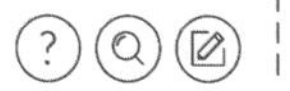

置室、污物间以及患者入院、出院处置室等。

4. 两通道(two passages)　指进行呼吸道传染病诊治的病区中的医务人员通道和患者通道。医务人员通道、出入口设在清洁区一端,患者通道、出入口设在污染区一端。

5. 缓冲间(buffer room)　指进行呼吸道传染病诊治的病区中清洁区与潜在污染区之间、潜在污染区与污染区之间设立的两侧均有门的小室,为医务人员的准备间。

6. 负压病区(房)(negative pressure ward/room)　通过特殊通风装置,使病区(病房)的空气按照由清洁区向污染区流动,使病区(病房)内的压力低于室外压力。负压病区(房)排出的空气需经处理,确保对环境无害。

知识链接

危险区域的划分

根据患者获得感染危险性的程度,将医院分为4个区域。

(1)低危险区域:包括行政管理区、教学区、图书馆、生活服务区等。

(2)中等危险区域:包括普通门诊、普通病房等。

(3)高危险区域:包括感染疾病科(门诊、病房)等。

(4)极高危险区域:包括手术室、重症监护病房、器官移植病房等。

二、隔离管理要求与隔离原则

(一)隔离管理要求

1. 布局规范　建筑布局符合医院卫生学要求,并应具备隔离预防的功能,区域划分明确、标识清楚。

2. 隔离制度　根据国家的有关法规,结合本医院的实际情况,制定隔离预防制度并实施。

3. 实施原则　隔离的实施应遵循"标准预防"和"基于疾病传播途径的预防"原则。应采取有效措施,管理感染源、切断传播途径和保护易感人群。

4. 人员管理　应加强传染病患者的管理,包括隔离患者,严格执行探视制度。加强医务人员隔离与防护知识的培训,手卫生符合规范。

(二)隔离原则

1. 隔离标志明确,卫生设施齐全　①隔离区域标识清楚,隔离病室应有隔离标志,**黄色为空气传播的隔离,粉色为飞沫传播的隔离,蓝色为接触传播的隔离**;②隔离病区设有工作人员与患者各自的进出通道;入口处配置更衣、换鞋的过渡区,并配有必要的卫生、消毒设备等。门口放置用消毒液浸湿的脚垫,门外设立隔离衣悬挂架或立柜,备隔离衣、帽子、口罩、鞋套以及手消毒物品等。

2. 执行服务流程,加强三区管理　明确服务流程,保证洁、污分开:①患者及其接触过的物品不得进入清洁区;②患者或穿隔离衣的工作人员通过走廊时,不得触碰墙壁、家具等;③检验标本应放在指定的存放盘和架上;④污染区的物品未经消毒处理,不得带到他处;⑤工作人员进入污染区时,应按规定穿隔离衣,戴帽子、口罩,必要时换隔离鞋;穿隔离衣前,必须将所需的物品备齐,各种护理操作应有计划并集中执行以减少穿脱隔离衣的次数和刷手的频率;⑥离开隔离病区前脱隔离衣、鞋,并消毒双手,脱帽子、口罩;⑦严格执行探视制度,探陪人员进出隔离区域应根据隔离种类采取相应的隔离措施，接触患者或污染物品后均必须消毒双手。

3. 病室定期消毒，物品处置规范 ①隔离病室应每日进行空气消毒和物品表面的消毒；②患者接触过的物品或落地的物品应视为污染，消毒后方可给他人使用；患者的用物、稿件、钱币等消毒后才能带出病室；③患者的生活用品如脸盆、痰杯、餐具、便器个人专用，每周消毒；衣服、床单、被套等消毒后清洗；床垫、被、褥等定期消毒；排泄物、分泌物、呕吐物须经消毒处理后方可排放；④需送出病区处理的物品置于专用污物袋并密封，袋外要有明显标记。

4. 实施隔离教育，加强心理护理 ①定期进行医务人员隔离与防护知识的培训，使其正确掌握常见传染病的传播途径、隔离方式和防护技术，熟练掌握隔离操作规程；同时开展患者和陪护人员的隔离知识教育；②加强患者的心理护理，合理安排探视时间，解除患者的恐惧感和因被隔离而产生的孤独、自卑等心理反应。

5. 掌握解除标准，实施终末处理 **①传染性分泌物三次培养结果均为阴性或已度过隔离期，医生开出医嘱后，方可解除隔离**；②对出院、转科或死亡患者及其所住病室、所用物品及医疗器械等进行的消毒处理。患者的终末处理：患者出院或转科前应沐浴，换上清洁衣服，个人用物须消毒后才能带出；如患者死亡，衣物原则上一律焚烧，尸体须用中效以上消毒剂进行消毒处理，并用浸透消毒液的棉球填塞口、鼻、耳、阴道、肛门等孔道，一次性尸单包裹后装入尸袋内密封再送太平间。病室及物品的终末处理：关闭病室门窗、打开床旁桌、摊开棉被、竖起床垫，用消毒液熏蒸或用紫外线照射；打开门窗，用消毒液擦拭家具、地面；体温计用消毒液浸泡，血压计及听诊器放熏蒸箱消毒；被服类消毒处理后再清洗。

三、隔离种类及措施

目前，隔离预防主要是在标准预防的基础上，实施两大类隔离：一是基于切断传播途径的隔离预防，二是基于保护易感人群的隔离。

标准预防（standard precaution）是基于患者的血液、体液、分泌物（不包括汗液）、非完整皮肤和黏膜均可能含有感染性因子的原则，针对医院所有患者和医务人员采取的一组预防感染措施。包括手卫生，根据预期可能的暴露选用手套、隔离衣、口罩、护目镜或防护面罩，以及安全注射；也包括穿戴合适的防护用品处理患者环境中污染的物品与医疗器械。

（一）基于切断传播途径的隔离预防

确认的感染性病原微生物的传播途径主要有三种：接触传播、空气传播和飞沫传播，一种疾病可能有多种传播途径时应在标准预防的基础上采取相应传播途径的隔离与预防。

1. 接触传播的隔离与预防 接触经接触传播疾病如肠道感染、多重耐药菌感染、皮肤感染等患者时，在标准预防的基础上，还应采取接触传播的隔离与预防。

（1）患者的隔离

1）限制患者活动范围。

2）减少患者的转运，如需要转运时应通知相应科室，采取有效措施，减少对其他患者、医务人员和环境表面的污染。

（2）医务人员的防护

1）接触隔离患者的血液、体液、分泌物、排泄物等物质时，应戴手套；离开隔离病室前，接触污染物品后应脱手套、洗手和/或手消毒。手上有伤口时应戴双层手套。

2）医务人员进入隔离病室，从事可能污染工作服的操作时，应穿隔离衣；离开病室前，脱下隔离衣，按要求悬挂，每天更换清洗与消毒；或使用一次性隔离衣，用后按医疗废物管理要求进行处置。接触甲类传染病应按要求穿脱防护服，离开病室前，脱去防护服，防护服按医疗废物管理要求进行处置。

2. 空气传播的隔离与预防　接触**肺结核、水痘、麻疹等**经空气传播的疾病，在标准预防的基础上，还应采用空气传播的隔离与预防。

（1）患者的隔离

1）无条件收治时，应尽快转送至有条件收治呼吸道传染病的医疗机构，并注意转运过程中医务人员的防护。

2）当患者病情允许时，应戴外科口罩，定期更换，并限制其活动范围。

3）为患者准备专用的痰杯，口鼻分泌物需经消毒处理后方可丢弃。被患者污染的敷料应装袋标记后焚烧或按消毒—清洁—消毒处理。

4）对其环境应严格进行空气消毒。

（2）医务人员的防护

1）严格按照区域流程，在不同的区域，穿戴不同的防护用品，离开时按要求摘脱，并正确处理使用过的物品。

2）进入确诊或可疑传染病患者房间时，应戴帽子、医用防护口罩。

3）进行可能产生喷溅的诊疗操作时，应戴护目镜或防护面罩，穿防护服。

4）当接触患者及其血液、体液、分泌物、排泄物等物质时，应戴手套。

3. 飞沫传播的隔离与预防　接触经飞沫传播的疾病，如**百日咳、白喉、流行性感冒、病毒性腮腺炎、流行性脑脊髓膜炎**等，在标准预防的基础上，还应采用飞沫传播的隔离预防。

（1）患者的隔离

1）同空气传播的隔离措施 1）、2）、3）。

2）患者之间、患者与探视者之间相隔距离在 1m 以上，探视者应戴外科口罩。

3）加强通风，或进行空气的消毒。

（2）医务人员的防护

1）医务人员严格按照区域流程，在不同的区域，穿戴不同的防护用品，离开时按要求摘脱，并正确处理使用后物品。

2）与患者近距离（<1m）接触，应戴帽子、医用防护口罩；进行可能产生喷溅的诊疗操作时，应戴护目镜或防护面罩，穿防护服；当接触患者及其血液、体液、分泌物、排泄物等物质时应戴手套。

4. 其他传播途径的隔离与预防　根据疾病的特性，采取相应的隔离与防护措施。

（二）基于保护易感人群的隔离预防

1. 适用范围　适用于免疫功能极度低下、少数易感者，如严重烧伤、早产儿、白血病、脏器移植及免疫缺陷的患者。

2. 隔离措施

（1）设专门隔离室，患者应住单间病室隔离，室外悬挂明显的隔离标志。病室内空气保持正压通风，定时换气，地面和家具等均应每天严格消毒。

（2）凡进入病室内人员应穿戴灭菌后的隔离衣、帽子、口罩、手套及拖鞋；未经消毒处理的物品不可带入隔离区域。接触患者前、后及护理另一位患者前均应洗手。

(3)患者的引流物、排泄物、被其血液及体液污染的物品,应及时分装密闭,标记后送指定地点处理。

(4)凡患呼吸道疾病或咽部带菌者,包括工作人员均应避免接触进行保护性隔离的患者。原则上不予探视,探视者需要进入隔离室的应采取相应的隔离措施。

四、隔离技术基本操作

为保护医务人员和患者,避免感染和交叉感染,应加强手卫生并根据情况使用个人防护用品包括帽子、口罩、手套、护目镜、防护面罩、防水围裙、隔离衣、防护服等。

(一)帽子、口罩的使用

【目的】

1. 帽子能防止护士的头发、头屑飘落或被污染。

2. 口罩可保护患者和工作人员,避免互相传染,防止飞沫污染无菌物品、伤口或清洁物品。

【操作程序】

1. 评估

(1)患者的病情、目前采取的隔离种类。

(2)帽子的尺寸、口罩种类、有效期。

2. 计划

(1)护士准备:着装整洁、洗手。

(2)用物准备:合适的帽子、口罩。口罩包括三类:①纱布口罩;②外科口罩;③医用防护口罩。

(3)环境准备:整洁、宽敞、温湿度适宜。

3. 实施 见表 5-13。

表 5-13 口罩的使用

操作程序	操作步骤	要点说明
1. 戴好帽子	帽子应将头发全部遮住并固定	• 尺寸合适
2. 戴好口罩		
▲ 纱布口罩	将口罩罩住鼻、口及下巴,口罩下方带系于颈后,上方带系于头顶中部	
▲ 外科口罩	(1)将口罩罩住鼻、口及下巴,口罩下方带系于颈后,上方带系于头顶中部 (2)将双手指尖放在鼻夹上,从中间位置开始,用手指向内按压,并逐步向两侧移动,根据鼻梁形状塑造鼻夹 (3)调整系带的松紧度,检查闭合性	• 如系带是耳套式,分别将系带系于左右耳后 • 不应一只手提鼻夹 • 确保不漏气
▲ 医用防护口罩(图 5-24)	(1)一手托住防护口罩,有鼻夹的一面背向外 (2)将防护口罩罩住鼻、口及下巴,鼻夹部位向上紧贴面部 (3)用另一只手将下方系带拉过头顶,放在颈后双耳下,再将上方系带拉至头顶中部 (4)将双手指尖放在金属鼻夹上,从中间位置开始,用手指向内按鼻夹,并分别向两侧移动和按压,根据鼻梁的形状塑造鼻夹	• 每次佩戴医用防护口罩进入工作区域之前,应进行密合性检查

续表

操作程序	操作步骤	要点说明
3. 摘下口罩	(1)洗手后先解开下面的系带,再解开上面的系带 (2)用手仅捏住口罩的系带丢至医疗废物容器内	• 一次性口罩脱下后放入医疗垃圾袋,如是纱布口罩,每日更换,清洗消毒
4. 摘下帽子	洗手后取下帽子	

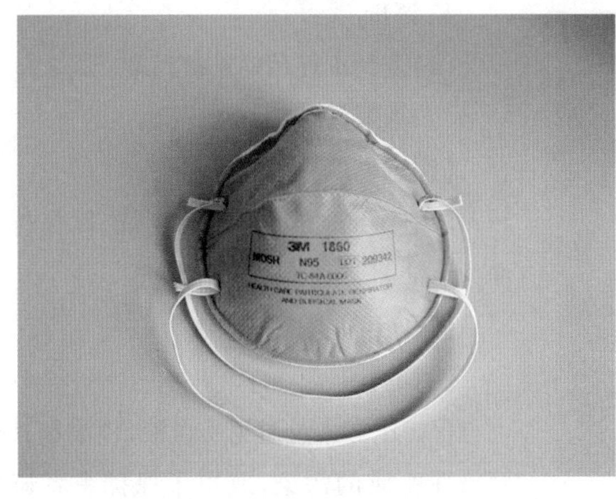

图 5-24　医用防护口罩

4. 评价

(1)戴帽子、口罩方法正确。

(2)取下的口罩放置妥当。

(3)保持帽子口罩的清洁、干燥。

【注意事项】

1. 应根据不同的操作要求选用不同种类的口罩。一般诊疗活动,可佩戴外科口罩或纱布口罩;手术室工作或护理免疫功能低下患者,进行体腔穿刺等操作时应戴外科口罩,接触经空气传播或近距离接触经飞沫传播的呼吸道传染病患者时,应戴医用防护口罩。

2. 纱布口罩应每天更换、清洗与消毒;外科口罩只能一次性使用;医用防护口罩能持续应用6~8h;口罩遇污染或潮湿,应及时更换。

3. 正确佩戴口罩,不应只用一只手捏鼻夹;戴上口罩后,不可悬于胸前,更不能用污染的手触摸口罩;每次佩戴医用防护口罩进入工作区域前,应进行密合性检查。

4. 戴脱口罩前后应洗手。

(二)避污纸的使用

【目的】

用避污纸垫着拿取物品或做简单操作,保持双手或物品不被污染以省略消毒手续。如用清洁的手拿取污染物品或污染的手拿取清洁物品,均可使用避污纸。

【操作程序】

1. 评估

(1)操作环境。

(2)患者病情,目前采取的隔离种类。

(3)无菌物品有效期。

2. 计划

(1)护士准备:着装整洁,洗手,戴口罩。

(2)用物准备:避污纸(即清洁纸片)。

(3)环境准备:整洁、宽敞。

3. 实施　见表 5-14。

表 5-14 避污纸的使用法

操作程序	操作步骤	要点说明
1. 使用时	取避污纸时应从**页面抓取**(图 5-25),不可掀页撕取	• 使用前应保持避污纸清洁
2. 使用后	避污纸用后丢入污物桶,定时焚烧	• 避污纸放入医用污物桶或污物袋内,不可随意丢弃

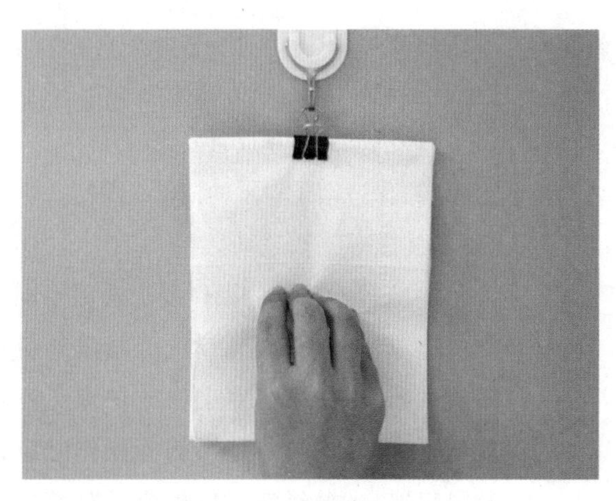

图 5-25 取避污纸

4. 评价

(1)避污纸使用前未被污染。

(2)取避污纸的方法正确。

【注意事项】

取避污纸时,**不可掀页撕取**,以保持一面为清洁面。

(三)穿脱隔离衣

【目的】

保护医务人员避免受血液、体液和其他感染性物质的污染,或用于保护患者避免感染。

【操作程序】

1. 评估

(1)操作环境。

(2)患者病情,目前采取的隔离种类。

2. 计划

(1)护士准备:穿好工作服,衣帽整洁,修剪指甲,取下饰物,洗手,戴帽子、口罩,卷袖过肘(冬季卷过前臂中部)。

(2)用物准备:隔离衣、挂衣架、刷手及洗手设备、污物袋。

(3)环境准备:整洁、宽敞、温湿度适宜、安全。

3. 实施 见表 5-15。

表 5-15 穿脱隔离衣

操作流程	操作步骤	要点说明
▲ 穿隔离衣法(图 5-26)		
1. 核对取衣	(1)检查隔离衣,确定隔离衣的清洁面	• 隔离衣应后开口,长短需**全部遮盖**工作服,有破损时则不可使用
	(2)手持衣领取下隔离衣(图 5-26A),清洁面面向自己,将衣领两端向外折齐,露出肩袖内口	• 衣领及隔离衣内面为清洁面
2. 穿好衣袖	右手持衣领,左手伸入袖内,右手将衣领向上拉,露出左手(图 5-26B)。换左手持衣领,右手伸入袖内,依上法使右手露出(图 5-26C),举双手抖袖,露出手腕	• **衣袖勿触及面部、衣领**

续表

操作流程	操作步骤	要点说明
3. 系好衣领	两手持衣领，由领子中央顺着边缘向后将领带（扣）系（扣）好（图 5-26D）	• 系领子时注意污染的袖口不可触及衣领、帽子、面部和颈部
4. 扣好袖口	扣袖口或是系上袖带（图 5-26E）	• 此时手已被污染
5. 系好腰带	将隔离衣一边（约在腰下 5cm 处）渐向前拉，见到边缘则捏住衣外面边缘（图 5-26F），同法捏住另一侧边缘。双手在背后将边缘对齐，向一侧折叠（图 5-26G）。一手按住折叠处，另一手将腰带拉至背后，压住折叠处，将腰带在背后交叉，回到前面打一活结（图 5-26H）（图 5-26I）	• 手不可触及隔离衣内面 • 隔离衣应能遮盖背面的工作服，勿使折叠处松散 • 穿上隔离衣后不得再进入清洁区
▲ 脱隔离衣法（图 5-27）		
1. 松开腰带	解开腰带（图 5-27A）在前面打一活结	
2. 解开袖口	解开袖口，在肘部将部分衣袖塞入工作服衣袖下（图 5-27B），露出双手	• 勿使衣袖外面塞入工作服袖内
3. 消毒双手	（1）消毒浸泡双手 （2）用刷手法刷洗双手	• 浸泡消毒双手 5min • 刷洗每个手臂 30s，各两遍，共计 2min • 刷手顺序为按前臂→腕部→手背→手掌→手指→指缝→指尖彻底刷洗
4. 冲洗擦干	打开水龙头，在流动水下彻底冲净双手，用擦手毛巾擦干	• 冲洗时手指向下，从肘部向指尖方向冲洗
5. 解开衣领	解开领带（或领扣）（图 5-27C）	• 保持衣领清洁
6. 脱袖挂放	（1）一手伸入一侧衣袖内，拉下衣袖过手，用衣袖遮盖着的手握住另一衣袖的外面将袖子拉下（图 5-27D），双手轮换拉下袖子，渐从袖管中退至衣肩（图 5-27E），再以一手握住两肩缝撤另一手 （2）双手握住衣领，将隔离衣两边对齐（图 5-23F），挂在衣钩上。需更换的隔离衣，脱下后清洁面向外（图 5-27G），卷好投入污衣袋中	• 脱下的隔离衣如挂在**潜在污染区，清洁面向外**；挂在污染区，则污染面在外
7. 再次洗手	按卫生手消毒法洗手	

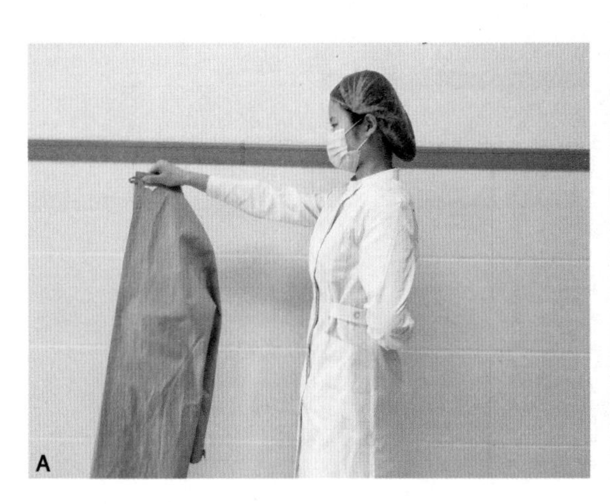

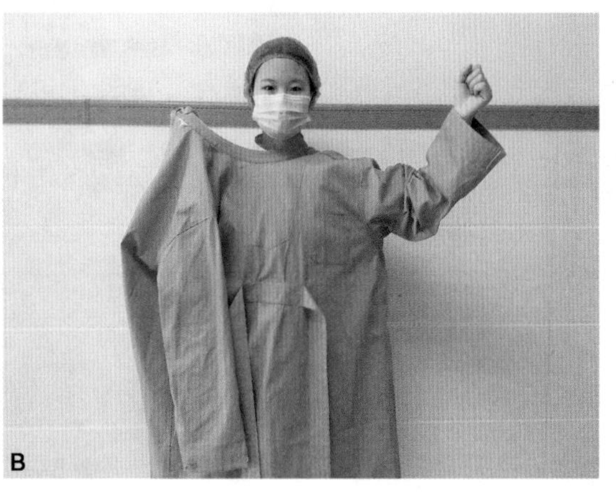

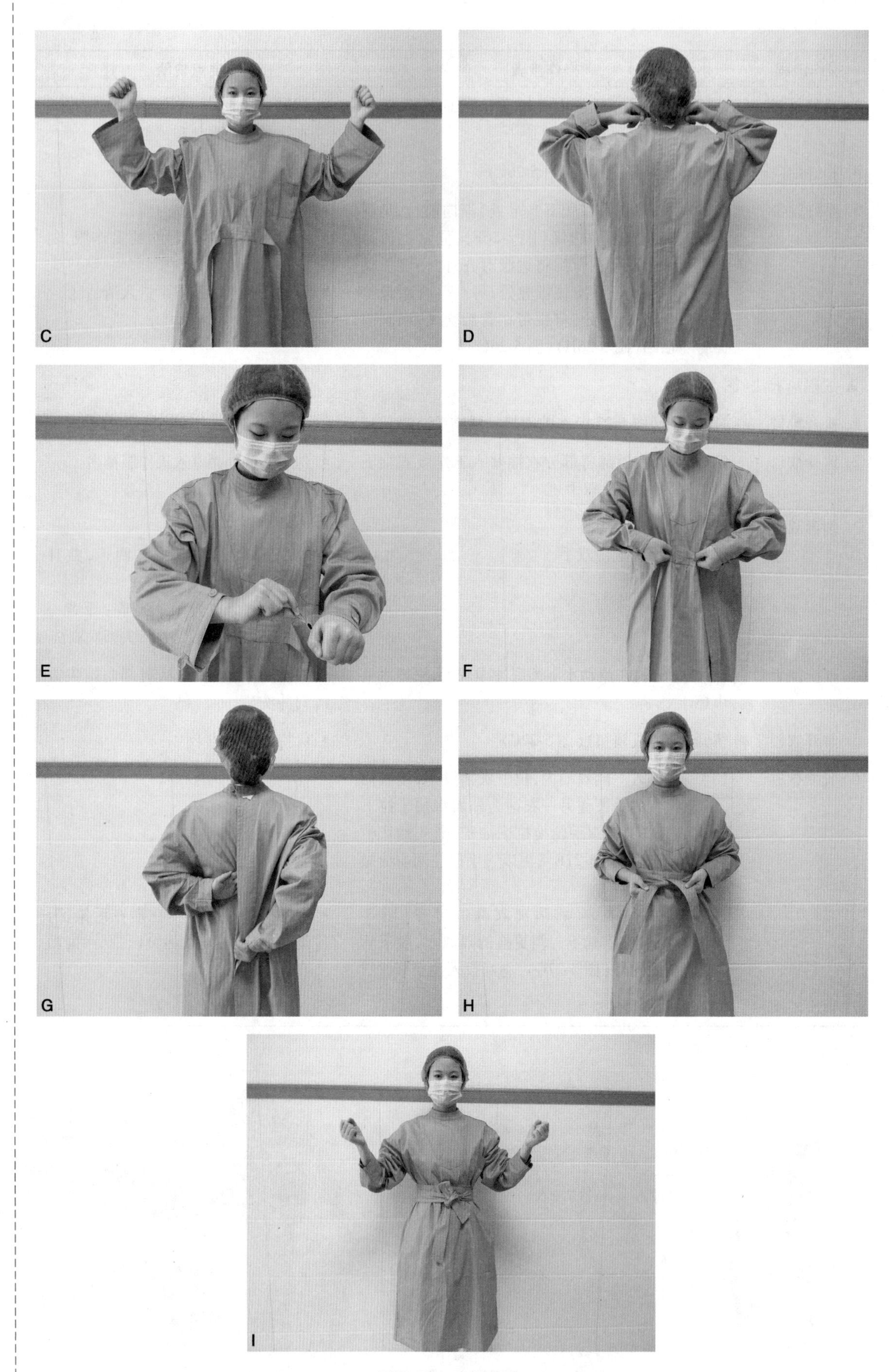

图 5-26 穿隔离衣

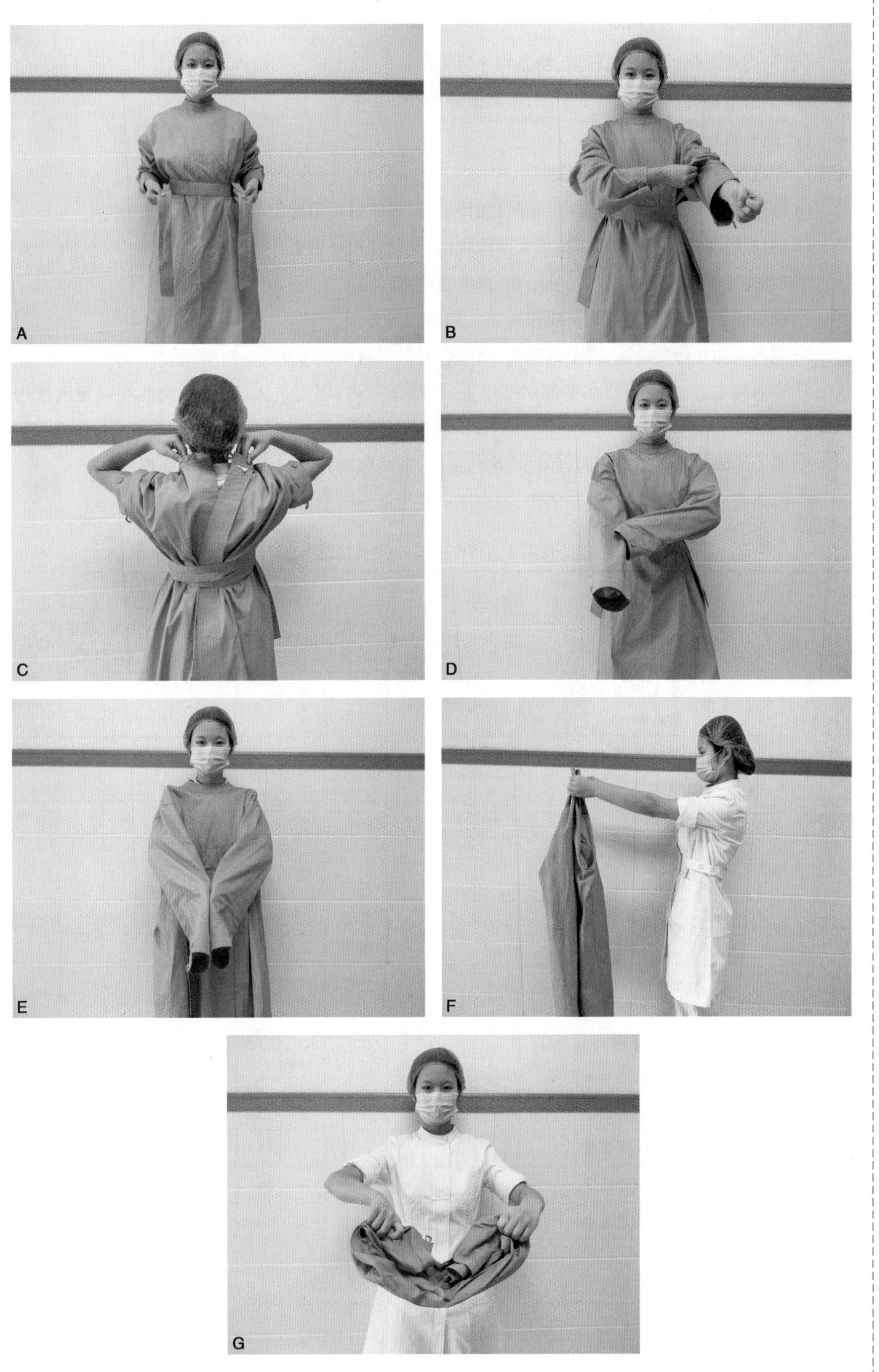

图 5-27 脱隔离衣

4. 评价

(1)隔离观念强,操作者、环境、物品均无污染。

(2)手的消毒方法正确,冲洗干净,未溅湿隔离衣。

【注意事项】

1. 在以下情况时必须穿隔离衣

(1)护理经接触传播的感染性疾病时,如传染病、多重耐药菌感染等患者。

(2)对患者实行保护性隔离时,如大面积烧伤、骨髓移植等患者。

(3)可能受到患者血液、体液、分泌物、排泄物喷溅时。

2. 穿隔离衣前,应将进入病室操作所需一切用物备齐。

3. 隔离衣的长短要合适,需全部遮盖工作服,有破损时则不可使用。

隔离技术(视频)

4. 穿隔离衣后,双臂保持在腰部水平以上,视线范围内;不得进入清洁区,只能在规定区域内活动。

5. 脱下的隔离衣还需使用时,如挂在半污染区,清洁面向外;挂在污染区,污染面向外。

6. 隔离衣应每天更换、清洗与消毒,如有潮湿或污染立即更换。

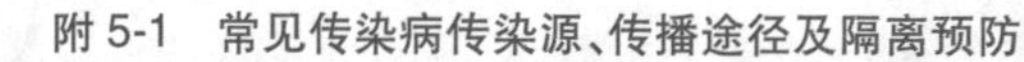

附 5-1 常见传染病传染源、传播途径及隔离预防

<table>
<tr><th colspan="2" rowspan="2">疾病名称</th><th rowspan="2">传染源</th><th colspan="4">传播途径</th><th colspan="7">隔离预防</th></tr>
<tr><th>空气</th><th>飞沫</th><th>接触</th><th>生物媒介</th><th>口罩</th><th>帽子</th><th>手套</th><th>防护镜</th><th>隔离衣</th><th>防护服</th><th>鞋套</th></tr>
<tr><td rowspan="2">病毒性肝炎</td><td>甲型、戊型</td><td>潜伏期末期和急性期患者</td><td></td><td></td><td>+</td><td></td><td>±</td><td>±</td><td>+</td><td></td><td>+</td><td></td><td></td></tr>
<tr><td>乙型、丙型、丁型</td><td>急性和慢性患者及病毒携带者</td><td></td><td></td><td>#</td><td></td><td>±</td><td>±</td><td>+</td><td></td><td></td><td></td><td></td></tr>
<tr><td colspan="2">麻疹</td><td>麻疹患者</td><td>+</td><td>++</td><td>+</td><td></td><td>+</td><td>+</td><td>+</td><td></td><td>+</td><td></td><td></td></tr>
<tr><td colspan="2">流行性腮腺炎</td><td>早期患者和隐性感染者</td><td></td><td>+</td><td></td><td></td><td>+</td><td>+</td><td></td><td></td><td>+</td><td></td><td></td></tr>
<tr><td colspan="2">脊髓灰质炎</td><td>患者和病毒携带者</td><td></td><td>+</td><td>++</td><td>苍蝇、蟑螂</td><td>+</td><td>+</td><td>+</td><td></td><td>+</td><td></td><td></td></tr>
<tr><td colspan="2">流行性出血热</td><td>啮齿类动物、猫、猪、狗、家兔</td><td>++</td><td></td><td>+</td><td></td><td>+</td><td>+</td><td>+</td><td>±</td><td>±</td><td></td><td></td></tr>
<tr><td colspan="2">狂犬病</td><td>患病或隐性感染的犬、猫、家畜和野兽</td><td></td><td></td><td>++</td><td></td><td>+</td><td>+</td><td>+</td><td>±</td><td>+</td><td></td><td></td></tr>
<tr><td colspan="2">伤寒、副伤寒</td><td>患者和带菌者</td><td></td><td></td><td>+</td><td></td><td>±</td><td>±</td><td>+</td><td></td><td>+</td><td></td><td></td></tr>
<tr><td colspan="2">细菌性痢疾</td><td>患者和带菌者</td><td></td><td></td><td>+</td><td></td><td></td><td>±</td><td>+</td><td></td><td>+</td><td></td><td></td></tr>
<tr><td colspan="2">霍乱</td><td>患者和带菌者</td><td></td><td></td><td>+</td><td></td><td>+</td><td>+</td><td>+</td><td></td><td>+</td><td></td><td>+</td></tr>
<tr><td colspan="2">猩红热</td><td>患者和带菌者</td><td></td><td>++</td><td>+</td><td></td><td>+</td><td>+</td><td>+</td><td></td><td>+</td><td></td><td></td></tr>
<tr><td colspan="2">白喉</td><td>患者、恢复期或健康带菌者</td><td></td><td>++</td><td>+</td><td></td><td>+</td><td>+</td><td>+</td><td></td><td>+</td><td></td><td></td></tr>
<tr><td colspan="2">百日咳</td><td>患者</td><td></td><td>+</td><td></td><td></td><td>+</td><td>+</td><td>±</td><td></td><td>+</td><td></td><td></td></tr>
<tr><td colspan="2">流行性脑脊髓膜炎</td><td>流脑患者和脑膜炎双球菌携带者</td><td></td><td>++</td><td>+</td><td></td><td>+</td><td>+</td><td>+</td><td>±</td><td>+</td><td></td><td></td></tr>
</table>

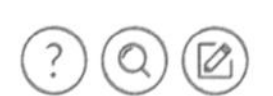

续表

疾病名称		传染源	传播途径				隔离预防						
			空气	飞沫	接触	生物媒介	口罩	帽子	手套	防护镜	隔离衣	防护服	鞋套
鼠疫	肺鼠疫	感染了鼠疫杆菌的啮齿类动物和患者		++	+	鼠蚤	+	+	+	±	+		
	腺鼠疫	感染了鼠疫杆菌的啮齿类动物和患者			+	鼠蚤	±	±	+	±	+		
炭疽		患病的食草类动物和患者		+	+		+	+	+	±	+		
流行性感冒		患者和隐性感染者		+	+		+	+	+				
肺结核		开放性肺结核	+	++			+	+	+	±	+		
SARS		患者		++	+		+	+	+	±	+	+	+
HIV		患者和病毒携带者			●				+		+		
手足口病		患者和病毒携带者		+	+		+	+	+	±	+		
梅毒		患者和病毒携带者			●				+		+		
淋病		患者和病毒携带者			■				+		+		
人感染高致病性禽流感		病禽、健康带毒的禽		+	+		+	+	+	±		+	+

注1:在传播途径一列中,“+”:其中传播途径之一;“++”:主要传播途径;“#”:为接触患者的血液、体液而传播。
●为性接触或接触患者的血液、体液而传播。
■为性接触或接触患者分泌物污染的物品而传播。
注2:在隔离预防一列中,“+”:应采取的防护措施;“±”:工作需要可采取的防护措施。

附5-2 常见传染病潜伏期、隔离期和观察期

疾病名称		潜伏期(d)		隔离时间	密切接触者观察
		常见	最短~最长		
病毒性肝炎	甲型	30	15~45	自发病日起隔离4周	甲、戊型,急性乙、丙型肝炎密切接触者医学观察6周
	乙型	70	30~180	隔离至肝功能正常,并且HBV DNA、HCV RNA、HDV RNA转阴	
	丙型	8周	2~26周		
	丁型	6~12周	3~12周		
	戊型	40	15~75	自发病日起隔离4周	
麻疹		10	6~21	自发病日起至出疹后5d,伴呼吸道并发症者应延长到出诊后10d	医学观察21d
流行性腮腺炎		14~21	8~30	自发病日起至腮腺消肿为止	医学观察21d
脊髓灰质炎		5~14	3~35	自发病日起至少隔离40d,第1周呼吸、消化道隔离,1周后消化道隔离至症状消失	医学观察20d
流行性出血热		7~14	4~46	至症状消失	—
狂犬病		1~3个月	5d~19年	至症状消失	—
伤寒		7~14	3~60	体温正常后15d或症状消失后5d、10d便培养2次阴性	医学观察21d
副伤寒		8~10	2~15		

续表

疾病名称		潜伏期(d)		隔离时间	密切接触者观察
		常见	最短~最长		
细菌性痢疾		1~4	数小时~7d	症状消失后隔日一次便培养,连续2次阴性	医学观察7d
霍乱		1~3	数小时~7d	症状消失后6d并隔日一次便培养,连续3次阴性	医学观察5d,便培养3次阴性并服药预防
猩红热		2~5	1~7	自治疗日起不少于7d,且咽拭子培养3次阴性	医学观察7d
白喉		2~4	1~7	症状消失后咽拭子培养2次(隔日1次)阴性,并至少症状消失后7d	医学观察7d
百日咳		7~10	2~21	自发病起40d或痉咳后30d	医学观察21d
流行性脑脊髓膜炎		2~3	1~10	症状消失后3d,不少于病后7d	医学观察7d
鼠疫	肺鼠疫	1~3	数小时~12d	症状消失后痰培养6次阴性	接触者医学观察9d,预防接种者观察12d
	腺鼠疫	2~5	1~8	淋巴肿大完全消散后再观察7d	
炭疽		1~5	0.5~14	症状消失,溃疡愈合,分泌物或排泄物培养2次(间隔5d)阴性	医学观察8d~12d
流行性感冒		1~3	数小时~4d	体温正常2d或病后7d	医学观察4d
肺结核		14~70	隐性感染可持续终生	症状消失后连续3次痰培养结核菌阴性	医学观察70d
SARS		4~5	2~14	症状消失后5~7d	医学观察14d
HIV		2d~10年	数月~15年	终身采取血液隔离	医学观察6个月
手足口病		2~7		治愈	医学观察7d
梅毒		2d~3周	10~90	完全治愈	医学观察90d,90d内有过性接触的予以青霉素治疗
淋病		2~5	1~14	感染的新生儿、青春期前儿童隔离至有效抗生素治疗后24h;成人治愈	医学观察14d
人感染高致病性禽流感		3~4	3~7	目前尚无人传染人	医学观察21d

附5-3 常见多重耐药菌感染患者的隔离措施

	耐甲氧西林/苯唑西林的金黄色葡萄球菌	耐万古霉素的金黄色葡萄球菌	其他多重耐药菌
患者安置	单间或同种病原同室隔离	单间隔离	单间或同种病原同室隔离
人员限制	限制,减少人员出入	严格限制,医护人员相对固定,专人诊疗护理	限制,减少人员出入
手部卫生	遵循WS/T313	严格遵循WS/T313	遵循WS/T313
眼、口、鼻防护	近距离操作如吸痰、插管等戴防护镜	近距离操作如吸痰、插管等戴防护镜	近距离操作如吸痰、插管等戴防护镜

续表

	耐甲氧西林/苯唑西林的金黄色葡萄球菌	耐万古霉素的金黄色葡萄球菌	其他多重耐药菌
隔离衣	可能污染工作服时穿隔离衣	应穿一次性隔离衣	可能污染工作服时穿隔离衣
仪器设备	用后应清洁、消毒和/或灭菌	专用，用后应清洗与灭菌	用后应清洁、消毒和/或灭菌
物体表面	每天定期擦拭消毒，擦拭用抹布用后消毒	每天定期擦拭消毒，抹布专用，擦拭用抹布用后消毒	每天定期擦拭消毒，擦拭用抹布用后消毒
终末消毒	床单位消毒	终末消毒	床单位消毒
标本运送	密闭容器运送	密闭容器运送	密闭容器运送
生活物品	无特殊处理	清洁、消毒后，方可带出	无特殊处理
医疗废物	防渗漏密闭容器运送，利器放入利器盒	双层医疗废物袋，防渗漏密闭容器运送，利器放入利器盒	防渗漏密闭容器运送，利器放入利器盒
解除隔离	临床症状好转或治愈	临床症状好转或治愈，连续两次培养阴性	临床症状好转或治愈

附 5-4　特殊急性呼吸道传染性疾病的隔离

特殊急性呼吸道传染性疾病，主要是指急性传染性非典型肺炎（SARS）、人感染高致病性禽流感、甲型 HN1 流感等，均属于我国传染病分类中需严格管理的乙类传染病，但是由于人群普遍易感染，且对健康造成的威胁明显，通常采取甲类传染病的隔离措施。

1. 患者安置于有效通风的隔离病区或隔离区域内，必要时安置于负压隔离病区。

2. 严格限制探视者，如需探视，探视者应正确穿戴个人防护用品，并遵守手卫生规定。

3. 减少转运，需要转运时应注意医务人员防护；限制患者活动范围，离开隔离病区或隔离区域时，患者应戴外科口罩。

4. 进入隔离区工作的医务人员应经过专门培训，掌握正确的防护技术；同时每日监测体温两次，体温超过 37.5℃及时就诊。

5. 医务人员应严格执行区域划分的流程，按程序做好个人防护，严格按防护规定着装，可进入病区。不同区域应穿不同服装，且服装颜色应有区别或有明显标志。

（1）穿戴防护用品应遵循的程序：①清洁区进入潜在污染区：洗手、戴帽子→戴医用防护口罩→穿工作衣裤→换工作鞋→进入潜在污染区。手部皮肤破损的戴乳胶手套。②潜在污染区进入污染区：穿隔离衣或防护服→戴护目镜/防护面罩→戴手套→穿鞋套→进入污染区。③为患者进行吸痰、气管切开、气管插管等操作，可能被患者的分泌物及体内物质喷溅的诊疗护理工作前应戴防护面罩或全面型呼吸防护器。

扫一扫，看总结

（2）脱防护用品应遵循的程序：①医务人员离开污染区进入潜在污染区前：摘手套→消毒双手→摘护目镜/防护面罩→脱隔离衣或防护服→脱鞋套→洗手和/或手消毒→进入潜在污染区，洗手或手消毒，用后物品分别放置于专用污物容器内；②从潜在污染区进入清洁区前：洗手和/或手消毒→脱工作服→摘医用防护口罩→摘帽子→洗手和/或手消毒后，进入清洁区；③离开清洁区：沐浴、更衣→离开清洁区。

扫一扫，测一测

（李文平　田芬霞　王维维）

第六章 护理安全

扫一扫，
自学汇

学习目标

1. 掌握保护具的种类及应用；标准预防、护理职业防护的概念；常见的护理职业损伤危险因素及防护措施。
2. 熟悉医院常见的不安全因素、保护具的使用原则及注意事项。
3. 了解护理职业防护的意义。
4. 能进行锐器伤的紧急处理；能正确使用保护具。
5. 具有严谨的工作态度，规范操作，维护患者安全及自身职业安全。

安全是人的基本需要，医院是为患者提供医疗服务的特殊机构，其中护理安全是衡量医院医疗护理质量的重要指标之一，主要包括患者的安全和护士的职业安全。

导入情景

某日，护士小王在为高热昏迷患者张先生做肌内注射时，患者突然出现了肢体躁动，小王将刚拔出的针头不慎扎在了自己的手上，患者乙型肝炎病毒（HBV）检测阳性。

工作任务

1. 正确处理锐器伤。
2. 为该患者正确选用保护具，并评估患者肢体情况。

第一节 患者的安全

患者由于疾病的原因使其生理功能和心理健康受到不同程度的影响，可能会受到危险因素的损害。因此，护士必须熟悉护理活动中可能存在的安全隐患，积极采取有效措施，保障患者安全。

一、影响患者安全的因素

（一）患者因素

包括患者的年龄、感觉功能、目前的健康状况等。年龄会影响个体对周围环境的感知和理解能力，因而也影响个体是否采取相应的自我保护行为。良好的感觉功能可帮助人们了解周围环境，识别和判断自身行动是否安全。任何一种感觉障碍，都会妨碍个体辨别周围环境中存在或潜在的危险因素而使其易受到伤害。疾病状态时由于患者身体虚弱、行动受限或相关治疗也是造成患者受伤的不安全因素，如因活动受限、身体虚弱而导致坠床或跌倒、免疫力低下而容易发生感染、过敏性体质的患者用药时有发生过敏反应的危险等。

（二）医护人员因素

主要是指医护人员配备数量和素质的高低对患者安全的影响。医护人员是诊疗活动的直接实施者，充足的人员配备有利于满足日常工作中医疗护理病情监测的需要；医护人员的思想素质、业务素质和职业素质未达到职业要求时，可能会因为某些行为差错或过失造成患者的身心伤害。

（三）医院管理因素

1. 患者安全文化　是指医疗机构为实现患者安全而形成的员工共同的态度、信念、价值观及行为方式。患者安全文化主要包括对患者安全重要性的认识、对患者安全预防措施的信心、坦诚互信的团队协作和学习型组织及机构、医院领导者的参与、对差错不可避免性的认识、主动查找医疗安全隐患及非惩罚性的不良事件报告分析制度。

2. 卫生产品、设备安全　医院必须实施严格的医药卫生产品的管理制度，保障医药卫生产品的安全质量，这是保障患者安全的基本要求。

3. 医院工作环境设置　医院基础设施、物品的配置，设备性能是否完善和规范也是影响患者安全的重要因素。另外，熟悉的环境能使人较好地与他人进行交流和沟通，从而获得各种信息与帮助，增加安全感；陌生的环境易使人产生焦虑、恐惧等心理反应而缺乏安全感。

（四）诊疗方面的因素

针对患者病情而采取的一系列检查与治疗，是帮助患者康复的医疗手段。但一些特殊的诊疗手段，在发挥协助诊断、治疗疾病及促进康复作用的同时，也可能会给患者带来一些不安全的因素，如各种侵入性的诊断检查与治疗、外科手术等均可能造成皮肤的损伤和潜在的感染等。

二、患者安全的评估

（一）患者个人危险因素的评估

1. 精神状态是否良好，意识是否清晰，是否有安全意识，情绪是否稳定。
2. 年龄、身体状况、疾病的病程长短、严重程度、症状轻重。
3. 感觉功能是否正常，是否舒适，是否有自理能力。
4. 是否有影响安全的不良嗜好，如吸烟等。
5. 是否熟悉住院环境等。

（二）治疗方面危险因素的评估

1. 患者是否正在使用影响精神、感觉功能的药物。
2. 患者是否正在接受氧气治疗或冷、热治疗。
3. 患者是否需要给予行动限制或身体约束。

4. 病房内是否使用电器设备。

在评估患者的安全需要后，护士需针对具体情况采取预防保护措施，为患者建立和维护一个安全、舒适的环境。

三、医院常见的不安全因素及防范

（一）物理性损伤及防范

1. 机械性损伤 常见的有跌伤、撞伤、阻塞等损伤，其中**跌倒和坠床**是最常见的机械性损伤，防范的措施有：

（1）昏迷、神志不清、躁动不安患者及婴幼儿使用床栏加以保护，必要时还可使用约束带，定时巡视。

（2）年老体弱、行动不便患者应搀扶，患者的物品应放在方便取用处，以防取用物品时发生跌倒。

（3）病室、浴室、厕所、走廊应安装扶手，供患者行动不便时使用，灯光照明良好，厕所、浴室应设置呼叫系统，便于患者必要时使用；地面设置为防滑地面，并保持整洁干燥；病室内设施应摆放稳固，减少障碍物。

（4）在进行各种操作时应严格执行操作规程，动作轻柔，防止损伤患者的皮肤黏膜。妥善固定导管、引流管，并保持其畅通。

2. 温度性损伤 常见的有热水袋、热水瓶所致的烫伤；使用烤灯等电器类所致的灼伤；应用冰袋时导致的冻伤；使用乙醇等易燃易爆的化学类制剂所致的烧伤等。防范的措施有：

（1）应用冷热疗时应严格按照操作规程进行，询问患者对温度的感觉，密切观察患者局部皮肤的情况，对神志不清、婴幼儿、老年患者要加强巡视或专人陪护。

（2）对各种电路、电器设备应定期检查维修，保障使用过程中的安全。

（3）对易燃易爆品加强管理，制订防火措施，强化护士的防火意识，熟悉各种灭火器的使用方法。

3. 压力性损伤 常见的有因皮肤组织长期受压所致的压疮、高压氧舱治疗不当所致的气压伤等。防范的措施有：

（1）对长期卧床患者应定时翻身按摩，促进血液循环，观察局部皮肤的颜色、温度有无异常。

（2）掌握高压氧舱的适应证，治疗时逐渐加压或减压，并注意观察患者的反应。

4. 放射性损伤 常见的有放射性皮炎、皮肤溃疡，严重时会导致患者死亡。防范的措施如下：

（1）对使用 X 线及其他放射性元素照射治疗的患者应尽量减少不必要的暴露，正确掌握照射剂量和时间。

（2）对患者进行健康宣教，保持照射部位皮肤的清洁干燥，避免抓挠和用力擦拭，防止皮肤破损，应避免一切物理性刺激和外用刺激性药物、肥皂擦洗等化学性刺激。

（二）化学性损伤及防范

化学性损伤往往在使用各种药物时由于药物剂量过大、浓度过高、用药次数过多、配伍不当而发生。防范的措施有：

1. 护士应具备一定的药理学知识，严格执行药物管理制度和给药原则，药物应现配现用，并注意配伍禁忌。

2. 给药时，严格执行“三查八对”，及时观察患者用药后的反应。

（三）生物性损伤及防范

生物性损伤是医院中最常见的不安全因素，医院环境中的主要生物性损伤因素为细菌和病毒。

病原微生物侵入人体后会诱发各种疾病，直接威胁患者的安全。防范的措施有：

1. 护士应严格执行消毒隔离制度，遵守无菌技术操作原则，控制感染源，切断传播途径，保护易感人群，特别是加强危重患者的护理。

2. 严格执行标准预防，加强和完善各项护理措施。

3. 昆虫叮咬不仅严重影响患者的休息，还可致过敏性损伤，甚至传播疾病。因此护士应采取有效的措施加强防范。

（四）心理性损伤及防范

患者对疾病的认识和态度、患者与周围人员的沟通交流、医务人员对患者的语言、行为和态度等均可影响患者的心理，甚至会导致患者心理损伤的发生。其防范的措施有：

1. 护士应重视患者的心理护理，注重自身的行为举止，避免不良的信息传递给患者造成误解而产生心理压力。

2. 护士应以高质量的护理行为取得患者的信任，与患者建立良好的护患关系，并帮助患者与周围人员建立和谐的人际关系，提高其治疗疾病的信心。

3. 注意对患者进行有关疾病知识的健康教育，引导患者采取积极乐观的态度对待疾病。

（五）医源性损伤

是指由于医护人员行为及言语上的不慎或操作不当造成患者心理或生理上的损害。如医护人员对患者不尊重，语言欠妥，缺乏耐心，个别医护人员责任心不强，出现用错药物，医嘱执行错误或患者身份辨识错误，导致医疗事故和差错的发生，给患者身心健康造成损害，甚至危及生命。在日常的医疗护理活动中注重自身的职业素质，严格执行“三查八对”，在执行诊疗活动前准确识别患者身份，如患者的床号、姓名、腕带等，加强医护沟通和交接制度。

知识拓展

中国医院协会《患者安全目标（2017版）》

目标一　正确识别患者身份

目标二　强化手术安全核查

目标三　确保用药安全

目标四　减少医院相关性感染

目标五　落实临床“危急值”管理制度

目标六　加强医务人员有效沟通

目标七　防范与减少意外伤害

目标八　鼓励患者参与患者安全

目标九　主动报告患者安全事件

目标十　加强医学装备及信息系统安全管理

注：患者安全目标是倡导和推动患者安全活动最有效的方式之一，是绝大多数国家的通行做法。我国积极响应世界卫生组织世界患者安全联盟工作，中国医院协会从2006年起连续发布《患者安全目标》。2016年11月18日中国医院协会发布了患者安全目标（2017版）。2017版是在历年患者安全目标的基础上，结合当前我国医院质量与安全管理工作实际，使之简明化、标识化，更具操作性。

四、保护患者安全的措施

在临床护理工作中对意识模糊、躁动不安、行动不便的患者，为防止发生坠床、撞伤及抓伤等意外，采用保护具、助行器等措施维护患者的安全。

（一）保护具（protective device）的应用

1. 适用范围

（1）儿科患者：尤其是6岁以下小儿的认知及自我保护能力的缺乏，易发生坠床、跌倒、撞伤、抓伤等意外或不配合治疗等行为。

（2）坠床高危患者：如麻醉未清醒患者、意识不清、躁动不安、老年患者等。

（3）眼科手术后患者：如白内障摘除术等。

（4）精神疾病患者：如躁狂症、有自我伤害倾向的患者。

（5）易发生压疮者：如长期卧床、极度消瘦、虚弱的患者。

（6）皮肤瘙痒者：包括全身或局部瘙痒难忍的患者。

2. 使用原则

（1）知情同意原则：使用保护具前应向患者及家属解释所需保护具的原因、目的及使用方法，取得患者及家属的同意和配合后方可使用。

（2）短期使用原则：确保患者安全的同时，只可短期使用。

（3）随时评价原则：应随时评价保护具的使用情况，既能满足保护患者安全，防止坠床、撞伤、血液循环障碍等意外的发生，又能使患者及家属了解保护具使用的目的，积极配合治疗。

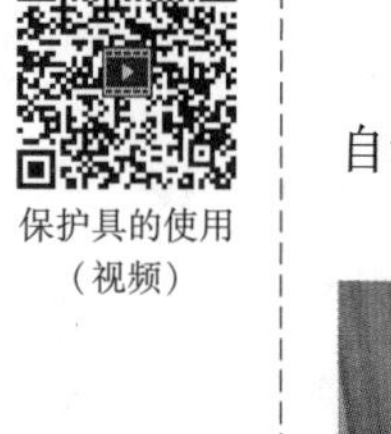

保护具的使用（视频）

3. 常用保护具的使用方法

（1）床挡（side rails）：主要用于预防患者坠床。根据床挡设计的不同有多功能床挡（图6-1）、半自动床挡（图6-2）。

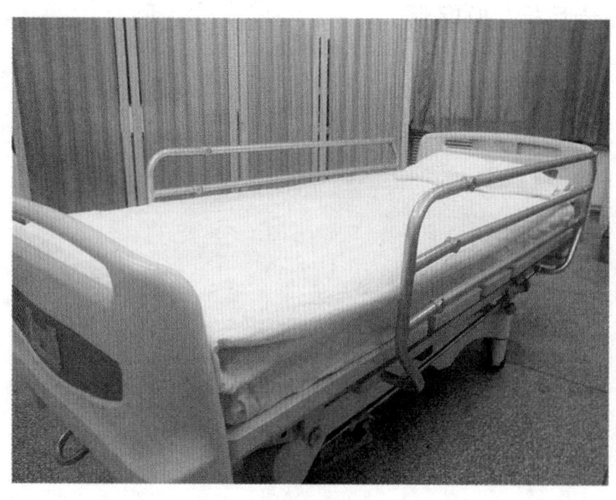

图6-1 多功能床挡

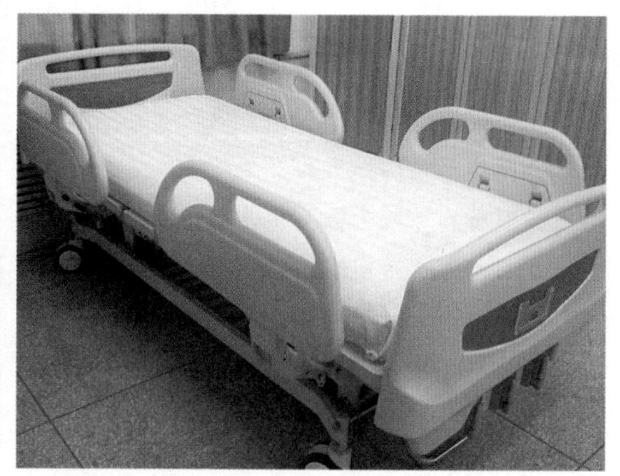

图6-2 半自动床挡

（2）约束带（restraints）：主要用于保护躁动的患者，限制其身体或失控肢体活动，防止患者自伤或坠床。根据部位的不同，约束带可分为肩部约束带、手腕约束带或肘部保护器、约束手套、约束衣和膝部约束带等。

1）宽绷带：常用于**固定手腕及踝部**。使用时，先用棉垫包裹手腕部或踝部，再用宽绷带打成双套结（图6-3），套在棉垫外拉紧，确保肢体不脱出，松紧以不影响血液循环为宜，然后将绷带系于床

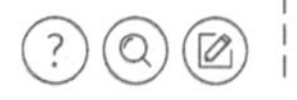

沿上。

2)肩部约束带和约束衣:用于**固定上半身或肩部,防止患者坐起**。肩部约束带用宽布制成。约束衣(图 6-4)使用时,将约束衣穿在患者的上半身,两条宽带从背后交叉,绕过肩部打结,再系于床头。

3)尼龙搭扣约束带(图 6-5):用于**固定手腕、上臂、踝部及膝部**。使用时,将约束带置于关节处,被约束部位衬棉垫,松紧适宜,对合约束带上的尼龙搭扣后将带子系于床沿。

4)膝部约束带(图 6-6):用于**固定膝部,限制患者下肢活动**。膝部约束带用宽布制成,使用时将约束带横放于两膝上,宽带下的两头带穿过膝关节从两侧的孔洞拉紧,然后将宽带两端系于床沿。

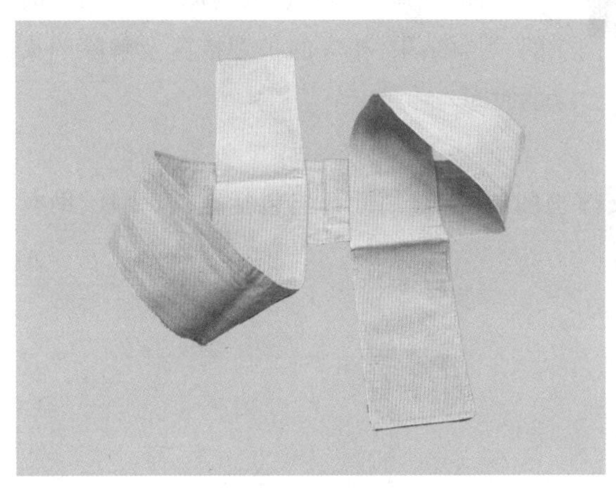

图 6-3 双套结

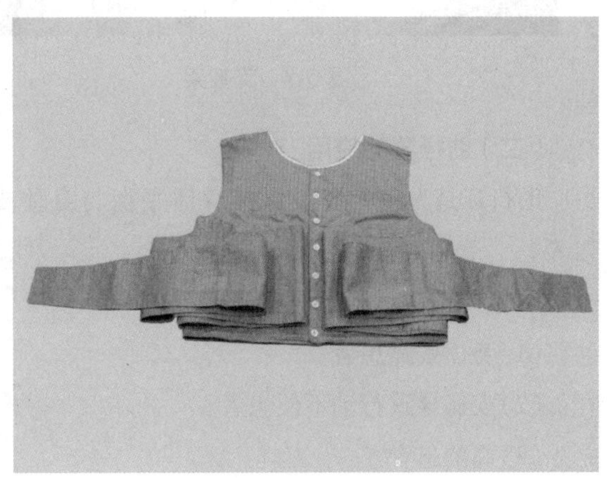

图 6-4 约束衣

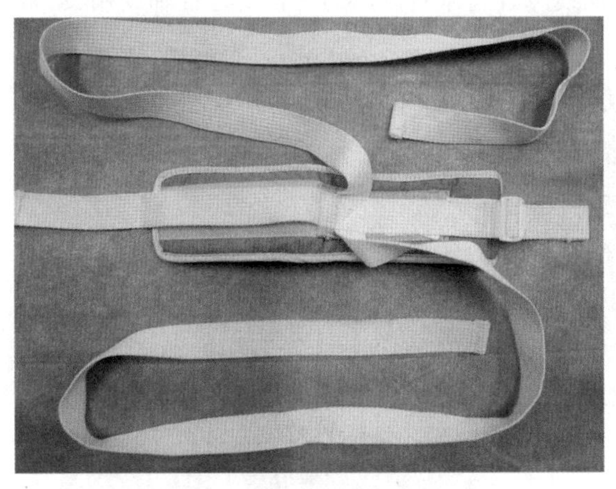

图 6-5 尼龙搭扣约束带

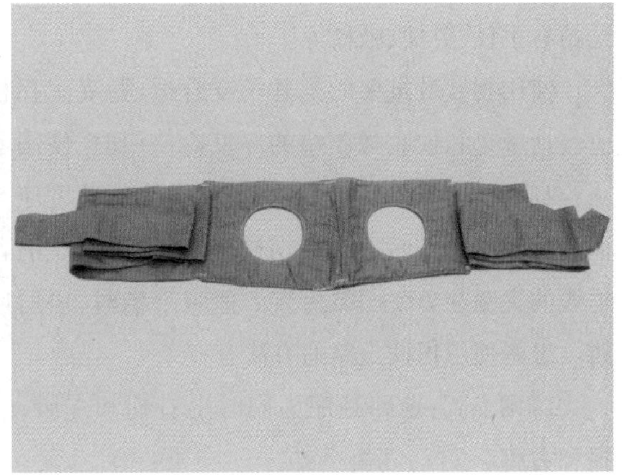

图 6-6 膝部约束带

(3)支被架(overbed cradle):主要用于**肢体瘫痪或昏迷**的患者,防止盖被压迫肢体而造成不舒适或足下垂、压疮的发生。也可用于**烧伤患者**采用暴露疗法需保暖时。使用时,将支被架罩于防止受压的部位,盖好盖被即可(图 6-7)。

4. 注意事项

(1)使用保护具时,应严格掌握使用指征,取得患者及家属的知情同意,维护患者的自尊。

(2)使用保护具时应**保持肢体及各关节处于功能位**,协助患者定时更换体位,保证患者的安全、舒适。

(3)使用约束带时,其下须垫衬垫,固定松紧适宜,以伸进 1~2 个手指为标准,**定时松解,每 2h**

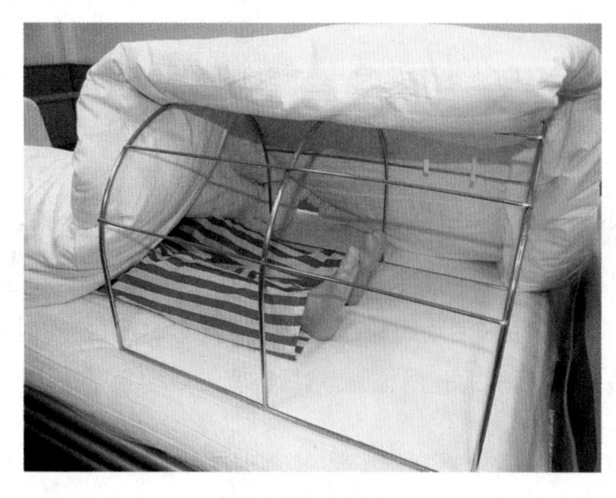

图6-7 支被架

放松约束带一次。注意观察受约束部位皮肤的颜色、温度、感觉和活动情况，**每15min观察一次**，发现异常及时处理。必要时进行局部按摩，促进血液循环。

(4)使用保护具的过程中确保患者能随时与医护人员取得联系，应将呼叫器放在患者易取到的位置或有专人陪护，保障患者的安全。

(5)记录使用保护具的原因、开始的时间、观察结果、相应的护理措施及解除约束的时间。

(二)助行器的应用

助行器是为患者提供保持身体平衡与身体支撑物的器材，常用助行器包括拐杖、手杖、助行架等。

1. 适用范围

(1)身体残障患者。

(2)疾病导致行动不便患者。

(3)高龄患者。

2. 常用助行器

(1)拐杖(crutch)(图6-8)：是提供给短期或长期残障者离床时使用的一种支撑性辅助用具，常见的有手杖、肘杖、腋杖等。

使用拐杖最重要的是其长度合适、稳妥。拐杖的长度应包括腋垫和杖底橡胶垫的厚度。使用时，使用者自然站立，双肩放松，双手自然下垂，手腕横纹的高度应与拐杖手柄高度在同一平面。握住拐杖手柄时，使用者前臂和上臂垂线的夹角在20°~30°为宜。握紧手柄时，手肘应可以弯曲。患者使用拐杖走路的方法有：

1)两点式：走路顺序为同时出右拐和左脚，然后出左拐和右脚。

2)三点式：两拐杖和患肢同时伸出，再伸出健肢。

3)四点式：为最安全的步法。先出右拐杖，而后左脚跟上，接着出左拐杖，右脚再跟上，始终为三点着地。

4)跳跃法：常为永久性残疾者使用。方法为先将两侧拐杖向前，再将身体跳跃至两拐杖中间处。

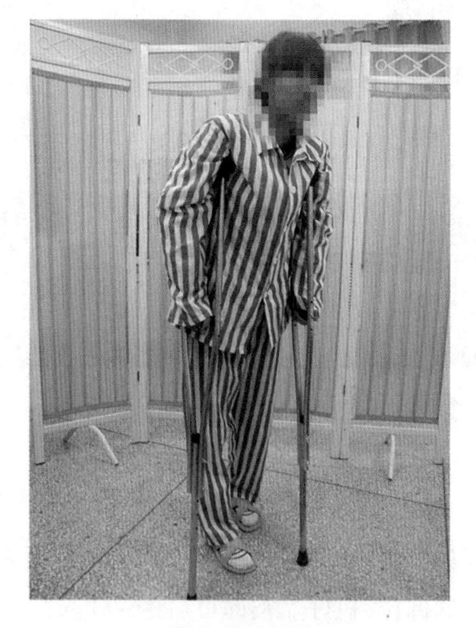

图6-8 拐杖

(2)手杖(cane)：是一种手握式的辅助用具，常用于不能完全负重的残障者或老年人。手杖的底端可为单脚或四脚型(图6-9)。四脚型的手杖比单脚型的支持力和支撑面积大，因而也较稳定，常用于步态极为不稳的患者或地面较不平时使用。

(3)助行架(walking frames)：助行架分为步行式和轮式两种。

1)步行式助行架(图6-10)：适用于下肢功能轻度损害的患者。无轮脚，自身轻，可调整高度，稳

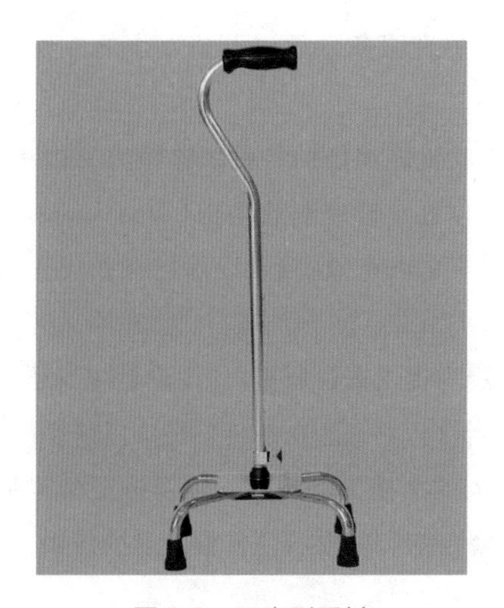

图 6-9 四脚型手杖

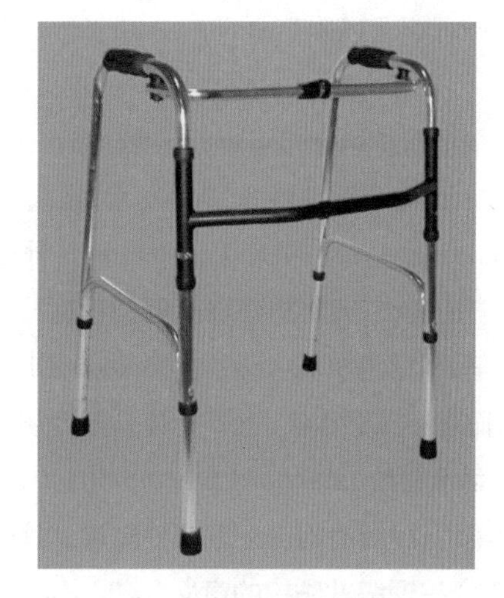

图 6-10 步行式助行架

定性好。使用时双手提起两侧扶手同时向前将其放于地面，然后双腿迈步。

2）轮式助行架（图 6-11）：适用于上下肢功能均较差的患者。有轮脚，易于推行移动。使用时不用将助行器提起、放下，行走时轻便自然。

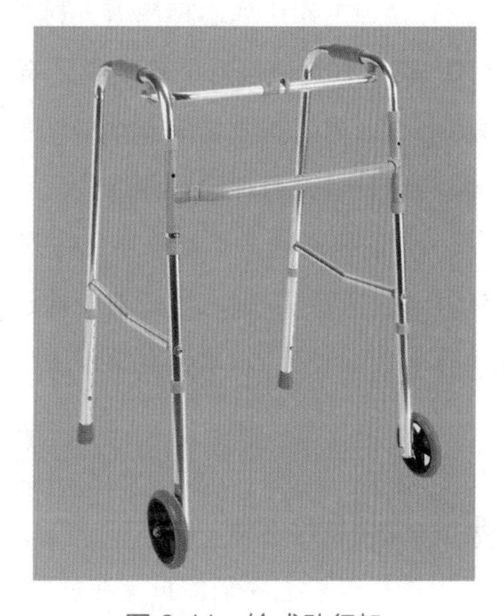

图 6-11 轮式助行架

3. 注意事项

（1）使用者意识清楚，身体状态良好、稳定。

（2）根据患者病情选择适合自身的辅助器。防止腋下受压造成神经损伤、肌肉劳损和酸痛。

（3）使用者的手臂、肩部或背部应无伤痛，活动不受限制，以免影响手臂的支撑力发生跌倒。

（4）使用助行器时，患者的鞋要合脚、防滑，衣服要宽松、合身。

（5）定期检查拐杖和手杖的螺钉是否拧紧，橡皮底垫的凹槽能否产生足够的吸力和摩擦力。

扫一扫，看总结

第二节 护理职业防护

医院是药物、病原微生物、放射线等比较集中的场所，护士在为患者进行各项检查、治疗和护理的过程中，可能会受到各种各样的职业性有害因素的伤害。因此，护士应该具备对职业危害因素的认识、处理和防范的基本知识和能力，减少职业伤害，保护自身的安全和健康。

一、护理职业防护的相关概念及意义

（一）护理职业防护的相关概念

1. 职业暴露（occupational exposure） **是指从业人员由于职业关系而暴露在有害因素中，从而有可能损害健康或危及生命的一种状态**。医务人员职业暴露，是指医务人员在从事诊疗、护理活动过程中接触有毒、有害物质，或传染病病原体，从而损害健康或危及生命的一类职业暴露，包括感染性职业暴露，放射性职业暴露，化学性（如消毒剂、某些化学药品）职业暴露等。

2. 护理职业风险(nursing occupational risk) 是指在护理服务过程中可能发生的一切不安全事件。

3. 职业防护(occupational protection) 是针对可能造成机体损伤的各种职业性有害因素,采取有效措施,以避免职业性危害的发生,或将危害降到最低程度。护理职业防护(occupational protection of nursing)是指在护理工作中针对各种职业性有害因素采取有效措施,以保护护士免受职业性有害因素的损伤,或将损伤降至最低程度。

4. 普及性预防(universal precaution,UP) 是指在为患者提供医疗服务时,无论是患者还是医务人员的血液和深层体液,也不论其是阳性还是阴性,都应当作为具有潜在的传染性加以防护。

5. 标准预防(standard precaution) 是指假定所有人的血液、体液、分泌物及排泄物等都有潜在的传染性,接触时均应采取防护措施,以防止血源性传播疾病和非血源性传播疾病的传播。

(二)护理职业防护的意义

1. 提高护士职业生命质量 实施有效的护理职业防护不仅可以避免职业性有害因素对护士的伤害,而且还可以控制由环境和行为不当引发的不安全因素。通过职业防护可以维护护士的身体健康,减轻护理工作中的心理压力,增强社会适应能力,提高护士的职业生命质量。

2. 科学有效地规避护理职业风险 通过护理职业防护知识的学习及护理职业防护技能的规范化培训,可以提高护士对职业性损伤的防范意识,自觉履行职业规范要求,有效控制职业性有害因素,科学有效地规避护理职业风险。

3. 营造和谐的工作氛围 良好安全的护理职业环境,不仅可使护士产生愉悦的心情,而且可以增加其职业满意度,使之形成对职业选择的认同感和成就感。同时,和谐的工作氛围可以缓解护士在工作中的心理压力,改善其精神卫生状况,提高其职业适应能力。

二、护士职业损伤的危险因素

(一)生物性因素

生物性因素主要是指护士在从事治疗、护理及检查等工作过程中,意外沾染或密切接触了病原微生物或含有病原微生物的污染物。**生物性因素是影响护理职业安全最常见的职业性有害因素。**护理工作环境中主要的生物性因素如下。

1. 细菌 护理工作环境中常见的致病菌有葡萄球菌、链球菌、肺炎球菌及大肠杆菌等,都存在于患者的各种分泌物、排泄物及用过的物品和器具中,通过呼吸道、消化道、血液及皮肤等途径感染护士。

2. 病毒 护理工作环境中常见的病毒有肝炎病毒、人类免疫缺陷病毒(HIV)及冠状病毒等,传播途径以呼吸道和血液传播较为多见。护士因职业性损伤感染的疾病中以**乙型肝炎(HBV)、丙型肝炎(HCV)及艾滋病(HIV)最常见、最危险。**

(二)化学性因素

化学性因素是指护士在从事治疗、护理及检查等工作过程中,通过各种途径接触到的化学物质。如长期接触多种消毒剂、化疗药物等,均可造成身体不同程度的损伤。

1. 化学消毒剂 如甲醛、过氧乙酸、戊二醛及含氯消毒剂等,可刺激皮肤、眼及呼吸道,引起皮肤过敏、流泪、恶心、呕吐及气喘等症状。经常接触还会引起结膜灼伤、上呼吸道炎症、喉头水肿和痉挛、化学性气管炎或肺炎等。长期接触可以造成肝脏损害和肺纤维化,甚至还会损害中枢神经系统,表现为头痛及记忆力减退。

2. 化疗药物　常用细胞毒类药物如环磷酰胺、铂类药物、多柔比星(阿霉素)、氟尿嘧啶、紫杉类等。长期接触此类化疗药物，在防护不当的情况下药物可通过皮肤接触、吸入或食入等途径给护士带来一些潜在危害。长期小剂量接触可因蓄积作用而产生远期影响，不但会引起白细胞下降和自然流产率增高，而且还有致癌、致畸、致突变及脏器损伤等危险。

3. 麻醉废气　手术室的空气易被吸入性麻醉药污染，短时间吸入麻醉废气可引起护士头痛、注意力不集中、应变能力差及烦躁等症状；长时间吸入麻醉废气，在体内蓄积后，可以产生慢性氟化物中毒、遗传及生育功能的影响等。

4. 汞　体温计、血压计、水温计等是常用的护理操作用品，其中汞是常见而又极易被忽视的有毒因素。泄漏的汞如果处理不当，可对人体产生神经毒性和肾毒性作用。

(三)物理性因素

在日常护理工作中，常见的物理性因素有锐器伤、负重伤、放射性损伤及温度性损伤等。

1. 锐器伤　**锐器伤是最常见的职业性损伤之一**，多由医疗锐器，如注射器针头、缝针、各种穿刺针、手术刀、剪刀、碎玻璃及安瓿等造成的皮肤意外伤害。例如，护士针刺伤是导致血源性传播疾病的最主要因素，其中**最常见、危害性最大的是乙型肝炎、丙型肝炎和艾滋病**。同时，锐器伤也可对护士造成极大的心理阴影，产生焦虑和恐惧，甚至放弃护理职业，从而影响到护士的职业生涯和职业发展。

2. 负重伤　在日常护理工作中，护士的体力劳动繁重、劳动强度大，特别是在为患者翻身、搬运患者的过程中，用力不当或弯腰姿势不正确，容易造成腰部肌肉的扭伤，而长期的蓄积损伤可引发**腰椎间盘脱出**，造成自身伤害。另外长时间站立和走动还可引起**下肢静脉曲张**等。

3. 放射性损伤　在日常工作中，护士常接触到紫外线、激光等放射性物质，如果防护不当，可导致不同程度的放射性皮肤炎症、眼睛受损，严重时会造成机体免疫功能下降，引发血液系统功能障碍或致癌。

4. 温度性损伤　常见的温度性损伤有热水瓶、热水袋等所致的烫伤；易燃易爆物品，如氧气、乙醇等所致的烧伤；使用各种电器，如红外线烤灯、高频电刀等所致的灼伤等。

(四)心理-社会因素

由于护理工作的特殊性和复杂性，护士常处于超负荷以及紧张的工作环境中，容易使护士产生身体疲劳和心理疲惫，引发影响身心健康的问题。同时，由于人们观念的差异，某些患者及其家属对护理工作存在偏见，致使护患关系紧张，甚至出现护患纠纷。护士在处理这些矛盾和纠纷时，容易产生负性情绪，引发一系列心理健康问题。

三、护理职业防护的一般原则

(一)完善组织管理

职业安全组织管理分为三级管理，即医院职业安全管理委员会、职业安全管理办公室、科室职业安全管理小组三级管理，分别承担相应的职业安全管理工作。

(二)建立健全规章制度，提高整体防护能力

1. 健全制度　制定与完善各项规章制度，并认真遵守执行是保障护士职业安全的基本措施。健全职业防护管理制度、职业暴露上报制度、处理程序、风险评估标准、消毒制度、隔离制度、转诊制度、各种有害因素监测制度及医疗废弃物处理制度等。

2. 规范各类操作行为　制定和完善各种预防职业损伤的操作规程，如生物性因素防护规程、有

害气体的管理和操作规程、预防锐器伤操作规程及预防化疗药物损伤操作规程等，从而减少各种职业暴露的机会。

（三）加强职业安全教育，强化职业防护意识

对护士实施职业安全教育和规范化培训是减少职业暴露的主要措施。加强职业安全防护教育，使护士从思想上和行动上重视职业防护，以进一步强化护士的职业防护意识。

1. 职业安全知识的培训与考核　护士要认识到护理职业暴露的危险性和严重性以及做好护士职业防护的重要性和迫切性，做好岗前培训和定期在岗培训与考核。如传染病疫情培训、中毒知识培训及心理健康培训等，并把护理职业安全作为在校教育和毕业后教育的考核内容。

2. 增强护士职业防护意识　护理工作不仅仅是为患者提供安全、无差错的护理，更重要的是在工作中保护自身免受损伤。护士应该充分认识到职业暴露的危害和职业防护的重要性，从思想上重视，加强学习，丰富自己的专业知识和技能，以增强自我职业防护意识。

（四）创建职业安全环境

创建安全健康的工作环境，完善检测系统、防护设备和防护措施，为护士提供全方位的安全保障。

1. 购置防护设备及用品　①常用的防护设施及设备，如层流净化设施、感应式洗手设施、生物安全柜等。②个人防护用品，如N95、N99口罩、面罩、护目镜、围裙、一次性隔离衣、鞋套及人工呼吸专用防护面罩等。③安全用品，如安全注射装置和符合国际标准的一次性锐器回收盒等。

2. 建立静脉药物配制中心　有条件的医院应建立专门的静脉药物配制中心，或配备经过严格培训的药剂师和护士。严格按照操作程序配制全静脉营养液、化疗药物及抗生素等药物，以保证临床用药的安全性和合理性，减少药物对护士的伤害。

（五）强化和推行标准预防

采用标准预防（standard precaution）进行护理职业防护，即视所有患者的血液、体液、分泌物及排泄物等都具有潜在的传染性，接触时均应采取防护措施，以防止血源性疾病和非血源性疾病的传播。

标准预防有3个基本内容：①隔离对象：视所有患者的血液、体液、分泌物、排泄物及其被污染的物品等都具有传染性。②防护：坚持对患者和医务人员共同负责的原则，强调双向防护，防止疾病双向传播。③隔离措施：根据疾病主要传播途径，采取相应的隔离措施，其重点是洗手和洗手的时机。

标准预防技术包括洗手、戴手套、穿隔离衣、戴护目镜和面罩等，通过采取综合性防护措施，减少受感染的机会。护士必须正确掌握各级防护标准、防护措施及各种防护物品的使用方法，以防止防护不足或防护过度。

（六）重视护士的个人保健

医院要建立护士健康档案，定期对护士进行健康检查和免疫接种，必须接种的疫苗有乙型病毒性肝炎疫苗、流感疫苗、麻疹疫苗、腮腺炎疫苗等；必要时还需接种卡介苗、甲型病毒性肝炎疫苗、破伤风与白喉疫苗等。

四、常见护理职业损伤的防护

（一）生物性损伤的防护

在为患者提供护理服务时，无论是患者还是护士的血液和体液，都应视为具有潜在传染性，均应加以防护。通过采取综合性防护措施，减少护士感染的机会。具体防护措施有：

1. 洗手　护士在接触患者前后，特别是接触血液、排泄物、分泌物及污染物品前后，无论是否戴

手套都要洗手。

2. 做好个人防护　护士应常规实施职业性防护，防止皮肤、黏膜与患者的血液、体液接触。传递手术器械应使用弯盘或托盘。在手术前充分了解患者情况，特别是患有血源性传播疾病患者应重点做好其围术期和手术期的安全防护工作。常用的防护措施包括手套、口罩、护目镜及隔离衣等。

(1)戴手套：当护士接触患者血液或体液、有创伤的皮肤黏膜、进行体腔及血管的侵入性操作或接触和处理被患者体液污染的物品和锐器时，均应戴手套操作，护士手上有伤口时应戴双层手套。

(2)戴口罩或护目镜：在接触患者的血液、分泌物及体液等有可能飞溅出的操作，或是在行气管内插管、支气管镜及内镜等检查时，应戴口罩和护目镜。

(3)穿隔离衣：在身体有可能被血液、体液、分泌物和排泄物污染，或进行传染性疾病护理时应穿隔离衣。

3. 安全注射(safe injection)　是指注射时不伤及患者和护士，并且保障注射所产生的废物不对社会造成危害。因此，要确保提供安全注射所需要的条件，并遵守安全操作规程。

4. 医疗废物及排泄物的处理　对使用过的一次性医疗用品和其他固体废弃物，均应放入双层防水污物袋内，密封并贴上特殊标记，送到指定地点，进行焚烧处理。排泄物和分泌物等污物倒入专用密闭容器内，经过消毒后再排入污水池或下水道内。

(二)锐器伤损伤的防护

引起锐器伤的危险因素(微课)

1. 防护措施

(1)加强培训，提高安全意识：医院和科室应定期对护士进行锐器伤防护的培训，特别是新上岗的护士和实习护士，提高自我防护意识，预防锐器伤的发生。

(2)配备足量的具有安全装置的护理用品：如手套、安全注射用具(真空采血系统、无菌正压接头及无针输液系统、可自动毁形的安全注射器、回缩或自钝注射器及安全型静脉留置针)等。

(3)建立锐器伤防护制度，规范个人行为。

1)强化与完善制度建设：严格执行护理操作规程和消毒隔离制度，规范操作行为。

2)戴手套与洗手：有可能接触患者血液、体液的诊疗和护理操作时必须戴手套，操作完毕脱去手套后立即洗手，必要时进行手消毒。当手部皮肤有破损，在进行有可能接触患者血液、体液的诊疗和护理操作时必须戴双层手套。

3)规范操作：在进行侵袭性诊疗和护理操作过程中，要保持光线充足，传递器械时要注意力集中，规范操作，特别注意防止被针头、缝合针及刀片等锐器损伤，可以使用小托盘或弯盘传递，避免直接传递锐器。

4)正确处理使用后的锐器：使用后的锐器应直接放入耐刺、无渗漏的锐器回收盒内，以防被刺伤。

(4)严格管理医疗废物：护理工作中应使用锐器回收盒处理使用后的锐器，病区内应配备足够的锐器回收盒。封存好的锐器回收盒要有清晰的标志，严格执行医疗废物分类标准，锐器不应与其他医疗废物混放。

(5)纠正易引起锐器伤的危险行为：**①禁止用双手分离污染的针头和注射器；②禁止用手直接接触使用后的针头、刀片等锐器；③禁止用手折弯或弄直针头；④禁止双手回套针帽；⑤禁止用手直接传递锐器；⑥禁止消毒液浸泡针头；⑦禁止徒手掰折安瓿。**

(6)与患者的沟通配合：在注射治疗过程中，尽可能与患者进行有效沟通，以取得患者及家属的信任和配合，从而达到治疗与护理的目的。对于不合作或昏迷躁动的患者必要时请他人协助，尽量减少锐器伤。

(7)加强护士的健康管理:护士在工作中发生锐器伤后,应立即做好局部的处理,并根据情况决定是否进行再处理。①建立护士健康档案,定期为护士进行体检,并接种相应的疫苗。②建立损伤后登记上报制度。③建立锐器伤处理流程。④建立受伤护士的监控体系,追踪伤者的健康状况。⑤关心受伤护士的心理变化,做好心理疏导,及时有效地采取预防补救措施。

(8)适当调整护士工作强度和心理压力:合理安排工作时间,根据工作性质和治疗高峰期调整人力配备,以减轻护士的工作压力,提高工作效率和质量,减少锐器伤的发生。

锐器伤的处理(微课)

2. 锐器伤的应急处理流程

(1)受伤护士要保持镇静,戴手套者按规范迅速脱去手套。

(2)处理伤口:①立即用健侧手从伤口的近心端向远心端挤出伤口的血液,禁止在伤口局部挤压或按压,以免产生虹吸现象,将污染血液吸入血管,增加感染机会。②用肥皂水清洗伤口,并在流动水下反复冲洗 5min 以上,再用生理盐水反复冲洗皮肤或暴露的黏膜。③用 75%乙醇或 0.5%碘伏消毒伤口,并包扎。

(3)及时填写锐器伤登记表,并尽早报告部门负责人、预防保健科及医院感染管理科。

(4)评估锐器伤:根据患者血液中含有病原微生物(如病毒、细菌)的多少和伤口的深度、范围及暴露时间进行评估,并做相应处理。

(5)如患者为乙型肝炎病毒、丙型肝炎病毒或艾滋病病毒携带者时,受伤护士还应进行血清学的监测,必要时建立追踪档案,采取相应措施,处理原则见表 6-1:

表 6-1 血清学检测结果及处理措施

检测结果	处理措施
患者 HBsAg 阳性,受伤护士 HBsAg 阳性或抗-HBs 阳性或抗-HBc 阳性者	不需注射疫苗或乙肝免疫球蛋白(HBIG)
患者 HBsAg 阳性,受伤护士 HBsAg 阴性或抗-HBs 阴性且未注射疫苗者	在 24h 内注射乙肝免疫球蛋白(HBIG)并注射疫苗,于受伤当天、第 3 个月、6 个月、12 个月随访和监测
患者抗-HCV 阳性,受伤护士抗-HCV 阴性者	于受伤当天、第 3 周、3 个月、6 个月随访和监测
患者 HIV 阳性,受伤护士 HIV 阴性	①经专家评估后可立即预防性用药,并进行医学观察 1 年 ②于受伤当天、第 4 周、第 8 周、第 12 周、6 个月检查 HIV 抗体 ③预防性用药的原则:若被 HIV 污染的针头刺伤,应在 4h 内,最迟不超过 24h 进行预防性用药。即使超过 24h 也应实施预防性用药

(三)化疗药物损伤的防护

化疗药物应遵循两个基本原则:①减少与化疗药物的接触;②减少化疗药物污染环境。具体防护措施包括:

1. 配制化疗药物的环境要求　在条件允许的情况下,应设专门的化疗药物配药间,并配备空气净化装置,有条件的医院应设置化疗药物配制中心。配置符合要求的层流生物安全柜,防止药物微粒对护士产生伤害,操作台面应覆盖一次性防渗透性防护垫,以吸附溅出的药液,减少药液污染台面。

2. 配备专业人员　化疗药物配制室内应配备经过专业培训,并通过专业理论和技术操作考核的护士。化疗护士应定期检查肝肾功能、血常规,妊娠期及哺乳期护士避免直接接触化疗药物。

3. 配制化疗药物时的防护

(1)配制药物时穿一次性低渗透的隔离衣,戴口罩、帽子、护目镜,对皮肤有刺激的化疗药还应戴聚氯乙烯手套并在外面再套一副乳胶手套。

(2)打开安瓿前应轻弹其颈部,使附着的**药粉降至瓶底。掰开安瓿时应垫纱布**,避免药粉、药液外溢,或玻璃碎片飞溅,并防止划破手套。

(3)溶解药物时,溶媒应沿瓶壁**缓慢注入瓶底**,待药粉浸透后再晃动,以防药粉溢出。

(4)规范地稀释和抽取药物,稀释和抽吸密闭瓶装药物时,应插入双针头,以排除瓶内压力,防止针栓脱出造成喷溅;抽取药液后,在药瓶内进行排气和排液后再拔针,不要将药物排于空气中;抽取药液时用一次性注射器和针腔较大的针头,所抽**药液以不超过注射器容量3/4为宜**。

(5)操作结束后,所有与化疗药物接触的注射器、针头、输液器、棉签等要收集在专用的密闭垃圾桶内,标明警示标志,统一处理,用水冲洗和擦洗操作台,脱去手套后彻底冲洗双手并行沐浴,以减轻药物的毒副作用。

4. 化疗药物给药时的防护

(1)静脉给药时应戴手套。

(2)确保注射器及输液管接头处连接紧密,以防药物外漏。

(3)从输液滴管加入药物时,先用无菌纱布块围在滴管开口处再加药,加药速度不宜过快,以防药物从管口溢出。

5. 化疗药物污染的处理　如果化疗药物外溅,应立即标明污染范围,避免他人接触。如果药液溢到桌面或地面,应立即用吸水毛巾或纱布吸附;若为粉剂则用湿纱布轻轻擦拭,并用肥皂水擦洗污染表面后,再用75%乙醇擦拭。

6. 化疗废弃物和污染物处理要求

(1)接触过化疗药物的一次性注射器、输液器、针头、废弃安瓿及药瓶等,使用后必须集中在防刺破、无渗漏的专用容器中封闭处理。

(2)所有的污物(包括用过的一次性防护衣、帽),必须经过焚烧处理。

(3)非一次性物品,如隔离衣、裤等应与其他物品分开放置,并经过高温处理。

(4)处理化疗患者的分泌物、呕吐物、排泄物、血液时,必须穿隔离衣、戴手套。

(5)混有化疗药物的污水,应先在医院内的污水处理系统中灭活再排入城市污水系统。

7. 在配制、使用化疗药物和处理污染物的过程中,如果防护用品不慎被污染,或眼睛、皮肤直接接触到化学药物时,应采取以下处理流程:①迅速脱去手套或隔离衣;②立即用肥皂和清水清洗污染部位的皮肤;③眼睛被污染时,应迅速用清水或等渗洁眼液冲洗眼睛;④记录接触情况,必要时就医治疗。

(四)负重伤损伤的防护

1. 加强锻炼,提高身体素质　加强腰部锻炼是预防负重伤的重要措施。如健美操、体操、太极拳、慢跑、游泳等。锻炼可提高机体免疫力、增加肌肉的柔韧性及骨关节活动度,防止发生负重伤。

2. 保持正确的工作姿势　在日常工作中,应注意保持正确的身体姿势,良好的身体姿势不仅可以预防职业性腰背痛的发生,还可延缓腰椎间盘突出症的发生。站立或坐位时,尽可能保持腰椎伸直,使脊柱支撑力增大,避免因过度屈曲引起腰部韧带受损,减少身体重力对腰椎的损伤。半弯腰或弯腰时,应两足分开使重力落在髋关节和两足处,降低腰部负荷。

3. 经常变换工作姿势　护士在工作中,应避免长时间保持一种体位或姿势,要定时变换体位,以缓解肌肉、关节及骨骼疲劳，减轻脊柱负荷。另外，护士也要避免剧烈活动，以防腰部肌肉拉伤。

4. 使用劳动保护用品　在工作中，护士可以佩戴腰围等保护用品以加强腰部的稳定性，保护腰肌和腰椎间盘。腰椎间盘突出症急性期疼痛加重时坚持**佩戴腰围，卧床休息时解下**。腰围只在工作时使用，以免长时间使用造成腰肌萎缩，产生腰背痛等。

5. 促进下肢血液循环　由于工作性质，护士常超时站立，而长时间站立工作可导致下肢血液回流受阻而发生下肢静脉曲张。为了预防下肢静脉曲张的发生，在站立工作时护士应注意：

(1) 避免长时间保持同一姿势，经常变换体位、姿势或进行适当轻微活动，以促进下肢血液循环。

(2) 站立时，可让双下肢轮流支撑身体重量，或者适当做踮脚动作，促进小腿肌肉收缩，减少静脉血液淤积。

(3) 工作间歇可尽量抬高下肢或做下肢运动操，以促进血液回流。

(4) **穿弹力袜或捆绑弹力绷带**，可以促进下肢血液回流，减轻或消除肢体沉重感和疲劳感。

6. 养成良好的生活习惯

扫一扫，看总结

(1) 提倡卧硬板床休息，并注意床垫的厚度要适宜。

(2) 从事家务劳动时，注意避免长时间弯腰活动或尽量减少弯腰次数，减少持重物的时间及重量，预防负重伤的发生。

7. 注重科学合理饮食

扫一扫，测一测

(1) 多食富含钙、铁的食物，如牛奶、菠菜、骨头汤等。

(2) 增加机体内蛋白质的摄入量，如多食用瘦肉、蛋、鱼及豆制品等。

(3) 多食富含维生素 B、维生素 E 的食物，如粗粮、花生及芝麻等。维生素 B 是神经活动时需要的营养素，可缓解疼痛，解除肌肉疲劳；维生素 E 可扩张血管、促进血流，消除肌肉紧张。

（李双玲）

第七章　清洁护理技术

扫一扫，
自学汇

学习目标

1. 掌握口腔护理常用溶液及其作用；压疮的概念、发生的原因、好发部位、预防、临床分期及护理要点。

2. 熟悉压疮的评估、压疮发生的高危人群；晨晚间护理目的、内容。

3. 了解牙线剔牙法、床上梳发、沐浴法及卧有患者床整理法。

4. 能进行特殊口腔护理、床上洗发、床上擦浴、会阴部护理及卧有患者床更换床单法。

5. 具有严谨求实的工作态度，有爱伤观念，确保患者安全。

清洁(hygiene)是人类最基本的生理需要之一。清洁是指清除身体表面的微生物和污垢，防止微生物繁殖，促进血液循环，增强皮肤的抵抗能力，预防感染和并发症的发生。同时，清洁使人感觉舒适、心情愉快，维持良好的自我形象。健康人具有保持身体清洁的能力，但当人患病时，自我照顾能力下降，往往无法满足自身清洁的需要。因而，做好患者的清洁卫生工作是护士的重要职责。清洁护理包括口腔护理、头发护理、皮肤护理以及会阴部护理等。

导入情景

李某，女，62 岁，有高血压史 18 年，因情绪激动导致脑卒中，右侧肢体失去知觉。检查：生命体征稳定；口唇干、口臭、左侧颊部有一约 0.1cm×0.1cm 大小的溃疡，基底潮红，有活动义齿 3 枚；髋部皮肤有一约 2cm×1.5cm 的创面，组织发黑、恶臭、脓性分泌物多，去除表面坏死组织，可见暗红色肌肉。

工作任务

1. 观察患者口腔情况，为患者进行口腔护理。

2. 正确实施床上梳发和洗发。

3. 正确评估患者压疮的分期，并提供相关的护理措施。

第一节 口腔护理

口腔由颊、硬腭、软腭、舌、牙齿与牙龈组成，口腔内覆盖黏膜，并具有唾液腺。口腔具有呼吸、咀嚼、吞咽、语言表达等生理功能。口腔的特殊生理结构、适宜的温湿度及残存的食物等，为微生物生长繁殖提供适宜环境；此外，口腔与外界相通，是病原微生物侵入机体的主要途径之一，因此，口腔内存有大量的致病性和非致病性微生物。健康人由于机体抵抗力强，唾液中溶菌酶的杀菌作用，以及每日饮水、进食、刷牙、漱口等活动对微生物起到减少或清除细菌的作用，较少出现口腔健康问题。当患病时，机体抵抗力下降，上述活动减少，口腔内微生物繁殖迅速，易发生口腔炎症、溃疡甚至继发腮腺炎、中耳炎等并发症；同时，还会引起口臭、龋齿，影响食欲及消化功能，甚至影响患者自我形象，产生一定的社交障碍。

护士应向患者解释口腔卫生的重要性，介绍口腔护理的有关知识，指导患者养成良好的饮食及口腔卫生习惯。如每日晨起、睡前刷牙，餐后漱口，睡前不进食对牙齿有刺激性和腐蚀性的食物，少进甜食，多饮水等。

一、一般口腔护理

适用于能自己完成口腔清洁的患者。

（一）口腔清洁用具的选择和使用

1. 牙刷的选择　应选用外形大小合适、刷毛软硬适中、表面光滑的牙刷。牙刷一般每 3 个月更换一次。

2. 牙膏的选择　牙膏一般能抑制细菌生长，脱敏防蛀，可根据个人需要选择药物或含氟等应不具腐蚀性的牙膏。牙膏不宜固定品牌，应轮换使用。

（二）刷牙的方法

1. 颤动法　将牙刷毛面轻放于牙齿及牙龈沟上，刷毛与牙齿成 45°角，以快速环形来回颤动刷洗，每次刷 2~3 颗牙齿（图 7-1A），刷完一个部位后再刷相邻部位。前排牙齿的内侧面可用牙刷毛面的顶端震颤刷洗（图 7-1B）；刷洗上下咬合面时，刷毛与牙齿平行来回刷洗；刷完牙齿后再刷舌面（图 7-1C）。

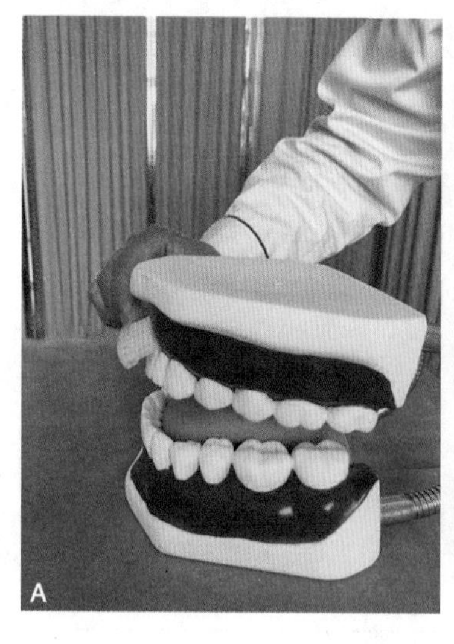

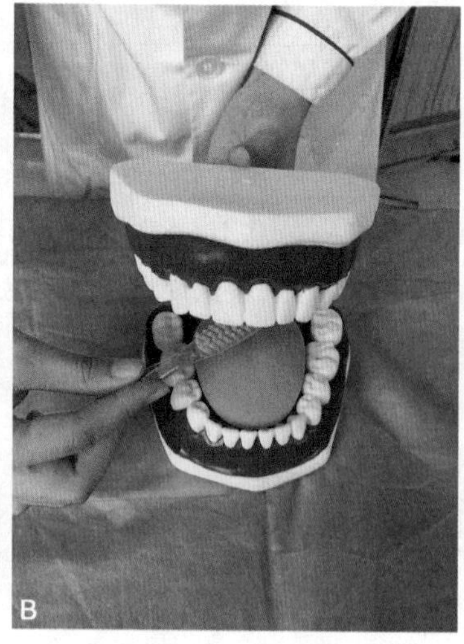

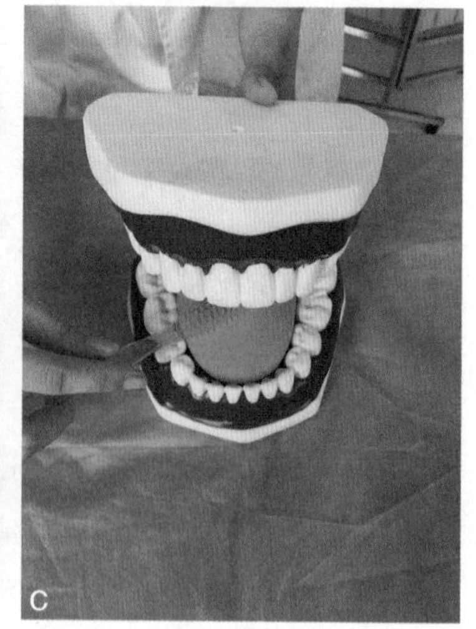

图 7-1　颤动刷牙法

2. 竖刷法　将牙刷刷毛末端置于牙冠与牙龈交界处，沿牙齿方向轻微加压并顺牙缝纵向刷洗。牙齿的外侧面、内侧面及上下咬合面都应刷洗干净。舌面由里向外刷洗。

3. 巴氏刷牙法　将牙刷毛面轻放于牙齿及牙龈沟上，刷毛与牙齿成45°角，轻微加压，使刷毛部分进入龈沟，部分置于龈缘上。以2~3颗牙为一组，以短距离（约2mm）水平颤动牙刷4~6次。然后将牙刷向牙冠方向转动，轻刷唇舌（腭）面。每次刷牙时间不少于3min。

（三）牙线剔牙法

牙线多由尼龙线、丝线、涤纶线制成（图7-2A、图7-2B）。剔牙时，取牙线40cm，两端绕于两手中指，指间留14~17cm牙线（图7-3A），两手拇指、示指配合动作控制牙线。用拉锯式轻轻将牙线越过相邻牙接触点，压入牙缝（图7-3B），然后用力弹出（图7-3C），每个牙缝反复数次即可。每日2次，餐后立即剔牙更好。

（四）义齿的清洁与护理

义齿（dentures）也会积存食物碎屑，出现牙菌斑和牙结石，需要每天清洁与护理。有活动义齿的患者，为保证良好的口腔外观和咀嚼功能，应在白天佩戴，晚上取下，使牙床得到休养。每天至少协助患者清洁义齿2次，取下的义齿按刷牙的方法用牙膏或义齿清洁剂刷洗，然后用清水冲洗干净，患者漱口后再戴上。暂时不戴的义齿，**应浸泡于冷水中保存**，每日更换清水一次。**义齿不可浸泡于热水或乙醇等消毒溶液中**，以免变色、变形和老化。

二、特殊口腔护理

适用于**高热、昏迷、禁食、危重、鼻饲、口腔疾患、大手术、血液病、大剂量化疗和放疗及生活自理能力缺陷**的患者。应给予特殊口腔护理，每日2~3次。

【目的】

1. **维持口腔正常功能**　防止口臭、口垢，增进食欲。

2. **预防并发症**　保持口腔清洁、湿润、预防口腔并发症。

3. **为护理诊断提供信息**　通过观察口腔黏膜、舌苔的变化，以及有无特殊口腔气味，以提供病情观察的动态信息。

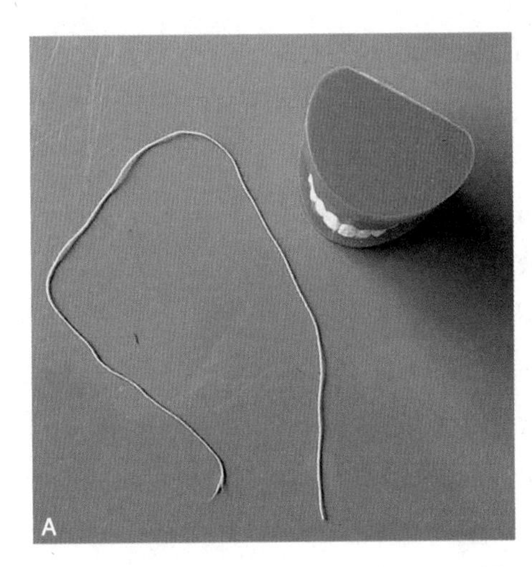

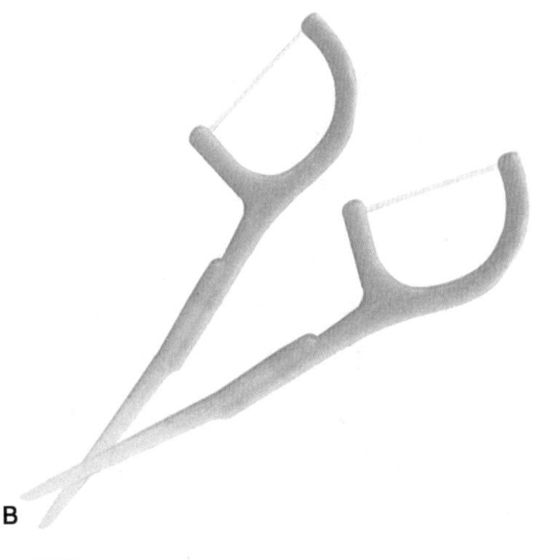

图7-2　牙线

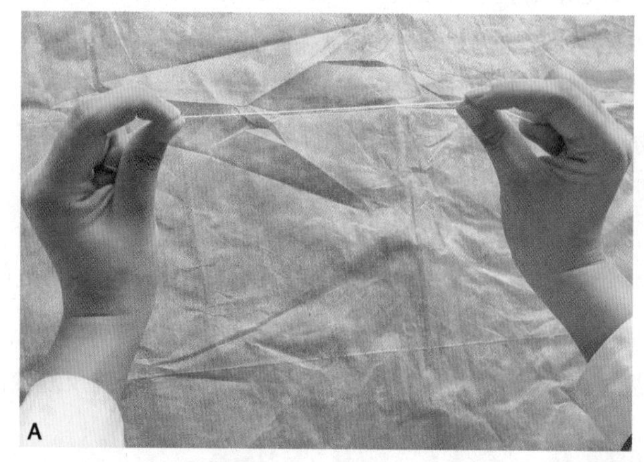

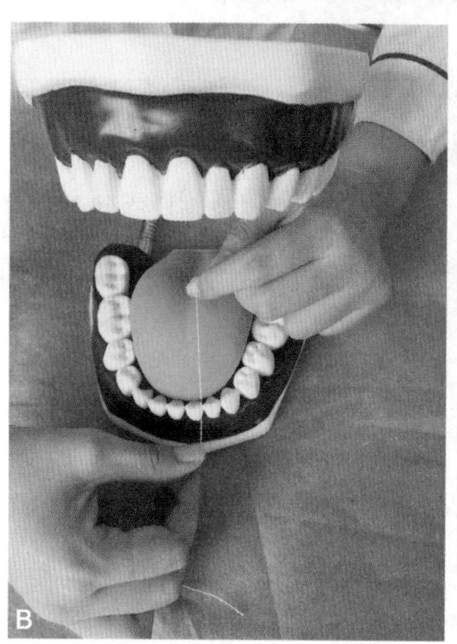

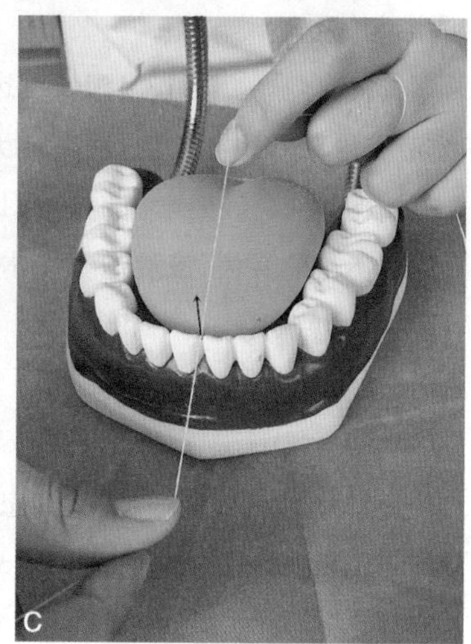

图 7-3 牙线剔牙法

【操作程序】

1. 评估

(1)辨识患者。

(2)患者病情、意识状态、自理能力、心理状态及合作程度。

(3)患者口腔状况。

1)口唇:色泽、湿润度,有无干裂、出血、疱疹等。

2)牙齿:是否齐全,有无义齿、龋齿、牙结石、牙垢等。

3)牙龈:颜色,有无溃疡、肿胀或萎缩、出血、脓液等。

4)舌:颜色、湿润度,有无溃疡、肿胀或齿痕,舌苔颜色及厚薄等。

5)口腔黏膜:颜色、完整性,有无溃疡、出血、疱疹、脓液等。

6)腭部:悬雍垂、扁桃体的颜色,有无肿胀及异常分泌物等。

7)口腔气味:有无异常气味,如烂苹果味、氨臭味、肝臭味、大蒜样臭味等。

(4)患者口腔卫生习惯。

2. 计划

(1)患者准备:了解口腔护理的目的、方法、注意事项、配合要点;取舒适卧位。

(2)护士准备:着装整洁,洗手,戴口罩。

(3)用物准备

1)治疗车上层:①治疗盘内备:口腔护理包(内有棉球盛放于弯盘或治疗碗内,弯盘、镊子、血管钳、纱布、压舌板、一次性治疗巾)(图7-4)或自备口腔护理包,棉签,必要时备开口器。②治疗盘外备:漱口杯(内盛口腔护理溶液)(表7-1)、吸水管(放漱口杯内)、手电筒、口腔外用药(按需准备,如冰硼散、西瓜霜、制霉菌素甘油、金霉素甘油等)、手消毒液,需要时备液体石蜡或润唇膏。

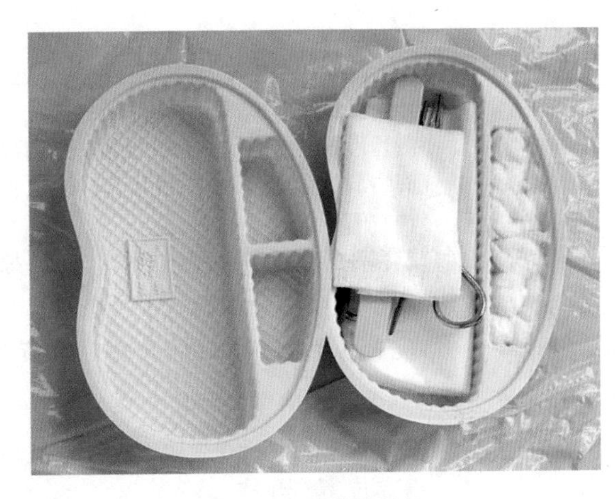

图7-4 口腔护理包

2)治疗车下层:生活垃圾桶、医用垃圾桶。

(4)环境准备:环境整洁、安静、舒适、光线、温湿度适宜,必要时进行遮挡。

表7-1 口腔pH与口腔护理溶液的选择

口腔pH	口腔护理溶液	作用
中性	0.9%氯化钠溶液	清洁口腔,预防感染
中性	朵贝尔溶液(复方硼砂溶液)	轻度抑菌,消除口臭
中性	0.02%呋喃西林溶液	清洁口腔,广谱抗菌
偏酸性	1%~3%过氧化氢溶液	抗菌防臭,用于口腔有溃烂、坏死组织者
偏酸性	1%~4%碳酸氢钠溶液	碱性溶液,用于真菌感染
偏碱性	2%~3%硼酸溶液	酸性防腐剂,抑菌,清洁口腔
偏碱性	0.1%醋酸溶液	用于铜绿假单胞菌感染

3. 实施 见表7-2。

表7-2 特殊口腔护理

操作流程	操作步骤	要点说明
1. 核对解释	携用物至患者床旁,辨识患者并做好解释	• 意识不清者,向家属解释
2. 安置体位	取侧卧或仰卧位、半坐位,头偏向护士	• 体位视情况而定
3. 铺巾置盘	铺治疗巾于患者颌下及胸前,弯盘置于口角旁	
4. 湿润口唇	用棉签蘸温水湿润患者口唇	• 防张口时干裂处出血、疼痛
5. 观察口腔	(1)嘱患者张口(不能张口者可用开口器) (2)护士一手用压舌板轻轻撑开颊部,另一手拿手电筒观察口腔情况,取下义齿	• 有活动义齿者取下,放冷水中 • 注意口腔有无出血、炎症、溃疡、特殊气味
6. 协助漱口	清醒者用吸水管吸水漱口,无吸吮能力者用注射器接软管帮助其漱口	• 昏迷者禁忌漱口
7. 擦洗口腔	(1)牙外侧:嘱患者咬合上、下齿,一手用压舌板轻轻撑开左侧颊部,另一手用弯血管钳夹取含口腔护理溶液的棉球擦洗左外侧面,由臼齿向门齿纵向擦洗。同法擦洗右外侧面	• 每个部位用1~2个棉球,棉球拧至不滴水 • 每个棉球只用一次,勿反复使用

续表

操作流程	操作步骤	要点说明
	(2)牙内侧及颊部:嘱患者张口,依次擦洗左侧牙齿的上内侧面→上咬合面→下内侧面→下咬合面,弧形擦洗颊部。同法擦洗右侧	
	(3)上腭及舌面舌下:由内向外"Z 字形"擦洗上腭、舌面及舌下	• 勿触及咽部,以免引起恶心
8. 协助漱口	擦洗完毕,协助患者漱口,纱布拭去口周水渍	• 昏迷者除外
9. 观察涂药	再次观察口腔,涂药于患处	• 口唇干裂者涂液状石蜡或润唇膏
10. 整理记录	(1)撤去治疗巾,协助患者取舒适卧位,整理床单位、清理用物 (2)洗手,记录	• 询问患者的感受 • 必要时协助佩戴义齿 • 记录执行时间和患者反应

4. 评价

(1)患者口唇润泽,感觉口腔清洁、舒适;口腔有感染、溃疡、出血等情况时,能及时处理;擦洗时无口腔黏膜及牙龈损伤。

(2)护士操作规范,动作轻巧。

(3)护患沟通有效,患者能主动配合,同时获得口腔卫生保健的知识与技能。

【注意事项】

1. 擦洗时动作要轻,避免金属钳端碰到牙齿,以免损伤口腔黏膜及牙龈,特别是对凝血功能较差的患者。

2. **昏迷患者禁忌漱口**,需用开口器时应从**臼齿处**放入,对牙关紧闭者不可用暴力使其开口;擦洗时棉球不宜过湿,以防溶液吸入呼吸道;棉球要用血管钳夹紧,**每次一个**,防止遗留在口腔,操作前后应**清点棉球数量**。

特殊口腔护理（视频）

3. 长期应用抗生素者,应观察口腔黏膜有无真菌感染。

4. 如有活动义齿应先取下,用牙刷刷净义齿各面,用冷水冲洗干净,待患者漱口后戴上。

5. 传染病患者用物须按消毒隔离原则处理。

知识拓展

口腔护理溶液其他使用方法

1. 含漱法　含漱法适用于无意识障碍的患者,尤其是牙齿较少或没有牙齿的患者的口腔清洁。频繁漱口能够使口腔湿润,清除大块残渣和分泌物,防止黏膜干燥和促进口腔自洁。含漱时,一般药液保留在口腔内3~5min,尤其在晨起、饭后半小时和睡前含漱更为重要。

2. 冲洗法　口腔冲洗法是目前临床上应用较多的方法之一,效果较好,简便易行。适用于口腔内有病变、伤口或钢丝、夹板等固定物,或其他原因致张口受限,尤其是口腔损伤严重的患者,口腔失去自洁能力导致口臭甚至并发感染的情况。物理性冲洗可替代唾液起到物理冲刷作用。一般采用注射式负压吸引法,左手用注射器缓慢推注口腔护理溶液,同时右手持负压吸引管进行抽吸;边注射边抽吸,直至口腔全部冲洗干净。

扫一扫,看总结

第二节 头发护理

头皮是人体皮脂腺分布最多的部位。皮脂、汗液伴灰尘常黏附于毛发、头皮中形成污垢。不干净的头发除散发难闻的气味,还可诱致脱发、头皮感染、滋生头虱、虮。清洁、整齐的头发除可保护头皮外,还可促进毛囊的血液循环预防感染,并能增加自信、维护自尊,维持良好的外观。对于病情较重,自我完成头发护理受限的患者,护士应予以帮助。

一、床上梳发

对长期卧床、关节活动受限、肌肉张力降低、共济失调等生活不能自理的患者,应给予每天床上梳发 1~2 次。

【目的】

1. 除去头发污秽及脱落的头发,使患者整洁、舒适、美观。
2. 按摩头皮,促进其血液循环。
3. 维护患者自尊、自信,建立良好的护患关系。

【操作程序】

1. 评估

(1)辨识患者。

(2)患者病情、意识状态、自理能力、心理状态及合作程度。

(3)患者头发及头皮情况:头发的分布、光泽、清洁状况等,头皮有无损伤、瘙痒、感染等。

(4)患者梳发习惯。

2. 计划

(1)患者准备:明确操作目的,了解操作过程,能配合采取适当卧位。

(2)护士准备:着装整洁,洗手,戴口罩。

(3)用物准备

1)治疗车上层:治疗盘内备治疗巾、梳子、30%乙醇或发油、纸袋(用于盛放脱落的头发)、必要时备橡皮圈或发夹。治疗盘外备手消毒液。

2)治疗车下层:生活垃圾桶、医用垃圾桶。

(4)环境准备:整洁、安静、舒适、安全。

3. 实施 见表 7-3。

表 7-3 床上梳发

操作流程	操作步骤	要点说明
1. 核对解释	携用物至患者床旁,辨识患者并做好解释	• 以取得合作
2. 安置体位	协助患者取仰卧位或半坐卧位	• 视情况而定
3. 正确铺巾	铺治疗巾于枕头上或围于患者的颈部	• 避免头发或头皮屑掉落枕头或床上
4. 正确梳发	(1)协助患者头转向一侧,先将头发从中间梳向两边 (2)左手握住一股头发,由**发梢**一段段梳到**发根**	• 最好用梳齿圆钝的梳子,以免损伤头皮

续表

操作流程	操作步骤	要点说明
	(3)长发或遇有打结时,可将头发一股股绕在示指上慢慢梳理(图 7-5),避免强行梳拉	• 如头发纠结成团难以梳通,可用 30%乙醇或发油湿润后,再小心梳顺
	(4)同法梳另一边	
5. 整理记录	(1)长发梳顺后可扎成束或编成辫	• 发辫或发束不能太紧 • 发型尽可能满足患者的爱好
	(2)将脱落头发放于纸袋中,撤去治疗巾	
	(3)协助患者取舒适卧位,整理床单位	
	(4)清理用物	• 传染病患者按隔离消毒原则进行
	(5)洗手,记录	• 记录执行时间和患者反应

4. 评价

(1)患者感觉清洁、舒适、自尊得到保护。

(2)护士操作方法正确,动作轻柔。

(3)护患沟通有效,患者获得头发护理知识与技能。

【注意事项】

1. 梳发时避免强行梳拉头发。

2. 注意观察患者反应。

3. 如发现患者有头虱应立即进行灭虱处理,以防传播。

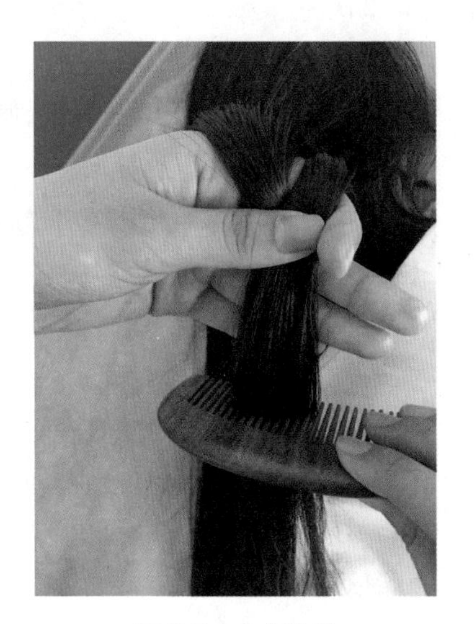

图 7-5 床上梳发

二、床上洗发

对生活不能自理的患者应给予每周床上洗发 1~2 次。

【目的】

1. 除去头发污秽及脱落的头屑,保持头发清洁,使患者舒适。

2. 按摩头皮,促进其血液循环,促进头发的生长与代谢。

3. 预防和灭除虱、虮,防止传播。

4. 维护患者自尊、自信,建立良好的护患关系。

【操作程序】

1. 评估

(1)辨识患者。

(2)患者病情、意识状态、自理能力、心理状态及合作程度。

(3)患者头发卫生情况。

2. 计划

(1)患者准备:明确操作目的,了解操作过程,能配合采取适当体位。

(2)护士准备:着装整洁,洗手,需要时戴口罩。

(3)用物准备

1)治疗车上层:①治疗盘内备:浴巾、橡胶单、毛巾、别针(或夹子)、棉球(以不吸水棉为宜)、眼罩或纱布、洗发液、梳子、纸袋。②治疗盘外备:洗头车;马蹄形卷、量杯;搪瓷杯、橡胶管;水盆、热水(**水温略高于体温,以不超过 40℃为宜**)、电吹风,手消毒液。

2）治疗车下层：污水桶、生活垃圾桶、医用垃圾桶。

（4）环境准备：调节室温，酌情关闭门窗，备屏风。

3. 实施 见表 7-4。

表 7-4 床上洗发

操作流程	操作步骤	要点说明
1. 核对解释	携用物至患者床旁，辨识患者并做好解释	• 意识不清者，向家属解释
2. 调节环境	（1）冬季关门窗、调节室温为 22~26℃ （2）必要时使用屏风，按需给予便盆（见附 7-1） （3）放平床头，移开床旁桌、椅	• 防着凉
3. 安置体位	协助患者仰卧，移枕于肩下，屈双膝，膝下垫膝枕	• 方便操作，使患者安全舒适
4. 铺巾松领	（1）铺橡胶单和浴巾于枕上 （2）松开衣领，衣领向内反折，将毛巾围于患者颈部，用别针固定	• 保护床单、枕头、衣领不被打湿
5. 放洗头器		
▲ 扣杯式洗发（图 7-6）	取水盆一个，盆底放一块毛巾，倒扣搪瓷杯于盆底，杯上垫一块折叠的毛巾，毛巾上裹一层薄膜固定，让患者头部枕于毛巾上，水盆内置一橡胶管，下接污水桶	• 利用虹吸原理，将污水引入污物桶内
▲ 洗头车洗发（图 7-7）	将洗头车置于床头侧边，协助患者（斜角）仰卧，头部枕于洗头车的头托上，或将接水盘置于患者头下	
▲ 马蹄形卷洗发（图 7-8）	将马蹄形卷放于患者头下，使患者后颈部枕于突起处（后颈部垫毛巾），头部在槽中，槽出口接污水桶	
6. 保护眼耳	梳理头发，用棉球塞两耳，纱布或眼罩遮盖双眼	• 防水流入耳内和眼睛
7. 拭温洗发	（1）先取少许热水滴于患者头部拭温，询问患者感觉，确定水温后，充分润湿头发 （2）倒适量洗发液于手掌，涂遍头发，用手指指腹揉搓头皮，从发际到头顶，到两侧，再轻轻将患者头部侧向一边，揉搓后枕部。反复揉搓后冲洗，直到干净为止	 • 揉搓力度适当，避免指甲损伤头皮
8. 撤巾擦干	（1）洗发毕，解下颈部毛巾包住头发并擦干 （2）取下纱布或眼罩及耳内的棉球	• 毛巾擦干脸部
9. 撤洗头器	撤去洗头器，并将枕头从患者肩下移到患者头下，协助平卧	
10. 梳理发型	解下包头的毛巾，梳顺头发，散开于枕上，必要时用电吹风吹干头发，待干后梳理发型。脱落的头发置于纸袋	• 尊重患者的习惯
11. 整理记录	（1）撤去枕头上的橡胶单和浴巾，协助患者取舒适卧位 （2）整理床单位，清理用物 （3）洗手，记录	• 询问患者感受 • 记录执行时间和效果

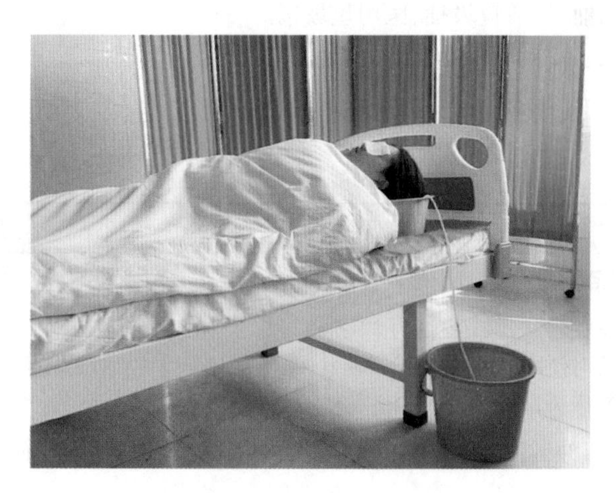

图 7-6 扣杯式洗发

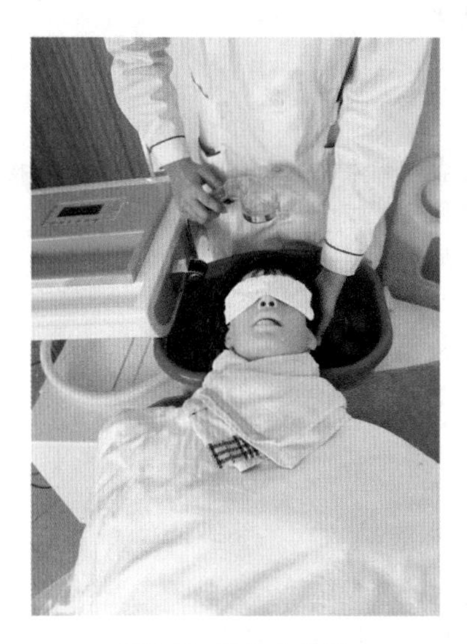

图 7-7 洗头车洗发

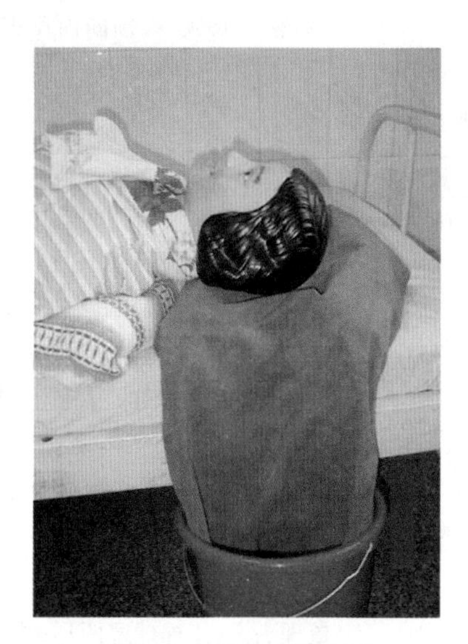

图 7-8 马蹄形卷洗发

床上洗发（视频）

4. 评价

（1）患者感觉头发清洁、舒适，心情愉快。

（2）护士操作时动作轻柔，患者头皮无损伤。

（3）护患沟通有效，患者和家属获得头发卫生保健的知识与技能。

【注意事项】

1. 洗发过程中，应随时注意患者反应，如发现面色、呼吸、脉搏等有异常应立即停止操作。
2. 身体虚弱的患者不宜床上洗发。
3. 注意调节水温、室温，注意保暖，及时擦干头发，以免着凉。
4. 洗发过程中，应防止污水溅入眼、耳，并避免沾湿衣、被。
5. 洗发时间不宜过长，以免引起头部充血、疲劳，造成患者不适。
6. 保持与患者的沟通，及时了解其感受，如有不适，及时处理。

三、头虱、虮除灭法

虱是一种无翅小型寄生昆虫，以吸食寄主血液为生。人类也是寄主之一，寄生于人体的虱有三种:头虱、体虱和阴虱,其产生与接触感染者、卫生状况不良有关。其卵呈椭圆形,白色,俗称虮子,黏附于毛发或纤维上;黏附于头发上的虮似头屑,难以祛除。虱可使感染者局部皮肤瘙痒,易抓破皮肤而引起感染,还可传播流行性斑疹伤寒、回归热等疾病。

【目的】

1. 除去头虱、虮,使患者舒适。

2. 预防皮肤感染和某些疾病传播。

3. 维护患者自尊。

【操作程序】

1. 评估

(1)辨识患者。

(2)患者病情、意识状态、心理状态及合作程度。

(3)患者头虱、虮的情况。

2. 计划

(1)患者准备:明确操作目的,了解操作过程,能配合采取适当体位。

(2)护士准备:着装整洁,戴手套、口罩、穿好隔离衣。

(3)用物准备

1)治疗车上层:①治疗盘内备:治疗巾2~3条、治疗碗(内盛灭虱药液)、纱布、塑料帽子、布口袋、篦子(齿间嵌入少许棉花)、纸袋、隔离衣、手套。②治疗盘外备:清洁衣裤及被服、灭虱药液、手消毒液。另备洗头用物一套。

常用灭虱药液:

①30%含酸百部酊:百部30g放入瓶中,加50%乙醇100ml、纯乙酸1ml,盖严瓶口,48h即可使用。

②30%百部含酸煎剂:百部30g,加水500ml煎煮30min,用双层纱布过滤,挤出药液;取滤渣再加水500ml煎煮30min,过滤,挤出药液;取两次药液合并再煎至100ml,待冷却后加入纯乙酸1ml即可。

③灭虱香波:其主要成分是1%二氯苯醚菊酯。

2)治疗车下层:污水桶、生活垃圾桶、医用垃圾桶。

(4)环境准备:屏风遮挡或在治疗室进行。

3. 实施 见表7-5。

表7-5 头虱、虮除灭法

操作流程	操作步骤	要点说明
1. 核对解释	(1)携用物至患者床旁,辨识患者并做好解释 (2)用屏风遮挡	• 尊重患者、取得合作 • 若病情许可,可在治疗室进行,以维护患者自尊
2. 剃头剪发	动员男患者或患儿剃去头发,女患者剪短头发	• 剪下的头发放入纸袋焚烧
3. 蘸药涂擦	(1)按洗头法作好准备,将头发分为若干小股 (2)用纱布蘸取灭虱药液,按顺序擦遍头发,并用手揉搓,湿透全部头发 (3)戴帽子或用治疗巾严密包裹头发24h	• 防药液沾污面部及眼睛 • 反复揉搓10min • 用药后注意观察患者局部及全身反应

续表

操作流程	操作步骤	要点说明
4. 篦虱洗发	24h后取下帽子,用篦子篦去死虱、虮,并清洗头发	• 如发现仍有活虱,须重复灭虱步骤
5. 更换衣被	(1)灭虱结束后,为患者更换干净的衣、被 (2)污衣裤、被服放入布口袋内	 • 扎好袋口送去高压灭菌
6. 整理记录	(1)整理床单位,清理用物 (2)凡患者接触过的布类和隔离衣均应装入袋内,扎好袋口高压灭菌 (3)脱手套,洗手,记录	• 篦子上除下的棉花放入纸袋焚烧 • 梳子和篦子消毒后用刷子刷净 • 记录执行时间和效果

4. 评价

(1)患者舒适、满意、自尊心得到保护。

(2)护士灭虱、虮彻底,无虱、虮传播。

(3)护患沟通有效,患者配合,患者及家人掌握灭虱、虮的方法。

【注意事项】

1. 操作中防止灭虱药液沾污患者面部及眼部。

2. 用药后应注意观察患者局部及全身有无不良反应。

3. 严格执行消毒隔离制度,以防传染发生。

4. 维护患者的自尊。

知识拓展

头发的养护

1. 按摩　按摩头皮可促进头皮血液循环,保证头发的健康生长。主要是用手指对头皮进行揉(摩)、搓(擦)、推(捏)、叩(打)等,基本方法是:五指分开,手呈弓形,指腹放于头皮上,手掌离开头皮,稍用力向下按,轻轻揉动,每次手指停留在一个部位揉动数次后再换另一个部位。按摩顺序是从前额到头顶,再从颞部至枕部,反复揉搓至头皮发热,每天1~2次。

2. 正确梳发　梳发时最好选用木质或牛角梳,梳齿圆钝;梳发时动作轻柔,每日2~3次。

3. 全身养护　头发健美要注意生活规律,心情舒畅,劳逸结合,营养均衡;条件允许,可多进食对头发有养护功能的食物,如黑芝麻、黑米、红豆、核桃仁等。

扫一扫,看总结

第三节　皮肤清洁护理

皮肤是人体最大的器官,由表皮、真皮、皮下组织和附属器组成。皮肤的面积约1.5~2.0m^2,重量占人体体重的5%~15%,厚度0.5~4mm。完整的皮肤具有保护机体、调节体温、分泌、吸收、排泄、感觉等功能,并具有天然的屏障作用,可防止微生物入侵。

皮肤新陈代谢迅速,其代谢的废物如皮脂、汗液、脱落的表皮碎屑等,可以与外界细菌及尘埃结合成脏物,黏附于皮肤表面,如不及时清除,可刺激皮肤,破坏其屏障作用,将会引起皮肤炎症等,给人体带来不适。因此,皮肤的清洁护理对患者来说是非常重要的。

一、淋浴和盆浴

适用于病情较轻,有自理能力,全身情况良好的患者。

【目的】

1. 去除污垢,保持皮肤清洁,促进患者舒适。
2. 促进皮肤血液循环,增强其排泄功能,预防皮肤感染及压疮等并发症。
3. 促进患者身体放松,保持良好的精神状态。
4. 促进护患交流,增进护患关系。

【操作程序】

1. 评估

(1)辨识患者。

(2)患者病情、意识状态、自理能力、心理状态及合作程度。

(3)患者的皮肤清洁度及皮肤健康状况。

2. 计划

(1)患者准备:明确操作目的,了解操作过程。

(2)护士准备:着装整洁,洗手,戴口罩。

(3)用物准备

1)治疗车上层:沐浴露或浴皂、毛巾2条、浴巾1条、清洁衣裤1套、拖鞋(防滑)、手消毒液。

2)治疗车下层:水桶、生活垃圾桶、医用垃圾桶。

(4)环境准备:浴室内有信号铃、扶手,地面、浴盆内防滑。

3. 实施　见表7-6。

表7-6　淋浴、盆浴法

操作流程	操作步骤	要点说明
1. 准备交代	(1)携用物至患者床旁,辨识患者并做好解释	• 信号铃使用法,水温调节法,勿用湿手接触电源开关等
	(2)协助患者准备好沐浴用物	
	(3)向患者交代有关事项	• 入浴室后不宜闩门,可在门外挂牌示意
2. 护送入浴	(1)携带用物,送患者入浴室	• 若患者不能自行完成沐浴时,护士一起进入浴室,协助完成沐浴
	(2)调节室温在22℃以上,**水温以皮肤温度为准,夏季可略低于体温,冬季可略高于体温**	• 防着凉、烫伤
	(3)盆浴患者需扶助其进出浴盆	• 防滑倒
3. 留意浴中	(1)护士不要离浴室太远,入浴时间过久应询问	• 防止发生意外,若遇患者发生晕倒,应迅速抬出、平卧、保暖,通知医生救治
	(2)盆浴时水位不可超过心脏水平	• 避免引起胸闷
	(3)浴盆中浸泡时间不可超过20min	• 浸泡过久容易导致疲倦
4. 观察浴后	患者淋浴或盆浴后,再次观察其一般情况	
5. 协助整理	(1)协助患者拿走沐浴用物 (2)取下门外示意牌 (3)洗手,记录	

4. 评价

(1)患者淋浴或盆浴后感到清洁、舒适,安全无意外发生。

(2)护士能协助患者沐浴,确保患者安全。

(3)护患沟通有效,患者获得了有关皮肤护理方面的知识。

【注意事项】

1. 饭后须过 1h 才能沐浴,以免影响消化。

2. 防止患者受凉、晕厥、烫伤、滑跌等意外情况发生。

3. **妊娠 7 个月以上的孕妇禁用盆浴**;衰弱、创伤和患心脏病需要卧床休息的患者,不宜淋浴或盆浴。

4. 传染病患者应根据病种、病情按隔离原则进行沐浴。

二、床上擦浴

适用于病情较重、长期卧床、活动受限等生活不能自理的患者。

【目的】

1. 去除污垢,保持皮肤清洁,使患者舒适,满足患者需要。

2. 促进皮肤血液循环,增强其排泄功能,预防皮肤感染及压疮等并发症。

3. 观察全身皮肤有无异常,提供疾病信息。

4. 活动肢体,使肌肉放松,防止关节僵硬和肌肉挛缩等并发症,保持良好的精神状态。

【操作程序】

1. 评估

(1)辨识患者。

(2)患者病情、个人沐浴习惯、意识状态、自理能力、心理状态及合作程度。

(3)患者皮肤状况

1)完整性:有无破损、出血、皮疹、水疱、硬结等。

2)颜色:有无苍白、发绀、发红、黄疸、色素沉着等。

3)温度:皮温是否正常,有无发热或冰冷。

4)弹性:是否良好,有无水肿、干燥等。

5)感觉:对冷、热、触、痛的感觉是否正常,有无皮肤瘙痒等。

6)清洁度:出汗及皮脂分泌情况、体表散发出来的气味等。

2. 计划

(1)患者准备:明确操作目的,了解操作过程,能积极配合操作。

(2)护士准备:着装整洁,修剪指甲,洗手,戴口罩。

(3)用物准备

1)治疗车上层:治疗盘内备浴巾 1 条、毛巾 2 条(患者自备)、浴皂或沐浴露、指甲刀、梳子、50%乙醇或按摩油/乳/膏、护肤用品(爽身粉、润肤剂)。治疗盘外备脸盆 2 个、水壶(盛热水,按年龄、季节和个人习惯调节水温)、清洁衣裤和被单、手消毒液。

2)治疗车下层:便盆及便盆巾、水桶(盛污水用)、生活垃圾桶、医用垃圾桶。

3)屏风或隔帘。

(4)环境准备:关闭门窗,调节室温,屏风遮挡或拉上隔帘。

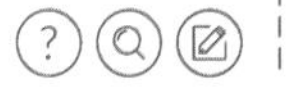

3. 实施 见表 7-7。

表 7-7 床上擦浴

操作流程	操作步骤	要点说明
1. 核对解释	携用物至患者床旁,辨识患者并做好解释	• 意识不清者,向家属解释
2. 浴前准备	(1)关好门窗,调节室温 24℃以上 (2)用屏风遮挡患者,按需给便盆 (3)如病情许可,放平床头、床尾支架,放下床挡,松开床尾盖被 (4)将脸盆放于床旁桌上,倒入热水 2/3 满,测试水温	• 防受凉 • 保护患者自尊 • 确保患者舒适,同时方便操作
3. 擦洗面颈	(1)将微湿小毛巾叠成手套状(图 7-9)为患者擦洗脸及颈部 (2)擦洗眼部:由内眦向外眦,擦完一侧再擦另一侧 (3)擦洗脸、颈部:擦洗顺序为前额、颊部、鼻翼、人中、下颌、耳后、颈部。同法擦另一侧	• 耳郭、耳后及颈部皮肤皱褶处要仔细擦洗
4. 擦洗上肢	(1)为患者脱下上衣,铺浴巾于一侧手臂下面	• **先脱近侧,后脱远侧,如有外伤,先脱健肢,后脱患肢**。脱下的衣物不可放于地上,以免交叉感染 • 每擦一个部位都应在其下面垫浴巾,以免弄湿床单位
	(2)先用涂沐浴液的小毛巾擦洗,再用湿毛巾拭去浴液,直至无浴液为止,最后用大浴巾边按摩边擦干	• 由远心端向近心端擦洗,促进静脉血回流 • 擦腋下时,抬高或外展手臂 • 擦洗时动作快捷,可适当用力,但不宜过重
	(3)协助患者将手浸入脸盆中,洗净并擦干 (4)同法擦另一侧	
5. 擦洗胸腹	(1)换水测试水温,将大毛巾铺于胸腹部 (2)先擦胸部,再擦腹部	• 注意脐部和女性乳房下部的清洁
	(3)擦洗方法同上肢,擦时,一手略掀起大毛巾	• 女性患者乳房应环形用力擦洗,临近分娩孕妇应避免过度摩擦诱发刺激宫缩
	(4)腹部以脐为中心,顺结肠走向擦洗	
6. 擦洗背部	翻身侧卧,依次擦后颈→背部→臀部	• 酌情在骨骼隆突部位用 50%乙醇或按摩油/乳/膏进行按摩,预防压疮的发生(见附 7-2)
7. 更衣平卧	换上清洁上衣,助患者平卧	• **先穿远侧,后穿近侧,或先穿患肢,后穿健肢**
8. 擦洗下肢	(1)换水测试水温,脱下患者裤子并用毛巾覆盖 (2)将浴巾铺于擦洗部位下面	
	(3)露出近侧下肢,依次擦洗踝部、小腿、膝部、大腿、髋部,洗净后彻底擦干	• 注意擦净腹股沟
	(4)同法擦另一侧	• 由远心端向近心端擦洗,可促进静脉回流
9. 清洁双足	(1)将盆移于患者足下,盆下先铺好浴巾 (2)患者屈膝,将双脚同时或先后移入盆内清洗足部及趾部	• 浴盆也可放于床旁椅上泡足
	(3)取走足盆,两脚放于浴巾上,擦干	• 必要时在足跟、内外踝用 50%乙醇或按摩油/乳/膏按摩,再抹上护肤用品

续表

操作流程	操作步骤	要点说明
10. 清洗会阴	(1)换水、盆和毛巾,协助患者清洗会阴部 (2)不能自行清洗者,由护士完成(见本章第四节会阴部护理)	
11. 穿裤梳发	(1)换上清洁裤子,根据需要修剪指(趾)甲 (2)梳发	
12. 整理记录	(1)整理床单位,清理用物 (2)洗手,记录	• 必要时更换床单 • 记录执行时间及患者反应

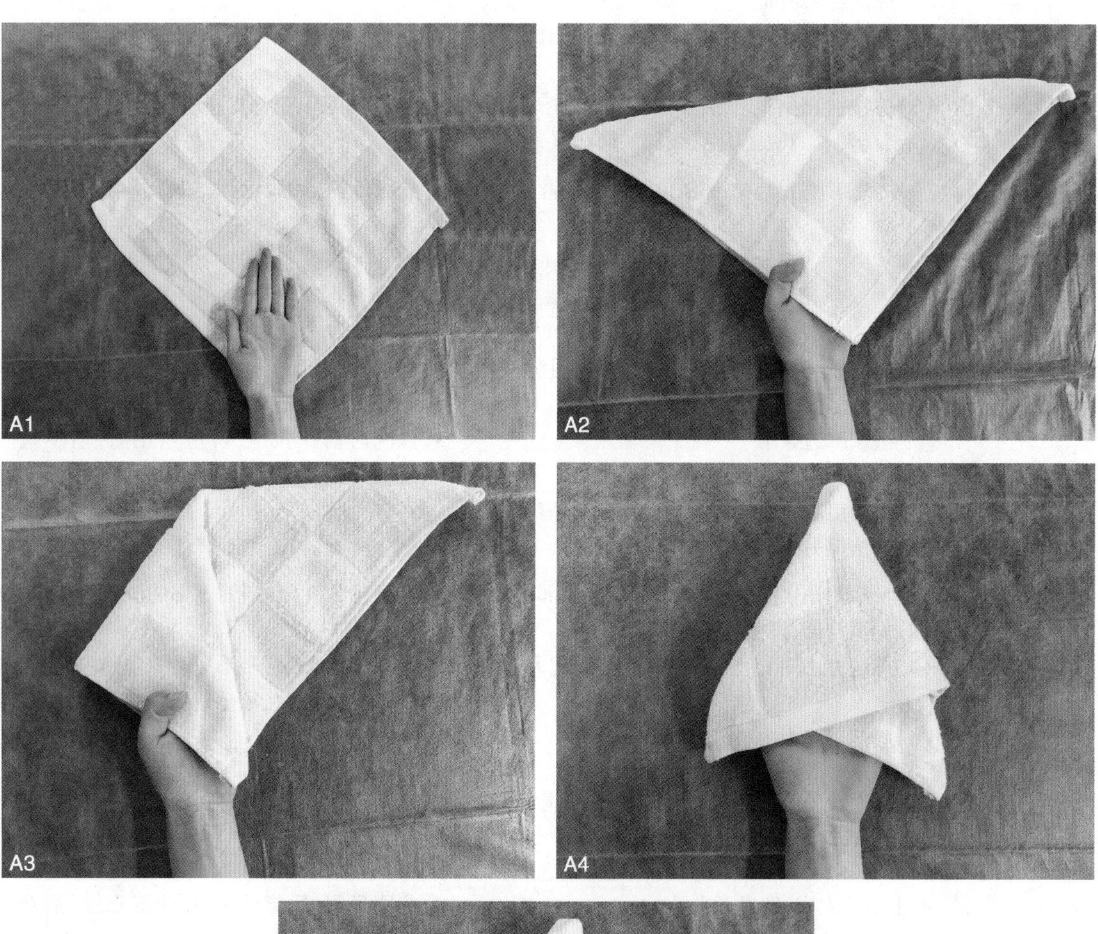

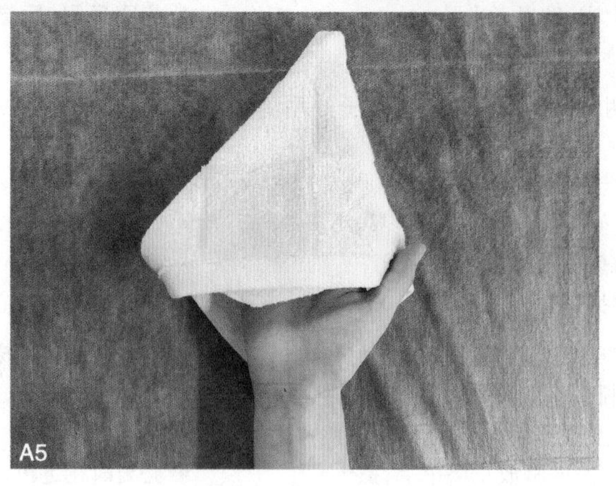

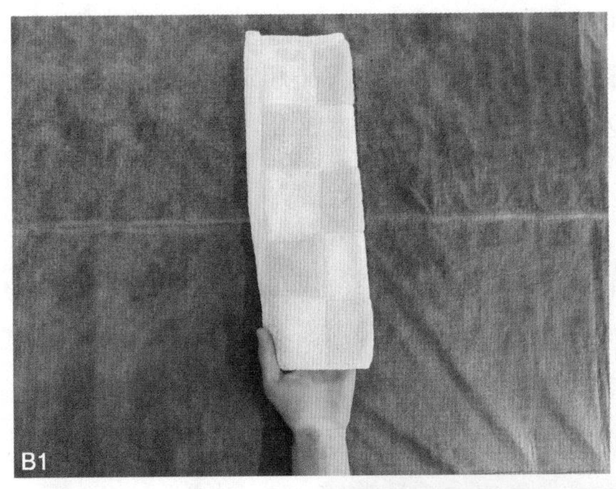

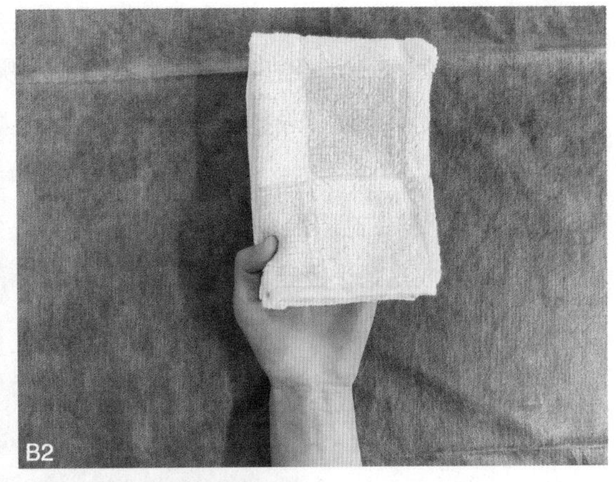

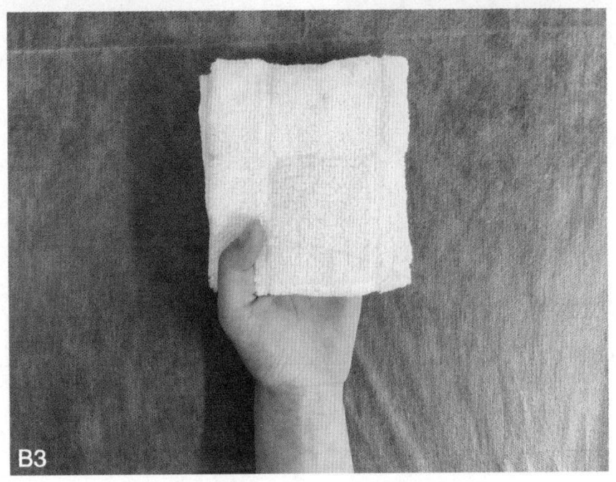

图 7-9 小毛巾包手法

4. 评价

(1)患者感觉清洁、舒适、身心愉快,无不良反应。

(2)护士动作轻巧,确保患者安全,有异常情况能及时处理。

(3)护患沟通有效,取得患者信任,患者获得皮肤卫生保健的知识与技能。

【注意事项】

1. 操作过程中应遵循节力原则,两脚分开,降低身体重心。端水盆时,水盆尽量靠近身体,以减少体力消耗。

2. 掌握擦洗的步骤,及时更换热水,腋窝、腹股沟等皮肤皱褶处应擦洗干净。

3. 动作轻柔、敏捷,防止受凉,并注意遮挡,减少身体不必要的暴露,以保护患者自尊。

4. 注意观察病情变化及全身皮肤状况,如出现寒战,面色苍白等变化,应立即停止擦洗,并给予适当处理。

5. 擦浴时注意伤口和引流管,避免伤口受压、引流管脱落、打折或扭曲。

床上擦浴
(视频)

三、压疮的预防及护理

(一)压疮的概念

压疮(pressure sore)也称压力性溃疡(pressure ulcer),是指身体局部组织长期受压,血液循环障碍,局部组织持续缺血、缺氧、营养缺乏而致的局限性组织损伤。2016 年,美国压疮咨询委员会(National Pressure Ulcer Advisory Panel,NPUAP)将“压力性溃疡”更名为“压力性损伤(pressure injury)”(见附 7-3)。

压疮本身不是原发疾病，一般是由于某些疾病发生后患者没有得到很好的护理而造成的损伤。一旦发生压疮，不仅给患者带来痛苦，加重病情，严重时还可继发感染引起败血症而危及生命。预防压疮是护理工作的一项重要任务，护士必须加强对患者的皮肤护理，预防和减少压疮的发生。

（二）压疮发生的原因

压疮的形成是一个复杂的病理过程，是局部和全身因素综合作用所引起的皮肤组织的变性和坏死。

1. 力学因素　导致压疮的力学因素主要是垂直压力、摩擦力和剪切力，通常是2~3种力联合作用所致（图7-10）。

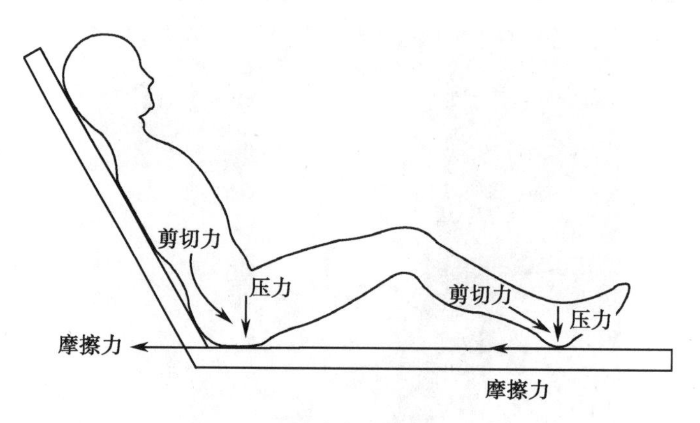

图7-10　压疮产生的力学因素

（1）垂直压力：**对局部组织的持续性垂直压力是引起压疮的最重要原因**。当持续性垂直压力超过毛细血管压（正常为16~32mmHg）时，可阻断毛细血管对组织的灌注，致使氧和营养物质供应不足，代谢废物排泄受阻，导致组织发生缺血、溃烂或坏死。组织单位面积承受的压力越大，发生压疮所需时间越短。研究提示，若外界施与局部的压强超过终末毛细血管压的2倍，且持续1~2h之间，即可阻断毛细血管对组织的灌流，引起组织缺氧；若持续受压2h以上，就可引起组织不可逆的损害，从而发生压疮。此外，压疮的发生与组织耐受性有关，肌肉和脂肪组织因代谢活跃，比皮肤对压力更为敏感，因此最先受累且较早出现变性和坏死。垂直压力常见于长时间采用某种体位，如卧位、坐位者。

（2）摩擦力：是指相互接触的两物体，在接触面上发生的阻碍相对运动的力。当患者卧床或坐轮椅时，皮肤随时都可受到床单或轮椅垫表面的逆行阻力摩擦，导致皮肤擦伤。擦伤的皮肤一旦受到汗、尿、粪等的浸渍，更易发生压疮。

（3）剪切力：是由两层组织相邻表面间的滑行而产生的进行性相对移位所引起，由压力和摩擦力协同作用而成，与体位有密切关系。如患者靠坐在轮椅上时，身体会向下滑，与髋骨紧邻的组织随骨骼向下移动，但皮肤与椅面间存在摩擦力，皮肤和皮下组织无法移动，加上皮肤垂直方向的压力，从而导致剪切力的产生。此时，组织毛细血管被牵拉、扭曲、撕裂，阻断血液供应，引起血液循环障碍而发生深层组织坏死。

2. 理化因素刺激　皮肤经常受到汗液、大小便等排泄物、分泌物以及各种引流渗出液的刺激使皮肤酸碱度改变，皮肤组织极易受损。潮湿的皮肤有利于微生物滋生，还使皮肤松软，削弱其屏障作用，皮肤耐受性降低。此外，过度擦洗可进一步清除保护皮肤的天然润滑剂，致使皮肤易损性增加。

3. 营养状况　是影响压疮形成的重要因素。全身出现营养障碍时，皮下脂肪减少、肌肉萎缩，一旦受压,骨隆突处皮肤要承受外界压力和骨隆突本身对皮肤的挤压力,受压处因缺乏肌肉和脂肪组织保护而容易引起缺血、缺氧而发生压疮。过度肥胖患者卧床时体重对皮肤的压力较大,因而容易发生压疮。

4. 医疗器械使用不当　心电监护、吸氧面罩、气管切开导管、呼吸机、各种约束装置及矫正器等医疗器械使用不当,可在使用部位产生压力和/或造成局部温湿度改变,进而发生不同程度的压疮。如石膏绷带、夹板、约束带、牵引时衬垫不当,松紧不适宜,致使局部血液循环不良,组织缺血、缺氧。因医疗器械固定使接触部位皮肤破损隐秘而难以被及时发现。

5. 其他　机体活动或(和)感觉障碍、年龄、体温过高、急性应激因素等也是导致压疮发生的原因。

(三)压疮的评估

及时(入院 8h 内)、动态、客观、综合、有效地进行结构化风险评估,判断危险因素、识别压疮发生的高危人群及确定好发部位,从而对压疮高危人群制订并采取个性化预防措施是有效预防压疮的关键。

1. 危险因素　目前常用的危险因素评估表有 Braden 危险因素评估表、Norton 压疮风险因素评估量表。

(1) Braden 危险因素评估表:是用来预测压疮发生的较为常用的量表(表 7-8),对压疮高危人群具有较好的预测效果,且评估简便、易行。评估内容包括感觉、潮湿、活动力、移动力、营养、摩擦力和剪切力 6 个部分。总分值范围为 6~23 分,分值越少,提示发生压疮的危险性越高。评分≤18 分,提示患者有发生压疮的危险,建议采取预防措施。

表 7-8　Braden 危险因素评估表

项目/分值	1	2	3	4
感觉	完全受限	非常受限	轻度受限	未受损
潮湿	持续潮湿	潮湿	有时潮湿	很少潮湿
活动力	限制卧床	坐位	偶尔行走	经常行走
移动力	完全无法移动	严重受限	轻度受限	未受限
营养	非常差	可能缺乏	充足	丰富
摩擦力和剪切力	有问题	有潜在问题	无明显问题	—

(2) Norton 压疮风险因素评估量表:也是目前公认用于预测压疮发生的有效评分量表(表 7-9),特别适用于老年患者的评估。评估内容包括身体状况、精神状态、活动能力、灵活程度及失禁情况 5 个方面。总分值范围为 5~20 分,分值越少,提示发生压疮的危险性越高。评分≤14 分,提示患者有发生压疮的危险,建议采取预防措施。由于此评估量表缺乏营养状态的评估,故临床使用时需补充相关内容。

表 7-9　Norton 压疮风险因素评估量表

项目/分值	4	3	2	1
身体状况	良好	一般	不好	极差
精神状态	思维敏捷	无动于衷	不合逻辑	昏迷
活动能力	可以走动	需协助	坐轮椅	卧床
灵活程度	行动自如	轻微受限	非常受限	不能活动
失禁情况	无失禁	偶有失禁	经常失禁	二便失禁

2. 高危人群

(1)神经系统疾病患者:昏迷、瘫痪者需长期卧床,自主活动丧失,身体局部组织长时间受压。

(2)老年人:机体活动减少,皮肤松弛、干燥,缺乏弹性,皮下脂肪萎缩、变薄,皮肤易损性增加。

(3)身体肥胖者和瘦弱者:肥胖者机体过重,承受的压力过大;瘦弱者营养不良,受压处缺乏肌肉组织和脂肪组织保护。

(4)水肿者:水肿时皮肤抵抗力降低,同时也增加了承重部位的压力。

(5)疼痛者:为避免疼痛而处于强迫体位,机体活动减少,局部组织受压过久。

(6)使用医疗器械者:如石膏固定、牵引及应用夹板患者,翻身和活动受限,固定不恰当致受压部血液循环不良。

(7)大小便失禁者:皮肤经常受潮湿摩擦的刺激。

(8)发热患者:体温升高可致排汗增多,皮肤经常受潮湿的刺激。

(9)使用镇静剂者:自身活动减少,局部组织受压过久。

(10)患者持续手术时间>2h。

3. 好发部位

(1)长期受压及无肌肉包裹或肌层较薄、缺乏脂肪组织保护的骨隆突处。卧位不同,受压点不同,好发部位也不同(图7-11)。

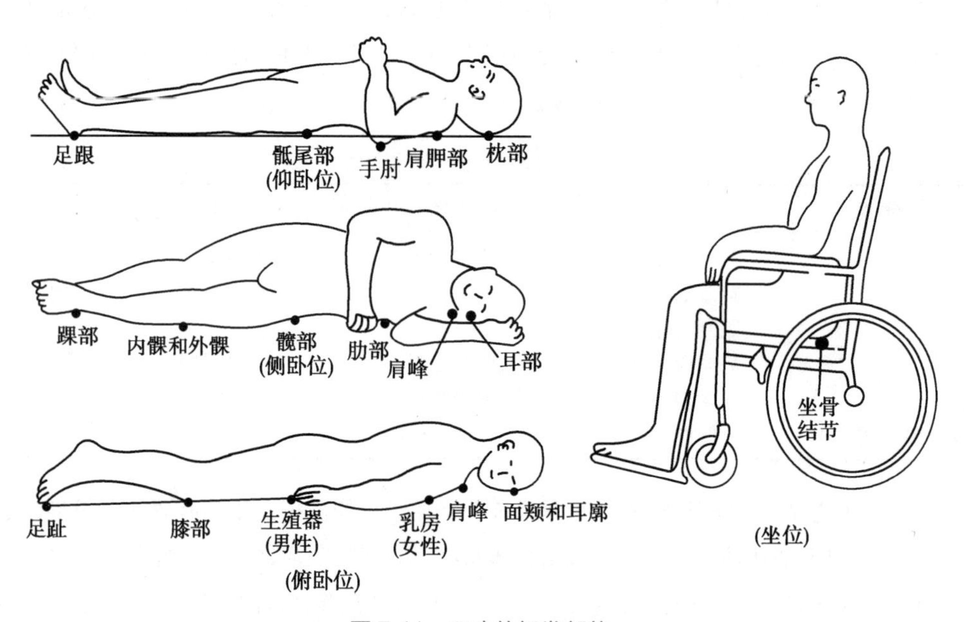

图7-11 压疮的好发部位

仰卧位:好发于枕骨、肩胛部、肘部、脊椎体隆突处、**骶尾部**及足跟部。

侧卧位:好发于耳郭、肩峰、肋部、髋部、膝关节的内外侧及内外踝处。

俯卧位:好发于面颊部、耳郭、肩峰、女性乳房、男性生殖器、髂嵴、膝部及足尖部。

坐位:好发于**坐骨结节**。

(2)医疗器械与皮肤接触的部位:如无创面罩、夹板、支架、尿管、连续加压装置、约束带等医疗器械与皮肤接触的部位。

(四)压疮的预防

控制压疮发生的关键是预防,预防压疮的关键是加强管理,消除危险因素,对压疮高危人群,应经常观察其受压部位皮肤情况，严格交接班，以有效的护理措施预防和减少压疮的发生。

1. **系统、全面地评估皮肤情况** 皮肤的评估对于压疮的预防、分类、诊断及治疗至关重要。评估皮肤温度，检查皮肤有无红斑、局部热感、水肿、硬结、硬化、疼痛等。若有红斑需鉴别红斑范围和分析红斑产生的原因，判断皮肤发红区域指压变白情况。医疗器械下方和医疗器械周围受压皮肤需检查有无压力相关损伤。

2. 采取预防性皮肤护理措施

(1)摆放患者体位时**避免红斑区域受压**。

(2)保持皮肤清洁干燥，对大小便失禁、出汗及分泌物多的患者，及时洗净擦干，使用pH平衡的皮肤清洁剂。为失禁患者制订并执行个体化失禁管理计划。

(3)进行局部或全背按摩，促进血液循环，可以选择手法按摩或电动按摩器按摩，但**禁止按摩或用力擦洗压疮易患部位的皮肤**，防止造成皮肤损伤(见附7-2)。以手法按摩为例：

1)全背按摩：协助患者俯卧或侧卧，暴露背部；先用温水进行擦洗，再将少许50%乙醇(或按摩油/乳/膏)倒入手掌内作按摩。由骶尾部开始，沿脊柱旁向上按摩，至肩部后环形向下至尾骨止，如此反复有节奏地按摩数次。再用拇指指腹由骶尾部开始沿脊柱按摩至第7颈椎处。

2)局部按摩：蘸少许50%乙醇(或按摩油/乳/膏)，以手掌大小鱼际肌紧贴患者皮肤，作压力均匀的环形按摩，压力由轻到重，再由重到轻，每次3~5min。

(4)保持床单及被褥清洁、干燥、平整、无碎屑，**严禁让患者直接卧于橡胶单或塑料布上**。

(5)使用皮肤保护用品或采取隔离防护措施，避免皮肤暴露于过度潮湿的环境。

3. 进行营养筛查与营养评估 营养不良既可导致压疮，也是影响压疮进展和愈合的重要因素。因此，必须对压疮高危人群进行营养筛查判断营养不良风险，为营养不良者制订个性化营养治疗计划。在病情允许情况下，给予患者高热量、高蛋白、高维生素饮食，补充维生素C和矿物质锌，增强机体免疫力和组织修复能力，促进创面愈合。对不能进食的患者，可使用鼻饲或静脉营养。

4. 正确进行体位更换 鼓励和协助卧床患者经常更换体位，**经常翻身是预防压疮最有效的方法**，它可使骨骼突起部位交替受压。翻身的间隔时间根据患者的组织耐受度、活动能力、病情及受压处皮肤情况决定，**一般每2h翻身一次**，必要时每30min翻身一次，建立床头翻身记录卡(表7-10)，另外还可使用电动翻转床帮助患者变换卧位。在协助患者体位更换时，应避免推、拉、拽等动作。

表7-10 翻身记录卡

姓名： 床号：

日期/时间	卧位	皮肤情况及备注	执行者

体位更换后需合理摆放体位。长期卧床患者，可用30°斜侧卧位，避免使压力加大的姿势，如90°侧卧或半坐卧位。为了避免剪切力的产生，床头抬高角度限制于30°内，患者需采取合适的体位和有效措施，防止身体下滑及局部减压。环形或圈形器械因边缘产生高压区，导致周围组织血液循环障碍而损害组织，已不推荐使用。天然羊皮垫有助于压疮的预防。

5. 选择和使用合适的支撑面 支撑面是指压力再分布的装置，可调整组织负荷和微环境情况，如泡沫床垫、气垫床、减压坐垫等。选择支撑面时需考虑患者制动的程度、对微环境控制和剪切力降低的需求、患者的体型和体重、压疮发生的危险程度等因素。

6. 鼓励患者早期活动　早期活动可降低因长期卧床造成患者临床情况恶化的风险，活动频率和强度根据患者耐受程度和发生压疮危险程度决定。在病情允许情况下，协助患者进行肢体功能练习，鼓励患者尽早离床活动，预防压疮发生。

7. 预防医疗器械相关压疮

（1）合理选择和正确使用医疗器械，避免压力和/或剪切力所致的损伤，使用时佩戴合适，既不脱落又不过度受压。如使用石膏、夹板等固定的患者，衬垫应平整、柔软、松紧适度、位置合适，尤其要注意骨突处的衬垫，应注意观察局部皮肤和肢端皮肤颜色的变化，认真听取患者的主诉，一旦发现石膏绷带凹凸不平或过紧，立即通知医生，及时调整。

（2）定期评估皮肤，做好皮肤护理。每天至少检查医疗器械下方或周围皮肤 2 次，观察有无压力相关损伤的迹象，并注意保持医疗器械下方皮肤的清洁干燥。水肿患者需增加皮肤评估次数。

（3）采取压力再分布措施，通过调整体位、交替使用或重新放置医疗器械，使压力得以再分布。

（4）使用预防性敷料。

8. 实施健康宣教　向患者及家属宣教压疮的相关知识，使其了解压疮的危害，掌握压疮预防的知识和技能，如翻身的技巧、营养知识等，鼓励患者及家属参与压疮的预防活动中。

但是，并非所有压疮均可预防。某些患者由于特殊的自身条件，即使采取了措施仍然发生的压疮，称为难免性压疮（unavoidable pressure ulcer）。如严重负氮平衡的恶病质患者，软组织过度消耗失去了保护作用，损伤后自身修复困难，难以预防压疮的发生。某些疾病限制翻身，也难以预防压疮的发生。

压疮的分期及护理（微课）

（五）压疮的分期

压疮的发生是一个渐进性过程，目前依据病理、发展过程和严重程度，可分为四期（图 7-12）。

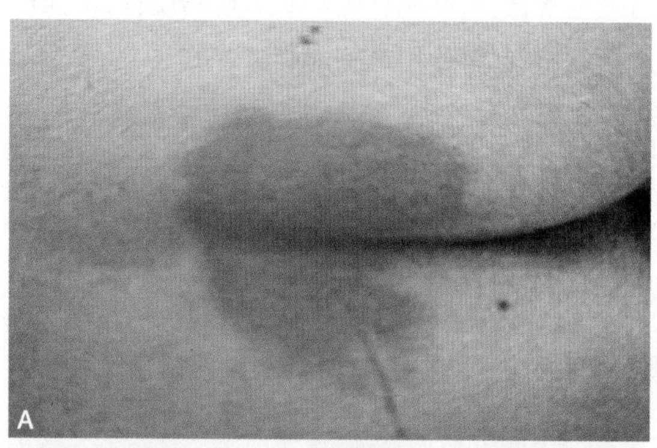

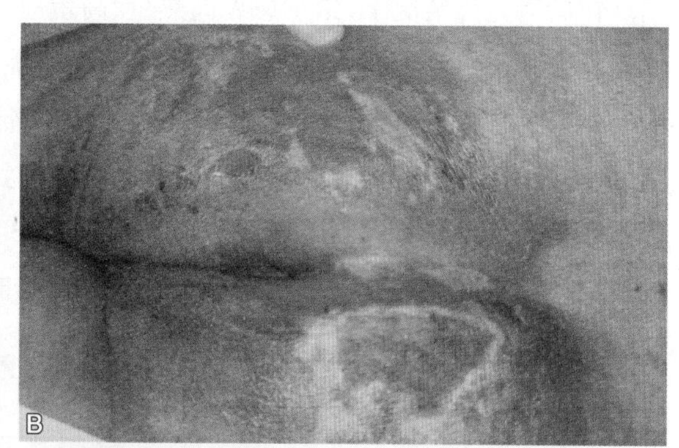

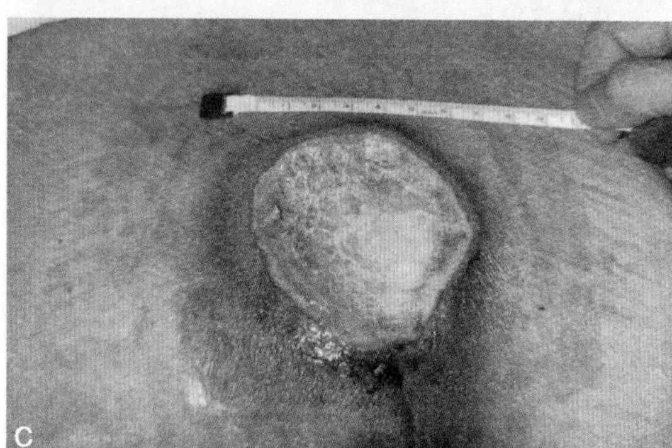

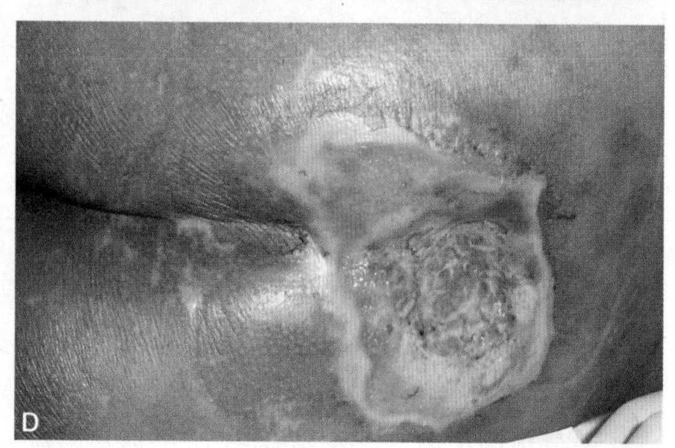

图 7-12　压疮的病理分期

A. 淤血红润期；B. 炎性浸润期；C. 浅度溃疡期；D. 坏死溃疡期

1. Ⅰ期　淤血红润期，此期为压疮初期，局部皮肤出现暂时性血液循环障碍，**表现为红、肿、热、痛或麻木**，出现压之不褪色红斑。此期皮肤完整性未破坏，为可逆性改变，如及时去除诱因，加强预防措施，可阻止压疮的发展。

2. Ⅱ期　炎性浸润期，红肿部位继续受压，血液循环仍得不到改善，静脉回流受阻，局部静脉淤血，皮肤的表皮和真皮层之间发生损伤或坏死。**受压部位呈紫红色，皮下产生硬结，常有水疱，极易破溃**，水疱破溃后表皮脱落显露潮湿、红润的创面，患者有疼痛感。此期若及时解除受压，改善血液循环，清洁创面，仍可防止压疮进一步发展。

3. Ⅲ期　浅度溃疡期，全层皮肤破坏，损伤可达皮下组织，但**肌肉、肌腱和骨骼尚未暴露**。主要表现为表皮水疱逐渐扩大、破溃，真皮层创面有黄色渗出液，感染后表面有脓液流出，浅层组织坏死，形成溃疡，患者疼痛感加重。

4. Ⅳ期　坏死溃疡期，为压疮严重期。主要表现为坏死组织**侵入真皮下层和肌肉层，脓性分泌物增多，坏死组织发黑，有臭味**，感染向周围及深部组织扩展，可深达骨骼，严重者细菌及毒素侵入血液循环，可引起败血症，危及患者生命。

然而当压疮创面覆盖较多的坏死组织或局部皮肤出现紫色、焦痂等改变时，难以准确划分，因而美国压疮咨询委员会（National Pressure Ulcer Advisory Panel，NPUAP）于2007年首次提出在Ⅰ～Ⅳ期压疮分期的基础上，增加可疑深部组织损伤期和不可分期压疮。随着对压疮的研究，国内外的压疮研究机构不断推出压疮预防和治疗指南，目前临床上采用2016年美国NPUAP压疮分类系统，具有实际指导意义（见附7-3）。

（六）压疮的治疗和护理

压疮采用以局部治疗为主、全身治疗为辅的综合性治疗措施。

1. 全身治疗和护理　积极治疗原发病，补充营养和进行全身抗感染治疗等。良好的营养是创面愈合的重要条件，因此应给予平衡饮食，增加蛋白质、维生素及微量元素的摄入。对长期不愈的压疮，可静脉滴注复方氨基酸溶液；低蛋白血症患者可静脉输入血浆或人血清蛋白；不能进食者采用全胃肠外营养治疗，以满足机体代谢需要。此外，遵医嘱给予抗感染治疗，预防败血症发生。同时加强心理护理，消除不良心境，促进身体早日康复。

2. 局部治疗和护理　除可采取上述压疮预防措施用于压疮的局部治疗和护理外，还应评估、测量并记录压疮的部位、大小（长、宽、深）、创面组织的形态、渗出液、有无潜行或窦道、伤口边缘及周围皮肤状况等，对压疮的发展进行动态监测，根据压疮各期创面的特点和伤口情况，采取针对性的治疗和护理措施。

（1）淤血红润期：此期**护理的重点是去除致病因素**，保护局部皮肤，防止局部继续受压，促进局部血液循环，防止压疮继续发展。除加强压疮预防措施外，局部可使用半透膜敷料或水胶体敷料加以保护。

（2）炎性浸润期：此期**护理的重点是保护皮肤，预防感染**。除继续加强预防压疮的各项措施外，加强创面水疱内渗液的保护和处理。对未破的小水疱减少和避免摩擦，防止破裂感染，让其自行吸收，按伤口消毒标准消毒后，粘贴透气性薄膜敷料，待水疱吸收后将敷料撕掉。大水疱在无菌操作下处理，先消毒局部皮肤，在水疱的边缘用注射器抽出疱内液体或用针头刺破水疱，用无菌棉签挤压干净水疱内的液体或用无菌纱布吸干水疱内渗液，粘贴透气性薄膜敷料，水疱吸收后才将敷料撕掉。每天观察，如水疱又出现，重复上述处理。

（3）浅度溃疡期：此期**护理的重点是清洁创面**，消除坏死组织，处理伤口渗出液，促进肉芽组织生长，并预防和控制感染。创面**无感染时可用生理盐水冲洗**伤口及周围皮肤，去除残留在伤口上的表皮破损组织；创面**有感染、疑似感染时**可根据创面细菌培养及药物敏感试验结果**选用合适冲洗液**，如0.02%呋喃西林溶液、3%过氧化氢溶液等。清洗时需要避免交叉感染，并注意窦道、潜行或瘘管的处理。

根据伤口湿性环境的特性、伤口渗液的性质和量、基底组织状况、压疮周围情况、压疮大小、深度和部位，以及是否存在瘘管和/或潜行等因素**选择合适的湿性敷料**。临床上广泛使用的湿性敷料包括水胶体敷料、透明膜敷料、水凝胶敷料、藻酸盐类敷料、泡沫敷料、银离子敷料、硅胶敷料和胶原基质敷料等。

根据伤口的渗液情况确定更换敷料的次数，每次更换敷料需进行伤口清洗。

局部创面还可采用药物治疗，如碘伏、胰岛素等，或采用清热解毒、活血化瘀、去腐生肌的中草药治疗。

（4）坏死溃疡期：此期**护理的重点是去腐生新**。除继续加强浅度溃疡期的治疗和护理措施外，采取清创术清除压疮创面或创缘无活力的坏死组织，处理伤口潜行和窦道以减少无效腔，并保护暴露的骨骼、肌腱和肌肉。清创的方法需根据患者的病情和耐受性、局部伤口坏死组织情况和血液循环情况选择。常用的清创方法有：外科清创、保守锐性清创、自溶性清创、生物性清创和机械性清创。

对深达骨质、保守治疗不佳或久治不愈的压疮可采取外科手术治疗，如植皮修补缺损等。

对无法判断的压疮和怀疑深层组织损伤的压疮需进一步全面评估，采取必要的清创措施，根据组织损伤程度选择相应的护理方法。

此外，压疮会产生痛感，因而，需做好压疮相关性疼痛的评估、预防和管理，减少因治疗和护理所致的疼痛。如选择敷料时选择更换频率低、容易去除的敷料，避免对皮肤产生的机械性损伤。

知识拓展

压疮预防的新兴措施

随着对压疮研究的不断深入，目前提出有关压疮预防的新兴疗法包括：

1. 控制微环境　选择支撑面时，考虑微环境温湿度控制的能力，忌将加热装置（热水袋、电热毯等）直接置于皮肤表面或压疮创面。

2. 使用预防性敷料　预防性敷料性质各异，需根据患者个体情况进行选择。选择时应考虑敷料控制微环境的能力、贴敷及去除的容易程度、能否定期反复打开以评估皮肤、能否形成符合贴敷的解剖部位以及是否具有合适的尺寸。如在经常受摩擦力与剪切力影响的骨隆突处可使用聚氨酯泡沫敷料预防压疮。需要注意的是，使用预防性敷料时仍需继续采取其他压疮预防措施，且定期对皮肤进行全面评估，评估皮肤有无压疮形成迹象。当敷料破损、移位、松动或过湿时，应及时给予更换。

3. 使用纺织面料　使用丝质面料或非棉质或棉类混纺面料以降低剪切力与摩擦力。

4. 采用肌肉电刺激　对脊髓损伤患者，在压疮易患部位采用电刺激以诱发间歇性强制肌肉收缩，从而降低压疮发生风险。

扫一扫，看总结

第四节 会阴部护理

会阴部护理包括清洁会阴及其周围皮肤。会阴部由于其特殊的生理结构以及其温暖、潮湿、通气较差、阴毛较密,利于微生物生长繁殖等特点,成为病原微生物侵入人体的主要途径。故经常进行会阴部清洁护理对预防感染及增进患者舒适十分必要。

会阴部护理主要适用于自理能力缺陷的患者,特别是生殖系统和泌尿系统炎症、大小便失禁、留置导尿、产后及会阴部术后患者。

【目的】

1. 保持会阴部清洁、舒适,预防和减少感染。

2. 为导尿术、留取中段尿标本和会阴部手术做准备。

3. 保持有伤口的会阴部清洁,促进伤口愈合。

【操作程序】

1. 评估

(1)辨识患者。

(2)患者病情、意识状态、自理能力、心理状态及合作程度。

(3)患者有无大小便失禁、留置导尿管、泌尿生殖系统或直肠手术等。

(4)会阴部清洁程度、皮肤黏膜情况(有无皮肤破损、炎症、肿胀、触痛等)、有无伤口、流血及流液情况。

2. 计划

(1)患者准备:明确操作目的,了解操作过程。

(2)护士准备:着装整洁,洗手,戴口罩。

(3)用物准备

1)治疗车上层:治疗盘内备毛巾、浴巾、清洁棉球、无菌溶液、大量杯、镊子、一次性手套、浴毯、卫生纸。治疗盘外备橡胶单、中单、水壶(内盛温水,温度与体温相近,不超过 40℃为宜)、手消毒液。

2)治疗车下层:便盆、生活垃圾桶、医用垃圾桶。

3)屏风或隔帘。

(4)环境准备:病室安静、整洁,屏风遮挡患者。

3. 实施 见表 7-11。

表 7-11 会阴部护理

操作流程	操作步骤	要点说明
1. 核对解释	携用物至患者床旁,辨识患者并做好解释	• 确认患者
2. 屏风遮挡	拉好隔帘或使用屏风,关闭门窗	• 保护患者隐私
3. 安置体位	协助患者取仰卧位。将盖被折于会阴部以下,将浴毯盖于患者胸部	• 便于暴露会阴部 • 保暖
4. 戴好手套	戴好一次性手套	• 预防交叉感染
5. 暴露会阴	暴露会阴部	• 便于操作
6. 铺橡胶单	在患者臀下铺橡胶单、中单	

续表

操作流程	操作步骤	要点说明
7. 准备温水	脸盆内放温水，将脸盆和卫生纸放于床旁桌上，将毛巾放于脸盆内	• 合适的水温可避免会阴部烫伤
8. 擦洗会阴		
▲ 男性		
（1）大腿上部	将浴毯上半部反折，暴露阴茎部位。用患者衣服盖于患者胸部。清洗并擦干两侧大腿上部	• 保暖，保护患者隐私
（2）阴茎头部	轻轻提起阴茎，将浴巾铺于下方。由尿道口向外环形擦洗阴茎头部（图 7-13）。更换毛巾，反复擦洗，直至擦净阴茎头部	• 擦洗方向为从污染最小部位至污染最大部位，防止细菌向尿道口传播
（3）阴茎体部	沿阴茎体由上向下擦洗，特别注意阴茎下皮肤	• 力量柔和、适度，避免过度刺激
（4）阴囊部位	小心托起阴囊，擦洗阴囊下皮肤皱褶处	• 轻柔擦拭，防止阴囊部位受压引起患者疼痛 • 皮肤皱褶处容易有分泌物蓄积
▲ 女性		
（1）安置体位	协助患者取仰卧位，屈膝，两腿分开	
（2）大腿上部	将浴毯上半部反折，暴露会阴部，用患者衣服盖于患者胸部。清洗并擦干两侧大腿的上部	• 保暖，保护患者隐私
（3）阴唇部位	一手轻轻合上阴唇；另一手擦洗阴唇外黏膜部分，从会阴部向肛门方向擦洗（从前向后）	• 皮肤皱褶处容易存留会阴部分泌物，造成致病菌滋生和繁殖 • 减少粪便中致病菌向尿道口传播的机会
（4）尿道口、阴道口	一手分开阴唇，暴露尿道口和阴道口。另一手从会阴部向肛门方向轻轻擦洗各个部位，彻底擦净阴唇、阴蒂及阴道口周围部分	• 减少致病菌向尿道口传播 • 每擦一处，更换毛巾的不同部位 • 女性月经期或留置导尿时，可用棉球清洁
（5）放置便盆	置便盆于患者臀下	
（6）冲洗会阴	护士一手持装有温水的大量杯，一手持夹有棉球的大镊子，边冲水边擦洗会阴部。从会阴部冲洗至肛门部，冲洗后，将会阴部彻底擦干（图 7-14）	• 将用过的棉球弃于便盆中
（7）撤去盆、单	撤去便盆、中单及橡胶单。协助患者放平腿部，取舒适卧位	• 增加舒适，减轻焦虑
9. 取侧卧位	将浴毯放回原位，盖于会阴部位。协助患者取侧卧位	
10. 擦洗肛门	擦洗肛门	• 特别注意肛门部位的皮肤情况。必要时在擦洗肛门前，可先用卫生纸擦净
11. 涂抹软膏	如患者有大、小便失禁，可在肛门和会阴部位涂凡士林或氧化锌软膏	• 保护皮肤
12. 整理用物	（1）撤去浴毯和脏单，整理用物 （2）脱去一次性手套	 • 将一次性手套弃于医用垃圾桶内
13. 安置患者	协助患者穿好衣裤，取舒适卧位，整理床单位	• 促进患者舒适
14. 观察局部	观察会阴部及其周围部位的皮肤状况	
15. 准确记录	洗手，记录	• 记录执行时间及护理效果

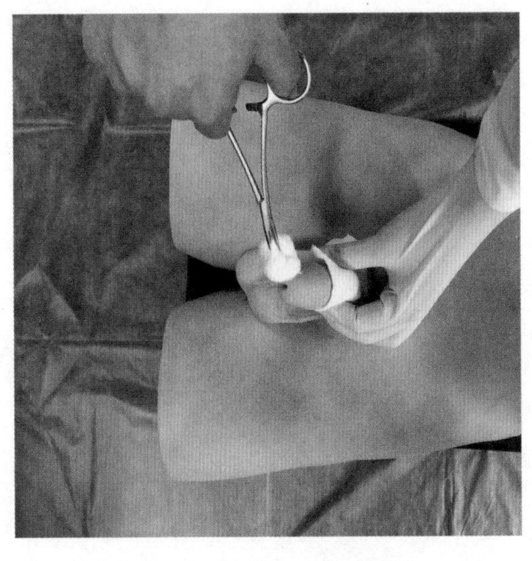

图 7-13 男患者会阴部护理

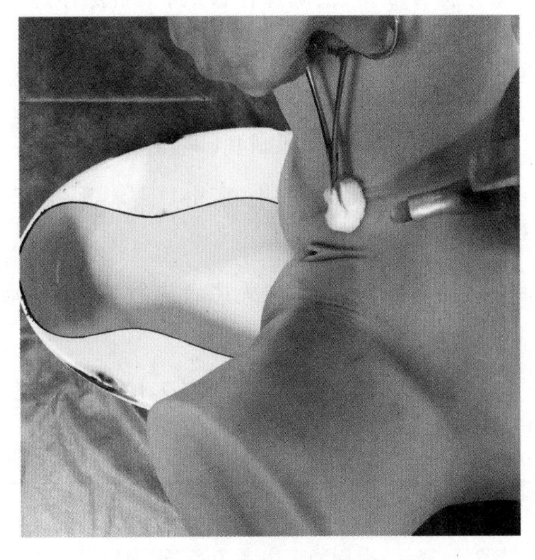

图 7-14 女患者会阴部护理

4. 评价

(1)患者感觉会阴部清洁、舒适。

(2)护士操作中减少暴露,保护了患者的隐私。

(3)护患沟通有效,患者及其家属掌握了会阴部清洁方法。

【注意事项】

1. 进行会阴部擦洗时,每擦洗一处需变换毛巾部位。如用棉球擦洗,每擦洗一处应更换一个棉球。

2. 患者会阴部或直肠手术后,应使用无菌棉球擦净手术部位及会阴部周围。

3. 操作中减少暴露,注意保暖,并保护患者隐私。

4. 留置导尿管者,由尿道口处向远端依次用消毒棉球擦洗。

5. 女性患者月经期宜采用会阴冲洗。

扫一扫,看总结

第五节 卧有患者床整理及更换床单法

卧有患者床整理及更换床单法主要适用于昏迷、瘫痪、高热、大手术后或年老体弱等病情较重、长期卧床、活动受限、生活不能自理的患者。

【目的】

1. 保持病床和病室整洁、美观、舒适。

2. 预防压疮等并发症。

【操作程序】

1. 评估

(1)辨识患者。

(2)患者病情、意识状态、自理能力、心理状态及合作程度。

(3)患者身上有无各种导管及伤口,肢体活动度。

(4)床单位的清洁程度。

2. 计划

（1）患者准备：明确操作目的，了解操作过程。

（2）护士准备：着装整洁，洗手，戴口罩。

（3）用物准备

1）整理法：床刷及床刷套（略湿）。

2）更换床单法：护理车、大单、中单、被套、枕套、床刷及套（略湿）、污物袋、手消毒液，需要时备清洁衣裤。

（4）环境准备：病室内无患者进餐或治疗；调节好室温。

3. 实施

（1）卧有患者床整理法：见表7-12。

表7-12 卧有患者床整理法

操作流程	操作步骤	要点说明
1. 核对解释	携用物至患者床旁，辨识患者并做好解释	
2. 移开桌椅	移开床旁桌离床约20cm，移床旁椅至床尾，如病情许可，放平床头及床尾支架	• 便于操作
3. 松被翻身	松开床尾盖被，协助患者翻身至对侧，背向护士，移枕，观察背部皮肤	• 防止患者坠床，注意患者身上的导管
4. 松单扫床	（1）松开近侧各层单 （2）用床刷扫净中单、橡胶中单后搭于患者身上，再从床头至床尾扫净大单上的渣屑 （3）依次将大单、橡胶中单、中单逐层拉平铺好 （4）协助患者翻身侧卧于铺好的一侧，转至对侧同法整理，协助患者平卧	• 注意扫净枕下及患者身下的渣屑 • 注意中线对齐 • 安置好各种导管及输液管，观察皮肤
5. 整理盖被	整理好盖被叠成被筒，被尾内折与床尾齐	• 注意观察病情
6. 整理枕头	取下枕头，拍松后放入患者头下	
7. 摇高床头	根据需要支起床头、床尾支架、床挡	
8. 整理用物	（1）整理床单位，移回床旁桌、椅，清理用物 （2）洗手	• 床刷及床刷套清洗、消毒

（2）卧有患者床更换床单法

1）患者侧卧更换床单法：适用于卧床不起，病情允许翻身侧卧的患者，见表7-13。

表7-13 患者侧卧更换床单法

操作流程	操作步骤	要点说明
1. 核对解释	携用物至患者床旁，辨识患者并做好解释	• 酌情关门窗，询问有何需要
2. 移开桌椅	移桌距床约20cm，移椅至床尾，将清洁用物放于椅上	• 如病情许可，放平床头及床尾支架
3. 松被翻身	松开床尾盖被，移枕至对侧。协助患者卧于床的对侧，背向护士，观察皮肤	• 注意防止坠床，必要时拉起对侧床挡 • 不宜过多翻动和暴露患者，以免疲劳、受凉
4. 松单扫床	（1）松开近侧各层床单，将中单向上卷入患者身下，扫净橡胶中单，搭于患者身上 （2）将污大单向上翻卷塞于患者身下，扫净床褥	• 从床头至床尾扫净渣屑 • 注意扫净枕下及患者身下的渣屑 • 使污染面向内

续表

操作流程	操作步骤	要点说明
5. 铺近侧单	(1)先铺清洁大单。展开大单,将铺于对侧的一半大单向下翻卷塞于患者身下,按铺床法铺好近侧大单(图7-15) (2)放平橡胶中单 (3)铺清洁中单于橡胶中单上,将对侧一半中单向下卷入患者身下,近侧中单、橡胶中单一起塞入床垫下铺好 (4)协助患者平卧,拉起近侧床挡,护士转向对侧	• 注意大单中线与床单中线对齐 • 塞于身下的大单正面向内 • 橡胶中单有破损重新更换
6. 移枕翻身	移枕并协助患者侧卧于铺好的一边	• 背向护士,注意防止坠床 • 观察、询问患者有无不适
7. 铺对侧单	(1)松开各层床单,取出污中单放在床尾 (2)扫净橡胶中单搭在患者身上 (3)将污大单从床头卷至床尾(包污中单)放于污衣袋内 (4)扫净床褥上渣屑,取下床刷套放于污衣袋内 (5)同法铺好各层床单 (6)协助患者平卧	• 注意省力、节力 • 污单不要丢在地上 • 各层床单要展平
8. 更换被套	(1)松开被筒,解开被尾带子。将清洁被套正面朝外平铺于原盖被上,并打开被尾1/3 (2)将污被套内的棉胎竖叠三折后,再按"S"形折叠拉出 (3)将取出的棉胎马上放入清洁被套内,对好两上角将棉被两角压在患者的肩下或请患者抓住棉被上端拉平,铺好棉胎并系带 (4)从床头至床尾撤出污被套,放于污衣袋内 (5)盖被两侧叠成被筒,被尾内折与床尾齐	• 注意被套中线对齐床中线 • 取出的棉胎不能接触污被套的外面 • 床尾多余盖被向内反折,便于患者足活动,防足部受压致足下垂
9. 更换枕套	一手托起患者头颈部,另一手取出枕头,更换干净枕套后拍松,开口背门放置于患者头下	• 使患者感觉舒适
10. 整理用物	(1)协助患者取舒适卧位 (2)移回床旁桌椅,清理用物,污被单送洗 (3)洗手	• 按需支起床头、床尾支架和床挡

患者侧卧更换床单法(视频)

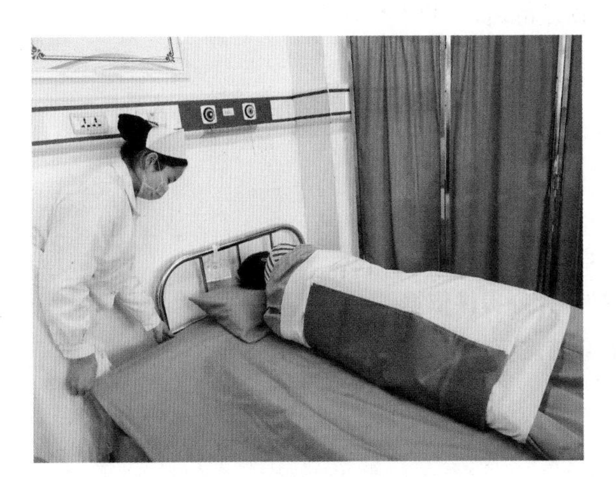
图7-15 患者侧卧更换大单

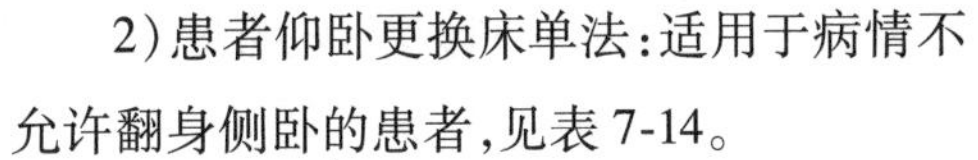
2)患者仰卧更换床单法:适用于病情不允许翻身侧卧的患者,见表7-14。

4. 评价

(1)患者感觉安全、舒适。

(2)护士操作时动作轻稳,节力。

(3)护患沟通有效,患者满意。

【注意事项】

1. 保证患者安全、舒适,不宜过多翻动和暴露患者,防止患者坠床或各种导管脱落。

2. 随时观察患者病情变化,一旦出现异常情况,立即停止操作,及时处理。

表 7-14 患者仰卧更换床单法

操作流程	操作步骤	要点说明
1. 核对解释	同侧卧更换床单法	
2. 移开床椅	同侧卧更换床单法	
3. 取枕松单	(1)一人托起患者头颈部,另一人迅速取出枕头放至床尾 (2)松开床头大单和两侧各单 (3)将污大单从床头开始向上翻卷至患者肩部	• 两人操作,分站在床的两侧 • 一手抬起头颈部,另一手翻卷
4. 撤单铺单	(1)将清洁大单放于床头,对齐床中线铺好床头 (2)抬起患者的上半身,将污大单、中单、橡胶中单一起卷至患者臀下,同时将清洁大单拉至臀部 (3)放下患者上半身,抬起臀部,迅速撤出各层污单,同时将清洁大单拉至床尾,展平铺好	• 先将清洁大单横折成比较小的形状 • 骨科患者可利用牵引架上拉手抬起身躯 • 污大单和中单放在污衣袋内,橡胶中单放在床尾椅背上
5. 铺好中单	先铺好一侧橡胶中单和中单,余下一半塞于患者身下,转至对侧或另一人将橡胶中单和中单拉出,展平铺好	
6. 更换被套	同患者侧卧更换床单法	
7. 更换枕套	同患者侧卧更换枕套法	
8. 整理用物	(1)协助患者取舒适卧位 (2)移回床旁桌椅,清理用物,污被单送洗 (3)洗手	• 按需支起床头、床尾支架和床挡

扫一扫,看总结

3. 病床应湿式清扫,一床一巾一消毒,禁止在病区走廊地面上堆放更换下来的衣服。

4. 及时更换床单,被套,一般每周更换 1~2 次,如被血液或体液污染,应及时更换。

5. 操作时动作轻稳,注意节力,若两人配合应动作协调。

第六节 晨晚间护理

晨晚间护理是根据人们的日常生活习惯,为满足患者日常清洁和舒适需要而在晨起和睡前执行的护理措施。危重、昏迷、瘫痪、高热、大手术后或年老体弱等自理能力受限的患者,需护士根据患者病情协助其进行晨晚间护理,以满足身心需要,促进舒适,以利于早日康复。

一、晨间护理

晨间护理一般于清晨诊疗工作前完成。

(一)目的

1. 使患者清洁舒适,预防压疮、肺炎等并发症的发生。
2. 观察和了解病情,为制订诊断、治疗和护理计划提供依据。
3. 进行心理护理及卫生宣教,满足患者的身心需要。
4. 保持病室整洁、美观。

(二)内容

1. 根据患者病情和自理能力,协助患者排便、漱口(口腔护理)、洗脸、洗手、梳发、翻身。检查皮肤受压情况，安置舒适体位。

2. 采用湿式扫床法清洁并整理床单位，必要时更换衣服、被单、被套和枕套。

3. 根据需要给予叩背、协助排痰，必要时给予吸痰，指导有效咳嗽。

4. 检查各种管道的引流、固定及治疗完成情况，维护管道安全和通畅。

5. 观察患者病情，了解患者夜间睡眠情况，进行心理护理，开展健康教育。

6. 整理病室，酌情开窗通风，保持病室空气新鲜。

二、晚间护理

晚间护理应于每晚患者睡觉前完成。

（一）目的

1. 保持病室安静、整洁，使患者清洁、舒适，易于入睡。

2. 观察和了解病情，做好身心护理，预防并发症的发生。

（二）内容

1. 根据患者病情和自理能力，协助患者刷牙或口腔护理、洗脸、洗手、擦洗背部和臀部、用热水泡脚，为女患者清洗会阴部。

2. 协助患者取舒适卧位，检查身体受压部位皮肤。

3. 整理床单位，必要时给患者增加毛毯或盖被，睡前协助患者排尿。

4. 检查管道有无打折、扭曲或受压，妥善固定并保持管道通畅。

5. 创造良好的睡眠环境

（1）为患者创造安静、舒适的环境：如保持病室安静、无异味，注意床铺平整，棉被厚薄适宜，枕头高低适中；注意调节室内温度和光线，在通风换气后酌情关门窗，放下窗帘，关大灯，开地灯等；查房时应做到“四轻”。

（2）减少疾病带给患者的痛苦与不适：如疼痛时酌情给予镇痛剂；因绷带和各种导管造成睡眠障碍时，应予重新调整；解除由于咳嗽、气喘、腹胀、尿潴留等带来的不适；因姿势不当影响睡眠时，可帮助改变卧位。

（3）指导患者养成良好的睡眠习惯：如临睡前不能吃得过饱、饮水不能过多、不喝浓茶与咖啡、不要过度兴奋；入睡前泡热水脚、喝一杯热牛奶可帮助入睡。

（4）解除患者的心理压力：若患者是因为担忧、焦虑、顾虑等心理因素影响睡眠时，应给予疏导、安慰。

附 7-1 给便盆法

1. 准备解释 便盆上盖便盆巾，携便盆至患者床边，向患者解释，以取得合作。备屏风或拉隔帘遮挡患者；将橡胶中单和中单置于患者臀下，天冷时可先温热便盆，不可使用破损便盆。

2. 放置便盆 协助患者脱裤、屈膝。嘱患者双脚蹬床面抬高臀部，同时一手托起患者腰骶部，另一手将便盆放于臀下，便盆阔边向患者头部（附图 7-1A）。如病情允许，可尊重患者排便习惯，将床头摇高。对不能自主抬高臀部的患者，可先助其侧卧，放妥便盆后，一手扶住便盆，另一手助患者恢复平卧位（附图 7-1B）。或两人分别站于床的两侧，协力抬起患者臀部，放置便盆。不可硬塞或硬拉便盆，以免损伤患者皮肤。

3. 协助排便 询问患者是否需要护士留在床旁协助，如不需要，将手纸及呼叫器放在患者手边，暂离病室，等待呼唤。患者排便完毕，需要时协助患者擦净肛门。

4. 撤出便盆 嘱患者双脚蹬床面抬高臀部，同时一手托起患者腰骶部，另一手轻轻将便盆撤出。盖上便盆巾。协助患者穿裤。

5. 洗手通风 协助患者洗手，安置舒适卧位，撤去屏风或拉开隔帘，开窗通风。

6. 观察整理 观察粪便性状，必要时做记录以协助诊断和治疗。及时清洗消毒便盆。

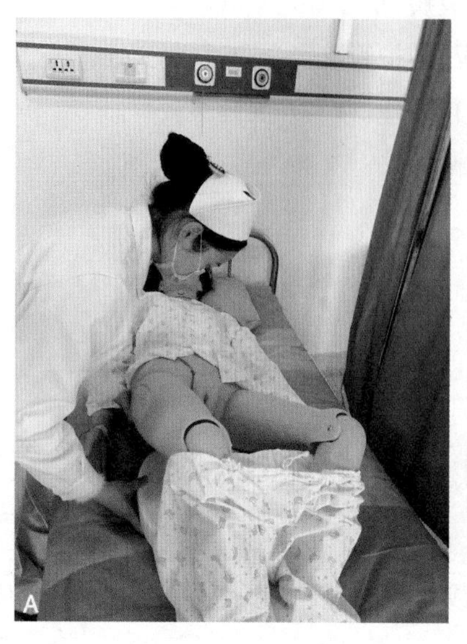
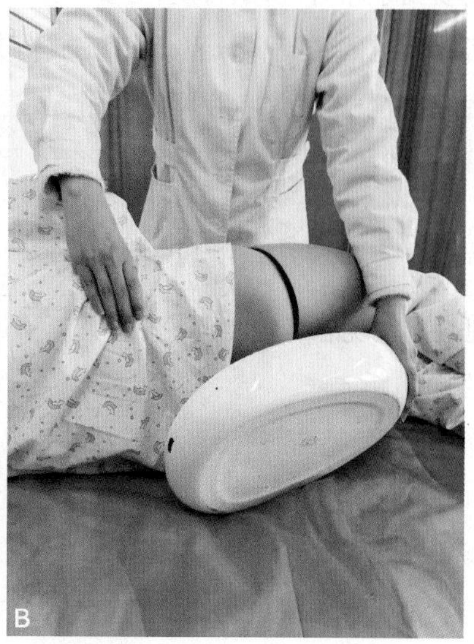

附图 7-1 卧床患者给予便盆法

附 7-2 背部按摩

背部按摩通常于患者洗浴后进行，可促进背部皮肤的血液循环，观察患者皮肤有无破损，并提供护患沟通渠道。操作前应先了解患者的病情，确定有无背部按摩的禁忌证，如背部手术、肋骨骨折患者禁止背部按摩。

1. 准备解释 备齐用物至患者床边，向患者解释，以取得合作。备屏风或拉隔帘遮挡患者，将盛有温水的脸盆置于床旁桌或椅上。

2. 安置体位 协助患者取俯卧位或侧卧位，背向操作者。

3. 清洁背部 暴露患者背部、肩部、上肢及臀部，将身体其他部位用盖被盖好，浴巾纵向铺于患者身下，用毛巾依次擦洗患者的颈部、肩部、背部及臀部。

4. 全背按摩 两手掌蘸少许 50% 乙醇或按摩油/膏/乳，用手掌大、小鱼际以环形方式按摩。从骶尾部开始，沿脊柱两侧向上按摩至肩部，按摩肩胛部位时应用力稍轻，再从上臂沿背部两侧向下按摩至髂嵴部位。如此有节律地按摩数次，按摩持续至少 3min（附图 7-2）。

5. 脊柱按摩 用拇指指腹蘸少许 50% 乙醇或按摩油/膏/乳，由骶尾部开始沿脊柱旁按摩至肩部、颈部，再继续向下按摩至骶尾部。

6. 局部按摩 用手掌大、小鱼际蘸少许 50% 乙醇或按摩油/膏/乳紧贴皮肤按摩其他受压处，按向心方向按摩，力度由轻至重，再由重至轻，每次按摩 3~5min。背部轻叩 3min。

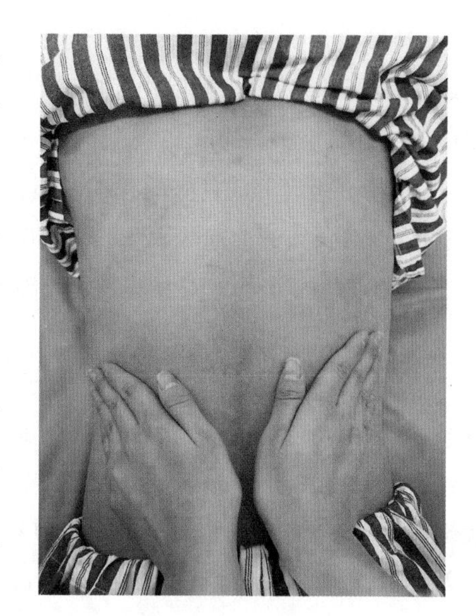

附 7-2 背部按摩

7. 更换衣服 撤去浴巾，协助患者穿衣。

8. 整理记录 协助患者取舒适卧位，整理床单位及用物，洗手，记录执行时间及护理效果。

附 7-3 2016 年 NPUAP 压疮分类系统

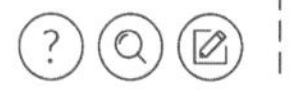

2016 年 4 月美国压疮咨询委员会（National Pressure Ulcer Advisory Panel，NPUAP）将“压力性溃疡”更名为

“压力性损伤(pressure injury)”,并更新了压力性损伤的分期系统及示意图,将医疗设备相关压力损伤和黏膜压力性损伤纳入压力性损伤的范畴。根据分类系统,将压力性损伤分为:

1 期:皮肤完整,出现压之不褪色的局限性红斑,通常位于骨隆突处。与周围组织相比,该区域可有疼痛、坚硬或松软,皮温升高或降低。肤色较深者因不易观察到明显的红斑而难以识别 1 期压疮迹象,但其颜色可与周围皮肤不同。

2 期:部分表皮缺失,表现为浅表开放性溃疡,创面呈粉红色、无腐肉;也可表现为完整或破损的浆液性水疱。不会暴露脂肪层和更深的组织,不存在肉芽组织、腐肉和焦痂。

3 期:全层皮肤缺失,可见皮下脂肪,但骨骼、肌腱或肌肉尚未显露。可见腐肉,但并未掩盖组织缺失的深度。可有潜行或窦道。此期压疮的深度依解剖学位置不同而表现各异,鼻、耳、枕骨和踝部因皮下组织缺乏可表现为表浅溃疡;臀部等脂肪丰富部位可发展损伤较深的 3 期压疮。

4 期:全层组织缺失,伴骨骼、肌腱或肌肉外露,可以显露或探及外露的骨骼或肌腱。创面基底部可有腐肉和焦痂覆盖,常伴有潜行或窦道。与 3 期类似,此期压疮的深度取决于解剖位置,可扩展至肌肉和/或筋膜、肌腱或关节囊,严重时可导致骨髓炎。

不明确分期压力性损伤:全层组织缺失,创面基底部覆盖腐肉和/或焦痂。此期无法确定其实际缺损深度,彻底清除坏死组织和/或焦痂,暴露创面基底部后方可判断其实际深度和分期。清创前通常渗液较少甚至干燥,痂下感染时可出现溢脓、恶臭。

扫一扫,
看总结

深部组织损伤压力性损伤:皮肤完整,局部区域出现持续性非苍白性深红色,紫色或褐红色颜色改变,或出现充血性水疱,是由于压力和/或剪切力所致皮下软组织受损所致。可伴疼痛、坚硬、糜烂、松软、潮湿、皮温升高或降低。肤色较深者难以识别深层组织损伤。

扫一扫,
测一测

医疗器械相关压力性损伤:指由于使用用于诊断或治疗的医疗器械而导致的压力性损伤,损伤部位的模式或形状通常与所使用的设备一致。

黏膜压力性损伤:指由于使用医疗设备而导致的相应部位的黏膜出现的压力性损伤。由于损伤组织的解剖特点,这一类损伤无法进行分期。

(曾伟　卢玉珍)

第八章　生命体征的评估与护理

扫一扫，自学汇

学习目标

1. 掌握体温、脉搏、呼吸、血压的正常值和异常值。
2. 熟悉异常体温、脉搏、呼吸、血压的评估和护理。
3. 了解体温、脉搏、呼吸、血压的产生、生理变化及影响因素。
4. 能正确测量和记录体温、脉搏、呼吸、血压。
5. 具有人文关怀的理念及严谨求实的工作态度，关爱患者，动作轻巧。

生命体征(vital signs)是体温、脉搏、呼吸和血压的总称。正常情况下，人的生命体征在一定范围内相对稳定。但在病理情况下，生命体征可发生不同程度的变化。生命体征受大脑皮质控制，是机体内在活动的一种客观反映，是衡量机体身心状况的可靠指标。正确掌握生命体征的评估与护理是临床重要护理技能之一。护士可以通过评估患者的生命体征，获取患者生理病理状态的基本资料，了解疾病的发生、发展及转归，为预防、诊断、治疗、护理提供依据。

导入情景

患者，李先生，68 岁，左上肢瘫痪 20 余年。发热、咳嗽、咳痰 3d，加重 2d 入院。患者咳黄色黏痰，量多，不易咳出。查体：T 38.6℃，P 112 次/min，R 24 次/min，BP 130/80mmHg。呼吸音粗，左下肺闻及干湿性啰音。实验室检查：WBC 13.9×10^9/L，N 80%。胸部 X 线：左下肺叶可见密度均匀的阴影。初步诊断：左下肺炎。

工作任务

1. 正确为患者测量生命体征。
2. 正确评估患者病情，提供相关的护理措施。

第一节 体温的评估与护理

机体温度分为体核温度和体表温度。**体温(body temperature,T)**,也称**体核温度,指身体内部胸腔、腹腔和中枢神经的温度,具有相对稳定且较皮肤温度高的特点**。皮肤温度,也称**体表温度**(shell temperature),指皮肤表面的温度,低于体核温度,受环境温度和衣着等情况的影响。医学上所说的体温是指机体深部的平均温度。基础体温(basal body temperature),指人体在(持续)较长时间(6~8h)的睡眠后醒来,尚未进行任何活动之前所测量到的体温。体温的相对恒定,是机体新陈代谢和生命活动正常进行的必要条件。

一、体温的产生与调节

(一)体温的产生

体温是由糖、蛋白质、脂肪三大营养物质氧化分解而产生。三大营养物质经消化吸收后,在体内氧化,同时释放能量,其总量的50%以上迅速转化为热能,用以维持体温,并不断地散发到体外。其余不足50%的能量贮存在三磷酸腺苷(ATP)内,供机体利用,最终仍转化为热能散发到体外。

(二)产热与散热

1. 产热过程　人体以化学方式产热,**主要的产热部位是肝脏和骨骼肌**。产热方式有战栗产热和非战栗产热(也称代谢产热)两种,成年人以战栗产热为主,非战栗产热对新生儿尤为重要。机体产热过程是细胞新陈代谢过程,体液因素与神经因素共同参与产热调节过程。

2. 散热过程　人体以物理方式散热,**主要散热部位是皮肤,呼吸、排尿及排便也能散发部分热量。人体散热方式有辐射、传导、对流、蒸发四种**。当环境温度低于人体皮肤温度时,机体大部分热量通过辐射、传导、对流散热;**当环境温度等于或高于人体皮肤温度时,蒸发是人体唯一的散热方式**。

(1)辐射(radiation):指热量由一个物体表面通过电磁波的形式传至另一个与其不接触物体表面的一种方式,是人体安静状态下处于较低气温环境中的主要散热方式。辐射散热量与皮肤和外界环境的温度差以及机体有效辐射面积有关。

(2)传导(conduction):指机体的热量直接传给与它接触的温度较低物体的一种散热方式。传导散热量与物体导热性、接触面积及温差大小有关。因水的导热性能较好,临床上常采用冰袋、冰帽、冷湿敷等为高热患者物理降温。

(3)对流(convection):指通过气体或液体的流动实现热量交换的一种散热方式,也是一种特殊形式的传导散热。对流散热量与气体或液体的流动速度、温差大小有关,它们之间成正比关系。

(4)蒸发(evaporation):指水分由液态转变为气态的同时,带走大量热量的一种散热方式,有不感蒸发(不显汗)和发汗两种形式。蒸发散热量与环境温度和湿度有关。临床上利用蒸发散热原理,采用乙醇拭浴为高热患者降温,目的是通过乙醇的蒸发带走高热患者身体热量,达到降温效果。

(三)体温的调节

体温的调节包括自主性(生理性)体温调节和行为性体温调节两种方式。

1. 自主性体温调节　**是机体在下丘脑体温调节中枢控制下**,受内外环境温度刺激,通过一系列生理反应,调节产热和散热,使体温保持相对恒定的体温调节方式。通常意义上的体温调节是指自主性体温调节,包括温度感受器与体温调节中枢两种方式。

(1)温度感受器:分为外周温度感受器与中枢温度感受器两种。外周温度感受器为分布于皮肤、黏膜、内脏中的游离神经末梢，包括冷感受器与热感受器，分别将冷或热信息传向中枢。中枢温度感受器为分布于下丘脑、脑干网状结构、脊髓等部位对温度变化敏感的神经元，包括冷敏神经元与热敏神经元，分别将冷或热刺激传入中枢。

(2)体温调节中枢：体温调节的基本中枢位于下丘脑。视前区-下丘脑(PO/AH)前部是体温调节中枢整合的关键部位。来自各方面的温度变化信息在下丘脑得到整合后，一方面通过交感神经系统控制皮肤血管舒缩反应或汗腺分泌影响散热过程；另一方面通过躯体运动神经改变骨骼肌的活动(如战栗、肌紧张)及甲状腺和肾上腺髓质分泌活动影响产热过程，从而维持机体体温相对稳定。

2. 行为性体温调节　是人类有意识的行为活动。通过机体在不同环境中的行为改变而达到调节体温的目的，如开窗通风、增减衣服等。行为性调节是以自主性体温调节为基础，是对自主性体温调节的补充。

二、正常体温及其生理性变化

(一)正常体温

由于体核温度不易测量，临床上常以口腔、腋下、直肠温度(肛温)来代表体温。在三种测量方法中，直肠温度(肛温)最接近人体深部温度。但在临床工作中，口腔、腋下温度的测量更为方便常用。正常成人体温的平均值及范围见表8-1。

表8-1　成人体温的平均值及正常范围

部位	平均温度	正常范围
口温	37.0℃(98.6℉)	36.3~37.2℃(97.3~99.0℉)
腋温	36.5℃(97.7℉)	36.0~37.0℃(96.8~98.6℉)
肛温	37.5℃(99.5℉)	36.5~37.7℃(97.7~99.9℉)

温度可用摄氏温度(℃)和华氏温度(℉)来表示，换算公式为：

$$℉=℃\times 9/5+32$$

$$℃=(℉-32)\times 5/9$$

(二)生理变化

体温受昼夜、年龄、性别、活动、情绪等因素影响，会出现小范围的生理性变化，一般不超过0.5~1.0℃。

1. 昼夜　正常人的体温在24h内呈周期性变化，**清晨2~6时最低，午后1~6时最高**。体温的这种周期性波动称为昼夜节律，与下丘脑的生物钟功能有关，是由内在的生物节律决定的。

2. 年龄　各年龄段由于基础代谢水平不同，体温也不同。儿童、青少年的体温高于成年人，老年人的体温低于中青年。新生儿尤其是早产儿，体温调节中枢尚未发育完善，调节功能较差，易受环境温度的影响而发生变化。

3. 性别　成年女性的体温比男性平均高约0.3℃，可能与女性皮下脂肪较厚，散热减少有关。女性的基础体温随月经周期呈规律性变化，排卵前体温较低，排卵当日最低，排卵后体温逐渐升高，这与女性体内孕激素水平周期性变化有关(孕激素有升高体温的作用)，因此临床上可通过连续测量基础体温了解女性月经周期中有无排卵和确定排卵日期。

4. 肌肉活动　肌肉剧烈活动(劳动或运动)可使骨骼肌紧张并强烈收缩，产热增加，体温升高。

因此,临床上测量体温应在患者安静状态下测量。

5. 情绪　情绪激动、精神紧张可使交感神经兴奋,肾上腺素和甲状腺素分泌增多,代谢加快,产热增多,导致体温升高。

6. 药物　麻醉药物可抑制体温调节中枢并能扩张血管,增加散热,降低机体对寒冷环境的适应能力。因此,患者术中、术后应注意保暖。

此外,进食、环境温度变化等都会对体温产生影响,在测量体温时应加以考虑。

三、异常体温的评估及护理

(一)体温过高

体温过高(hyperthermia)又称发热(fever),指机体在致热源作用下,体温调节中枢的调定点上移而引起的体温升高超过正常范围。发热是临床常见的症状,分为感染性发热和非感染性发热两大类。感染性发热较多见,主要由各种病原体感染引起,如病毒、细菌、真菌等;非感染性发热由病原体以外的其他各种因素引起,如变态反应性发热、体温调节中枢功能失常引起的中枢性发热、无菌性坏死物质吸收引起的吸收热等,目前越来越受重视。

一般而言,当腋下温度超过37℃或口腔温度超过37.2℃,一昼夜体温波动在1℃以上可称为发热。人体直肠温度持续升高超过41℃,可引起永久性的脑损伤;高热持续在42℃以上2~4h,常可导致休克及严重并发症。体温高达43℃则很少存活。

1. 临床分度　以口腔温度为例,发热程度可划分为:

(1)低热:37.3~38.0℃(99.1~100.4℉)。

(2)中等热:38.1~39.0℃(100.6~102.2℉)。

(3)高热:39.1~41.0℃(102.4~105.8℉)。

(4)超高热:41.0℃以上(105.8℉以上)。

2. 临床表现

(1)体温上升期:**特点是产热大于散热**。主要临床表现是疲乏不适,皮肤苍白、无汗、畏寒,甚至寒战。体温上升有骤升和渐升两种方式,骤升是体温在数小时内达39~40℃或以上,常伴寒战,小儿多伴有惊厥,见于疟疾、肺炎球菌肺炎、败血症、流行性感冒、急性肾盂肾炎、输液或某些药物反应等;渐升是体温逐渐升高,数日内达高峰,多不伴有寒战,见于如伤寒、结核病等。

(2)高热持续期:**特点是产热和散热在较高水平上趋于平衡**。主要临床表现是面色潮红、口唇干燥、皮肤灼热、呼吸心率加快、头痛头晕、食欲缺乏、全身无力,重者可出现谵妄、昏迷。高热持续时间因病因不同,如疟疾可持续数小时,流行性感冒可持续数天,伤寒则可持续数周。

(3)体温下降期:**特点是散热大于产热**,体温恢复至正常。主要临床表现是大量出汗、皮肤潮湿。有骤降和渐降两种方式。骤降是体温数小时内迅速降至正常,见于疟疾、急性肾盂肾炎、肺炎球菌肺炎、输液反应等,渐降是体温在数天内逐渐降至正常,见于伤寒、风湿热等。体温骤退者由于大量出汗,体液丧失较多,易出现血压下降、脉搏细速、四肢厥冷等虚脱或休克现象。

3. 常见热型　将不同时间测得的体温数值记录在体温单上,将每个数值逐一连接,就构成了体温曲线,该曲线形态称为热型(fever type)。一些发热性疾病有其独特的热型,加强观察有助于对疾病的诊断。常见热型有:

(1)稽留热(constant fever):体温持续在39~40℃以上,达数天或数周,24h波动范围不超过1℃(图8-1)。常见于**肺炎球菌性肺炎、伤寒**等。

(2)弛张热(remittent fever):体温在39℃以上,24h波动范围超过2℃,但体温最低时仍高于正常水平(图8-2)。常见于**败血症、风湿热、严重化脓性疾病**等。

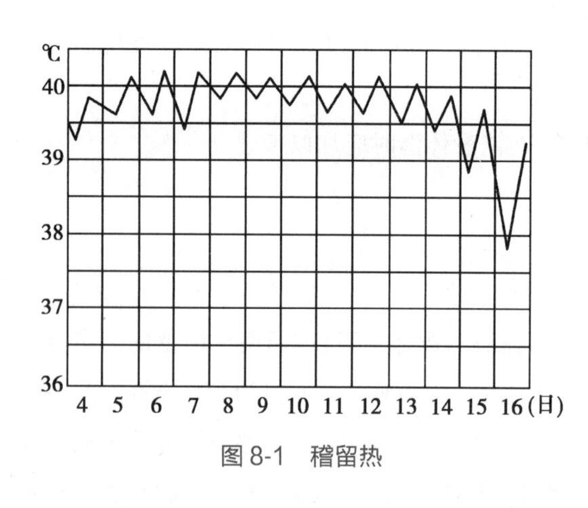

图8-1 稽留热

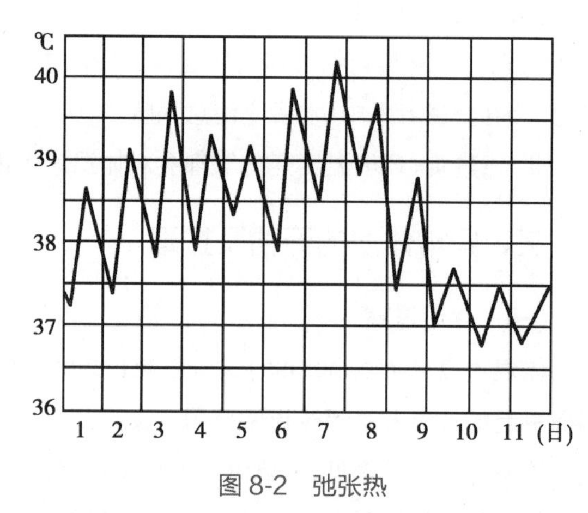

图8-2 弛张热

(3)间歇热(intermittent fever):体温骤然升高至39℃以上,持续数小时或更长,然后迅速下降至正常或正常以下,经过一个间歇,体温再次升高,如此反复发作,即高热期与无热期有规律地交替出现(图8-3)。常见于**疟疾**等。

(4)不规则热(irregular fever):发热无一定规律,持续时间不定,体温在24h中变化不规则(图8-4)。常见于**流行性感冒、癌性发热**等。

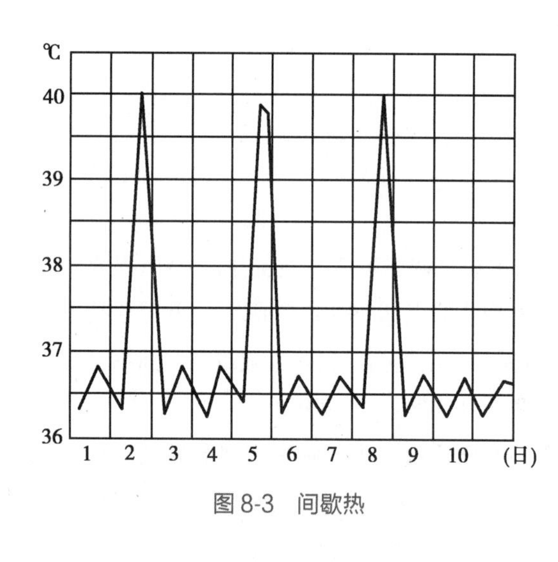

图8-3 间歇热

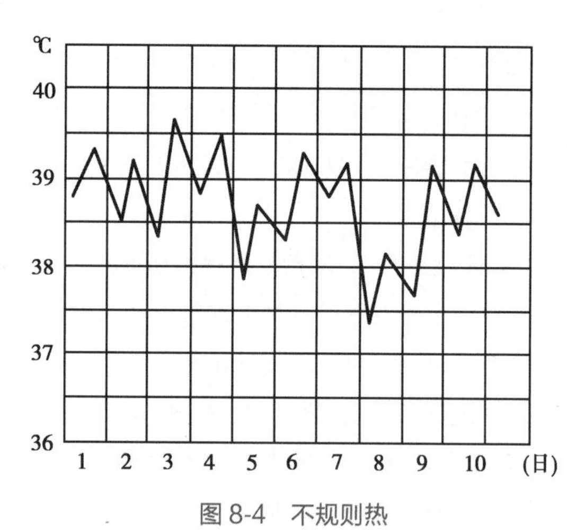

图8-4 不规则热

4. 体温过高患者的护理

(1)降低体温:可选物理降温法或药物降温法。

1)物理降温:有局部冷疗和全身冷疗两种方法。当体温超过39℃时,可用局部冷疗,如在患者头部、腋窝、腘窝、腹股沟等处放置冰袋、化学制冷袋或冷毛巾等。当体温超过39.5℃时,可用全身冷疗,如给予患者乙醇拭浴、温水拭浴等。

2)药物降温:根据医嘱及时给予退热药物,降低体温调节中枢的兴奋性,促进血管扩张及出汗等,从而促进散热达到降温的目的。药物使用过程中,防止大量发汗出现虚脱或休克现象,尤其年老体弱者、心血管疾病患者。

(2)病情观察:观察生命体征,定时测体温。一般每日测体温4次,高热患者应每4h测量一次;

待体温恢复到正常水平 3d 后，改为每日 2 次。注意观察其热型、临床表现、伴随症状及治疗效果等。

(3)合理饮食：鼓励患者进食高热量、高蛋白、高维生素，易消化的流质或半流质食物，少量多餐，以补充高热的消耗，提高机体的抵抗力。鼓励患者多饮水，每日 3 000ml 为宜，以补充高热时消耗的大量水分。

(4)促进舒适

1)保证休息：为患者提供安静适宜的休息环境。高热患者需卧床休息，减少能量消耗；低热患者可酌情减少活动，适当休息。

2)口腔护理：在晨起、餐后、睡前协助患者做好口腔护理，保持口腔清洁。因为患者发热时抵抗力下降，唾液分泌减少，利于病原菌繁殖，易出现口腔感染。

3)皮肤护理：为患者及时擦净汗液，更换衣服和床单，保持皮肤的清洁干燥，防止退热期大量出汗受凉。长期持续高热卧床者，及时协助翻身，防止压疮、肺炎等并发症的发生。

(5)安全护理：高热患者可能会出现躁动不安、谵妄等，应防止坠床、舌咬伤等，必要时加床挡、约束带固定，保护患者安全。

(6)心理护理：体温上升期护士应耐心解答患者提出的问题，缓解其焦虑、紧张的情绪。高热持续期，护士应经常巡视，尽量满足患者的合理需求。退热期注意清洁卫生，及时补充营养。

(7)健康教育：教给患者及家属监测体温的方法，并告知休息、饮食调节和清洁卫生的重要性。

(二)体温过低

体温过低(hypothermia)指体温持续低于正常范围。

1. 原因

(1)散热过多：机体长时间暴露在低温环境中，散热过多、过快；或在寒冷环境中大量饮酒，使血管过度扩张导致热量散失过多。

(2)产热减少：重度营养不良、甲状腺功能减退、极度衰竭等使机体代谢率降低，产热减少。

(3)体温调节中枢受损：中枢神经系统功能不良，如脑出血、颅脑外伤、脊髓受损等；药物中毒，如麻醉剂、镇静剂等；重症疾病，如败血症、大出血等。

(4)体温调节中枢发育不完善：新生儿尤其是早产儿，由于其体温调节中枢发育不完善，对外界环境温度变化无法自行调节，从而导致体温过低。

2. 临床分度　体温过低可分为：

(1)轻度：32.1~35.0℃(89.8~95.0℉)。

(2)中度：30.0~32.0℃(86.0~89.6℉)。

(3)重度：<30.0℃(86.0℉)，瞳孔散大，对光反射消失。

(4)致死温度：23.0~25.0℃(73.4~77.0℉)。

3. 临床表现　患者皮肤冰冷苍白，口唇青紫，发抖，呼吸、心跳减慢，血压降低，躁动不安，意识障碍，甚至昏迷。

4. 体温过低患者的护理

(1)保暖升温：提供合适的环境温度，维持室温在 22~24℃ 左右。添加衣物，给予毛毯、棉被、电热毯、热水袋等，防止体热散失；适当热饮，提高机体温度。

(2)病情观察：观察生命体征，持续监测体温的变化，至少每小时测量一次，直至体温恢复至正常且稳定。同时注意监测脉搏、呼吸、血压的变化。

(3)病因治疗：去除引起体温过低的原因，使体温恢复正常。

(4)健康教育:讲解引起体温过低的原因,指导患者与家属避免体温过低因素的出现,如营养不良等。

四、体温的测量技术

(一)体温计的种类和构造

1. 水银体温计(mercury thermometer) 又称玻璃体温计(glass thermometer),分为口表、肛表、腋表三种(图 8-5)。它是一根真空毛细管外带有刻度的玻璃管,口表和肛表的玻璃管似三棱镜状,腋表的玻璃管呈扁平状。玻璃管末端的球部装有水银,口表和腋表的球部较细长,有助于测量时扩大接触面;肛表的球部较粗短,可防止插入肛门时损伤黏膜或意外折断。体温计近球部毛细管有一凹陷,使水银遇热膨胀后不会自动回缩,从而保证测量数值准确。水银受热膨胀沿毛细管上升,其上升高度与受热程度成正比。

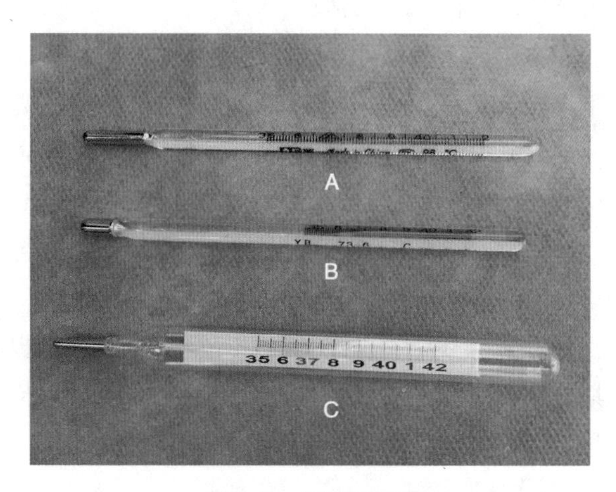

图 8-5 水银体温计
A. 口表;B. 肛表;C. 腋表

体温计有摄氏体温计(centigrade thermometer)与华氏体温计(Fahrenheit thermometer)两种(图 8-6)。摄氏体温计的刻度是 35~42℃,每 1℃之间分成 10 小格,每小格为 0.1℃,在 0.5℃和 1℃的刻度处用较粗的线标记,在 37℃刻度处则以红线标记。华氏体温计刻度为 94~108℉,每 2℉之间分成 10 小格,每小格 0.2℉。

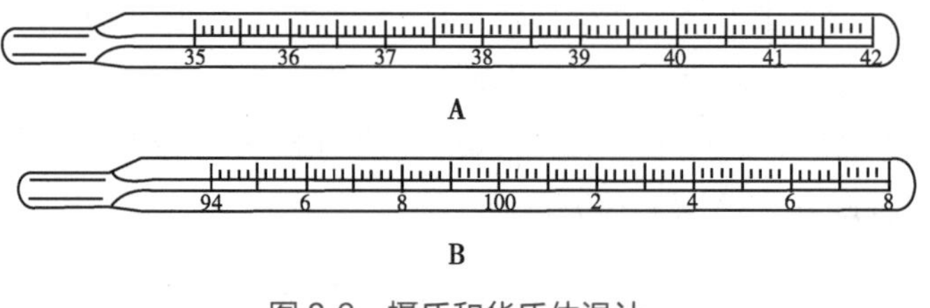

图 8-6 摄氏和华氏体温计
A. 摄氏体温计;B. 华氏体温计

2. 电子体温计(electronic thermometer) 采用电子感温探头测量体温,测得的温度直接由数字显示,灵敏度高,测量准确,读数直观。开启电源键即开始测量,待体温计发出蜂鸣音后测量结束。为防止交叉感染,每一次测量时应在探头处更换塑料外套(图 8-7)。

3. 化学点氏体温计(disposable thermometer) 又称可弃氏体温计,是一次性使用的体温计(图 8-8)。其构造为一个含有对热敏感的化学指示点薄片,测温时点状薄片随机体的温度而变色,最后的变色点位置,即为所测温度。可用于测量口温、腋温。

4. 其他 有耳式红外线测温仪(图 8-9)、额红外线测温仪(图 8-10)、远红外线测温仪、报警体温计等。红外线测温仪具有适用广、快速测温、减少感染的优点,但受体表血液循环及环境温度的影响较大。远红外线测温仪利用远红外线感应功能,常用于人群聚集处。报警体温计适用于危重患者体温检测,可将体温计探头与报警器相连,当体温超过一定限度会自动报警。

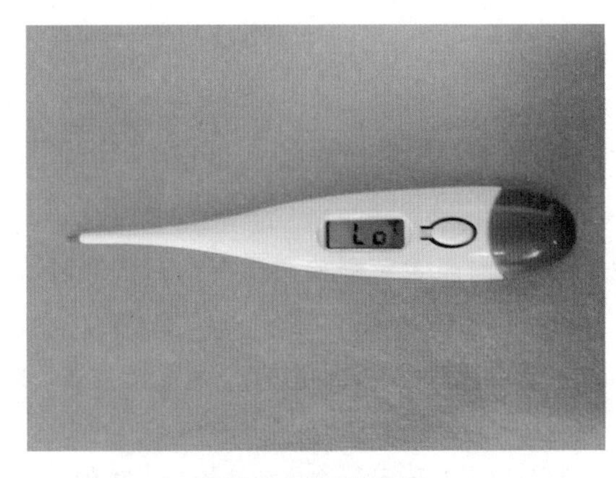

图 8-7 电子体温计

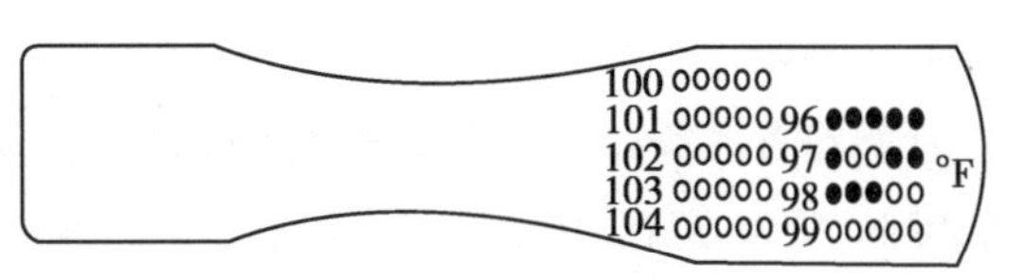

图 8-8 化学点式体温计

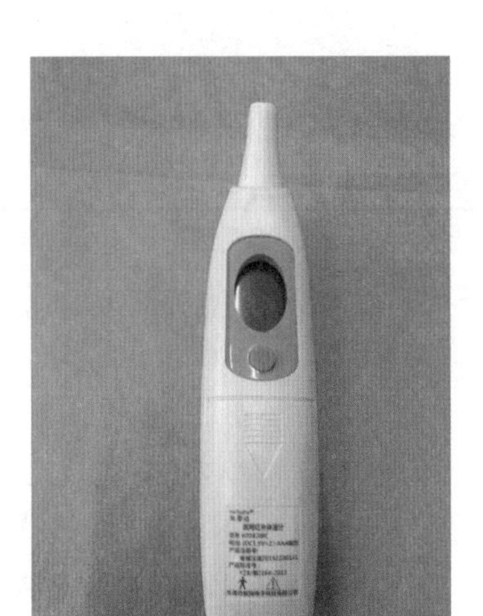

图 8-9 耳式红外线测温仪

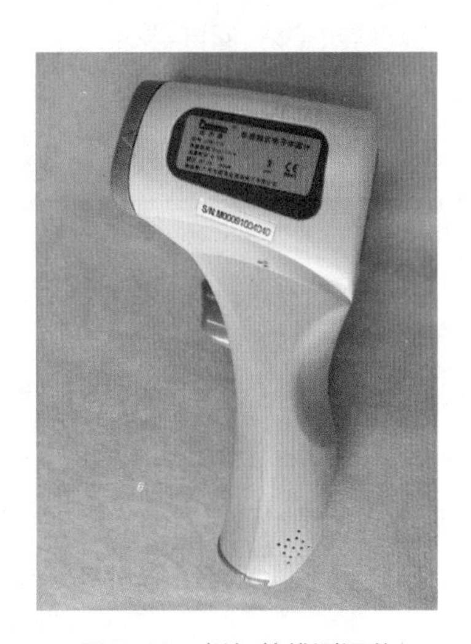

图 8-10 额红外线测温仪

（二）体温计的消毒和检查

1. 体温计的消毒

（1）水银体温计：将使用后的体温计放入消毒液中浸泡约 30min，清水冲洗擦干后放入清洁容器中备用。注意口表、腋表、肛表应分别消毒与存放。常用消毒液有 75%乙醇溶液、1%过氧乙酸溶液、0.5%碘伏溶液等，每日更换一次。

（2）电子体温计：根据电子感温探头材质的不同选用不同的消毒方法（浸泡、熏蒸等），只需要消毒感温探头部分。

2. 体温计的检测　体温计消毒后应进行检查，保证测量准确性。将体温计水银柱用离心机或腕部力量甩至 35℃以下，同时放入已测好的 40℃的水中，3min 后取出检视，凡误差在 0.2℃以上、水银柱自动下降、玻璃管有裂缝则取出不用，检查合格体温计用纱布擦干后，放入清洁容器内备用。

（三）体温的测量技术

【目的】

观察体温有无异常变化，为疾病的预防、诊断、治疗和护理提供依据。

【操作程序】

1. 评估

(1)辨识患者。

(2)患者的年龄、病情、意识状态、治疗等情况。

(3)影响体温测量准确性的因素。

(4)患者的心理状态、合作程度。

2. 计划

(1)护士准备:洗手,戴口罩,熟悉体温的测量技术,向患者解释检测体温的目的和注意事项。

(2)患者准备:体位舒适,情绪稳定,测量前30min无剧烈运动、进食、冷热饮、冷热敷、洗澡、坐浴、灌肠、紧张、恐惧、哭闹等影响体温变化的因素。

(3)用物准备:治疗盘内备容器2个(一个盛放已消毒的体温计、另一个盛放测温后的体温计)、消毒纱布、秒表、记录本、笔。若测量肛温需另备润滑油、棉签、卫生纸。

(4)环境准备:整洁、安静、安全。

3. 实施 见表8-2。

表8-2 体温测量技术

操作流程	操作步骤	要点说明
1. 核对解释	(1)携用物至患者床旁,核对床号、姓名、手腕带,做好解释 (2)告知测量体温的目的和配合方法	• 检查水银柱是否在35℃以下 • 确认患者,取得合作
2. 测量体温	选择合适的体温测量技术	
▲ 口腔测温法	(1)患者取舒适体位 (2)将口表水银端斜放于**舌下热窝**(图8-11) (3)嘱患者闭唇勿咬,用鼻呼吸 (4)测量3min	• 舌下热窝是口腔中温度最高的部位,位于舌系带两侧,靠近舌动脉 • 避免体温计破碎,造成损伤
▲ 腋下测温法	(1)患者取舒适体位,暴露腋下 (2)擦净汗液,将腋表水银端放于患者腋窝处,紧贴皮肤 (3)嘱患者屈臂过胸夹紧体温计(图8-12) (4)测量10min	• 腋下有汗,导致散热增加,影响测量准确性 • 形成人工体腔,保证测量准确性
▲ 直肠测温法	(1)侧卧、俯卧或屈膝仰卧位,露出臀部 (2)润滑肛表水银端 (3)分开臀部,将肛表旋转并缓慢**插入肛门3~4cm**,固定(图8-13) (4)测量3min	• 便于测量,婴幼儿取仰卧位 • 便于插入,避免损伤黏膜 • 动作轻柔,避免损伤黏膜。婴儿插入1.25cm,幼儿插入2.5cm
3. 取表读数	(1)取出体温计,用消毒纱布擦拭 (2)横拿体温计,与视线平行,检视读数	• 若测肛温,用卫生纸擦净肛门 • 检查体温是否正常,若与病情不符应重新测量,异常者及时处理
4. 消毒整理	(1)体温计浸泡消毒 (2)协助患者穿戴整齐,取舒适体位,整理床单位	• 防止交叉感染
5. 绘制录入	洗手,将所测体温值绘制体温单或录入电子病历	

口温测量技术(视频)

腋温测量技术(视频)

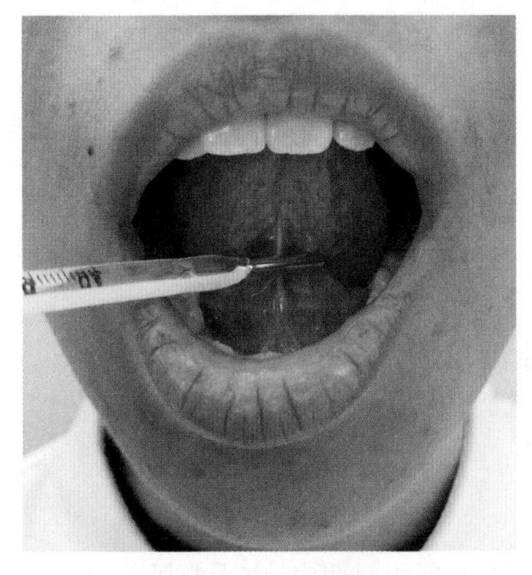

图 8-11 口温测量

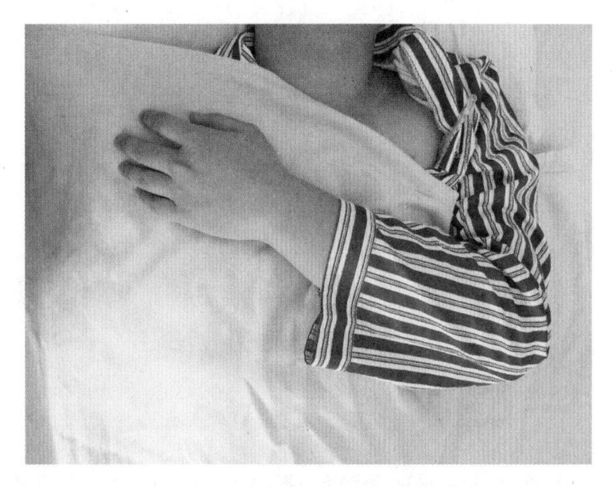

图 8-12 腋温测量

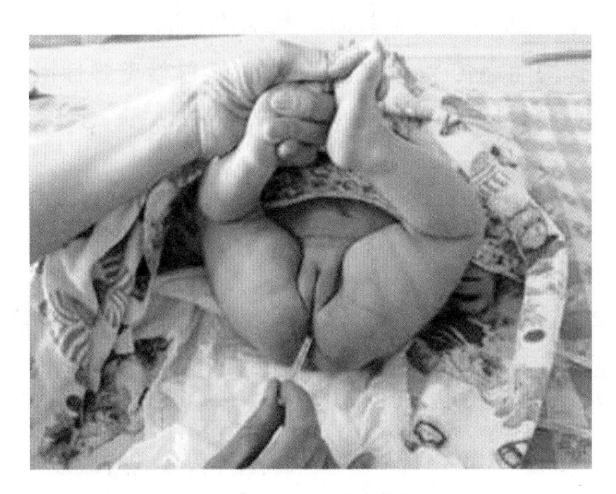

图 8-13 肛温测量

4. 评价

(1)操作时患者安全,无损伤,无不适。

(2)护士测量技术正确,测量结果准确。

(3)护患沟通有效,患者主动配合。

【注意事项】

1. 选择合适的测温技术,测量前清点体温计数量,检查有无破损。

2. 避免影响体温测量的各种因素,如运动、进食、冷热饮、冷热敷、沐浴、坐浴、灌肠等情况,若有应休息 30min 后再测量。

3. 婴幼儿、昏迷、精神异常、口腔疾患、口鼻手术、呼吸困难患者不宜测量口温;腋下有创伤、手术、炎症,腋下出汗较多,肩关节受伤,极度消瘦者,不宜测量腋温;直肠或肛门疾病及手术、腹泻、心肌梗死者不宜测量肛温。

4. 为婴幼儿、危重患者、躁动患者测量体温时,应设专人守护,防止发生意外。

5. 测口温时,**若患者不慎咬破体温计,应立即清除玻璃碎屑**,以免损伤口腔及消化道黏膜。协助患者口服蛋清或牛奶,以延缓汞的吸收。若病情允许,可食用粗纤维食物促进汞的排出。

6. 若发现体温与病情不符时,应查找原因,并重新测量。

知识拓展

水银体温计碎了应如何处理?

1. 开窗通风 在常温环境下,水银即可蒸发。因此,体温计破碎后,应立即打开窗户通风。

2. 收集水银 注意不要踩在水银上,不能用吸尘器、扫帚或抹布清理水银,如果家里有塑料或橡胶手套,戴上手套收集。光滑地面可以用硬纸片、锡箔纸等把能看到的水银小珠尽量聚集起来,铲入带盖的容器中,如塑料水瓶。如果水银洒在粗糙地面上,大量的水银小珠很难聚集起来,可以用胶带将它们粘住,然后跟胶带一起放入塑料袋中。建议塑料袋多层套用,防止破裂和泄漏。

扫一扫，
看总结

3. 残留水银处理　对掉落在地上缝隙中或十分细小不能完全收集起来的水银，可取适量硫黄粉覆盖。硫黄粉与汞结合可形成难以挥发的硫化汞，可减少对人体的危害。

4. 减少污染　收集起来的废水银切不可倒入下水道，以免污染地下水源。如果人们饮用了含有汞金属的水，就会危害人体健康，最好的做法是将其提供给有处置能力的单位，如环保部门。

第二节　脉搏的评估与护理

一、脉搏的产生

脉搏（pulse P），动脉脉搏（arterial pulse）的简称。在每个心动周期中，由于心脏的收缩和舒张，动脉的压力和容积随之发生周期性的变化，致使动脉管壁产生有节律的搏动，即动脉脉搏。

心脏窦房结自律细胞发出兴奋冲动，传至心脏各部，引起心脏收缩。当心脏收缩时，左心室将血液射入主动脉，主动脉内的压力骤然升高，动脉管壁随之扩张；当心脏舒张时，动脉管壁弹性回缩。这种动脉管壁随着心脏的舒缩而出现周期性的起伏搏动最终形成动脉脉搏。

二、正常脉搏及其生理性变化

（一）正常脉搏

1. **脉率（pulse rate）**　指每分钟脉搏搏动的次数。正常成人在安静状态下脉率是60~100次/min。正常情况下，脉率与心率是一致的，脉率是心率的指示，当脉率微弱难以测定时，应测心率。

2. **脉律（pulse rhythm）**　指脉搏的节律性，反映了左心室的收缩情况。正常脉律跳动均匀规则，间隔时间相等，但正常小儿、青年和一部分成年人中，可出现脉律吸气时增快，呼气时减慢的情况，称为窦性心律不齐，一般没有临床意义。

3. 脉搏的强弱　指血流冲击血管壁力量强度的大小。脉搏的强弱与心排血量、外周血管的阻力、动脉充盈度及脉压差等均有关。正常情况下，每次脉搏强弱相同。

4. 动脉壁的情况　触诊时可感觉到的动脉壁的性状。正常动脉管壁光滑、柔软、有弹性。

（二）生理变化

1. 年龄　脉率随年龄的增长逐渐减慢，到老年时又稍有增快（表8-3）。

表8-3　各年龄组的平均脉率

年龄	正常范围		平均脉率（次/min）	
出生~1个月	70~170		120	
1~12个月	80~160		120	
1~3岁	80~120		100	
3~6岁	75~115		100	
6~12岁	70~110		90	
	男	女	男	女
12~14岁	65~105	70~110	85	90
14~16岁	60~100	65~105	80	85
16~18岁	55~95	60~100	75	80
18~65岁	60~100		72	
65岁以上	70~100		75	

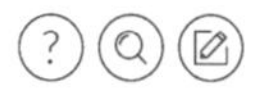

2. 性别 同龄女性比男性脉率稍快，相差约5次/min。

3. 体型 身材细高者常比矮胖者的脉率慢，因体表面积越大，脉搏越慢。

4. 情绪 兴奋、恐惧、愤怒、焦虑可使脉率增快；忧郁、镇静可使脉率减慢。

5. 活动 运动使脉率增快；休息、睡眠则使脉率减慢。

6. 其他 进食，饮浓茶、咖啡，应用兴奋剂等可使脉率增快；禁食，应用镇静剂和洋地黄类药物等可使脉率减慢。

三、异常脉搏的评估及护理

（一）异常脉搏的评估

1. 脉率异常

（1）心动过速（tachycardia）：在安静状态下，成人心率超过**100次/min**，称为心动过速（速脉）。是机体的一种代偿机制，以增加心排血量，满足机体新陈代谢需求。常见于发热、甲状腺功能亢进、心力衰竭、休克、心肌炎等，一般体温每升高1℃，成人脉率增加约10次/min，儿童增加约15次/min。

（2）心动过缓（bradycardia）：成人心率低于**60次/min**，称为心动过缓（缓脉）。常见于颅内压增高、房室传导阻滞、甲状腺功能减退、阻塞性黄疸等。当脉率小于40次/min时，应注意有无完全性房室传导阻滞。

2. 脉律异常

（1）**间歇脉（intermittent pulse）**：在一系列正常规则的脉搏中，出现一次提前而较弱的脉搏，其后有一较正常延长的间歇（代偿间歇），称为间歇脉（过早搏动）。因心脏异位起搏点过早地发出冲动而引起的心脏搏动提前出现。每隔一个正常搏动后出现一次期前收缩称为**二联律（bigeminy）**，每隔两个正常搏动后出现一次期前收缩称为**三联律（trigeminy）**。常见于各种器质性心脏病，如**心肌梗死、心肌病、洋地黄中毒**等。正常人在过度疲劳、兴奋、体位改变时，偶尔也会出现。

（2）**脉搏短绌（pulse deficit）**：单位时间内脉率少于心率，称为脉搏短绌（绌脉），具有**心律完全不规则、心率快慢不一、心音强弱不等**的特点。因心肌收缩力强弱不等，一些心排血量少的搏动可产生心音，但不能引起周围血管的搏动而引起脉率少于心率。常见于**心房纤颤**的患者。绌脉越多，心律失常越严重，病情好转，绌脉可消失。

脉搏短绌
（微课）

3. 强弱异常

（1）洪脉（bounding pulse）：当心排血量增加，外周动脉阻力较小，动脉充盈度和脉压较大时，脉搏变得强大有力，称为洪脉。常见于**高热、甲状腺功能亢进、主动脉瓣关闭不全**等患者。

（2）细脉（small pulse）或丝脉（thread pulse）：当心排血量减少，外周动脉阻力较大，动脉充盈度降低时，脉搏细弱无力，触之如细丝，称为细脉。常见于**大出血、休克、心功能不全、主动脉瓣狭窄、全身衰竭**等患者。

（3）交替脉（alternans pulse）：指节律正常，而强弱交替出现的脉搏。主要是由于心室收缩强弱交替出现而引起，是心肌损害的一种表现。常见于**高血压心脏病、冠心病**等。

（4）奇脉（paradoxical pulse）：指吸气时脉搏明显减弱或消失，是心脏压塞的重要体征之一，与吸气时左心室搏出量减少有关。常见于**心包积液、缩窄性心包炎**等。

（5）水冲脉（water hammer pulse）：指脉搏骤起骤落，急促有力。主要是由收缩压偏高，舒张压偏低引起的脉压增大所致。常见于**主动脉瓣关闭不全、甲状腺功能亢进、先天性动脉导管未闭**等。诊脉时，将患者手臂抬高过头，并紧握其手腕掌面，就可感到急促有力的脉搏冲击。

4. 动脉壁异常　早期动脉硬化，表现为动脉血管壁变硬，失去弹性，呈条索状；晚期表现为迂曲甚至有结节。主要原因是由于动脉管壁的弹性纤维减少，胶原纤维增加，导致血管壁变硬。

（二）异常脉搏患者的护理

1. 病情观察　观察患者脉率、节律、强弱及动脉壁等情况；观察药物疗效和不良反应；有起搏器者，观察有无异常情况，做好相应护理。

2. 注意休息　嘱患者增加卧床休息时间，适当活动，减少心肌的耗氧量，必要时给予氧疗。

3. 急救准备　准备抗心律失常药物，除颤器处于完好状态。

4. 心理护理　安慰患者，缓解紧张、焦虑心理。

5. 健康教育　指导患者自我检测脉搏。指导患者正确用药，观察药物的不良反应，嘱咐患者不可自行调整用药剂量。告知患者戒烟限酒，清淡饮食，劳逸结合，生活规律，控制情绪。

四、脉搏的测量技术

（一）测量部位

浅表、靠近骨骼处的大动脉可用于测量脉搏。主要有桡动脉、颞动脉、颈动脉、肱动脉、腘动脉、足背动脉、胫后动脉和股动脉等（图 8-14），其中，**桡动脉是临床上最常用的测量部位。**

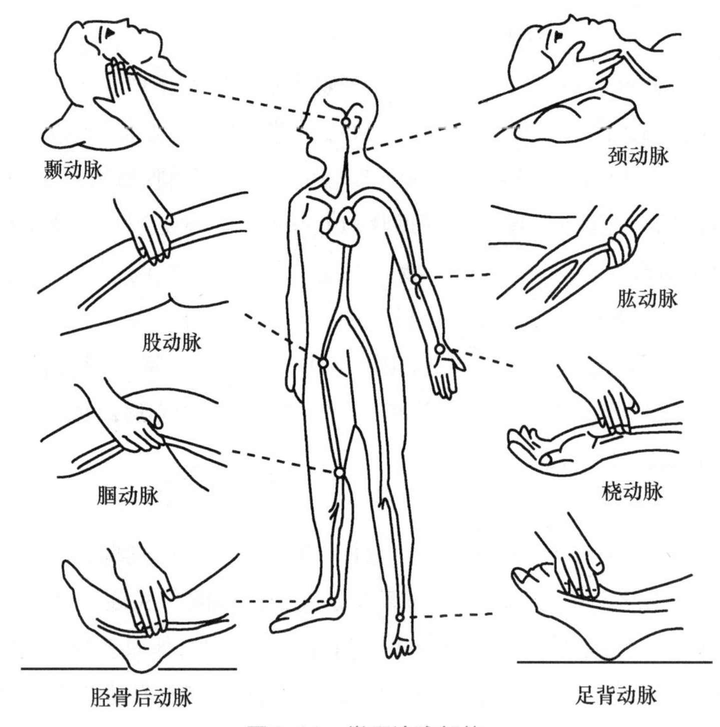

图 8-14　常用诊脉部位

（二）测量技术（以桡动脉为例）

【目的】

判断脉搏有无异常；动态监测脉搏变化，间接了解心脏状况；协助诊断，为预防、治疗、护理提供依据。

【操作程序】

1. 评估

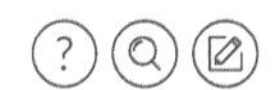

(1)辨识患者。

(2)患者年龄、病情、意识状态、治疗等情况。

(3)影响脉搏测量准确性的因素。

(4)患者心理状况、合作程度。

2. 计划

(1)护士准备:洗手,戴口罩,熟悉脉搏的测量方法,向患者解释检测脉搏的目的和注意事项。

(2)患者准备:体位舒适,情绪稳定,测量前30min无剧烈运动、紧张、恐惧、哭闹等影响脉搏变化的因素。

(3)用物准备:治疗盘内放有秒表、记录本、笔,必要时备听诊器。

(4)环境准备:整洁、安静、安全。

3. 实施 见表8-4。

表8-4 脉搏测量技术

操作流程	操作步骤	要点说明
1. 核对解释	(1)携用物至患者床旁,核对床号、姓名、手腕带,做好解释	• 确认患者,取得合作
	(2)告知测量脉搏的目的和配合方法	
2. 安置体位	坐位或仰卧位,手臂放于舒适位置,手腕伸展	
3. 测量计数	(1)护士将示指、中指、无名指的指端触按于患者桡动脉上,压力适中,以能清楚地测到动脉搏动为宜	• 过大阻断脉搏搏动,太小感觉不到脉搏搏动
	(2)正常脉搏测30s,乘以2,即为脉率。脉搏短绌患者,应由两名护士同时测量,一人听心率,另一人测脉率,由听心率者发出"开始"、"停止"口令,计时1min(图8-15)	• 测量时注意脉率、脉搏强弱等;异常脉搏、危重患者应测1min;心脏听诊部位为左锁骨中线第5肋间
4. 记录整理	(1)记录脉搏数值	• 记录方式:次/min;脉搏短绌:心率/脉率次/min
	(2)协助患者取舒适卧位,整理床单位	
5. 绘制录入	洗手,将测得数值绘制到体温单或录入电子病历	

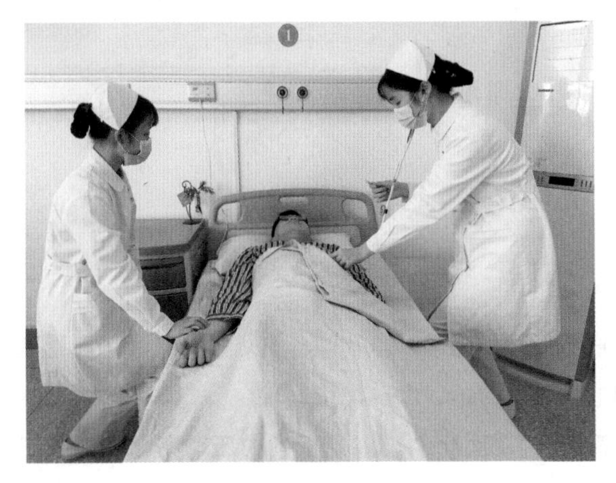

图8-15 脉搏短绌测量

4. 评价

(1)患者安全,无损伤,无不适。

(2)护士测量技术正确,测量结果准确。

(3)护患沟通有效,患者主动配合。

【注意事项】

1. 因拇指动脉搏动较强,易与患者脉搏相混淆,勿用拇指诊脉。

2. 如果测脉率前患者有剧烈运动、紧张、恐惧、哭闹等活动,则应休息30min,待其安静、情绪稳定后再测。

3. 偏瘫患者,应选择健侧肢体测脉率。

4. 异常脉搏应测量1min。脉搏细弱难以触诊时,应测心率。

扫一扫,看总结

第三节　呼吸的评估与护理

呼吸(respiration,R)指机体与外环境之间进行气体交换的过程,机体在新陈代谢过程中,需要不断地从外界环境中摄取氧气,并将机体产生的二氧化碳排出体外。呼吸是维持机体生命活动和新陈代谢所必需的重要生理功能之一,呼吸一旦停止,生命必将终结。呼吸由呼吸系统参与完成,呼吸系统包括鼻咽喉、气管、支气管和肺。机体通过外呼吸、气体运输、内呼吸完成气体交换全过程。外呼吸即外界环境与血液之间在肺部进行气体交换,包括肺通气与肺换气两个过程;气体运输即通过血液循环将氧气由肺运送到组织细胞,同时将二氧化碳由组织细胞运送至肺的过程;内呼吸即血液与组织、细胞之间的气体交换。此三个过程,相互关联。

呼吸运动的调节包括呼吸中枢、呼吸的反射性调节和化学性调节三个方面。呼吸中枢即分布在脊髓、延髓、脑桥、间脑、大脑皮质等部位,产生呼吸节律、调节呼吸运动的神经细胞群。其中,延髓与脑桥是产生基本呼吸节律性的部位,大脑皮质可随意控制呼吸。呼吸的反射性调节包括肺牵张反射、呼吸本体感受性反射、防御性呼吸反射等。呼吸的化学性调节即动脉血氧分压(PaO_2)、二氧化碳分压($PaCO_2$)和氢离子(H^+)的改变对呼吸运动的影响。

一、正常呼吸及其生理性变化

(一)正常呼吸

正常成人安静状态下,**呼吸频率为 16~20 次/min**,节律规则,频率与深度均匀平稳,呼吸运动无声且不费力。呼吸与脉率的比例为 1∶4。男性、儿童以腹式呼吸为主,女性以胸式呼吸为主。

(二)生理变化

1. 年龄　年龄越小,呼吸频率越快,如新生儿的呼吸约 44 次/min。

2. 性别　同年龄的女性呼吸频率比男性稍快。

3. 运动　剧烈运动可以使呼吸加深加快,休息和睡眠时呼吸减慢。

4. 情绪　强烈的情绪变化,如紧张、恐惧、愤怒、悲痛等可刺激呼吸中枢,引起呼吸加快或屏气。

5. 其他　环境温度升高、海拔增加等,都会使呼吸加深加快。

二、异常呼吸的评估及护理

(一)异常呼吸的评估

1. 频率异常

(1)呼吸过速(tachypnea):即气促,指成人**呼吸频率超过 24 次/min**。多见于**发热、疼痛、甲状腺功能亢进**等患者。一般体温每升高 1℃,呼吸频率大约增加 4 次/min。

(2)呼吸过缓(bradypnea):指成人**呼吸频率低于 12 次/min**。多见于**颅内压增高、脑肿瘤、巴比妥类药物中毒**等患者。

2. 节律异常

(1)潮式呼吸:又称陈-施呼吸(Cheyne-Stokes breathing),指呼吸由浅慢变为深快,再由深快变为浅慢，经过5~20s呼吸暂停，又重复上述过程的周期性呼吸变化，因其变化如潮水涨落一般，故称为潮式呼吸，其周期可达30s至2min。多见于中枢神经系统疾病患者，如**脑炎、脑膜炎、颅内压增高及巴比妥药物中毒**等。因机体呼吸中枢的兴奋性降低，只有当机体严重缺氧，二氧化碳积聚到一定程度时，才能刺激呼吸中枢，使呼吸恢复或加强。当积聚的二氧化碳呼出后，呼吸中枢又失去有效的兴奋，呼吸再次减弱进而停止，从而形成了周期性变化。

（2）间断呼吸（cogwheel breathing）：又称毕奥（Biots breathing），指机体有规律地呼吸几次后，突然停止呼吸，间隔一个短时间后又开始呼吸，如此反复交替，即呼吸和呼吸暂停现象交替出现。其发生机制同潮式呼吸，但预后更差，常在临终前发生。

3. 深度异常

（1）深度呼吸：又称库斯莫尔（Kussmaul）呼吸，指呼吸深大而规则。多见于**糖尿病酮症酸中毒、尿毒症酸中毒**患者，通过深大呼吸以排出体内过多的二氧化碳，调节酸碱平衡。

（2）浅快呼吸：指呼吸浅表而不规则，有时呈叹息样。多见于**呼吸肌麻痹、胸肺部疾病、腹水**等患者。

4. 声音异常

（1）蝉鸣样呼吸：表现为吸气时产生一种高调似蝉鸣样的音响。多见于**喉头水肿、痉挛，喉头异物**等。多因声带附近有异物，使空气吸入发生困难而引起。

（2）鼾声呼吸：表现为呼吸时发出一种粗大的鼾声。多见于**昏迷或神经系统疾病**患者。多因气管或支气管内有较多的分泌物积聚而引起。

5. 形态异常

（1）胸式呼吸减弱，腹式呼吸增强：正常女性以胸式呼吸为主。当肺或胸壁发生疾病时，可使胸式呼吸减弱，腹式呼吸增强。如**肺炎、胸膜炎、肋骨骨折**等产生剧烈的疼痛。

（2）腹式呼吸减弱，胸式呼吸增强：正常男性及儿童以腹式呼吸为主。当腹腔内压力增高，膈肌下降受限时，会造成腹式呼吸减弱，胸式呼吸增强。如**腹膜炎、大量腹水、肝脾极度肿大、腹腔内巨大肿瘤**等。

6. 呼吸困难（dyspnea） 是临床常见的症状和体征。患者主观上感到空气不足，客观表现为呼吸费力，发绀、鼻翼扇动、端坐呼吸，并伴有呼吸频率、节律、深度的异常。可分为：

（1）吸气性呼吸困难：**指吸气显著困难，吸气时间长于呼气，有明显的三凹征（即吸气时胸骨上窝、锁骨上窝、肋间隙或腹上角出现凹陷）**。因上呼吸道部分梗阻，气流不能顺利进入肺内，导致肺内负压极度增高而引起。多见于**喉头水肿、气管异物**等患者。

（2）呼气性呼吸困难：**指呼气费力，呼气时间延长**。因下呼吸道部分梗阻，气流呼出不畅而引起。多见于**支气管哮喘、阻塞性肺气肿**等患者。

（3）混合性呼吸困难：指吸气、呼气均感费力，呼吸频率增加。因广泛肺部病变使呼吸面积减少，影响换气功能而引起。多见于**肺部感染、广泛性肺纤维化、大量胸腔积液、气胸**等患者。

（二）异常呼吸患者的护理

1. 提供舒适的环境 保持环境安静整洁、空气清新，温湿度适宜。

2. 保持呼吸道通畅 协助患者翻身、拍背，指导其进行有效咳嗽，必要时给予雾化吸入、体位引流、吸痰等护理措施，以便及时地清除患者呼吸道分泌物，保持患者呼吸道通畅。

3. 密切观察病情 观察呼吸的频率、节律、深度、声音、形态有无异常；有无咳嗽、咳痰、咯血、发绀、呼吸困难、胸痛等表现。观察药物疗效与不良反应。

4. 改善呼吸困难 注意休息,采取舒适体位。必要时,根据病情给予吸氧或使用人工呼吸机,改善患者缺氧症状。

5. 心理护理 稳定情绪,缓解患者紧张、恐惧心理,增加安全感。

6. 健康教育 指导患者戒烟限酒,养成良好生活习惯;指导患者缩唇呼吸、腹式呼吸等,以锻炼患者呼吸肌力,保持患者呼吸道通畅。

三、呼吸的测量技术

【目的】

判断呼吸有无异常;动态监测呼吸变化,了解患者呼吸功能情况;协助诊断,为预防、治疗、护理提供依据。

【操作程序】

1. 评估

(1)辨识患者。

(2)患者年龄、病情、意识状态、治疗等情况。

(3)影响呼吸测量准确性的因素。

(4)患者心理状况、合作程度。

2. 计划

(1)护士准备:洗手,戴口罩,熟悉呼吸的测量方法。

(2)患者准备:体位舒适,情绪稳定。

(3)用物准备:治疗盘内放有秒表、记录本、笔,必要时备棉花。

(4)环境准备:整洁、安静、安全。

3. 实施 见表 8-5。

呼吸脉搏测量技术(视频)

表 8-5 呼吸测量技术

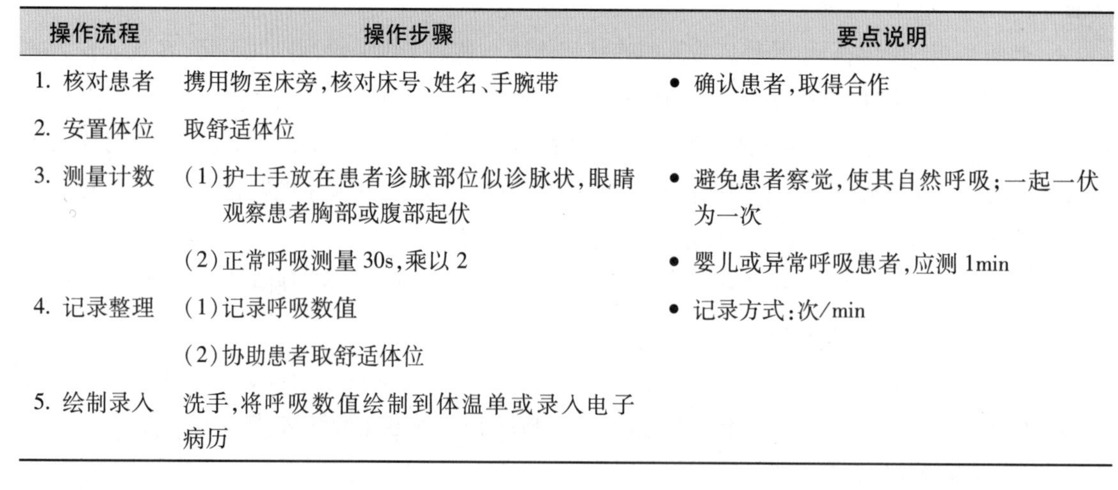

操作流程	操作步骤	要点说明
1. 核对患者	携用物至床旁,核对床号、姓名、手腕带	• 确认患者,取得合作
2. 安置体位	取舒适体位	
3. 测量计数	(1)护士手放在患者诊脉部位似诊脉状,眼睛观察患者胸部或腹部起伏	• 避免患者察觉,使其自然呼吸;一起一伏为一次
	(2)正常呼吸测量 30s,乘以 2	• 婴儿或异常呼吸患者,应测 1min
4. 记录整理	(1)记录呼吸数值	• 记录方式:次/min
	(2)协助患者取舒适体位	
5. 绘制录入	洗手,将呼吸数值绘制到体温单或录入电子病历	

4. 评价 护士测量技术正确,测量结果准确。

【注意事项】

1. 如果测呼吸前患者有剧烈运动、紧张、恐惧、哭闹等活动,则应休息 30min,待其安静、情绪稳定后再测。

2. 呼吸受意识控制,因此测量呼吸前不需解释,测量中不要使患者觉察,以免引起紧张,影响测

扫一扫，看总结

量的准确性。

3. 病情危重、呼吸微弱不宜观察的患者，可用少许棉花置于患者鼻孔前，观察棉花纤维被吹动的次数，计数 1min。

第四节 血压的评估与护理

血压(blood pressure，BP)是血液在血管内流动时对血管壁的侧压力，一般是指动脉血压。在一个心动周期中，动脉血压随着心室的收缩和舒张发生着规律性的变化。当心室收缩时，动脉血压上升达到的最高值称为**收缩压**(systolic pressure)；在心室舒张末期，动脉血压下降达到的最低值称为**舒张压**(diastolic pressure)；收缩压与舒张压之差称为**脉压**(pulse pressure)。在一个心动周期中，动脉血压的平均值称为平均动脉压(mean arterial pressure)，即舒张压加 1/3 脉压，或是 1/3 收缩压加 2/3 舒张压。

一、正常血压及其生理性变化

(一)正常血压

临床上一般以测量肱动脉血压为准。正常成年人在安静状态下，血压范围是：收缩压 90～139mmHg，舒张压 60～89mmHg，脉压 30～40mmHg。

血压也可以用 kPa 来表示，其换算公式：

$$1kPa=7.5mmHg \qquad 1mmHg=0.133kPa$$

(二)生理变化

正常人血压波动范围较小，处于相对稳定状态。但在各种因素影响下，血压也可发生一些生理性变化。

1. 年龄　随着年龄的增长，血压有逐渐增高的趋势，收缩压比舒张压升高的更为显著(表 8-6)。

表 8-6　各年龄组的平均血压

年龄	平均血压(mmHg)	年龄	平均血压(mmHg)
1 个月	84/54	14～17 岁	120/70
1 岁	95/65	成年人	120/80
6 岁	105/65	老年人	140～160/80～90
10～13 岁	110/65		

2. 性别　青春期前的男女血压差别不明显；女性在更年期前，血压略低于男性；在更年期后，与男性差别较小。

3. 昼夜和睡眠　大多数人的血压凌晨 2～3 时最低，上午 6～10 时以及下午 4～8 时各有一个高峰，晚上 8 时后血压又呈缓慢下降趋势，表现为“双峰双谷”，这种现象称为动脉血压的日节律。**人在睡眠不佳、过度劳累时，均可导致血压升高**。

4. 环境温度　寒冷环境可引起末梢血管收缩，血压略有升高；高温环境可引起血管扩张，血压略有下降。

5. 体型　通常高大、肥胖者血压较高。

6. 体位　一般情况下，**立位血压高于坐位血压，坐位血压高于卧位血压**，这与重力引起的代偿机制有关。对于长期卧床、贫血或使用某些降压药物的患者，当从卧位改变为立位时，可能会出现头晕、心慌、站立不稳等体位性低血压。

7. 部位 健康人中约有 1/4 两上肢的血压不相等。**右上肢血压高于左上肢血压 10~20mmHg**。这是因为右侧肱动脉来自主动脉弓的第一大分支无名动脉;左侧肱动脉来自主动脉弓的第三大分支左锁骨下动脉,右侧比左侧做功少,能量消耗少。**下肢血压高于上肢血压 20~40mmHg**,其原因与股动脉的管径较肱动脉粗、血流量大有关。

8. 其他 情绪紧张、恐惧、兴奋、焦虑等可使收缩压升高;剧烈运动、吸烟、饮酒、摄盐过多、药物等对血压也有一定的影响。

二、异常血压的评估及护理

(一)异常血压的评估

1. 高血压(hypertension) 是以体循环血压升高为主的一组临床综合征,也是我国比较常见的心血管疾病。目前我国采用的是中国高血压分类标准 2010 年版(表 8-7),**18 岁以上的成年人收缩压≥140mmHg 和/或舒张压≥90mmHg,称为高血压**。

表 8-7 中国高血压分类标准(2010 年版)

类别	收缩压(mmHg)		舒张压(mmHg)
正常血压	<120	和	<80
正常高值	120~139	和/或	80~89
高血压	≥140	和/或	≥90
1 级高血压(轻度)	140~159	和/或	90~99
2 级高血压(中度)	160~179	和/或	100~109
3 级高血压(重度)	≥180	和/或	≥110
单纯收缩期高血压	≥140	和	<90

注:若收缩压、舒张压分属不同的等级,则以较高的分级为准。

2. 低血压(hypotension) 是指收缩压低于 90mmHg,舒张压低于 60mmHg,即可诊断为低血压。有些人虽有血压偏低,但无症状,无异常感觉和病理改变,称为生理性低血压。有病理意义的低血压称为病理性低血压。当血压低于正常范围时有明显的血容量不足的表现,如脉搏细速、心悸、头晕等。常见于大量失血、休克、急性心力衰竭等患者。

3. 脉压异常

(1)脉压增大:脉压>40mmHg,常见于主动脉硬化、主动脉瓣关闭不全、甲状腺功能亢进等。

(2)脉压减小:脉压<30mmHg,常见于主动脉瓣狭窄、心包积液、缩窄性心包炎等。

知识拓展

世界高血压日

高血压是一种全球性的常见病,世界各个国家的高血压患病率高达 10%~20%。高血压是心脑血管病的危险因素,是最常见的心血管病,也是脑卒中和冠心病发病的最重要危险因素,被称为影响人类健康的"无形杀手"。自 20 世纪 70 年代"世界高血压联盟"成立以来,该组织一直致力于高血压的防治工作,推荐了包括"测量腰围"、"绿色饮食"、"加强运动"和"减少摄盐"在内的四项措施来促使人们达到体重与血压的双重健康,从而远离心血管疾病。并把每年的 5 月 17 日定为"世界高血压日",以更好地在全球范围内唤起人们对高血压防治的重视。

（二）异常血压患者的护理

1. 密切监测血压　密切观察患者的血压变化，指导患者按时服药，并注意观察药物的治疗效果、不良反应及潜在并发症的发生。**监测血压要做到“四定”，即定血压计、定体位、定部位、定时间。**

2. 注意休息　根据患者病情，嘱其注意休息，减少活动，保证充足的睡眠时间。病房环境应安静、舒适，温湿度适宜。

3. 合理饮食　选择易消化、低脂肪、低胆固醇、低盐、高维生素、富含纤维素的食物，避免辛辣等刺激性食物。适当限制盐的摄入，逐步降至 **WHO 推荐的每人每日 6g 食盐的要求。**

4. 心理护理　患者血压异常时，医护人员应给予合理的解释与安慰，消除患者烦躁、紧张、焦虑等不良情绪，保持心情舒畅。

5. 健康教育　养成健康的生活方式，戒烟限酒；养成定时排便的习惯，保持大便通畅，必要时给予通便剂；坚持适当的体育运动，如步行、快走、慢跑、游泳、气功、太极拳等，应注意量力而行，循序渐进；学会自我监测血压的方法。

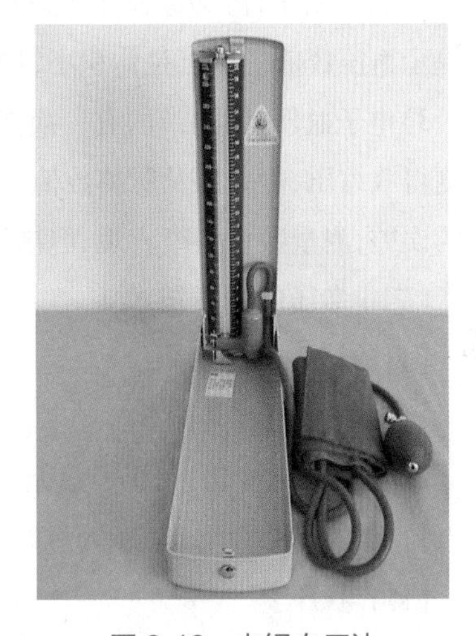

图 8-16　水银血压计

三、血压的测量技术

血压的测量可分为两种：直接测量血压（有创）和间接测量血压（无创）。直接测量血压精确、可靠，但它需用专门设备，技术要求较高，且属于一种有创性检查，因而临床上广泛应用的是血压计间接测量血压。

（一）血压计的种类与构造

1. 种类　常用的有水银血压计（图 8-16）、表式血压计（图 8-17）、电子血压计（图 8-18）三种。水银血压计分台式和立式两种，立式血压计可随意调节高度。

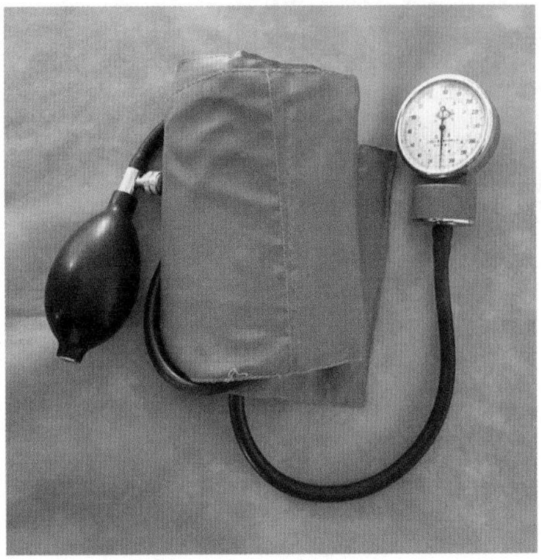

图 8-17　表式血压计

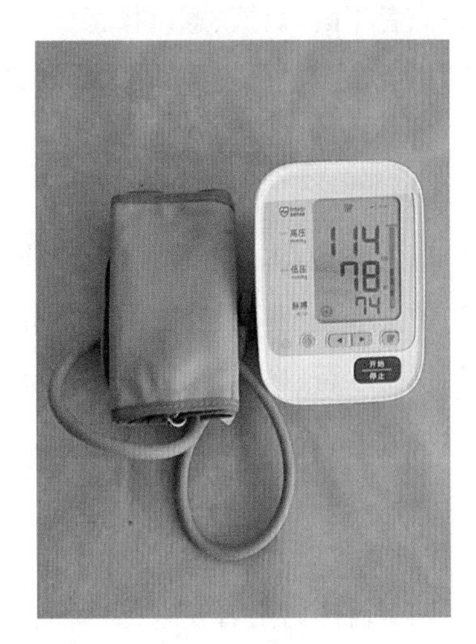

图 8-18　电子血压计

2. 构造　由三部分组成。

（1）加压气球和压力阀门：加压气球可向袖带气囊充气；压力阀门可调节压力大小。电子血压计无此部件。

（2）袖带：袖带内层是长方形扁平的橡胶气囊，外层是布套。一般上肢袖带内层的长方形扁平橡胶气囊,长 22cm,宽 12cm,外层布套长 48cm;下肢袖带长约 135cm,比上肢袖带宽 2cm。小儿袖带宽度要求为:新生儿长 5~10cm,宽 2.5~4cm;婴儿长 12~13.5cm,宽 6~8cm;儿童长 17~22.5cm,宽 9~10cm。橡胶袋上有两根橡胶管,一根与加压气球相连,另一根与测压计相通。

(3)测压计

1)水银血压计:又称汞柱式血压计。由玻璃管、标尺、水银槽三部分组成。在血压计盒盖内面固定一根玻璃管,管面标有双刻度(标尺)0~300mmHg(0~40kPa),每一小格相当于 2mmHg(0.26kPa),玻璃管上端盖以金属帽并与大气相通,玻璃管下端与水银槽相连。水银血压计的优点是测得的数值准确可靠,但较笨重且玻璃管部分易破碎。

2)表式血压计:又称弹簧式血压计。外形似表,呈圆盘状。正面盘上标有刻度,盘中央有一指针提示血压数值。优点是体积小,携带方便,但准确性较差。

3)电子血压计:袖带内有一换能器,有自动采样电脑控制数字运算及自动放气程序。数秒钟内可测得收缩压、舒张压及脉搏数值。优点是操作方便,不用听诊器,排除听觉不灵敏、噪音干扰等造成的误差,测量数值清晰直观,但准确性较差。

(二)血压的测量技术

【目的】

1. 判断血压有无异常。
2. 监测血压变化,间接了解循环系统的功能状况。
3. 协助诊断,为预防、治疗和护理提供依据。

【操作程序】

1. 评估

(1)辨识患者。

(2)患者年龄、病情、意识状态、治疗、既往血压值或用药情况等。

(3)患者至少坐位安静休息 5min,吸烟、运动、情绪变化者应休息 15~30min 后再测量。

(4)患者心理状态、合作程度。

2. 计划

(1)患者准备:体位舒适,测血压前 30min 内,无影响测量血压因素存在。

(2)护士准备:着装整洁,洗手,戴口罩。

(3)用物准备:血压计、听诊器、记录本、笔。

(4)环境准备:整洁、安静、光线充足。

3. 实施 见表 8-8。

4. 评价

(1)测量血压时患者安全,无其他不适。

(2)护士测量技术正确,测量结果准确。

(3)护患沟通有效,患者主动配合,彼此需要得到满足。

【注意事项】

1. 测量前应检查血压计及听诊器是否符合要求:袖带的宽窄是否合适,水银是否充足,玻璃管有无裂缝,橡胶管和加压气球有无老化、漏气,听诊器是否完好等。

2. 测血压前如患者有运动、情绪激动、吸烟、进食等活动,应安静休息 30min 后再测。

表 8-8 血压测量技术

操作流程	操作步骤	要点说明
1. 核对解释	(1)携用物至床旁,辨识患者并做好解释 (2)告知测量血压目的和配合方法	• 确认患者,取得合作
2. 测量血压		• 可选择上肢肱动脉和下肢腘动脉
▲ 上肢血压测量	(1)协助患者取坐位或仰卧位	• 使被测肢体肱动脉与心脏位于同一水平
	(2)卷起衣袖,露出一侧上臂,肘部伸直并外展,掌心向上	• 衣袖的松紧,会影响测得的血压数值
	(3)坐位时,肱动脉平第 4 肋;仰卧位时,肱动脉平腋中线	• 手臂位置不正确,会影响测得的血压数值
	(4)放好血压计,打开水银槽开关。驱尽袖带内空气,将袖带平整缠于上臂中部(图 8-19)	
	(5)袖带下缘距肘窝 2~3cm,松紧以能插入一指为宜	• 袖带过松、过紧会影响测得的血压数值
	(6)戴好听诊器,将听诊器胸件放于肱动脉搏动最明显处(图 8-20)	• 听诊器勿塞入袖带内,不可压得过重
	(7)一手固定胸件,另一手关气门,握输气球加压,**充气至肱动脉搏动消失后,再升高 20~30mmHg**(2.6~4.0kPa)	• 充气不可过猛过快,否则影响测压效果
▲ 下肢血压测量	(1)患者取仰卧位、俯卧位或侧卧位 (2)脱去一侧裤腿,露出大腿	• 采取合适体位
	(3)放好血压计,打开水银槽开关。驱尽袖带内空气,将袖带平整缠于大腿下部,袖带下缘距腘窝 3~5cm	• 袖带松紧适宜
	(4)戴好听诊器,将听诊器胸件置于腘动脉搏动最明显处(图 8-21)	• 听诊器勿塞入袖带内,不可压得过重
	(5)一手固定胸件,另一手关气门,握输气球加压,充气至腘动脉搏动音消失后,再升高 20~30mmHg(2.6~4.0kPa)	
3. 听搏动音	(1)缓慢放气,以每秒下降 4mmHg 为宜	• 放气速度太慢,测得的舒张压偏高;放气速度太快,听不清声音的变化
	(2)当听诊器听到第一声搏动音时,汞柱所指刻度为收缩压;当搏动突然变弱或消失,汞柱所指刻度为舒张压	• 视线与水银柱弯月面保持在同一水平
4. 做好整理	(1)测量结束,排尽袖带内空气,卷好袖带,将袖带、输气球放于盒内	• 防止玻璃管碎裂
	(2)血压计盒盖右倾 45°,关闭水银槽开关,盖好盒盖	• 使水银全部流回水银槽内
	(3)协助患者取舒适卧位,整理床单位	
5. 记录结果	(1)记录血压数值 (2)洗手,将测得数值记录在体温单上	• 收缩压/舒张压 mmHg • 若是下肢血压应加以注明

血压测量技术（视频）

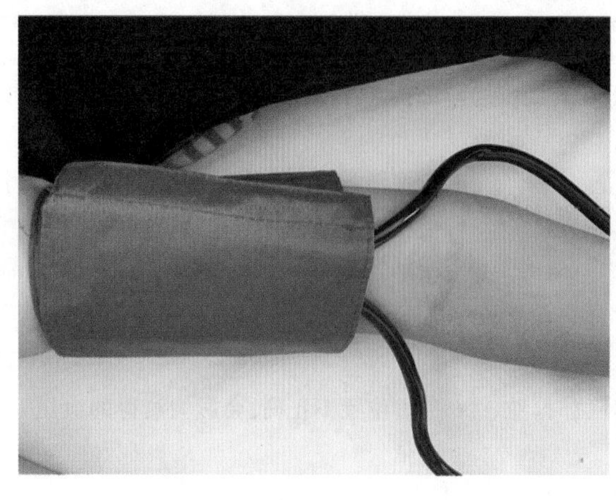

图 8-19 袖带与手臂的位置

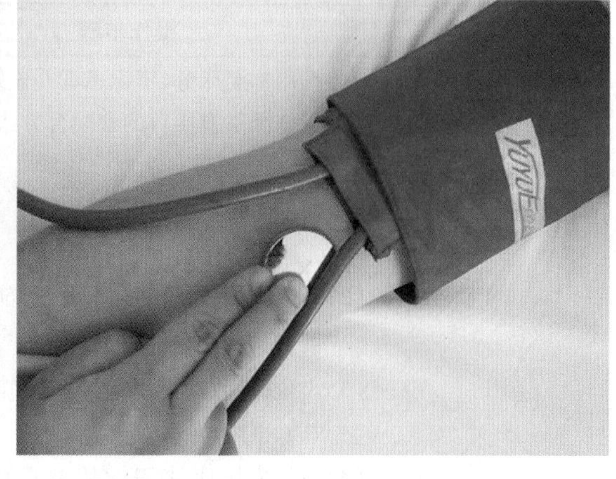

图 8-20 听诊器胸件放置位置

3. 为偏瘫、肢体外伤等患者测量血压,应选择健侧肢体测量。

4. 发现血压听不清或有异常时应重新测量。测量时,注意使水银柱降至“0”点,休息片刻后再测。必要时,作双侧对照。中国高血压防治指南(2010 版)对重测血压的要求:应相隔 1~2min 重复测量,取 2 次读数的平均值记录。如果收缩压或舒张压的 2 次读数相差 5mmHg 以上,应再次测量,取 3 次读数的平均值记录,首诊时要测量两侧上臂血压,以后通常测量读数较高一侧的上臂血压。

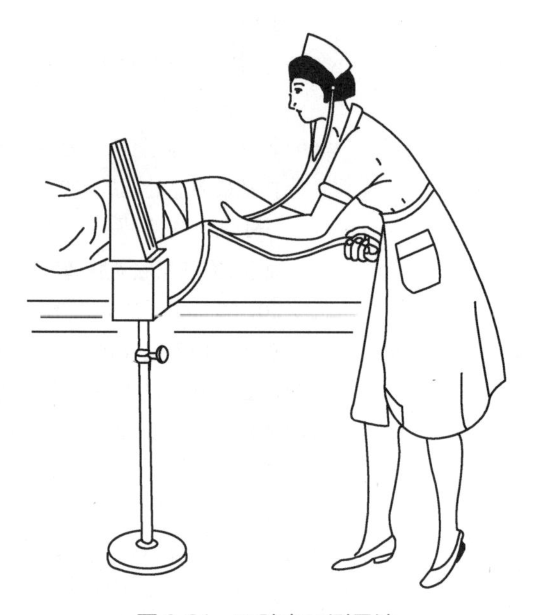

图 8-21 下肢血压测量法

5. 当动脉搏动变音与消失音有差异时,将动脉消失音记为舒张压。危重患者应记录两个读数,即收缩压/变音/消失音 mmHg(或收缩压/变音~消失音 mmHg),如 130/75/50mmHg(或 130/75~50mmHg)。

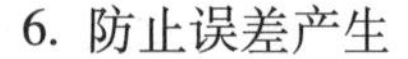

扫一扫,看总结

扫一扫,测一测

6. 防止误差产生

(1)袖带因素:**袖带缠得过松**,使橡胶袋呈球状,有效的测量面积变窄,导致**测得血压值偏高;袖带缠得过紧**,使血管在未充气前已受压,导致**测得血压值偏低;袖带过宽**,可使大段血管被阻,**测得血压值偏低;袖带过窄**,须用较大力量阻断动脉血流,**测得血压值偏高**。

(2)其他:**手臂位置低于心脏,可使测得的血压值偏高;手臂位置高于心脏,测得的血压值偏低**。测量者视线低于水银柱弯月面,测得的血压值偏高;反之,测得的血压值偏低。水银量不足等可使测得的血压值偏低。

(龚海蓉 徐婷)

第九章　冷热疗技术

学习目标

1. 掌握冷、热疗的禁忌。
2. 熟悉冷、热疗的目的。
3. 了解冷、热疗的效应及影响冷、热疗效果的因素。
4. 能正确使用冰袋、热水袋;正确实施乙醇拭浴、冷湿敷、湿热敷、热水坐浴等冷热疗技术。
5. 具有严谨求实的工作态度,操作规范,方法正确,动作轻巧,关心患者,保护隐私。

扫一扫,
自学汇

冷、热疗技术是临床常用的物理治疗技术,是利用低于或高于人体温度的物质作用于体表皮肤,通过神经传导引起皮肤和内脏器官血管的收缩或扩张,从而改变机体各系统体液循环和新陈代谢,达到治疗的目的。在实施冷、热疗的过程中,护士应熟悉冷、热疗的目的,掌握正确的使用方法,观察患者的反应,防止不良反应的发生,确保患者安全,满足患者身心需要。

导入情景

患者张某,男性,6岁,因高热急诊入院,初步诊断为肺炎球菌肺炎。查体:患儿精神萎靡,面色潮红、皮肤灼热,尿量减少。T 40.8℃,P 122次/min,R 24次/min。

工作任务

1. 正确实施温水拭浴技术为患儿降温。
2. 实施冷疗时给予家属冷疗技术指导。

第一节　概　　述

一、冷热疗的效应

(一)生理效应

冷和热可以使机体产生一系列生理反应。用热时,血管扩张,血流速度加快,淋巴细胞的能动性增大，白细胞的数量和活动度增加，血液黏稠度降低，局部组织的新陈代谢增快，结缔组织和肌肉组织的伸展性增强，神经传导速度加快。用冷时，机体的生理反应与用热时大部分相反。机体对冷、热疗的生理效应，见表9-1。

表9-1 冷热疗的生理效应

生理效应	用热	用冷
血管	扩张	收缩
细胞代谢率	增加	降低
需氧量	增加	减少
毛细血管通透性	增加	降低
血液黏稠度	降低	增加
血液流动速度	增快	减慢
淋巴流动速度	增快	减慢
结缔组织伸展性	增强	减弱
神经传导速度	增快	减慢
体温	上升	下降

（二）继发效应

用冷或用热超过一定时间，产生与生理效应相反的作用，这种现象称为继发效应。热疗可使血管扩张，但持续用热30~45min后，则血管收缩；同样持续用冷30~60min后，则血管扩张。继发效应是机体避免长时间用冷或用热对组织造成损伤而引起的防御反应。因此，应用冷、热疗技术应有适当的时间，**以20~30min为宜**。如果需要反复使用，中间必须给予1h的休息时间，让组织有一个复原过程，防止产生继发效应而减弱原有的生理效应。

二、冷热疗的目的

（一）冷疗的目的

1. **控制炎症扩散** 冷疗可使局部血管收缩，血流减慢，细胞的新陈代谢和细菌的活力降低，限制炎症的扩散。**适用于炎症早期**，如鼻部软组织炎症早期，可采用鼻部冰敷，以控制炎症扩散。

2. **减轻局部充血或出血** 冷疗可使局部血管收缩，毛细血管的通透性降低，减轻局部充血；还可使血流减慢，血液黏稠度增加，有利于血液凝固而控制出血。适用于局部软组织损伤的早期、扁桃体摘除术后、鼻出血等患者。

3. **减轻疼痛** 冷可抑制组织细胞的活力，**降低神经末梢的敏感性而减轻疼痛**；冷可使血管收缩，毛细血管的通透性降低，渗出减少，减轻局部组织内的张力，起到减轻疼痛的作用。适用于**牙痛、烫伤及急性损伤初期**，如踝关节扭伤48h内用冷湿敷，可减轻踝关节软组织出血和肿胀。

4. **降温** 冷直接和皮肤接触，通过传导与蒸发的物理作用，使体温降低。适用于高热、中暑患者降温。

（二）热疗的目的

1. 促进炎症的消散或局限 热疗可扩张局部血管，加快血流速度，促进毒素、废物的排出；同时血量增多，白细胞数量增多，吞噬能力增强和新陈代谢增加。因而**炎症早期用热，可以促进炎性渗出物的吸收与消散；炎症后期用热，可以促进白细胞释放蛋白溶解酶，溶解坏死组织，使炎症局限**。如睑腺炎(麦粒肿)、乳腺炎。

2. **减轻深部组织充血** 热可使皮肤血管扩张,使平时大量呈闭锁状态的动静脉吻合支开放,皮肤血流量增多。由于全身循环血量的重新分布,可减轻深部组织的充血。

3. **减轻疼痛** 热可降低痛觉神经的兴奋性,提高疼痛阈值;热还可以改善血液循环,加速致痛物质排出和炎性渗出物吸收,解除对神经末梢的刺激和压迫,因而可减轻疼痛。同时热可使肌肉松弛,结缔组织的伸展性增强,关节的活动范围增加,减轻肌肉痉挛、僵硬及关节强直所致的疼痛。

4. **保暖** 热可使局部血管扩张,促进血液循环,将热带至全身,使体温升高,并使患者感到舒适。适用于年老体弱、早产儿、危重及末梢循环不良的患者。

三、冷热疗的禁忌

(一)冷疗的禁忌

1. 血液循环障碍 对休克、大面积组织受损、局部组织血液循环不良、周围血管病、糖尿病等患者,存在循环不良,组织营养不足,冷疗使血液循环障碍加重,导致局部组织缺血缺氧而变性坏死。

2. **慢性炎症或深部化脓病灶** 冷疗使局部血管收缩,血流量减少,妨碍炎症吸收。

3. 冷过敏者、心脏病及体质虚弱者 对冷过敏者使用冷疗后可出现红斑、荨麻疹、关节疼痛、肌肉痉挛等过敏症状。

4. 组织损伤、伤口破裂 冷可致血液循环不良,影响伤口愈合,尤其大范围组织损伤,应禁止用冷疗。

5. **冷疗的禁忌部位**

(1)**枕后、耳郭、阴囊**:用冷易**引起冻伤**。

(2)**心前区**:用冷会引起**反射性心率减慢**、心房或心室纤维性颤动、房室传导阻滞。

(3)**腹部**:用冷易引起**腹泻**。

(4)**足底**:用冷引起反射性末梢血管收缩而**影响散热或引起一过性冠状动脉收缩**。

(二)热疗的禁忌

1. **急性腹痛未明确诊断前** 对原因不明的急性腹痛患者用热疗,可因疼痛被缓解而掩盖病情真相,贻误诊断和治疗。

2. 急性炎症 如牙龈炎、中耳炎、结膜炎等,热可使局部温度升高,有利于细菌生长、繁殖,加重病情。

3. **面部危险三角区感染** 面部"危险三角区"血管丰富,无静脉瓣,且与颅内海绵窦相通,热可使血管扩张,血流量增多,导致细菌和毒素进入血液循环,促进炎症扩散,**造成颅内感染和败血症**。

4. **软组织损伤或扭伤(48h内)** 热可促进血液循环,加重皮下出血、肿胀及疼痛。

5. 各种脏器出血、出血性疾病 热可使局部血管扩张,增加脏器的血流量和血管通透性而加重出血。血液凝固障碍的患者,用热会增加出血量倾向。

6. 恶性肿瘤部位 热可使血管扩张,血流量增加,有助于细胞的生长及新陈代谢。在肿瘤部位使用热疗,可加速肿瘤细胞的生长、转移和扩散,加重病情。

7. 感觉异常、意识不清者慎用 用热可能会造成烫伤,这类患者应在严密监护下使用热疗。

四、影响冷热疗效果的因素

(一)方法

冷、热疗应用方法不同效果也不同。冷疗分为干冷和湿冷两种,热疗分为干热和湿热两种。干冷疗和干热疗温度通过空气或媒介物传导，湿冷疗和湿热疗温度通过水传导。因为水的传导性能比空气好，渗透力强，速度快，所以**湿冷疗和湿热疗的效果优于干冷疗和干热疗**。

（二）面积

冷、热疗效果与应用的面积大小有关。**冷、热疗应用面积越大，冷、热疗的效果越强**；反之则效果越弱。但需注意，应用面积越大，患者的耐受性越差，且会引起全身反应。如大面积热疗，可导致广泛性周围血管扩张，血压下降，若血压急剧下降，患者容易发生晕厥；而大面积冷疗，导致血管收缩，周围皮肤的血液分流至内脏血管，使患者血压升高。因此，在为患者使用大面积冷、热疗时，应密切观察患者局部及全身反应，以保证治疗安全。

（三）时间

在一定时间内冷、热疗效应是随着时间的增加而增强，以达到最大的治疗效果。如果时间过长，则会产生继发效应，甚至引起不良反应，如疼痛、皮肤苍白、烫伤、冻伤等。

（四）温度

冷、热疗的温度与机体体表的温度相差越大，机体对冷、热刺激的反应越强；反之则越弱。另外，环境温度也可影响冷、热效应，如环境温度高于或等于身体温度时用热，传导散热被抑制，热效应会增强；而在干燥冷环境中用冷，散热会增加，冷效应会增强。

（五）部位

皮肤的厚度不同对冷、热反应的效果不同。皮肤较厚的区域，如手心、足底处对冷、热的耐受性大，效果较差；皮肤较薄的区域，如颈部、前臂内侧对冷、热的敏感性强，效果较好。血管粗大、血流较丰富的体表部位，冷、热疗的效果较好。因此，临床上为高热患者**实施物理降温**时，将冰袋放置在**侧颈部、腋下、腹股沟等**体表大血管流经处，可增强降温效果。

（六）个体差异

扫一扫，看总结

年龄、性别、身体状况、居住习惯等影响冷、热疗的效果。**婴幼儿的体温调节中枢发育不完善**，对冷、热刺激的适应能力有限；**老年人**由于感觉功能减退，**对冷、热刺激的敏感性降低，反应较迟钝**；女性比男性对冷、热刺激更为敏感；**昏迷、瘫痪、血液循环不良、血管硬化、感觉迟钝等患者，对冷、热刺激的敏感性也降低**。在为这些患者进行冷、热疗时应特别注意温度的选择，防止冻伤、烫伤。长期居住在热带地区者对热的耐受性较高，而长期居住在寒冷地区者对冷的耐受性较高。

第二节 冷疗技术

冷疗（cryotherapy/cold therapy）是用低于人体温度的物质，作用于机体的局部或全身，以达到消炎、止痛、止血、退热的治疗技术。

冷疗可以分为局部冷疗和全身冷疗两种。常用的局部冷疗技术有冰袋、冰帽、化学制冷袋的使用和冷湿敷等；全身冷疗技术有乙醇拭浴、温水拭浴等。

一、局部冷疗

（一）冰袋（冰囊）的使用

【目的】

降温、止血、镇痛、消炎。

【操作程序】

1. 评估

(1)辨识患者。

(2)患者年龄、病情、治疗情况、局部皮肤状况、循环状况。

(3)患者的意识状态、心理状态及合作程度。

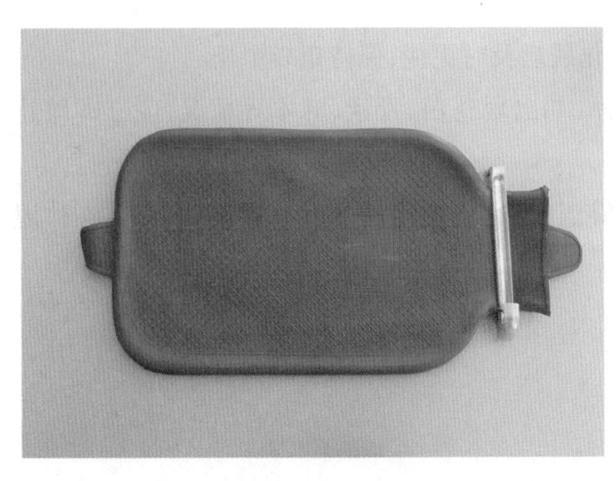

图 9-1 冰袋

2. 计划

(1)患者准备:了解冰袋(冰囊)使用的目的、方法、注意事项及配合要点;体位舒适,愿意配合。

(2)护士准备:着装整洁,洗手,戴口罩。

(3)用物准备:治疗盘内备冰袋(图 9-1)、布套、毛巾。治疗盘外备冰块、帆布袋、木槌、漏勺、盆及冷水,手消毒液。

(4)环境准备:整洁、安静、舒适、安全。酌情关闭门窗,必要时用床帘或屏风遮挡患者。

3. 实施 见表 9-2。

表 9-2 冰袋(冰囊)的使用

操作流程	操作步骤	要点说明
1. 核对解释	辨识患者并做好解释	• 确认患者,取得合作
2. 准备冰袋	(1)备冰:冰块装入帆布袋,用木槌敲碎成小块,放入盆内用冷水冲去棱角	• 避免棱角引起患者不适及损坏冰袋
	(2)装袋:用漏勺将小冰块装入冰袋 1/2~2/3 满	• 便于冰袋与皮肤接触
	(3)驱气:驱除袋内空气并夹紧袋口	• 空气影响冷的传导
	(4)检查:用毛巾擦干冰袋表面,倒提、检查	• 防止冰袋漏水
	(5)加套:将冰袋装入布套	• 避免冰袋与患者皮肤直接接触
3. 再次核对	携用物至床旁,再次核对患者	• 操作中查对
4. 放置冰袋	为高热患者降温,置冰袋于**前额、头顶**和体表大血管流经处(**颈部两侧、腋窝、腹股沟**等);扁桃体摘除术后将冰囊置于**颈前颌下**	• 放置前额时,将冰袋悬挂吊起,以减轻局部压力,但底部必须与前额皮肤接触
5. 严密观察	观察局部皮肤及患者反应,倾听患者主诉	• 防止发生血液循环障碍或冻伤
6. 撤除冰袋	30min 内撤除冰袋	• 不超过 30min,防止继发效应
7. 整理用物	(1)协助患者卧于舒适体位,整理床单位,再次核对	• 操作后查对
	(2)倒空冰袋,倒挂晾干,吹入少量空气,夹紧袋口备用;布套清洁后晾干备用	• 防止冰袋内面相互粘连
8. 准确记录	洗手、记录	• 记录用冷部位、时间、效果、局部反应及患者反应

4. 评价

(1)患者无冻伤及不良反应,达到冷疗目的。

(2)护士操作熟练,动作轻巧。

(3)护士与患者或家属有效沟通,得到理解与配合。

【注意事项】

冰袋冷敷（视频）

1. 随时检查冰袋有无漏水,是否夹紧,冰块融化后应及时更换,保持布袋干燥。

2. 注意观察患者用冷部位局部情况,皮肤色泽,如出现苍白、青紫、麻木等情况,应立即停止用冷并给予相应处理。

3. 当体温降至39℃以下,应取下冰袋。高热降温时,**冰袋使用后30min需测体温**,并在体温单上做好记录。

(二)冰帽的使用

【目的】

头部降温,**预防脑水肿**,减轻脑细胞损害。

【操作程序】

1. 评估

(1)辨识患者。

(2)患者年龄、病情、治疗情况、头部状况。

(3)患者的意识状态、心理状态及合作程度。

2. 计划

(1)患者准备:了解冰帽使用的目的、方法、注意事项及配合要点;体位舒适,愿意配合。

(2)护士准备:着装整洁,洗手,戴口罩。

(3)用物准备

1)治疗车上层:治疗盘内备毛巾、海绵垫、肛表。治疗盘外备冰帽(图9-2),手消毒液。

2)治疗车下层:生活垃圾桶、医用垃圾桶。

(4)环境准备:整洁、安静、舒适、安全。酌情关闭门窗,必要时用床帘或屏风遮挡患者。

3. 实施 见表9-3。

4. 评价

(1)患者无冻伤及不良反应,达到冷疗的目的。

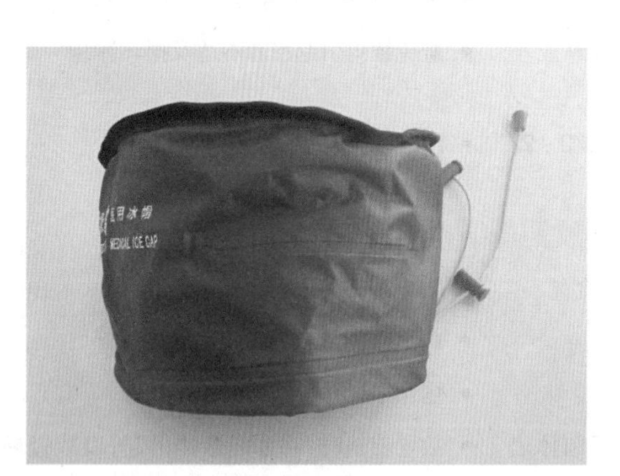

图9-2 冰帽

(2)护士操作熟练,动作轻巧。

表9-3 冰帽的使用

操作流程	操作步骤	要点说明
1. 核对解释	辨识患者并做好解释	• 确认患者,取得合作
2. 准备用物	冰帽提前放置在4℃恒温环境12h,或者冷冻15~20min	
3. 再次核对	携用物至床旁,再次核对患者	• 操作中查对

续表

操作流程	操作步骤	要点说明
4. 放置冰帽	冰帽内侧垫毛巾，头部置冰帽中，双耳外侧与冰帽接触的部位垫海绵垫	• 防止外耳冻伤
5. 严密观察	(1)测量生命体征并记录，**肛温维持在33℃左右**	• 每30min测肛温一次，**肛温不宜低于30℃，以防发生心房、心室纤维性颤动或房室传导阻滞**
	(2)注意观察皮肤颜色、心率	
6. 撤除用物	30min内撤除冰帽	• 不超过30min，防止继发效应
7. 整理用物	协助患者卧于舒适体位，整理床单位，再次核对	• 操作后查对
8. 准确记录	洗手、记录	• 记录用冷部位、时间、效果、局部反应及患者反应

(3)护士与患者或家属有效沟通，得到理解与配合。

【注意事项】

1. 观察冰帽有无破损、漏水。

2. 观察头部皮肤变化，每10min查看一次局部皮肤颜色，尤其注意患者耳郭部位有无冻伤发生。

3. 用冷时间不可超过30min，以防产生继发效应。

(三)冷湿敷

【目的】

止血、消炎、消肿、止痛。

【操作程序】

1. 评估

(1)辨识患者。

(2)患者的病情、治疗情况、局部皮肤状况、循环状况、有无伤口。

(3)患者的意识状态、心理状态及合作程度。

2. 计划

(1)患者准备：了解冷湿敷的目的、方法、注意事项及配合要点；体位舒适，愿意配合。

(2)护士准备：着装整洁，洗手，戴口罩。

(3)用物准备

1)治疗车上层：治疗盘内备长钳2把、敷布2块、凡士林、纱布、棉签、弯盘、塑料薄膜、棉垫或毛巾、一次性治疗巾。治疗盘外备小盆(内置冰水)，手消毒液。

2)治疗车下层：生活垃圾桶、医用垃圾桶。

3)其他：必要时备换药用物、屏风。

(4)环境准备：整洁、安静、舒适、安全。酌情关闭门窗，必要时用床帘或屏风遮挡患者。

3. 实施　见表9-4。

4. 评价

(1)患者无冻伤及不良反应，达到冷湿敷的目的。

表 9-4 冷湿敷

操作流程	操作步骤	要点说明
1. 核对解释	携用物至床旁,辨识患者并做好解释	• 确认患者,取得合作
2. 安置体位	协助患者取舒适体位,暴露治疗部位,必要时用床帘或屏风遮挡	• 保护患者隐私
3. 湿敷患处	(1)在治疗部位下垫一次性治疗巾,将凡士林涂于患处(范围略大于患处),上盖一层纱布	• 凡士林能减缓冷传导,防止冻伤 • 盖纱布可防止凡士林粘在敷布上
	(2)敷布浸于冰水盆中,长钳夹起拧至不滴水	• 敷布应浸透
	(3)抖开敷布,敷于患处,上盖塑料薄膜及棉垫或毛巾	• 塑料薄膜可防止棉垫或毛巾潮湿;棉垫或毛巾等可维持冷疗温度
	(4)每 3~5min 更换一次敷布,持续 15~20min	• 确保冷敷效果,防止继发效应
4. 严密观察	观察局部皮肤及患者反应,倾听患者主诉	
5. 整理用物	(1)擦干冷敷部位,协助患者卧于舒适体位,整理床单位,再次核对	• 操作后查对
	(2)用物处理	• 消毒后备用
6. 准确记录	洗手、记录	• 记录冷湿敷的部位、时间、效果、局部反应及患者反应

(2)护士操作熟练,动作轻巧。

(3)护士与患者或家属有效沟通,得到理解与配合。

【注意事项】

1. 注意观察局部皮肤情况及患者反应。

2. 使用过程中检查湿敷情况,及时更换敷布。如湿敷部位为开放性伤口,按无菌技术处理伤口。

3. 若为降温,则使用冷湿敷 30min 后测量体温,并将体温记录在体温单上。

二、全身冷疗

全身冷疗是通过乙醇或温水的蒸发作用增加机体的散热,达到降温的目的。

【目的】

为高热患者降温。

【操作程序】

1. 评估

(1)辨识患者。

(2)患者病情、临床诊断、治疗情况、乙醇过敏史。

(3)拭浴前体温及皮肤状况,循环状况,肢体活动能力,对冷的耐受度,有无感觉障碍等。

(4)患者的意识状态、心理状态及合作程度。

2. 计划

(1)患者准备:了解乙醇或温水拭浴的目的、方法、注意事项及配合要点;体位舒适,需要时排尿。

(2)护士准备:着装整洁,洗手,戴口罩。

（3）用物准备

1）治疗车上层：治疗盘内备大浴巾、小毛巾 2 块、热水袋及布套、冰袋及布套。治疗盘外备小盆（内盛 **30℃、25%～35%乙醇 200～300ml** 或温水 2/3 满，**水温 32～34℃**），手消毒液。

2）治疗车下层：便盆及便盆巾、生活垃圾桶、医用垃圾桶。

3）其他：必要时备干净衣裤、大单、被套、屏风。

（4）环境准备：整洁、安静、舒适、安全，室温适宜。酌情关闭门窗，必要时用床帘或屏风遮挡患者。

3. 实施　见表 9-5。

表 9-5　乙醇或温水拭浴

操作流程	操作步骤	要点说明
1. 核对解释	携用物至床旁，辨识患者并做好解释	• 确认患者，取得合作
2. 松被脱衣	用床帘或屏风遮挡，松开床尾盖被，协助患者脱去上衣	• 注意保暖，保护患者自尊，尽量减少暴露
3. 安置冰袋	冰袋置于头部	• **冰袋置头部有助于降温**，并防止拭浴时皮肤血管收缩，头部充血而致头痛
4. 置热水袋	热水袋置于足底	• **热水袋置足底，可促进足底血管扩张而减轻头部充血**，并使患者感到舒适
5. 拍拭上肢	（1）将大浴巾垫于拭浴部位下，小毛巾浸入小盆，拧至半干，缠于手上，以离心方向拍拭	• 每拍拭一个部位更换一次小毛巾，以维持拭浴温度
	（2）侧颈→肩→上臂外侧→前臂外侧→手背	
	（3）侧胸→腋窝→上臂内侧→肘窝→前臂内侧→手心	• 拭浴时在大血管处，如腋窝、肘窝、手心处可稍用力拍拭，并适当延长拍拭时间，以促进散热
	（4）用大浴巾擦干皮肤	
	（5）同法拍拭对侧上肢	• 每侧肢体拍拭 3min
6. 拍拭背部	（1）协助患者侧卧	
	（2）将大浴巾垫于拭浴部位下	
	（3）颈下肩部→背部→臀部	
	（4）用大浴巾擦干皮肤	
	（5）协助患者穿衣	
7. 拍拭下肢	（1）协助患者仰卧，脱裤	
	（2）将大浴巾垫于拭浴部位下，小毛巾浸入小盆，拧至半干	
	（3）髋部→下肢外侧→足背	
	（4）腹股沟→下肢内侧→内踝	
	（5）臀下→大腿后侧→腘窝→足跟	• 擦至腹股沟、腘窝处稍用力并延长停留时间，以促进散热
	（6）用大浴巾擦干皮肤	
	（7）同法拍拭对侧下肢	
	（8）协助患者穿好裤子	

续表

操作流程	操作步骤	要点说明
8. 严密观察	观察局部皮肤及患者反应，倾听患者主诉	• 有异常时停止拭浴，及时处理
9. 撤热水袋	拭浴毕，取下热水袋	
10. 整理用物	（1）协助患者卧于舒适体位，整理床单位，再次核对	• 操作后查对
	（2）用物处理	• 消毒后备用
11. 撤去冰袋	拭浴后30min测体温，若体温降至39℃以下，**取下头部冰袋**	
12. 准确记录	洗手、记录	• 记录拭浴时间、效果、局部反应及患者反应

乙醇拭浴（视频）

4. 评价

（1）患者无畏寒、寒战、不适等不良反应。30min后体温有所下降，达到乙醇或温水拭浴的目的。

（2）护士操作熟练，动作轻巧。

（3）护士与患者或家属有效沟通，得到理解与配合。

【注意事项】

1. 拭浴过程中注意局部皮肤情况及患者反应，拭浴全过程**不宜超过20min**，防止继发效应。

2. **心前区、腹部、后颈、足底等部位禁忌拍拭**，以免引起不良反应。

扫一扫，看总结

3. 婴幼儿使用乙醇擦拭皮肤易造成中毒，甚至导致昏迷和死亡，血液病患者用乙醇擦拭易导致或加重出血，因此**婴幼儿及血液病患者禁用乙醇拭浴**。

4. 拭浴时以拍拭方式进行，避免摩擦方式，因摩擦易生热。

知识拓展

其他冷疗技术

冰毯机 医用冰毯全身降温仪简称冰毯机，分为单纯降温和亚低温治疗两种。前者用于高热患者降温，后者用于重型颅脑损伤患者。冰毯机利用半导体制冷原理，将水箱内蒸馏水冷却，然后通过主机工作与冰毯内的水进行循环交换，促使毯面接触患者皮肤进行散热达到降温目的。使用时将患者身上过多衣物脱去，穿上单衣，并给予皮肤清洁，然后将冰毯平铺于患者床上，上端齐肩，并铺上床单。连接主机、冰毯、冰帽，连接管自然弯曲下垂，防止扭曲，否则影响水在毯面与机器间的循环，调节机器支架高度，保持机器下沿与床面同高度。

亚低温治疗仪的操作（视频）

化学制冷袋 可代替冰袋，维持降温时间60~120min。化学制冷袋有一次性使用和反复使用两种。一次性的化学制冷袋是由两种化学制剂分成两部分装在特制密封的聚乙烯塑料袋内，使用时将两种化学制剂混合后便可使用，使用过程中需观察有无破损，有破损时禁止使用，以防损伤皮肤。可反复使用的化学制冷袋内装凝胶或冰冻介质，将其放入冰箱，其凝胶状态变为固态，使用时取出，在常温下吸热，由固态变为凝胶，使用后，冰袋外壁用消毒液擦拭置冰箱内，可再次使用。

第三节　热疗技术

热疗(thermotherapy)是用高于人体温度的物质,作用于机体的局部或全身,以达到消炎、解痉、促进血液循环、缓解疲劳的治疗技术。

热疗可以分为干热疗和湿热疗两种。常用的干热疗有热水袋、烤灯等;湿热疗有湿热敷、热水坐浴、局部温水浸泡等。

一、干热疗

(一)热水袋的使用

【目的】

保暖、解痉、镇痛。

【操作程序】

1. 评估

(1)辨识患者。

(2)患者的病情、治疗情况、局部皮肤状况,如颜色、温度、有无硬结、淤血,有无伤口、感觉障碍及对热的耐受程度。

(3)患者的意识状态、心理状态及合作程度。

2. 计划

(1)患者准备:了解热水袋使用的目的、方法、注意事项及配合要点;体位舒适,愿意配合。

(2)护士准备:着装整洁,洗手,戴口罩。

(3)用物准备:治疗盘内备热水袋及布套(图9-3)、水温计、大毛巾(必要时)。治疗盘外备量杯、热水(60~70℃),手消毒液。

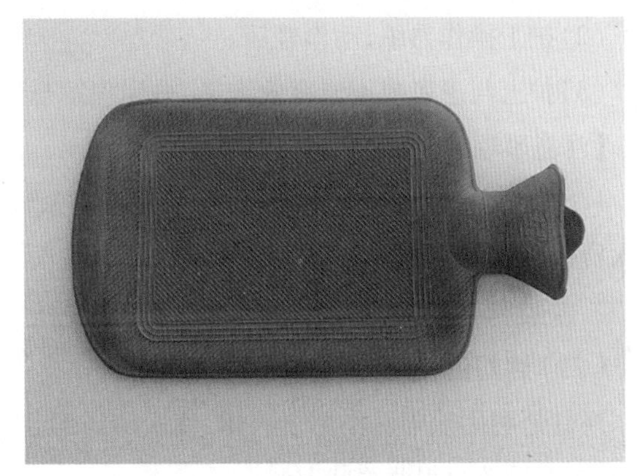

图9-3　热水袋

(4)环境准备:整洁、安静、舒适、安全。酌情关闭门窗,必要时用床帘或屏风遮挡患者。

3. 实施　见表9-6。

表9-6　热水袋的使用

操作流程	操作步骤	要点说明
1. 核对解释	辨识患者并做好解释	• 确认患者,取得合作
2. 备热水袋	(1)用水温计测量水温,调节**水温在60~70℃**	• **婴幼儿、老年人、感觉迟钝、末梢循环不良、麻醉未清醒、昏迷等患者水温调节在50℃以内**
	(2)灌袋:旋开塞子,放平热水袋,一手持袋口边缘,另一手灌水,灌水1/2~2/3满	• 边灌边提高热水袋,使水不至于溢出 • 灌水过多,热水袋膨胀变硬,柔软舒适感下降
	(3)驱气:热水袋缓慢放平,排出袋内空气并拧紧塞子	• 驱尽空气,以防影响热的传导

续表

操作流程	操作步骤	要点说明
	(4)检查:用毛巾擦干热水袋表面,倒提、检查	• 检查热水袋有无破损,以防漏水
	(5)加套:将热水袋装入布套	• 避免热水袋与患者皮肤直接接触,增进舒适
3. 再次核对	携用物至床旁,再次核对患者	• 操作中查对
4. 置热水袋	放置所需部位	• 热水袋外面可用毛巾包裹,或将热水袋置于两层盖被之间,防止烫伤患者
5. 严密观察	观察局部皮肤及患者反应,倾听患者主诉	• **如皮肤潮红、疼痛应立即停止使用,并在局部涂凡士林以保护皮肤**
6. 撤热水袋	30min 内撤除热水袋	• 不超过 30min,防止继发效应
7. 整理用物	(1)协助患者卧于舒适体位,整理床单位,再次核对	• 操作后查对
	(2)倒空热水袋,倒挂晾干,吹入少量空气,旋紧塞子,置阴凉处备用;布套清洁后晾干备用	• 防止热水袋内面粘连
8. 准确记录	洗手、记录	• 记录用热部位、时间、效果、局部反应及患者反应,必要时做好床边交班

4. 评价

(1)患者感觉温暖、舒适,局部皮肤无烫伤,达到热水袋使用的目的。患者或家属会正确使用热水袋。

(2)护士操作熟练,动作轻巧。

(3)护士与患者或家属有效沟通,得到理解与配合。

【注意事项】

热水袋热敷（视频）

1. 经常检查热水袋有无破损,塞子是否旋紧,以防漏水。忌用冰袋代替热水袋使用,以免袋口漏水烫伤患者。

2. 炎症部位热敷,热水袋装水 1/3 满,以免压力过大,引起疼痛。

(二)烤灯的使用

烤灯是利用热辐射作用于人体,使人体局部温度升高、血管扩张、局部血液循环加速,促进组织代谢,改善局部组织营养状况。

【目的】

消炎、消肿、解痉、镇痛、促进创面干燥结痂、肉芽组织生长。

【操作程序】

1. 评估

(1)辨识患者。

(2)患者的病情、治疗情况,局部皮肤状况。

(3)患者的意识状态、心理状态及合作程度。

2. 计划

(1)患者准备:了解烤灯使用的目的、方法、注意事项及配合要点;体位舒适,愿意配合。

(2)护士准备:着装整洁,洗手,戴口罩。

(3)用物准备:红外线烤灯(图 9-4),必要时备有色眼镜

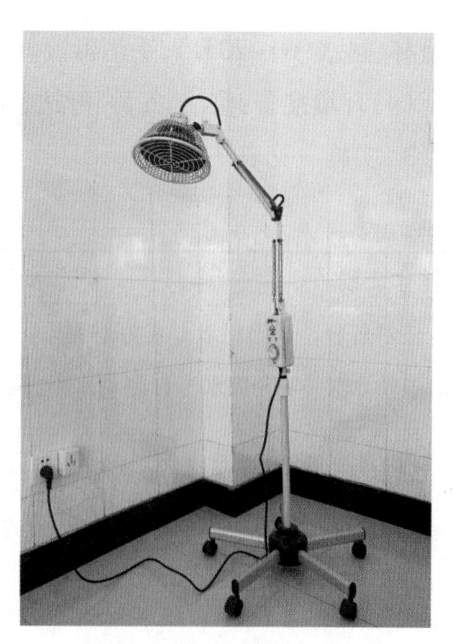
图 9-4 红外线烤灯

或湿纱布。

(4)环境准备:整洁、安静、舒适、安全。酌情关闭门窗,必要时用床帘或屏风遮挡患者。

3. 实施 见表9-7。

表9-7 烤灯的使用

操作流程	操作步骤	要点说明
1. 核对解释	携用物至床旁,辨识患者并做好解释	• 确认患者,取得合作
2. 安置体位	协助患者取舒适体位,暴露治疗部位,必要时用床帘或屏风遮挡	• 保护患者自尊
3. 再次核对	再次核对患者	• 操作中查对
4. 放置烤灯	(1)照射面部、颈部、前胸部时应戴有色眼镜或用湿纱布遮盖双眼	• 防止眼睛受红外线伤害
	(2)将烤灯灯头移至治疗部位上方或侧方,有保护罩的灯头可垂直照射,灯距30~50cm(图9-5),以患者感觉温热为宜	• **以皮肤出现桃红色均匀红斑为宜**
	(3)照射时间20~30min	• 防止继发效应
5. 严密观察	观察局部皮肤及患者反应,倾听患者主诉	
6. 撤除烤灯	照射完毕,关闭开关,移开烤灯	• 嘱患者15min内不要外出,防止感冒
7. 整理用物	(1)协助患者卧于舒适体位,整理床单位,再次核对	• 操作后查对
	(2)整理用物	• 备用
8. 准确记录	洗手,记录	• 记录照射部位、时间、效果、局部反应及患者反应

4. 评价

(1)患者感觉温暖、舒适,局部皮肤无烫伤,达到烤灯使用目的。

(2)护士操作熟练,动作轻巧。

(3)护士与患者或家属有效沟通,得到理解与配合。

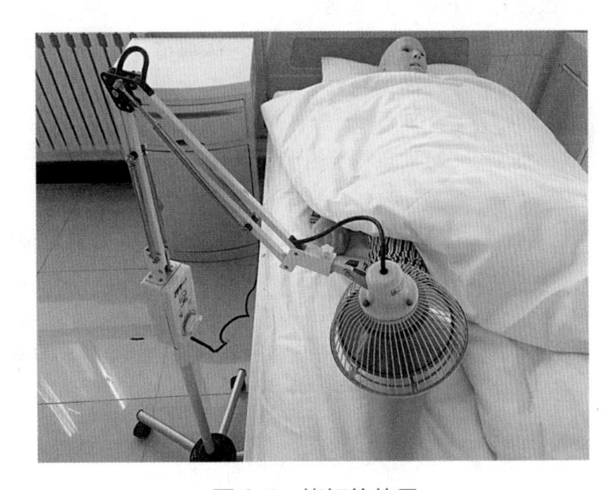

图9-5 烤灯的使用

【注意事项】

1. 治疗中注意观察病情,**如患者出现发热、头晕、心悸等不适或照射部位出现紫红色,应立即停止照射,并在发红处涂凡士林保护皮肤**。

2. 意识不清、局部感觉障碍、血液循环障碍、瘢痕者应加大灯距,防止烫伤。

3. 治疗完毕,嘱患者在室内休息15min后方可外出,防止感冒。

二、湿热疗

(一)湿热敷

【目的】

解痉、消炎、消肿、镇痛。

【操作程序】

1. 评估

(1)辨识患者。

(2)患者的年龄、病情、治疗情况,局部皮肤状况,伤口情况、活动能力及对热的耐受程度。

(3)患者的意识状态、心理状态及合作程度。

2. 计划

(1)患者准备:了解湿热敷的目的、方法、注意事项及配合要点;体位舒适,愿意配合。

(2)护士准备:着装整洁,洗手,戴口罩。

(3)用物准备

1)治疗车上层:治疗盘内备敷布(大于患处面积)2块、长钳2把、凡士林、纱布、棉签、弯盘、塑料薄膜、棉垫或毛巾、一次性治疗巾、水温计。治疗盘外备热水瓶、小盆(内盛热水50~60℃),手消毒液,必要时备热水袋、大毛巾、有伤口者备换药用物。

2)治疗车下层:生活垃圾桶、医用垃圾桶。

(4)环境准备:整洁、安静、舒适、安全。酌情关闭门窗,必要时用床帘或屏风遮挡患者。

3. 实施 见表9-8。

表9-8 湿热敷技术

操作流程	操作步骤	要点说明
1. 核对解释	携用物至床旁,辨识患者并做好解释	• 确认患者,取得合作
2. 安置体位	协助患者取舒适体位,暴露治疗部位,必要时用床帘或屏风遮挡	• 保护患者自尊
3. 再次核对	再次核对患者	• 操作中查对
4. 湿敷患处	(1)在治疗部位下铺一次性治疗巾,将凡士林涂于患处(范围略大于患处),上盖一层纱布	• 凡士林能减缓热传导,防止烫伤 • 盖纱布可防止凡士林粘在敷布上
	(2)敷布浸于热水中,长钳夹起拧至不滴水	• 敷布应浸透
	(3)抖开敷布敷于患处,上盖塑料薄膜及棉垫或毛巾	• 塑料薄膜可防止棉垫或毛巾潮湿;棉垫或毛巾等可维持热敷温度 • 若患者感觉过热,可掀起敷布一角散热
	(4)每3~5min更换一次敷布,持续15~20min	• 确保热敷效果,防止继发效应
5. 严密观察	观察局部皮肤及患者反应,倾听患者主诉	• 观察皮肤颜色,全身情况,以防烫伤
6. 整理用物	(1)擦干热敷部位,协助患者卧于舒适体位,整理床单位,再次核对	• 操作后查对
	(2)用物处理	• 消毒后备用
7. 准确记录	洗手,记录	• 记录湿热敷部位、时间、效果、局部反应及患者反应

热湿敷(视频)

4. 评价

(1)患者感觉温暖、舒适,局部皮肤无烫伤,无感染发生,达到湿热敷目的。

(2)护士操作熟练,动作轻巧。

(3)护士与患者或家属有效沟通,得到理解与配合。

【注意事项】

1. 对有伤口部位湿热敷应执行无菌技术操作,治疗后按外科换药法处理伤口。

2. 面部湿热敷应嘱患者在室内休息 30min 后方可外出，防止感冒。

（二）热水坐浴

【目的】

消炎、消肿、镇痛和促进引流，**用于会阴部、肛门疾病及手术后**。

【操作程序】

1. 评估

（1）辨识患者。

（2）患者的年龄、病情、治疗情况，局部皮肤状况，伤口情况、感觉障碍及对热的耐受程度。

（3）患者的意识状态、心理状态及合作程度。

2. 计划

（1）患者准备：了解热水坐浴的目的、方法、注意事项及配合要点。

（2）护士准备：着装整洁，洗手，戴口罩。

（3）用物准备

1）治疗车上层：治疗盘内备药物（遵医嘱）、水温计、无菌纱布、弯盘、浴巾。治疗盘外备热水（**水温 40～45℃**），手消毒液，必要时备换药用物。

2）治疗车下层：生活垃圾桶、医用垃圾桶。

3）其他：坐浴椅（图 9-6）上置消毒坐浴盆，屏风。

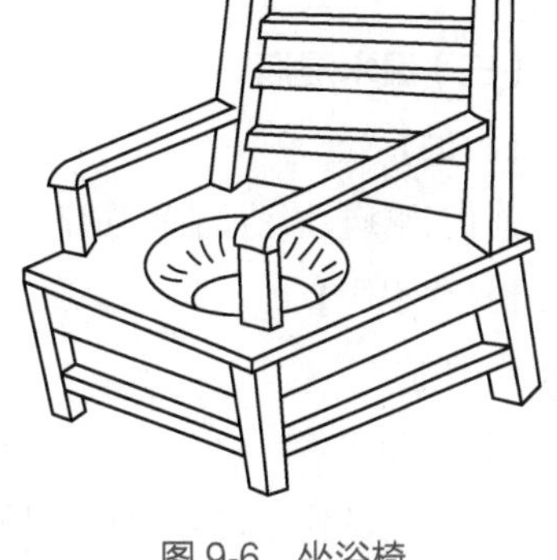

图 9-6 坐浴椅

（4）环境准备：整洁、安静、舒适、安全，温湿度适宜、酌情关闭门窗，必要时用床帘或屏风遮挡患者。

3. 实施 见表 9-9。

表 9-9 热水坐浴

操作流程	操作步骤	要点说明
1. 核对解释	携用物至床旁，辨识患者并做好解释	• 确认患者，取得合作
2. 配药调温	配制药液置浴盆内 1/2 满，调节水温 40～45℃，浴盆置于坐浴椅	• 坐浴部位有伤口者，备无菌坐浴盆、坐浴溶液及换药用物 • 防止烫伤患者
3. 患者准备	床帘或屏风遮挡，协助患者排便、排尿	• 保护患者自尊
4. 再次核对	再次核对患者	• 操作中查对
5. 协助坐浴	（1）协助患者脱裤至膝部	• 便于操作、舒适
	（2）嘱患者用纱布蘸药液擦拭臀部皮肤试温	• 适应水温，避免烫伤
	（3）适应水温后，坐入浴盆中	• 臀部完全泡入水中
	（4）注意保暖，及时添加热水及药物，**坐浴时间 15～20min**	• 随时调节水温，防止患者着凉，添加热水时，应嘱患者臀部离开坐浴盆
6. 严密观察	注意观察面色、脉搏、呼吸有无异常，倾听患者主诉	• 防止患者跌倒
7. 整理用物	（1）坐浴完毕用纱布擦干臀部，协助患者穿好裤子，卧于舒适体位，整理床单位，再次核对	• 操作后查对
	（2）用物处理	• 消毒后备用
8. 准确记录	洗手，记录	• 记录治疗时间、药物、效果、局部反应及患者反应

4. 评价

(1)患者感觉舒适,局部皮肤无烫伤,局部炎症和疼痛减轻,达到热水坐浴的目的。

(2)护士操作熟练,动作轻巧。

(3)护士与患者或家属有效沟通,得到理解与配合。

【注意事项】

1. 热水坐浴前先排尿、排便,因热水可刺激肛门、会阴部易引起排尿、排便反射。

2. **会阴、肛门部位有伤口者,坐浴盆、坐浴液等用物必须无菌,坐浴后按外科换药法处理伤口。**

3. 坐浴过程中随时观察患者面色、脉搏、呼吸,倾听患者主诉,如**出现头晕、乏力、心慌等不适,应立即停止坐浴**,扶患者上床休息,并观察病情变化。

4. **女性患者月经期、妊娠后期、产后2周内、阴道出血、盆腔急性炎症等不宜坐浴**,以免引起感染。

(三)温水浸泡

【目的】

消炎、镇痛、清洁、消毒伤口,用于手、足、前臂、小腿部感染。

【操作程序】

1. 评估

(1)辨识患者。

(2)患者的病情、治疗情况,局部皮肤状况,肢体活动情况,有无伤口、感觉障碍及对热的耐受程度。

(3)患者的意识状态、心理状态及合作程度。

2. 计划

(1)患者准备:了解温水浸泡的目的、方法、注意事项及配合要点。

(2)护士准备:着装整洁,洗手,戴口罩。

(3)用物准备

1)治疗车上层:治疗盘内备药物(遵医嘱)、纱布、水温计。治疗盘外备浸泡盆(**内盛43~46℃热水**),手消毒液,必要时备换药用物、无菌长镊子。

2)治疗车下层:生活垃圾桶、医用垃圾桶。

(4)环境准备:整洁、安静、舒适、安全。酌情关闭门窗,必要时用床帘或屏风遮挡患者。

3. 实施 见表9-10。

表9-10 温水浸泡

操作流程	操作步骤	要点说明
1. 核对解释	携用物至床旁,辨识患者并做好解释	• 确认患者,取得合作
2. 配药调温	配制药液置浸泡盆内1/2满,调节水温43~46℃,以患者可耐受的温度为准	• 防止不适或烫伤 • 局部有伤口者,备无菌用物及换药用物
3. 再次核对	再次核对患者	• 操作中查对
4. 协助浸泡	(1)暴露治疗部位,指导患者将患肢慢慢浸入盆中	• 防止烫伤患者
	(2)有伤口者,可用无菌长镊夹无菌纱布轻擦创面,使之清洁	• 预防感染

续表

操作流程	操作步骤	要点说明
	(3)及时添加热水及药物,添加热水时,应将患者肢体移出浸泡盆,治疗时间 30min	• 保证治疗效果 • 防止继发效应
5. 严密观察	观察局部皮肤及患者反应,倾听患者主诉	• 局部皮肤有无发红、疼痛等
6. 整理用物	(1)浸浴结束用纱布擦干浸泡部位	• 患者舒适
	(2)有伤口者,按无菌技术处理伤口	• 预防感染
	(3)协助患者穿好衣裤,舒适体位,整理床单位,再次核对	• 操作后查对
7. 准确记录	洗手,记录	• 记录浸泡部位、时间、药物、效果、局部反应及患者反应

4. 评价

(1)患者感觉舒适,局部皮肤无烫伤,浸泡后局部炎症和疼痛减轻。

(2)护士操作熟练,动作轻巧。

(3)护士与患者或家属有效沟通,得到理解与配合。

【注意事项】

1. 浸泡部位有伤口者,浸泡盆、浸泡液等用物必须无菌,浸泡后按外科换药法处理伤口。

2. 浸泡过程中随时观察局部皮肤情况,若局部出现发红、疼痛等,应立即停止浸泡并给予相应处理。

知识拓展

其他热疗技术

石蜡疗法(paraffin therapy) 用加热后的石蜡治疗疾病的方法称为石蜡疗法。石蜡是一种良好的热传导介质,其主要治疗作用包括:较长时间的温热作用;良好的可塑性、柔韧性、黏滞性;其油性有利于皮肤护理、软化。石蜡疗法适应证有:软组织挫伤恢复期、肌纤维组织炎、慢性关节炎、肩关节周围炎、术后粘连、增生、坐骨神经痛、皮肤护理等。石蜡疗法禁忌证有:恶性肿瘤、高热、急性炎症、急性损伤、皮肤感染、结核、出血倾向、开放性伤口等。

透热法(diathermy) 是利用高频电流来提供组织深部的强热,主要应用于类风湿关节炎、变形性关节疾病、创伤、肌肉痉挛、筋膜炎等的物理治疗。应用时注意身体不可有金属物,尤其是金属移植物等,以免烫伤。

扫一扫,看总结

扫一扫,测一测

(卢思英)

第十章　医疗和护理文件记录

学习目标

1. 掌握住院病历和出院病历的正确排序、体温单的绘制方法、医嘱的种类和处理方法。

2. 熟悉医疗和护理文件记录的要求；出入液量记录单、危重患者护理记录单和病区交班报告的书写要求。

3. 了解医疗和护理文件书写的重要性；护理病历的内容。

4. 能正确绘制体温单；正确处理医嘱；准确记录出入液量和危重患者护理记录单。

5. 具有严谨、认真、慎独的工作态度。

医疗和护理文件(medical and nursing documents)是医院和患者重要的档案资料，记录了患者疾病发生、发展、诊断、治疗、护理及转归的全过程，是现代医学的法定文件，由医生和护士共同完成。因此，医疗和护理文件必须书写规范、妥善保管，以保证其正确性、完整性和原始性。目前全国各医院医疗和护理文件记录的方式不尽相同，但遵循的原则是一致的。

导入情景

李某，男，60岁，因受凉后咳嗽、咳痰3d来医院就诊，诊断为肺炎球菌肺炎。经过口服给药、雾化吸入、静脉输液等治疗7d后，患者于2019年6月8日上午10时20分痊愈出院。

工作任务

整理病历送病案室。

第一节　医疗和护理文件概述

医疗和护理文件包括病历、体温单、医嘱单、护理记录单、病室交班报告等。护士在医疗、护理文件的记录和管理中，必须充分认识到准确记录的重要意义，做到认真、细致、负责，遵守专业技术规范。

一、记录的意义

（一）提供患者的信息资料

医疗和护理文件是关于患者病情变化、诊断、治疗、护理和疾病转归全过程客观、全面、真实、动态的记录，是患者住院期间病情的连续性记录，是医护人员进行正确诊断、治疗和护理的重要依据，同时也是各级医护人员交流合作的纽带。

（二）提供教学与科研资料

完整的医疗和护理文件是医疗实践的原始记录，是医学教学的第一手资料和最好教材。一些特殊病历还可以为个案教学提供素材，是开展医学科研工作的重要资料。

（三）提供评价依据

各项医疗与护理记录可在一定程度上反映出医院的医疗护理服务质量、医院管理、学术及技术水平，它既是衡量医院医疗和护理管理水平的重要标志，又是医院进行等级评定及对医护人员考核的参考资料。

（四）提供法律依据

医疗和护理文件是法律认可的证据性文件，其内容反映了患者在住院期间接受治疗与护理的具体情形，可作为医疗纠纷、人身伤害、保险索赔、犯罪刑事案件及遗嘱查验的重要举证材料。凡涉及以上诉讼案件，调查处理时都要将病历、护理记录作为依据加以判断，以明确医院及医护人员有无法律责任。因此，只有认真对待各项记录的书写，对患者住院期间的病情、治疗及护理做好及时、完整、准确地记录，才能为法律提供有效的依据并维护医护人员和患者的合法权益。

二、记录的要求

（一）及时

医疗和护理文件记录必须及时完成，不能提早或拖延，更不能漏记、错记，确保提供患者的最新资料。因抢救危重患者未能及时记录时，应在抢救结束后 6h 内据实补齐，并注明抢救时间和补记时间。

（二）准确

记录必须在时间、内容及可靠度上真实无误，尤其是对患者的主诉和行为应进行详细、真实、客观地描述，而不是护士的主观解释和偏见。记录患者主观资料时，应记录患者原始自述内容，并括在引号内，同时补充相应客观资料。如“我觉得浑身没劲，可能发烧了”，测量体温 38. 5℃。记录者必须是执行者，记录时间时，应是实际给药、治疗、护理的时间，而不是事先排定的时间。有书写错误时应在错误处用所书写的钢笔在错误字词上画线删除，并在上面签名。

（三）完整

医疗和护理文件应项目齐全，眉栏、页码填写要完整，各项记录按要求逐项填写，避免遗漏。每项记录后不留空白，记录者必须签全名。如果患者出现病情变化、拒绝治疗、有自杀倾向、发生意外、请假外出等特殊情况，应详细记录事件，注明时间，及时汇报并做好交接班。

（四）简要

记录内容应尽量简洁、流畅、重点突出，避免笼统、含糊不清或过多修辞，以便医护人员快速获取所需信息。护理文件均可使用表格式，以节约书写时间，使护理人员有更多时间和精力为患者提供直接护理服务。

（五）规范

书写时按要求使用规定颜色的笔，使用确切的医学术语、通用的中文和外文缩写、符号及计量单位；字迹清晰，字体端正，表达准确，语句通顺，标点正确，不得写非正式简体字或自造字；不得涂改、刮擦、剪贴或使用修正液；书写错误时，应在错误处划双线删除，并在上面签全名。如为电子记录，则按统一要求打印后，由相关医务人员手写签名。

三、医疗和护理文件的管理

（一）管理要求

1. 各种医疗和护理文件按规定放置，记录或使用后必须放回原处。

2. 必须保持医疗和护理文件的清洁、整齐、完整，防止污染、破损、拆散和丢失。严禁任何人涂改、伪造、隐匿、销毁、抢夺、窃取医疗和护理文件。

3. 除涉及对患者实施医疗护理活动的专业人员及医疗服务监控人员外，其他任何机构和个人不得擅自查阅。因教学、科研需要查阅医疗和护理文件时，必须经医疗机构相关部门同意，查阅后立即归还，不得泄露患者隐私。

4. 患者及其代理人、死亡患者近亲属或其代理人，有权要求借阅或复印，但必须按规定履行申请手续，批准后按照医疗和护理文件复印规程办理。因医疗活动需要将住院病历或复印件带离病区时，应由病区指定专人负责携带与保管。

5. 医疗和护理文件应妥善保存。体温单、医嘱单、危重患者护理记录单作为病历的一部分随病历放置，患者出院后送病案室长期保存。门（急）诊病历档案的保存时间不少于 15 年，住院病历的保存时间不少于 30 年，病区交班报告本由病区保存 1 年。

6. 发生医疗事故纠纷时，应于医患双方同时在场的情况下封存或启封病历，封存的病历资料可以是复印件，封存的病历由负责医疗质量监控部门或专（兼）职人员保管。

（二）病历排列顺序

1. 住院期间病历排列顺序

（1）**体温单**（按时间先后倒排）

（2）医嘱单（按时间先后倒排）

（3）入院记录

（4）病史及体格检查

（5）病程记录（查房记录、病情记录、手术记录或分娩记录单等）

（6）会诊记录

（7）各种检验和检查报告单

（8）知情同意书

（9）护理记录单

（10）长期医嘱执行单

（11）住院病历首页

（12）入院证

（13）**门诊和/或急诊病历**

2. 出院（转院、死亡）病历排列顺序

(1)**住院病历首页**
(2)死亡报告单(死亡者)
(3)出院或死亡记录
(4)入院记录
(5)病史及体格检查
(6)病程记录
(7)会诊记录
(8)各种检验和检查报告单
(9)知情同意书
(10)护理记录单
(11)医嘱单(按时间先后顺排)
(12)长期医嘱执行单
(13)**体温单**(按时间先后顺排)
门诊病历一般由患者自行保管。

扫一扫,
看总结

第二节 医疗和护理文件书写

导入情景

刘某,男,38岁,因咳嗽、发热3d,于2019年6月4日上午9时10分入院。查体:T 38.3℃,P 90次/min,R 20次/min,BP 127/86mmHg,身高175cm,体重63kg。初步诊断为支气管炎。医嘱:二级护理,半流质饮食,查血常规,胸部X线片,心电图,0.9%氯化钠溶液250ml+青霉素480万U静脉滴注,每日两次,青霉素皮试。

工作任务

1. 正确绘制患者的体温单。
2. 正确处理医嘱。

医疗和护理文件的书写包括纸张手工记录和计算机电子记录两种方法。随着医院信息系统(hospital Information system,HIS)的应用推广,人们越来越认识到医院信息系统的优势,如操作简单便捷,节省时间和费用等,医疗文件将从手工记录逐步过渡到电子记录。医疗和护理文件是护士交接班时核对工作的依据,认真、客观地填写各类护理文件,是护士必须掌握的基本技能。

一、体温单

体温单的绘制
(微课)

体温单(temperature chart)是由护士填写的重要护理文件,用于记录患者的生命体征及其他情况,如患者入院、手术、分娩、转科、出院、死亡时间,体温、脉搏、呼吸、血压、大便次数、出入量、药物过敏、身高、体重等,排列在住院病历的首页,以便医务人员查阅,见附表10-1。

(一)眉栏填写

1. 眉栏 用蓝(黑)色墨水笔填写患者姓名、性别、年龄、科别、病室、床号、入院日期、住院病历号等项目。

2. “日期”栏　用蓝(黑)色墨水笔填写。每页第1日填写年、月、日,其余6日只填日。若在6日内有新的年度或月份开始,则填写年、月、日或月、日。

3. “住院日数”栏　用蓝(黑)色墨水笔填写。从入院当天开始填写,连续写至出院日,用阿拉伯数字“1、2、3…”表示。

4. “手术(分娩)后日数”栏　用红色墨水笔填写。**以手术(分娩)次日为第1日**,用阿拉伯数字“1、2、3…”连续写至**14日止**。若在14日内行第二次手术,则第一次手术后日数作为分母,第二次手术后日数作为分子填写,依次填写至第二次手术14日为止。

(二)体温单40~42℃之间填写

用红色墨水笔填写。**在体温单40~42℃之间**相应时间栏内纵行填写**入院、转入、手术、分娩、出院、死亡**等项目,后写“于”或画一竖线,竖线占2个小格,接着用中文写明具体时间(手术不写),按24h制,精确到分钟。如“入院于十时二十分”。转入时间由转入科室填写。

(三)体温、脉搏曲线的绘制和呼吸的记录

1. 体温曲线的绘制

(1)体温符号:用蓝铅笔绘制于体温单35~42℃之间,每小格为0.2℃,**口温以点“●”表示,腋温以叉“×”表示,肛温以圈“○”表示**。相邻两次体温用蓝线相连。

(2)体温低于35℃时,为体温不升,应在35℃线以下相应时间纵格内用红色墨水笔写“不升”,不再与相邻温度相连。

(3)物理降温:高热患者**物理降温**后30min需要重新测量体温,测得体温以红圈“○”**表示**,绘制在物理降温前温度的同一纵格内,并用**红虚线**与降温前温度相连。下次测得体温用蓝线仍与降温前的温度相连。

(4)若患者体温与上次体温差异较大或者与病情不符时,应重新测量,重测相符者在原体温符号上方用蓝(黑)色墨水笔写一小写英文字母“v”(verified,核实)。

(5)若患者拒测、外出或请假,则在体温单40~42℃之间用红色墨水笔在相应时间纵格内填写“拒测”、“外出”或“请假”,并且前后两次体温断开不相连。

(6)需密切观察体温的患者,如医嘱为“每2h测体温一次”,其中属于体温单上规定时间的填写在体温单上,其余时间测得的体温记录在护理记录单上,或记录在q2h体温专用单上。

2. 脉搏(心率)曲线的绘制

(1)脉搏符号:用红铅笔绘制于体温单上,每小格为4次/min,**脉率以点“●”表示,心率以圈“○”表示**,相邻脉率(心率)用红线相连。

(2)**脉搏短绌的绘制**:相邻脉率用红线相连,相邻心率用红线相连,脉率和心率两曲线之间用红线填满。

(3)脉搏与体温重叠:应先绘制蓝色体温符号,在其外用红笔划圈“○”表示脉搏;如是肛温,则先以蓝圈“○”表示体温,其内以红点“●”表示脉搏。

(4)若患者拒测、外出或请假,在体温单40~42℃之间用红色墨水笔在相应时间纵格内填写“拒测”、“外出”或“请假”。前后两次脉率(心率)断开不相连。

3. 呼吸的记录

(1)将实际测量的呼吸次数,以阿拉伯数字表示,免写计量单位,用蓝黑笔填写在相应的呼吸栏内,相邻的两次呼吸上下错开记录,每页首记呼吸从上开始写。

(2)使用呼吸机患者的呼吸以Ⓡ表示,在体温单相应时间栏内顶格用黑笔画Ⓡ。

（四）底栏填写

底栏的内容包括血压、出入量、尿量、大便次数、体重、身高、过敏药物、其他等项目，用蓝（黑）色墨水笔填写，数据以阿拉伯数字记录，免写计量单位。

1. 血压　以毫米汞柱（mmHg）为单位，记录在相应时间栏内。

（1）记录方式：**收缩压/舒张压**。

（2）新入院患者的血压：每周至少测量一次并记录；一日内连续测量血压时，则上午血压写在前半格内，下午血压写在后半格内；术前血压写在前面，术后血压写在后面。如每日测量次数大于2次，应记录在护理记录单上。

（3）如为下肢血压应标注。

（4）7岁以下患儿根据医嘱测量血压。

2. 出入量　以毫升（ml）为单位，记录前一日24h的出入总量，每天记录一次。也有的体温单中入量和出量合在一栏内记录，则将前一日24h的出入总量填写在相应日期栏内，分子为出量、分母为入量。

3. 尿量　以毫升（ml）为单位，记录前一日24h的总尿量，每天记录一次。**导尿以“C”表示，尿失禁以“※”表示**，如“1 500/C”表示导尿患者24h排尿1 500ml。

4. 大便次数　记录前一日24h的大便次数，每天记录1次。未解大便以“0”表示；**大便失禁以“※”表示**；人工肛门以“☆”表示；**灌肠以“E”表示**，灌肠后排便以分数形式记录，E作分母，排便次数作分子，例如，“$\frac{1}{E}$”表示灌肠后排便一次；“1 $\frac{1}{E}$”表示自行排便一次，灌肠后又排便1次；“$\frac{4}{2E}$”表示灌肠2次后排便4次。

5. 体重　以千克（kg）为单位，患者入院时护士测量体重并记录在相应时间栏内。住院期间，每周测量1次并记录。病情危重或卧床不能测量的患者，应在体重栏内注明“卧床”。

6. 身高　以厘米（cm）为单位，一般新入院患者当日应测量身高并记录。

7. 过敏药物　患者自诉药物过敏史者，应用红色墨水笔写明药物名称；药物过敏试验阳性者，则先用蓝（黑）笔写明药物名称，再用红色墨水笔注明皮试结果（+）。

8. 其他　作为机动，根据病情需要填写，如特殊药物、腹围、管路情况等。使用医院信息系统的医院，可在系统中建立可供选择项，在相应空格栏中予以体现。

9. 页码　按页数用蓝（黑）色墨水笔连续填写。

知识拓展

医院信息系统

医院信息系统（HIS），亦称“医院管理信息系统”，是指利用计算机软硬件技术、网络通信技术等现代化手段，对医院及其所属各部门的人流、物流、财流进行综合管理，对在医疗活动各阶段产生的数据进行采集、储存、处理、提取、传输、汇总、加工生成各种信息，从而为医院的整体运行提供全面的、自动化的管理及各种服务的信息系统。

20世纪60年代初，美国少数医院引进大型计算机应用于医院管理，主要是以整个医院为对象进行数据处理，对耗费时间的一般业务实行自动化，如会计、科研病案、具体事务管理等。在中国，计算机在医院中的应用始于20世纪70年代，但用于医院信息管理主要是在1984年微型计算机在全国推广应用以后。

经过30年的艰辛历程，医院信息系统的开发、应用达到了前所未有的新高度、新水平，主要表现在建立大规模一体化的医院信息系统，并形成计算机区域网络。它不仅包括一般信息管理内容，还包括以电子病历（Computer-Based Patient Record，简称CPR）、医院图像档案管理和通讯系统（Picture Archieving and Communication System，简称PACS）为核心的临床信息系统（Clinical Information System，简称CIS），以及管理和医疗上的决策支持系统、医学专家系统、图书情报检索系统、远程医疗等等。

医院信息系统是以辅助决策为主要目标，目的是为了提高医院管理和医疗工作的效率和水平。完善的医院信息系统包括四类系统：①行政管理系统：包括人事管理系统，财务管理系统，后勤管理系统，药库管理系统，医疗设备管理系统，门诊、手术及住院预约系统，患者住院管理系统等。②医疗管理系统：包括门诊、急诊管理系统，病案管理系统，医疗统计系统，血库管理系统等。③决策支持系统：包括医疗质量评价系统，医疗质量控制系统等。④各种辅助系统：如医疗情报检索系统，医疗数据库系统等。

医院信息系统的有效运行，将提高医院各项工作的效率和质量，促进医学科研、教学；减轻各类事务性工作的劳动强度，使他们腾出更多的精力和时间来服务于患者；改善经营管理，堵塞漏洞，保证患者的经济利益，为医院创造经济效益；更重要的是改善患者的就医环境，使患者在短时间内得到医院提供的优质服务。

二、医嘱单

医嘱（physician order）是医生根据患者的病情需要，为达到诊治目的而拟定的书面嘱咐，由医护人员共同执行。目前，各医院医嘱的书写方法不尽一致，有的直接写在医嘱单上，有的直接输入计算机，实行微机管理，医嘱单见附表10-2、附表10-3。

（一）医嘱的内容

医嘱的内容包括：日期、时间、床号、姓名、护理常规、护理级别、饮食、体位、药物（注明名称、剂量、用法、时间等），各种检查及治疗，术前准备和医生护士签名。一般由医生开具医嘱，护士负责执行。

（二）医嘱的种类

1. 长期医嘱（standing order） **有效时间在24h以上**，医生注明停止时间后方失效。如：二级护理、低盐饮食、维生素C 0.2g po tid等。

2. 临时医嘱（stat order） 有效时间在24h以内，一般只执行一次。有的需要在限定时间内执行，如会诊、手术、实验室及特殊检查等；有的需要立即执行（st），如：阿托品0.5mg H st。另外，出院、转科、死亡等也列入临时医嘱。

3. 备用医嘱（standby order） 根据病情需要分为长期备用医嘱和临时备用医嘱两种。

（1）长期备用医嘱（prn）：有效时间在24h以上，必要时使用，医生注明停止时间后方可失效。每执行一次应在临时医嘱栏内记录一次，两次执行之间必须有间隔时间。如：哌替啶50mg im q6h prn。

（2）临时备用医嘱（sos）：仅在12h内有效，必要时使用，只执行一次，过期未执行则失效。如：地西泮5mg po sos。

4. 特殊医嘱 写在临时医嘱单上。

（1）一天内需要连续执行数次的医嘱，如奎尼丁0.2g q2h×5。

(2)每天一次需要连续执行数天的医嘱,如痰培养 qd×3d。

(三)医嘱的处理原则

1. 先急后缓　处理多项医嘱时,首先判断需要执行医嘱的轻、重、缓、急,合理、及时地安排执行顺序。

2. 先临时后长期　临时医嘱中需要即刻执行的医嘱,应立即安排执行。

(四)医嘱的处理方法

1. 纸质医嘱的处理

(1)长期医嘱:医生开写在长期医嘱单上,注明日期和时间,并签全名。护士将长期医嘱分别转抄至各种执行单上(如服药单、注射单、治疗单、输液单、饮食单等),核对后在执行栏内签全名。如服药单,见附表 10-4。

(2)临时医嘱:医生开写在临时医嘱单上,注明日期和时间,并签全名。护士将临时医嘱分别转抄至各种临时医嘱执行单上(如服药单、注射单、治疗单等),注明医嘱处理时间并签全名;当执行护士(责任护士)执行后,在执行栏内注明日期和时间,并签全名。

(3)备用医嘱

1)长期备用医嘱:医生开写在长期医嘱单上,护士将其转抄至执行单上,在执行栏内注明时间并签全名。每次执行后,在临时医嘱单上记录执行时间并签全名,供下一班参考。

2)临时备用医嘱:医生开写在临时医嘱单上,可暂不处理,待患者需要时执行。执行后按临时医嘱处理,过时未执行,护士应用红色墨水笔在该项医嘱栏内写"未用"两字,并签全名。

3)停止医嘱:医生在长期医嘱单的相应医嘱后写上停止日期、时间,并签全名。护士在相应的执行单上注销有关项目,然后在该项医嘱的停止栏内注明停止日期与时间,并签全名。

4)重整医嘱:凡长期医嘱单超过 3 页或医嘱调整项目较多时,应重整医嘱。重整医嘱时,在原医嘱最后一行下面用红色墨水笔画一横线,在红线下正中用蓝(黑)色墨水笔写"重整医嘱"(红线上下不得有空行),再将红线以上有效的长期医嘱,按原日期、时间顺序抄于红线下。抄录完毕必须两人核对无误,并填写重整者的姓名。

当患者手术、分娩或转科后,也需要重整医嘱,即在原医嘱最后一行下面画一红色横线,在红线下正中用蓝(黑)色墨水笔写上"术后医嘱"、"分娩医嘱"或"转入医嘱",然后由医生开写新医嘱,红线以上医嘱自行停止。

(4)出院、转院医嘱:医生在临时医嘱单上开具医嘱,护士按照停止医嘱方法处理相应执行单,通知膳食科停止供膳。

2. 电子医嘱的处理　电子医嘱是电子病历的一个重要内容。医生凭个人账号和密码登录医生工作站系统,将医嘱按照长期医嘱、临时医嘱、辅助检查、化验等分类录入系统,由护士登录护士工作站系统进行处理,生成电子医嘱单。相对于传统的手工书写,电子医嘱具有准确规范、版面清晰、方便查阅、便于保存等优点,有利于提高医疗护理质量,防止差错事故的发生。主要包括以下内容:

(1)审核医嘱:重点审核医嘱录入的正确性、规范性,包括医嘱内容及分类。医嘱审核无误后,方可进入执行医嘱环节。

(2)执行医嘱:护士凭个人账号和密码登录 CIS 的医嘱处理系统,浏览审核通过的医嘱,点击"医嘱执行"按钮,完成医嘱的生成执行,并向各相应科室发送有关请求。医嘱执行后,可以生成各种相关的汇总表单和执行表单,常用的表单有:长期或临时用药单、输液单、输血单、治疗单、床头卡等。

(3)打印表单和医嘱单:护士打印各种执行表单,以指导护士执行。护士执行后,在相应表单上签上名字和时间。如需要打印患者的长期医嘱和临时医嘱单,CIS 具备续打印功能。当再次打印医嘱时，可以续前页进行，打印出的医嘱自动带有执行护士的电子签名和医嘱处理时间。

（五）医嘱处理的注意事项

1. 处理医嘱时如有疑问，必须询问或核对清楚后再执行。

2. 医嘱必须经医生签名后方为有效。一般情况下不执行口头医嘱，在抢救或手术过程中医生下达口头医嘱时，执行护士应先复诵一遍，双方确认无误后方可执行；抢救或手术结束后，医生应立即记录和签署所有执行过的医嘱。

3. 医嘱必须每班、每日核对，每周总查对，并在查对登记本上由查对者签全名和记录查对时间。

4. 凡需下一班执行的临时医嘱要交班，并在护士交班记录上注明。

5. 凡已写在医嘱单上而又不需要执行的医嘱，不得贴盖、涂改，应由医生在该项医嘱栏内用红色墨水笔写“取消”，并在医嘱后用蓝（黑）色墨水笔签全名。

6. 医嘱执行者必须在医嘱单上签全名。

三、出入液量记录单

正常人体每天液体的摄入量和排出量之间保持着动态平衡。当患者因休克、大面积烧伤、大手术、心脏或肾脏疾病、肝硬化腹水等原因使摄入量和排出量不能保持动态平衡时，就会发生脱水或水肿。护士必须正确记录出入液量，以作为医生了解病情、做出诊断和治疗方案的依据。出入液量记录单见附表 10-5。

（一）内容与要求

1. 摄入量　包括每日的**饮水量、食物含水量、输液量、输血量**等。患者饮水或进食时，应使用已测量过容量的容器，以便准确记录。凡固体食物或水果，除记录其单位数量外，还需要换算其含水量（表 10-1、表 10-2）。

表 10-1　医院常用食物含水量表

食物	单位	原料重量（g）	含水量（ml）	食物	单位	原料重量（g）	含水量（ml）
米饭	1 中碗	100	240	藕粉	1 大碗	50	210
大米粥	1 大碗	50	400	鸭蛋	1 个	100	72
大米粥	1 小碗	25	200	馄饨	1 大碗	100	350
面条	1 中碗	100	250	牛奶	1 大杯	250	217
馒头	1 个	50	25	豆浆	1 大杯	250	230
花卷	1 个	50	25	蒸鸡蛋	1 大碗	60	260
烧饼	1 个	50	20	牛肉		100	69
油饼	1 个	100	25	猪肉		100	29
豆沙包	1 个	50	34	羊肉		100	59
菜包	1 个	150	80	青菜		100	92
水饺	1 个	10	20	大白菜		100	96
蛋糕	1 块	50	25	冬瓜		100	97
饼干	1 块	7	2	豆腐		100	90
煮鸡蛋	1 个	40	30	带鱼		100	50

表 10-2 各种水果含水量表

水果	原料重量(g)	含水量(ml)	水果	原料重量(g)	含水量(ml)
西瓜	100	79	葡萄	100	65
甜瓜	100	66	桃	100	82
西红柿	100	90	杏	100	80
萝卜	100	73	柿子	100	60
李子	100	68	香蕉	100	60
樱桃	100	67	橘子	100	54
黄瓜	100	83	菠萝	100	86
苹果	100	68	柚子	100	85
梨	100	71	广柑	100	88

2. 排出量 主要为**尿量**,其次包括大便量、呕吐量、咯血量、痰量、出血量、各种引流液量及创面渗出液量等。除大便记录次数外,其他以"ml"为单位记录。为准确记录尿量,对昏迷、需密切观察尿量和尿比重的患者,最好留置导尿管,也可用称重法计算尿量。婴幼儿测量尿量可先测量干尿布的重量,再测量湿尿布的重量,两者之差即为尿量。对难以收集的排出量,可以根据规定测量液体浸润棉织物的状况进行估算。

(二)记录方法

1. 眉栏填写 用蓝(黑)色墨水笔填写记录单的眉栏项目和页码。

2. 出入液量记录 晨7时到晚19时用蓝(黑)色墨水笔记录,晚19时到次晨7时用红色墨水笔记录。记录均以"ml"为单位。记录同一时间的摄入量和排出量,在同一横格上开始记录;对于不同时间的摄入量和排出量,应另起一行记录。

3. 出入液量总结 一般于每日晚19时做12h的小结一次,用蓝(黑)色墨水笔在19时记录的下面画一横线,将12h小结的液体出入量记录在横线下,然后在小结的下方再画一横线;次晨7时做24h总结,用红色墨水笔在次晨7时记录的下面画一横线,将24h总结的液体出入量记录在横线下,然后在总结的下方再画一横线,并将24h总出入液量填写在体温单的相应栏内。

4. 记录应及时、准确 患者不需要继续记录出入液量或患者出院、死亡后,出入液量记录单一般不保存。

四、危重患者护理记录单

凡危重、抢救、大手术后、特殊治疗和需要严密观察病情者,必须做好护理记录,以便及时、全面掌握患者情况,观察治疗或抢救后的效果,见附表10-6。

(一)记录内容

包括患者的生命体征、意识、瞳孔、体位、基础护理、皮肤情况、出入液量、病情动态、治疗和护理措施及其效果等,可根据相应专科的特点进行书写。

(二)记录方法

1. 眉栏填写 用蓝(黑)色墨水笔填写眉栏项目及页码。

2. 生命体征 及时准确地记录患者的体温、脉搏、呼吸、血压,每次记录后应签全名。计量单位已写在标题栏内,记录栏内只填写数字。常规时间测量的生命体征数值除绘制在体温单上,还应记录在危重患者护理记录单上。

3. 出入液量 记录排出量时，除应填写液量外，还应记录液体的颜色、性状等，并将 24h 总量填写在体温单的相应栏内。

4. 意识 及时准确记录患者的意识情况，如意识清楚、嗜睡、昏睡、昏迷等。

5. 瞳孔 记录患者瞳孔大小和对光反射情况。

6. 体位 记录患者此时间段的体位情况，如仰卧位、半坐卧位、左侧卧位等。

7. 皮肤情况 记录患者皮肤是否完整，有无异常。出现压疮时，应记录压疮发生部位、面积大小、压疮的分度及其防治方法，如使用气垫床、翻身、创面处理等。

8. 基础护理 记录患者实施的基础护理内容，如晨间护理、晚间护理、口腔护理、尿管护理、会阴护理等，并说明基础护理时患者有无异常。

9. 病情观察、治疗和护理措施“病情观察及处理”栏内要详细记录患者的病情变化、治疗、护理措施以及效果，如果患者有危急值回报，应及时记录处置和观察结果并签全名。不宜转抄医生的记录。

10. 小结和总结 日间（晨 7 时至晚 19 时）用蓝（黑）色墨水笔记录，夜间（晚 19 时至次晨 7 时）用红色墨水笔记录。分别于每班结束时就患者的总入量、总出量、病情、治疗、护理等做一次小结或者总结，便于下一班快速、全面地掌握患者情况。

11. 患者出院或死亡后，危重患者护理记录单应随病历留档保存。

五、病区交班报告

病区交班报告是由值班护士将值班期间病区情况及患者的病情动态变化书写成交班报告。通过阅读病区交班报告，接班护士可了解病区全天工作情况与重点，做到心中有数，便于开展工作。病区交班报告，见附表 10-7。

（一）书写内容

1. 出院、转出、死亡的患者 出院者写明出院时间，转出者注明转往的医院、科别及转出时间，死亡者简明扼要记录抢救过程及死亡时间。

2. 新入院及转入的患者 应写明入院或转入的时间，入院方式（步行、平车、轮椅），主要症状和体征，既往重要病史（尤其是过敏史），给予的治疗、护理措施及效果。

3. 手术及分娩的患者 当天手术后的患者应写明麻醉种类，手术名称及过程，麻醉清醒时间，回病室后的生命体征、伤口、引流、排尿及镇痛药使用情况等。产妇应写明胎次、产式、产程、分娩时间、会阴切口或腹部切口、恶露情况及自行排尿时间，新生儿性别及评分。

4. 危重、有异常情况及行特殊检查的患者 写明生命体征，意识，病情动态，特殊的抢救、治疗、护理措施及效果，基础护理情况（如口腔护理）等。

5. 预手术、预检查、预特殊治疗的患者 预手术的患者应写明术前准备和术前用药等情况，预检查和预特殊治疗的患者应写明需要注意的事项。

6. 病区存在护理安全高风险患者人群，如压疮、跌倒、坠床、管路脱出患者等应提醒接班护士引起重视。

此外，还应报告上述患者的心理状况和需要接班者重点观察及完成的事项。夜间记录还应注明患者的睡眠情况。

（二）书写要求

书写内容应全面、真实、简明扼要、重点突出；书写字迹清楚，不得涂改、粘贴；日间用蓝（黑）色墨水笔，夜间用红色墨水笔书写。填写时，先写床号、姓名、住院号、诊断，再记录生命体征，并注明测量时间，最后简要记录病情、治疗和护理情况。

1. 眉栏填写　用蓝（黑）色墨水笔填写眉栏项目，如病区、日期、时间、患者总数、入院、出院、转出、转入、手术、分娩、病危及死亡人数等。

2. 交班报告书写顺序　先写离开病区的患者（出院、转出、死亡），再写进入病区的患者（入院、转入），最后写病区内需要重点观察以及护理的患者（手术、分娩、危重及有异常情况者）。

3. 新入院、转入、手术、分娩的患者　在诊断下方分别用红色墨水笔注明“新”、“转入”、“手术”、“分娩”，危重患者用红色墨水笔做标记“※”。

4. 应在了解病情的基础上于交班前 1h 书写，写完后注明页数并签全名。

5. 护士长应对每班的病区交班报告进行检查，符合质量后签全名。

六、护理病历

在临床应用护理程序的过程中，有关患者的健康资料、护理问题、护理计划、护理措施和效果评价等，均应有书面记录，这些记录构成了护理病历。主要包括患者入院评估单、住院评估单、护理计划单、护理记录单、健康教育计划单、健康教育实施记录单、出院评估指导等。

（一）患者入院评估单

对新入院患者进行初步评估，找出存在的健康问题，确立护理诊断，见附表 10-8。

（二）患者住院评估单

为及时、全面掌握患者病情的动态变化，护士应对其分管的患者视病情每班、每天或数天进行评估。评估内容可根据病种、病情不同而有所不同。

（三）患者住院记录单

1. 护理计划单　是护士对患者实施整体护理的具体方案，包括护理问题、护理目标、护理措施和效果评价等，见附表 10-9。为节约时间，护士可参考“标准护理计划”为患者实施护理，标准护理计划已预先编制好每种疾病的护理诊断、护理措施、预期目标等。使用标准护理计划最大的优点是可减少常规护理措施的书写，使护士将更多的时间和精力用于患者的直接护理上，但标准护理计划容易忽略患者的个体差异性，使用时一定要根据患者需要恰当选择并进行必要的补充。

2. 护理记录单　是护士运用护理程序的方法为患者解决问题的记录，内容包括患者的护理诊断/问题、护士所采取的护理措施以及执行措施后的效果。常用的记录格式有两种：P（problem）、I（intervention）、O（outcome）格式和 S（subjective data）、O（objective data）、A（assessment）、P（plan）、E（evaluation）格式。

（四）患者住院期间健康教育

1. 健康教育计划　是为恢复和促进患者健康、保证患者出院后能获得有效的自我护理能力而制订和实施的帮助患者掌握健康知识的学习计划与技能训练计划。主要内容包括入院须知、环境介绍、医护人员介绍、疾病的相关知识介绍、各种检查治疗的目的和注意事项、饮食与活动的注意事项、所用药物的作用和副作用、疾病的预防及康复措施等，见附表 10-10。

2. 出院指导　是对患者出院后的活动、饮食、药物、复诊等方面进行指导，可采用讲解、示范、模拟练习、提供书面或视听材料等。

附表 10-1

体温单

姓名 李某 性别 女 年龄 46 入院日期 2014年3月26日 科别 普外 病室 一 床号 2 住院号 21365

日期	2014-03-26	27	28	29	30	31	04-01
住院日数	1	2	3	4	5	6	7
手术(分娩)后日数		1	2	1/3	2/4	3/5	4/6
时间	3 7 11 15 19 23	3 7 11 15 19 23	3 7 11 15 19 23	3 7 11 15 19 23	3 7 11 15 19 23	3 7 11 15 19 23	3 7 11 15 19 23
脉搏 / 体温	入院于八时二十分；手术		手术				不升 不升；死亡于十九时三十分
呼吸(次)	18 24 18 20	18 22 22 20	20 28 26 24	26 28 24 24	24 24 26 24	22 22 24 20	18 20 Ⓡ Ⓡ
血压(mmHg)	120/80 122/84	130/90 136/92	126/90 130/88	124/80 130/92	128/80 136/90	126/76 110/70	90/60 60/40
入量(ml)		2 350	2 700	2 300	2 100	2 000	
出量(ml)		2 250	2 500	1 500	1 700	1 450	
大便(次)		1 2/E	0	1	1	1	※
小便(次/ml)		6	5	930	1 090	980	※
体重(kg)	63						
身高(cm)	167						
过敏药物	青霉素		头孢曲松钠(+)				

脉搏刻度：160、140、120、100、80、60、40、20；体温刻度：41℃、40℃、39℃、38℃、37℃、36℃、35℃、34℃

第 1 页

附表 10-2

长期医嘱单

姓名:张新　性别:男　年龄:52 岁　科别:内分泌科转心内科　床号:3 床　病案号:10001

起始		医生签名	医嘱	护士签名	停止			
日期	时间				日期	时间	医生签名	护士签名
2018-01-21	09:10	李猛	内科疾病护理常规	王华				
2018-01-21	09:10	李猛	糖尿病护理常规	王华				
2018-01-21	09:10	李猛	糖尿病饮食	王华				
2018-01-21	09:10	李猛	二级护理	王华				
2018-01-21	09:10	李猛	电脑血糖监测	王华				
2018-01-21	10:10	李猛	阿卡波糖 50mg po tid 随餐嚼服	王华	01-24	09:00	李猛	王华
			转入医嘱					
2018-01-25	9:30	张栋	内科疾病护理常规	李丽				
2018-01-25	9:30	张栋	糖尿病护理常规	李丽				
2018-01-25	9:30	张栋	高血压护理常规	李丽				
2018-01-25	9:30	张栋	糖尿病饮食	李丽				
2018-01-25	9:30	张栋	低盐低脂饮食	李丽				
2018-01-25	9:30	张栋	二级护理	李丽				
2018-01-25	10:00	张栋	依帕司他片 50mg po tid	李丽				
2018-01-25	10:00	张栋	坎地沙坦酯胶囊 4mg po qd	李丽				

附表 10-3

临时医嘱单

姓名:张新　性别:男　年龄:52岁　科别:内分泌科　床号:3床　病案号:10001

日期	时间	医嘱	医生签名	执行		
				日期	时间	签名
2018-01-22	09:10	尿干化学检查	李猛	2018-01-22	09:30	王华
2018-01-22	09:10	粪便常规	李猛	2018-01-22	09:30	王华
2018-01-22	10:30	床旁十二导心电图	李猛	2018-01-22	10:35	王华
2018-01-22	10:35	胃镜检查　取消	李猛			

附表 10-4

＊＊医院住院病人服药单

姓名:张新　性别:男　年龄:52 岁　科别:内分泌科　床号:3 床　病案号:10001

药物名称	剂量	用法	时间（频次）	执行时间/签名			备注
				早	中	晚	
雷贝拉唑钠肠溶胶囊	10mg	口服	qd	7:00/王华			

附表 10-5

出入量记录单

姓名:张帅　性别:男　年龄:50 岁　科别:＊＊科　床号:5 床　病案号:10002

日期	时间	入量		出量		签名
		项目	量(ml)	项目	量(ml)	
2018-1-27	14:00	遵医嘱记出入量				王华
2018-1-27	14:00	葡萄糖氯化钠注射液	500			王华
2018-1-27	15:40			尿液	600	王华
2018-1-27	16:00	牛奶	200			王华
2018-1-27	18:00	菜包	160			王华
2018-1-27	19:00	5 小时小结	860		600	王华
2018-1-27	22:00			尿液	500	刘艳
2018-1-27	22:10	温开水	300			刘艳
2018-1-28	07:00	17 小时总结	1 160		1 100	刘艳

附表 10-6

危重患者护理记录单

姓名:＊＊＊　　性别:男　　年龄:＊岁　　科别:＊＊科　　床号:301-1　　住院号:10003　　入院日期:　　第＊页

日期	时间	体温℃	脉搏次/min	呼吸次/min	血压mmHg	意识	血氧饱和度%	基护		体位	皮肤			管路	入量ml		出量ml			病情观察、治疗和护理措施及处理	签名
								项目	情况		情况	压疮	预防		内容	实入	小便	大便			
2018-11-13	14:00	36	80	18	136/84	①	98	尿管护理	√	平卧	√	/	/	/	0.9% 氯化钠溶液/ivgtt	300				测末梢循环血糖 11.1mmol/L 报告医生	王华
2018-11-13	17:00	36.8	90	20	130/80	①	98			右侧卧	√	/	/	/			300				王华
2018-11-13	19:00	小结														300	300				王华

注:1. 意识状态:①清醒 ②嗜睡③谵妄④意识模糊⑤昏睡⑥浅昏迷⑦深昏迷;2. 已做项目打“√”;3. 本表仅供参考,各医院可根据本院及各专科特点设定记录项目。

附表 10-7

病区交班报告

科别：* * 科　　　　　　　　　　　　　　　　　　　　　　　　　　日期：2018-1-22

患者动态 内容 患者	白班（08:00-18:00）	夜班（18:00-08:00）
	病人总数 33	病人总数 33
	出院 1 转出 0 死亡 0	出院 0　转出 0　死亡 0
	入院 1 转入 0 病危 0	入院 0　转入 0　病危 0
	手术 0 生产 0 婴儿 0	手术 0　生产 0　婴儿 0
	陪床	陪床
301-1 张新	糖尿病好转于 10:00 出院	
402-5 刘强　糖尿病 “新”	患者，男，46 岁，于 10:00 步入病房，入科：T:36℃，P:80 次/min，R:20 次/min，BP:110/80mmHg，主因间断多饮多尿 6 年，头痛 1 周，为进一步治疗步入我科，生活完全自理，遵医嘱给予二级护理，糖尿病饮食，低盐低脂饮食。	07:00 T:36.2℃，P:78 次/min，R:19 次/min，BP:110/80mmHg 夜间患者神志清楚，睡眠尚可，无不适主诉。
	签名：王华	签名：李丽

附表 10-8

患者入院评估单

姓名:任小兰　性别:女　年龄:67 岁　科别:内分泌科　床号:301-6　病案号:10005

入院时间:2018 年 1 月 27 日 9 时 10 分	
临床诊断:糖尿病	
评估项目及内容	
T:36℃ P:68 次/min R:20 次/min BP:114/80mmHg 体重:70kg 身高:160cm	
呼吸	☑正常　次/min
	□异常　次/min　□咳嗽　□咳痰　□呼吸困难　□哮喘　其他________
循环	□正常　次/min
	□异常　次/min　□心悸　□水肿　□晕厥　☑高血压　□低血压　其他________
意识	☑正常
	□异常　□嗜睡　□烦躁　□谵妄　□昏迷　其他________
皮肤	☑完整　□感染　□压疮　□苍白　□潮红　□黄染　其他________
口腔	□清洁　☑口臭　□出血　□黏膜完整　□黏膜破溃　其他________
排尿	☑正常　次/d
	□异常　次/d　□失禁　□潴留　□困难　□血尿　其他________
排便	□正常　次/d
	□异常　次/d　☑便秘　□腹泻　□失禁　其他________
饮食	☑正常　□差　其他________
活动	☑正常　□受限　其他________
安全	□易跌倒　☑易坠床　□易烫伤　其他________
舒适	☑无不适　□不适　□轻度疼痛　□剧烈疼痛　其他________
睡眠	☑正常　□紊乱　其他________
心理	☑稳定　□焦虑　□恐惧　□抑郁　其他________
健康知识	□了解　☑缺乏　其他________
评估时间:2018-01-27　11:30	护士签名:王华

附表 10-9

** 医院内分泌科护理计划单

床号:3 床　　姓名:张帅　　性别:男　　年龄:58 岁　　住院号 10003　　诊断:糖尿病

开始日期	护理问题	观察要点	护理措施	停止日期/签名	效果评价 签名/日期
	酮症酸中毒	□ 极度口渴，多饮、多尿症状加重 □ 食欲缺乏，恶心呕吐、腹痛 □ 呼吸有酮臭味、倦怠、嗜睡、头痛、意识模糊	□ 评估病人发生酮症酸中毒的危险因素，包括感染、胰岛素注射量不足、饮食失调、暴饮暴食 □ 嘱病人卧床休息 □ 指导病人:(1)避免发生各种感染 (2)胰岛素用量准确(3)严格按照饮食指导及饮食计划进食 □ 及时准确记录 24h 出入量		
	低血糖	□ 冷汗 □ 饥饿 □ 头痛 □ 全身乏力 □ 心悸 □ 手足颤抖 □ 恶心	□ 观察病人血糖、尿糖变化，如有低血糖症状及早期表现，立即嘱其卧床休息，通知医师协助处理 □ 向病人解释发生低血糖反应的原因、表现、预防措施及自我护理的方法 □ 指导病人及家属 (1)三餐前 30min 测定血糖、尿糖，根据血糖、尿糖水平确定胰岛素用量 (2)胰岛素用量要准确 (3)按时按量进餐 (4)运动要在餐后进行，空腹运动时应先少量进食 (5)如出现低血糖症状应立即停止活动，卧床休息，进食糖水 100~200ml，或甜点心 □ 病人运动前后自觉不适症状时，要与医生及时联系		

续表

开始日期	护理问题	观察要点	护理措施	停止日期/签名	效果评价 签名/日期
	有感染的危险	□ 呼吸系统感染 □ 泌尿系统感染 □ 口腔系统感染 □ 败血症 □ 术后感染 □ 肝胆系统感染	□ 评估有无体温的变化 □ 解释发生感染的危险因素，易感部位、表现及预防措施 □ 指导病人：(1)注意口腔卫生，早晚刷牙及饭后漱口 (2)勤洗澡，勤换内衣裤 (3)女病人要保持外阴清洁 (4)少去公共场所，戒烟酒，根据季节变化及时添加衣服，防止上呼吸道感染 □ 观察病人体温，脉搏变化及有无皮肤、呼吸道、消化道、泌尿道等处感染征象，如发现异常及时报告医生采取措施		
	营养失调： 低于机体需要量	□ 儿童、青少年发育迟缓 □ 体重低于标准体重的 20%以下	□ 评估病人食欲情况，体重增减程度 □ 评估病人饮水量，尿量 □ 教会病人及家属根据标准体重、热量标准来计算饮食中的蛋白质、脂肪和碳水化合物的含量，并教会病人分配三餐食物及合理安排膳食结构		
	知识缺乏	□ 焦虑 □ 不能遵循饮食治疗原则 □ 拒绝接受胰岛素治疗 □ 施行运动疗法时易发生低血糖	□ 向病人及家属讲述糖尿病的概念、治疗及愈后 □ 评估病人活动情况 □ 同医生商定，根据病人的病情采用一定的运动量及运动方式 □ 教会病人选择适当的运动方式，确定运动强度，确保运动安全等		

附表 10-10

____________病健康宣教执行单

科室________ 床号______ 患者姓名______ 性别___ 年龄___ 住院号_____
诊断________________________ 住院日期______年___月___日

项目	内容	日期/签名	评价签名	患方签名
入院	介绍自己、主管医生、护士长姓名、陪探视制度			
	安全告知(介绍病区环境,呼叫器、热水管的使用)			
	优质护理服务内涵			
	告知患者化验、检查目的及注意事项			
住院	根据患者病情给予饮食指导(糖尿病、甲亢、甲减、腺垂体功能减退症等)			
	用药知识指导(抗血小板药物、抗凝药物、降血脂药物、降糖药、降血压药、抗癫痫药、抗抑郁药、降低颅内压药物、激素等)			
	针对疾病进行健康教育(发病原因、诱因、先兆、危险因素及干预方法)			
	指导防跌倒、坠床和其他意外的发生的预防知识			
	长期卧床患者皮肤护理,给予预防压疮相关知识教育			
	保持大小便通畅的重要性			
	翻身、叩背预防肺部感染			
	各种管路(胃管、尿管、PICC 管、深静脉插管、气管插管、气管切开管、各种引流管等)护理注意事项			
	相关症状注意事项			
	预防深静脉血栓形成的护理			
	指导患者的功能位			
	给予促进睡眠的指导(睡前保持心情平和、喝牛奶、泡脚等),必要时遵医嘱给予辅助睡眠的药物			
	指导患者三餐后 1h 活动 30~60min(据患者年龄及病情而定)			
	倾听患者不适主诉,给予心理疏导,必要时遵医嘱请心理科会诊			
出院	用药指导 饮食指导 运动和康复锻炼 自我护理注意事项 指导患者养成良好的生活方式(戒烟、限酒、规律作息等) 定期门诊随访			

(王海芳)

扫一扫,看总结

扫一扫,测一测

第十一章　饮食护理技术

扫一扫，
自学汇

学习目标

1. 掌握医院饮食的种类、适用范围、饮食原则及用法；鼻饲技术的适应证、禁忌证及注意事项。
2. 熟悉要素饮食的目的、适应证及禁忌证、注意事项；一般饮食护理。
3. 了解营养的评估；胃肠外营养。
4. 能正确评估患者的营养状况；能规范进行鼻饲技术。
5. 具有严谨求实的工作态度，操作规范，方法正确，关心、尊重和爱护患者。

饮食(diet)是人的基本需求之一，为了生存和发展，人类必须摄取食物。科学的饮食与合理的营养供应在人类预防疾病和保持健康方面起着重要作用。不良的饮食习惯与错误的营养摄入可引起人体各种营养物质失衡，甚至导致各种疾病的发生。此外，当机体患病时，通过适当的途径给予患者均衡的饮食以及充足的营养也是促进患者康复的有效手段。因此，护士掌握必备饮食与营养的知识，全面准确评估患者的营养状况和需求，制订科学合理的饮食护理计划，并采用有效的饮食供给方式，是促进患者疾病康复和生理功能恢复的重要措施。

导入情景

患者，王某，男，45岁，工人，因间断性上腹痛3年，加重1周入院治疗。患者3年前开始出现间断性上腹疼痛，空腹时明显，进食后可缓解，有时夜间被痛醒，有嗳气和反酸，常因焦虑和进食不当发病，1周前患者吃凉红薯导致疾病复发，且疼痛较前加重，患者目前生命体征稳定，无恶心、呕吐，体重近期减轻4kg。医生开具医嘱：大便隐血试验检查。

工作任务

1. 大便隐血试验前对该患者正确实施饮食健康教育。
2. 正确对患者实施饮食护理。

第一节 医院饮食

营养是健康的基本保证，而食物又是营养的主要来源。人体通过利用食物中机体所需的营养素供给能量、调节和维持机体功能。人体所需的营养素有蛋白质、脂肪、碳水化合物、矿物质、微量元素、维生素和水七大类。其中蛋白质是一切生命的物质基础，由多种氨基酸组成，并含有碳、氢、氧、氮及少量的硫和磷。正常成人体内蛋白质约占16%~19%，它的产热量为4kcal/g；脂肪亦称为脂类或脂质，在体内分解可产生大量的热量，它的产热量为9kcal/g；碳水化合物亦称糖类，由碳、氢、氧三种元素组成。根据分子结构的不同，分为单糖（如果糖、葡萄糖）、双糖（如乳糖、麦芽糖、蔗糖）和多糖（如糖原、淀粉果胶），它的产热量为4kcal/g。人体主要的热能来源是碳水化合物，其次是脂肪、蛋白质，因此**蛋白质、脂肪、碳水化合物被称为“热能营养素”**。人体对热能的需要量受生理特点、性别、年龄及劳动强度等各种因素的影响。按中国营养学会推荐的标准，我国成年男性每日的热能供给量为9.41~12.55MJ，成年女性为7.53~10.04MJ。

患者的营养状况因人而异，由于疾病的影响，需要调整食物中某些营养素比例以适应不同的病情需要，帮助诊断、治疗、促进疾病的康复。因此，根据患者的病情需要，**医院饮食可分为三类：基本饮食、治疗饮食、试验饮食。**

一、基本饮食

基本饮食（general diet）是医院中一切饮食的基本烹调形式，是其他饮食的基础，对营养素的种类、摄入量不做限定性调整，适合于大多数患者的需要，可**分为普通饮食、软质饮食、半流质饮食、流质饮食**（表11-1）。

表11-1 基本饮食

饮食类别	适用范围	饮食原则	用法
普通饮食	消化功能正常、不需饮食限制者、体温基本正常、病情较轻或疾病恢复期的患者	营养均衡；美观可口；易消化，无刺激性的食物；与健康人的饮食相似	每日3餐，总热量2 200~2 600kcal/d（9.20~10.88MJ/d），蛋白质为70~90g/d，脂肪60~70g/d，碳水化合物约450g/d，水分约2 500ml/d，各餐按比例分配
软质饮食	消化吸收功能差、低热、咀嚼不便者、老人、幼儿及术后恢复期的患者	营养均衡；食物以**软、烂、碎为原则**；**易咀嚼、易消化**；少油炸、少油腻、少粗纤维及刺激性的食物，如**软饭、面条，切碎煮烂的菜、肉等**	每日3~4餐，总热量在2 200~2 400kcal/d（9.20~10.04MJ/d），蛋白质为60~80g/d
半流质饮食	消化道疾患、**中度发热**、口腔疾患、吞咽、咀嚼困难及手术后患者	食物呈半流质状，营养丰富，无刺激性，易咀嚼、吞咽和消化，纤维素少，少食多餐，如面条、泥、末、羹、粥等。对伤寒、腹泻等胃肠道功能紊乱者禁用含纤维和易产气的食物；痢疾患者禁用牛奶、豆浆和过甜的食物	每日5~6餐，总热量在1 500~2 000kcal/d（6.50~8.37MJ/d），蛋白质为50~70g/d
流质饮食	**高热、各种大手术后**、口腔疾患、急性消化道疾病、病情危重、全身衰竭患者	食物呈液状，易吞咽、易消化、无刺激性，如乳类、豆浆、米汤、果汁、菜汁、稀藕粉等。因所含热量和营养素不足，只能**短期**使用，通常辅以肠外营养补充热能和营养	每日6~7餐，每2~3h一次，每次200~300ml，总热量在836~1 195kcal/d（3.5~5.0MJ/d），蛋白质为40~50g/d

二、治疗饮食

治疗饮食(therapeutic diet)是在基本饮食的基础上,适当调整热能和营养素的摄入量,以适应病情需要达到治疗或辅助治疗的目的,从而促进疾病康复的一类饮食(表 11-2)。

表 11-2 治疗饮食

饮食类别	适用范围	饮食原则及用法
高热量饮食	适用于热能消耗较高的患者,如**甲状腺功能亢进、结核、高热、大面积烧伤**、肝炎、胆道疾病、低体重患者及产妇	在基本饮食的基础上加餐 2 次,可进食鸡蛋、牛奶、豆浆、藕粉、蛋糕等,总热量在 3 000kcal/d(12. 55MJ/d)
高蛋白饮食	适用于高代谢性疾病,如**结核、严重贫血、营养不良、烧伤、大手术后**、恶性肿瘤、甲亢、低蛋白血症等患者;孕妇、乳母等	在基本饮食的基础上增加蛋白质的摄入量,按体重计算 1. 5~2g/(d · kg),但每日总量不超过 120g,总热量在 2 500~3 000kcal/d(10. 46~12. 55MJ/d)
低蛋白饮食	适用于需要限制蛋白质摄入的患者,如**急性肾炎、尿毒症、肝性昏迷**等患者	应补充蔬菜和含糖高的食物,维持正常热量,**成人饮食中蛋白质不超过 40g/d**,根据病情需要,也可 20~30g/d。肾功能不全者应摄入优质动物性蛋白,忌用豆制品;肾功能严重衰竭者,需摄入无蛋白饮食,并静脉补充氨基酸;肝性昏迷者应以植物性蛋白为主
低脂肪饮食	适用于肝胆胰疾病、高脂血症、动脉硬化、冠心病、肥胖症及腹泻等患者	食物应清淡、少油,**禁用肥肉、蛋黄、脑**。高脂血症及动脉硬化者不必限制植物油(椰子油除外),**每日脂肪量<50g,肝胆胰疾病者<40g**,尤其要限制动物脂肪的摄入
低胆固醇饮食	适用于高胆固醇血症、高脂血症、动脉硬化、高血压、冠心病等患者	**胆固醇摄入量<300mg/d**,少食或禁食胆固醇含量高的食物,如动物内脏、动物脑、饱和脂肪酸、蛋黄、鱼子等
低盐饮食	适用于**心脏病、急慢性肾炎、肝硬化腹水、先兆子痫、重度高血压水肿较轻患者**	**成人每日进食盐量<2. 0g**(含钠 0. 8g),不包括食物内自然含钠量,禁用腌制品,如咸菜、香肠、皮蛋、咸肉等
无盐低钠饮食	适用范围同低盐饮食,但水肿较重患者	无盐饮食,除食物内自然含钠量外,不放食盐烹调,**食物中含钠量<0. 7g/d**;低钠饮食,除无盐外还应控制食物中自然存在的含钠量(<0. 5g/d),**禁用腌制品;对无盐低钠者还应禁用含钠的食物和药物,如油条、挂面、汽水、碳酸氢钠药物等**
高膳食纤维饮食	适用于便秘、肥胖、高脂血症、糖尿病等患者	选择**含膳食纤维多**的食物,如韭菜、卷心菜、芹菜、豆类、粗粮等
少渣饮食	适用于伤寒、肠炎、痢疾、腹泻、食管胃底静脉曲张、咽喉部及消化道手术等患者	选择含膳食纤维少的食物,如蛋类、嫩豆腐等。不可用强刺激性调味品及坚硬、带碎骨的食物。肠道疾患少用油

三、试验饮食

试验饮食(test diet)亦称诊断饮食,是指在特定的时间内,通过调整饮食的内容以达到协助诊断疾病和确保实验室检查结果准确性的一类饮食(表 11-3)。

表 11-3 试验饮食

饮食类别	适用范围	饮食要求	实施时间
隐血试验饮食	用于大便隐血试验前的准备，**协助诊断消化道有无出血**	**禁食肉类、动物肝和血类，含铁丰富的药物和食物以及绿色蔬菜**，以免产生假阳性结果。可进食豆制品、土豆、非绿色蔬菜、牛奶、米饭、馒头等	试验前 3d 以及试验期间**第 4d** 开始，连续留取 3d 粪标本作隐血试验
甲状腺^{131}I 试验饮食	用于协助测定甲状腺的功能，排除外源性摄入碘对检查结果的干扰，明确诊断	**禁食含碘食物**如海带、海蜇、紫菜、卷心菜、海参、鱼、虾、加碘食盐等，禁用含碘消毒剂作局部消毒	试验期为 2 周，2 周后作^{131}I 功能测定
胆囊 B 超检查饮食	协助诊断有无胆囊、胆管、肝胆管疾病	检查前 3 日禁食牛奶、豆制品、糖类等发酵产气食物	试验期为 3d
		检查前 1 日晚进食无脂肪、低蛋白、高碳水化合物的清淡饮食	前 1 日晚餐
		检查当日早晨禁食行 B 超检查	检查当日早晨
		胆囊显影良好，还需了解胆囊收缩功能，**则在第一次 B 超检查后，进食高脂肪餐**（油煎荷包蛋 2 只，或高脂肪方便餐，脂肪含量 25~50g）；35~45min 后第二次 B 超检查观察，若效果不明显，可再等待 35~45min 再次观察	
肌酐试验饮食	用于协助检查、测定肾小球的滤过功能	禁食肉类、禽类、鱼类，忌饮茶和咖啡。全天主食在 300g 以内，应限制蛋白质的摄入，蛋白质供给量<40g/d，以排除外源性肌酐影响。蔬菜、水果、植物油不限制，热量不足可进食藕粉或含糖量高的食物	试验期为 3d，第 3d 测尿肌酐清除率及血浆肌酐的含量
尿浓缩功能试验饮食（亦称干饮食）	用于检查肾小管的浓缩功能	**全天饮食中，水分摄入总量控制在 500~600ml**，可选择进食含水量少的食物，如米饭、面包、土豆、豆腐干等，烹调时尽量不加水或少加水；避免食用过甜、过咸的食物；禁饮水及摄入含水量高的食物，如糖类、粥、水果、白菜、冬瓜、豆腐等；蛋白质摄入量在 1g/(kg·d)	试验期为 1d
葡萄糖耐量试验饮食	用于糖尿病的诊断	食用碳水化合物量≥300g 的饮食。同时停用一切能升降血糖的药物	试验前 3 日
		禁食（禁食 10~12h）直至翌晨试验日晨采血后将葡萄糖 75g 溶于 300ml 中顿服。糖餐后 0.5h、1h、2h 和 3h 分别采血测定血糖	试验前晚餐后

扫一扫，看总结

第二节 一般饮食护理

饮食护理（diet nursing）是指护士在对患者营养状况整体评估后，结合患者自身疾病的特点，为患者制订有针对性的营养计划，从而帮助患者摄入足量、合适的营养素，促使其尽快恢复健康的一系列护理措施。因此，护士在为患者提供饮食护理前，应首先对患者的营养与饮食状况进行全面的评估。

一、营养的评估

营养评估是正确为患者实施饮食护理的基础。护士通过评估影响患者饮食与营养的因素,以及对患者身体、饮食和实验室检查结果的评估,准确判断患者的营养状况,发现现存的或潜在的营养问题,选择合理的饮食治疗方案,帮助患者改善营养状态,以利于早日康复。

(一)影响饮食与营养的因素

影响饮食与营养的主要因素有生理因素、病理因素、心理因素及社会因素,护士应了解这些影响因素,并根据患者的具体情况,制订切实可行的饮食护理计划,保证患者的营养需求。

1. 生理因素

(1)年龄:每个人有不同的食物喜好,而且处于不同的年龄阶段又具有不同的生理特点。因此,个体对食物量和特殊营养素的需求就不同。婴幼儿生长速度快,需摄入高蛋白质、高维生素、高矿物质和高热量饮食;母乳喂养的婴儿还需要补充维生素 D、维生素 K、铁等营养素,幼儿及学龄前期儿童应确保摄入充足的脂肪酸,以满足大脑和神经系统的发育。青少年生长发育速度快,需摄入足够的蛋白质、各种维生素和微量元素如铁、钙、碘等。老年人新陈代谢减慢,每日所需热量相应减少,但对钙的需求却增加。此外,由于婴幼儿咀嚼及消化功能尚未完善;老年人胃肠功能、咀嚼功能减弱,味觉改变等因素,应给予他们质软、易于消化的食物。

(2)活动量:活动量与活动强度不同,热量的消耗就不同。因而,对营养素和食物量的需求量也不同。一般来说,活动量大的人每天所需的热量和营养素需求大于活动量小的个体。

(3)身高和体重:相对而言,体格高大、强壮的人对营养的需要量较高。

(4)特殊生理期:女性在妊娠期和哺乳期一般伴有饮食习惯的改变,对营养的需求量也明显增加,如妊娠期女性需增加蛋白质、铁、碘、叶酸的摄入量,哺乳期女性在每日饮食的基础上再增加500kcal 热量,对蛋白质对需要量增加到 65g/d,同时还要注意维生素 B、C 的摄入。

2. 病理因素

(1)疾病:许多疾病可影响患者对食物及营养素的摄取、消化、吸收及代谢。口腔、胃肠道疾患则直接影响食物的摄取、消化和吸收。疾病本身可给人带来焦虑、恐惧、痛苦等不良的情绪反应,还可引起疼痛等不适的感觉而影响食欲。某些原因引起患者嗅觉、味觉异常,也可能影响其食欲。当患有超高代谢性疾病如甲状腺功能亢进、严重烧伤、发热等以及慢性消耗性疾病如结核等,机体所需营养素的量就有所增加。伤口愈合与感染期间,患者对蛋白质的需求较大。若疾病造成患者自尿液、血液或引流液中流失大量的蛋白质、体液、电解质等,也应及时增加营养的供给。

(2)药物:患者在药物治疗过程中也会影响其饮食和营养供给。有些药物可促进或抑制食欲,影响消化吸收功能,如类固醇类、胰岛素、盐酸赛庚啶等药物可增进食欲,而非肠溶性红霉素、氯贝丁酯等可降低食欲;有些药物影响营养素的吸收,如长期服用苯妥英钠可干扰叶酸和维生素 C 的吸收、利尿剂及抗酸剂容易造成矿物质缺乏、考来烯胺阻止胆固醇的吸收;有些药物杀灭肠内正常的菌群,减少一些维生素的来源,如磺胺类药物使维生素 B 和维生素 K 在肠内合成发生障碍;有些药物影响营养素的吸收,如异烟肼会增加维生素 B_6 的排泄。

(3)食物:有些人对某些食物会发生过敏反应,如进食牛奶、海产品、芒果等食物后,可出现荨麻疹、腹泻、甚至哮喘等过敏现象,从而影响营养素的摄入和吸收。

3. 心理因素　一般情况下,焦虑、烦躁、紧张、恐惧、悲哀等不良的情绪均可引起交感神经兴奋从而抑制胃肠蠕动及消化液的分泌，使患者食欲降低，甚至厌食；轻松愉快的心情则可增进食欲。有些患者由于进食时有不正常的心态在孤独、焦虑时也会想吃食物。此外，医务人员的态度、进食的环境及餐具、食物的色、香、味等都可影响人的心理状态而影响食欲。

4. 社会因素

(1)经济状况：经济状况可直接影响人们对食物种类的选择，影响购买力，从而影响人的营养状况。经济状况良好，可满足对饮食的需求，但也增加了营养过剩的可能性；经济状况不良，则会影响饮食的质量，容易发生营养不良等问题。

(2)饮食环境及习惯：进餐时周围环境的好坏、食具的洁净与否、食物的色香味等都可影响人们对食物的选择和摄入。饮食习惯往往受文化背景、宗教信仰、地理位置、生活方式、社会背景等因素的影响。不同的地域、不同的饮食文化及特点有着不同的饮食习惯，主要表现在食物的选择、烹饪方法、饮食嗜好、进食方式及时间等各方面。这些因素影响着饮食和营养素的摄入与吸收，甚至还可引起疾病的发生。我国素有“东酸西辣，南甜北咸”的饮食特色，东北居民喜食腌制的酸菜，因其亚硝胺类物质含量较高，易致消化系统肿瘤。现代快节奏、高效率的生活方式，使进食快餐、速冻食品的人也越来越多；另外，进餐时间的无规律性、暴饮暴食、烟酒嗜好等都会不同程度地影响人的健康。

(3)营养知识：正确理解和掌握基本的营养知识，有助于人们培养良好的饮食习惯，合理地选择食物，均衡饮食和营养。反之，如果缺乏基本的营养知识，在食物的选择和营养素的摄入中容易产生误区，从而产生不同程度的营养失调。

(二)身体状况的评估

1. 身高、体重　身高和体重是综合反映人体生长发育及营养状况的重要指标之一。因此，在评估营养状况时可通过测量身高和体重，并与正常值进行比较，以了解其营养状况。一般通过计算所测得体重与标准体重的差值除以标准体重值所得百分数，公式为：

$$\frac{\text{实测体重}-\text{标准体重}}{\text{标准体重}}\times 100\%$$

百分数在±10%之内为正常体重，增加10%～20%为超重，超过20%则为肥胖；减少10%～20%为消瘦，低于20%则为明显消瘦。

我国常用的标准体重的计算公式为Broca公式的改良公式：

$$\text{男性：标准体重(kg)}=\text{身高(cm)}-105$$

$$\text{女性：标准体重(kg)}=\text{身高(cm)}-105-2.5$$

近年来还可采用**体重指数**(body mass index，BMI)来衡量人的体重是否正常。体重(kg)/[身高(m)]^{2}的比值称为体重指数。按照WHO的标准，体重指数≥25为超重，≥30为肥胖，<18.5为消瘦。亚洲标准为，≥23为超重，≥25为肥胖。我国的标准为，≥24为超重，≥28为肥胖。

2. 皮褶厚度　皮褶厚度也称皮下脂肪厚度，可反映人体脂肪的含量，对判断消瘦或肥胖有重要意义。WHO推荐的常用测量部位有：肱三头肌部，即右上臂肩峰与尺骨鹰嘴连线中点处；肩胛下部，即右肩胛下角处；腹部，即距脐左侧1cm处。其中最常用的测量部位是肱三头肌，其正常参考值为：男性12.5mm，女性16.5mm。测量时选用准确的皮褶计，测量3次后取平均值，此数据与正常参考值相比较，比正常参考值低35%～40%为重度消瘦，低25%～34%为中度消瘦，低24%以下为轻度消瘦。

3. 上臂围　上臂围是测量上臂中点位置的周长，可反映肌蛋白贮存和消耗程度，是快速而简便的评估患者营养状况的评价指标。我国男性上臂围平均为27.5cm。测量值与标准值之比在90%以上为营养正常,90%~80%为轻度营养不良,80%~60%为中度营养不良,低于60%为严重营养不良。

4. 身体表象　通过对患者的外貌、毛发、面色、皮肤、骨骼和肌肉、指甲等方面观察,可评估患者的营养状况(表11-4)。

表11-4　营养不良与营养良好的身体表象

观察项目	营养良好	营养不良
外貌	发育良好、精神、有活力	消瘦、发育不良、缺乏兴趣、倦怠、疲劳
毛发	浓密、有光泽	缺乏光泽,干燥、稀疏、易掉落
面色	滋润、平滑、无肿胀	暗淡、无光泽、弹性差、肿胀
皮肤	有光泽、弹性好	干燥、弹性差、肤色过浅或过深
肌肉和骨骼	肌肉结实、有弹性、皮下脂肪丰满、骨骼无畸形	肌肉松弛无力、皮下脂肪薄、肋间隙和锁骨上窝凹陷、肩胛骨和髂骨嶙峋突出
指甲	粉色、坚实	粗糙、无光泽、易断裂

(三)饮食状况的评估

1. 一般饮食状态

(1)用餐时间:两餐之间间隔时间过长或过短,都会影响患者胃肠道的消化或吸收功能;此外,用餐时间过短会使食物不能得到充分的咀嚼,从而会影响食物消化和吸收。

(2)食物种类及摄入量:食物的种类不同,其所含的营养素也不同。评估时应注意评估患者摄入食物的种类、数量及相应比例是否合适,是否易被人体所消化吸收。

(3)其他:注意评估患者的饮食是否规律,是否服用药物、补品等,并注意其种类、剂量、服用时间,有无食物过敏史、特殊喜好等。

2. 食欲　观察患者进食时的状态,判断食欲有无改变,并注意查找和分析原因。

3. 其他　观察患者是否有烟酒嗜好,是否存在影响进食的因素,如咀嚼不便、口腔疾病等。

(四)实验室检查

生化检验是评价人体营养状况的客观指标,主要是通过对体内各种营养素水平的测定,尽早发现亚临床营养不良。目前常用的检查包括血清蛋白质水平、氮平衡试验及免疫功能测定。

1. 血清蛋白质水平　是指对身体脏器内蛋白质存贮量的估计。血清蛋白质种类很多,包括血红蛋白、清蛋白、转铁蛋白等。血红蛋白低为缺铁性贫血的表现。清蛋白是临床上评价蛋白质营养状况的常用指标之一,变化较慢,正常值为35~55g/L。血清转铁蛋白是评价蛋白质营养状况较敏感的一项指标。

2. 氮平衡试验　常用于观察患者在营养治疗过程中的营养摄入是够足够,了解分解代谢的情况。试验方法为:测定患者24h摄入氮量与总氮丧失量的差值,负数表示氮负平衡。

3. 免疫功能测定　免疫功能不全是脏器蛋白质不足的另一指标,主要包括淋巴细胞总数及细胞免疫状态测定。

二、一般饮食护理

在评估患者营养状况的基础上,结合患者自身疾病的特点,护士应确定护理诊断,制订并实施相应的饮食护理计划,做好患者的饮食护理,帮助其摄入足量、合理的营养素,促进疾病的早日康复。

(一)病区的饮食管理

患者入院后,由病区医生根据患者病情开出相应的饮食医嘱,确定患者的饮食种类。护士根据医嘱填写饮食通知单，送交营养室，同时填写病区饮食单，并将饮食种类在患者的床尾卡上作相应的标记，作为分发饮食和交接班的依据。当病情需要调整饮食种类时，如由禁食改为流质、手术前需要禁食或出院停止饮食等，需要医生开出医嘱，护士根据医嘱填写更改或停止饮食通知单，送交营养室，同时，在床尾卡上作相应的更改，并告知患者或家属。

（二）患者进食前的护理

1. 饮食教育　由于饮食习惯不同、缺乏营养知识等，患者可能对医院的某些饮食不理解、难以接受，护士应根据患者所需的饮食种类进行解释和指导，说明意义，明确可选用和不宜选用的食物及进餐次数等，取得患者的配合。饮食指导应尽量符合患者的饮食习惯，根据具体情况指导和帮助患者摄取合理的饮食，尽量用一些患者容易接受的食物代替限制食物，使用替代的调味品或佐料，使患者适应饮食习惯的改变。良好的饮食教育能使患者理解并愿意遵循饮食计划。

2. 环境准备　良好的进食环境，可使患者心情舒畅，增进食欲。患者进食环境以整洁、安静、舒适、空气清新为原则。

（1）进食前暂停非紧急的治疗、检查及护理工作。

（2）整理床单位及床旁用物，去除一切不良异味及不良视觉印象。如饭前半小时开窗通风、帮助患者大小便并及时移去便器等。

（3）病室内如有危重或呻吟的患者，应拉上床帘或用屏风遮挡，以免对他人造成不利的影响。

（4）鼓励同病室患者共同进餐，有条件者可到病区餐厅集中进餐，便于患者相互交流，以促进食欲。

3. 患者准备　进食前患者感觉舒适会促进患者食欲。因而，护士应在进食前协助患者作好进食前的准备。

（1）尽量减少或去除各种不舒适的因素，高热患者可采取降温措施适当降温；疼痛患者采取镇痛措施减轻疼痛；对敷料包扎固定患者，检查其松紧度，必要时作适当调整；因长期卧床而致疲劳者，帮助其更换卧位或按摩相应的受压部位。

（2）协助患者洗手及清洁口腔，帮助重症患者做好口腔护理，以促进食欲。

（3）协助患者采取舒适的就餐姿势，如病情许可，可协助患者下床就餐；下床不便者，可协助其采取坐位或半坐卧位，放置并清洁跨床小桌；卧床患者可安置侧卧位或仰卧位头偏向一侧，头部垫高并给予适当的支托。

（4）必要时可将治疗巾或餐巾围于患者胸前，避免污染衣服、床单位，做好进餐准备。

（5）减轻患者不良心理状态对进食的影响，对于焦虑、抑郁者给予适当的心理指导；条件许可时，可安排其家人陪伴患者进食。

（三）患者进食中的护理

1. 及时分发食物　护士着装整洁，洗净双手，戴口罩。根据饮食单上的饮食要求，协助配餐人员及时准确地将饭菜分发给每位患者。对禁食者，应告知其原因，并在床尾挂上标记，同时要做好口头及书面交班。

2. 鼓励并协助患者进食

（1）在患者就餐期间，护士应加强巡视、观察，鼓励患者进食；检查督促治疗饮食、试验饮食实施情况。询问患者对饮食方面的意见和建议，及时反馈给营养室，以提高饭菜质量。对家属送来的饭菜需经护士检查，符合饮食原则的方可食用，必要时可提供加热服务。

（2）对能自行进食者应鼓励其自行进食，必要时护士可提供相应的帮助，如传递食物和餐具等；对于不能自行进食者，护士应根据患者的进食习惯，给予耐心喂食。喂食的量要合适，一般用汤匙盛

1/3 满的食物；温度适宜，避免过热、过冷；速度适中，便于咀嚼和吞咽，不要催促患者；进食顺序要合理，固体和液体食物交替喂食，流质饮食可用吸管吸吮。

（3）对双目失明或眼睛被遮盖的患者，除了遵守上述喂食要求外，应告知食物的具体名称，以增加其进食兴趣，刺激患者食欲。如患者喜欢自己进食，可按照时钟平面图放置食物（图 11-1），并告知方向、位置、名称，利于患者自行进食。

（4）对于需要增加饮水量的患者，应向患者说明大量饮水的目的及重要性。督促患者在白天饮用日饮水量的 3/4，避免夜间大量饮水，增加排尿次数而影响患者睡眠。对于限制饮水患者，护士应向患者及其家属解释限水的目的及重要性，以取得患者的配合。若患者口干，可用湿棉球润湿口唇或用滴水的方式湿润口腔黏膜；口渴严重者如病情许可，可采用口含冰块、酸梅等方式刺激唾液分泌而止渴。

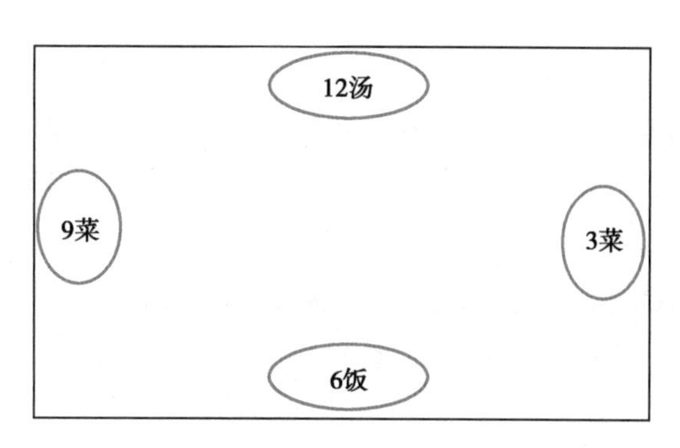

图 11-1　失明患者食物摆放平面示意图

3. 特殊情况处理　进食过程中应加强巡视，及时处理进食中的特殊问题。如患者出现恶心时，应嘱咐患者暂停进食，并作深呼吸缓解症状；如发生呕吐、溢食应及时托住患者的额头，提供盛装呕吐物的容器；平卧者，头偏向一侧，并尽快清理呕吐物，协助患者漱口或给予口腔护理。对暂时不想进食者，应将食物妥善保存，待需要进食时给予加热后，再送给患者食用。患者在进食过程中应该细嚼慢咽，不要边进食边说话，以免发生呛咳。如患者出现呛咳时，应帮助患者拍背；如异物进入喉部，应及时在腹部剑突下肚脐上用手向上、向下推挤数次，使异物排出，防止发生窒息。

（四）患者进食后的护理

1. 清洁整理　及时撤去餐具，清理食物残渣，整理床单位，帮助患者清洗双手、漱口或刷牙，为重症患者进行口腔护理，以确保患者用餐后的清洁和舒适。

2. 评价记录　根据需要做好进食记录，包括进食的种类、量、患者进食前后的反应等，以评估患者的饮食是否达到营养需求。

3. 按需交班　对暂时禁食、延缓进食或出现特殊情况的患者应做好交班。

第三节　特殊饮食护理

扫一扫，看总结

导入情景

李先生，52 岁，因车祸致昏迷，右上肢骨折，伴恶心、呕吐 2 次，急诊入院。经头颅 CT 示：左侧基底节区出血。医嘱给予脱水、健脑、止血等对症治疗，并予吸氧、心电监护、冰帽、留置胃管。

工作任务

1. 正确、熟练、规范为患者留置胃管。
2. 确保管饲饮食的安全，满足患者的营养需求。

对于病情危重、消化道吸收功能障碍、不能经口进食或不愿经口进食的患者，如恶性肿瘤晚期、食管肿瘤或狭窄、颅脑外伤、拒绝饮食者等，为保障患者对营养素的摄入、消化、吸收，维持细胞代谢，保持组织器官的结构与功能，促进康复，临床上常根据患者的病情，采用不同的特殊饮食护理，包括胃肠内营养(EN)和胃肠外营养(PN)。

一、胃肠内营养

胃肠内营养(eternal nutrition,EN)是采用口服或管饲等方法经胃肠道供给机体能量及营养素的营养支持疗法。根据供给营养食物的不同，可以分为要素饮食、非要素饮食等。要素饮食主要是通过管饲方式供给患者。管饲(tube feeding)是将导管插入胃肠道，为患者提供营养丰富的流质饮食、营养液、水分和药物的方法。根据导管插入的途径不同可分为：口胃管(导管由口插入胃内)、鼻胃管(导管由鼻腔插入胃内)、鼻肠管(导管由鼻腔插入小肠内)、胃造瘘管(导管经胃造瘘口插入胃内)、空肠造瘘管(导管经空肠造瘘口插至空肠内)。本节主要以鼻胃管为例，介绍管饲饮食的操作技术。

(一)鼻饲技术

鼻饲(nasogastric gavage)是将导管经一侧鼻腔插入胃内，从管内灌注流质饮食、水分和药物的技术。主要适用于不能经口进食者，如**昏迷、消化道肿瘤、食管狭窄、口腔疾病、口腔手术后的患者；重危患者和早产儿**；不能张口的患者，如破伤风患者；拒绝进食的患者，如精神异常者。禁用于上消化道出血、食管-胃底静脉曲张、鼻腔及食管手术后、食管梗阻等患者。

【目的】

通过鼻胃管供给多种营养素和药物，以满足患者对营养和治疗的需求。

【操作程序】

1. 评估

(1)辨识患者。

(2)患者的意识、病情、治疗情况及营养状况。

(3)患者的心理状态与合作程度，是否愿意配合，有无鼻饲的经历。

(4)患者鼻腔黏膜情况(有无炎症、肿胀，息肉等)、有无鼻中隔偏曲。

2. 计划

(1)患者准备：了解鼻饲的相关知识，包括插管目的、操作中的配合方法及注意事项等；有活动义齿和戴眼镜者应取下，妥善保管。

(2)护士准备：着装整洁，洗手，戴口罩。

(3)用物准备

1)治疗车上层：无菌鼻饲包(内含：治疗碗、镊子、压舌板、纱布、胃管、50ml 注射器、治疗巾)，胃管根据患者耐受情况和鼻饲持续时间选择橡胶胃管、硅胶胃管和新型胃管。另需准备液状石蜡、棉签、胶布、安全别针、橡皮圈、听诊器、手电筒、弯盘、手消毒液、流质饮食(38~40℃)、温开水适量(可取患者饮水壶内的水)、无菌手套。拔管时备：治疗碗(内有纱布)、松节油、乙醇、棉签、弯盘、治疗巾、漱口杯(内盛温开水)、无菌手套。

鼻饲技术
(视频)

2)治疗车下层：生活垃圾桶、医用垃圾桶。

(4)环境准备：病室整洁、安静、无异味、光线适宜，无人员走动。

3. 实施 见表11-5。

表 11-5 鼻饲技术

操作流程	操作步骤	要点说明
1. 核对解释	携用物至床旁,辨识患者并做好解释	• 确认患者,取得合作 • 消除疑虑和不安全感,缓解紧张情绪
2. 安置卧位	确认活动义齿已取下,根据病情协助患者采取**半坐卧位或坐位**,病情较重者采取右侧卧位。**昏迷患者去枕,头向后仰**	• 防止义齿脱落、误咽 • 半坐卧位可减轻插管时的不适,利于胃管插入 • 右侧卧位可借解剖位置使胃管易于插入 • 头向后仰有利于昏迷患者胃管插入
3. 铺巾置盘	将治疗巾铺在患者颌下,弯盘放在便于取用处	
4. 清洁鼻腔	观察鼻腔情况,选择通畅一侧,用湿棉签清洁鼻腔,准备好胶布,戴无菌手套	• 鼻腔通畅,利于插管 • 戴无菌手套为防止手污染胃管
5. 测量长度	检查胃管是否通畅,测量插管长度,并作上标记(图 11-2)	• 注入少量空气检查胃管是否通畅 • 测量方法:**成人前额发际至剑突的距离或由鼻尖经耳垂再至剑突的距离,约 45~55cm**。小儿眉间至剑突与脐中点的距离。若需经胃管注入刺激性药物,可将胃管向深部插入 10cm
6. 润滑胃管	将石蜡油倒少许在纱布上,润滑胃管前端	• 减少插管时的阻力
7. 规范插管	(1)左手持纱布托住胃管,右手持镊子夹持胃管前端,轻轻插入清洁后的鼻孔 (2)插至 10~15cm(咽喉部)时,清醒患者嘱其做吞咽动作,顺势将胃管向前推进,插至预定长度 (3)昏迷患者当胃管插入 10~15cm 时,左手将患者头部托起,使下颌靠近胸骨柄(图 11-3),缓缓插至预定的长度 (4)插管过程中若出现恶心、呕吐可暂停插入,嘱患者做深呼吸;出现呛咳、发绀、呼吸困难,表示误入气管,应立即拔出,休息片刻后重新插入	• 插入动作应轻稳,避免镊子与患者黏膜接触,以免损伤鼻腔黏膜 • 吞咽动作便于胃管迅速插入食管,护士可让患者随"咽"的口令边咽边插,必要时,可让患者饮少量温开水 • 下颌靠近胸骨柄,可**增加咽后壁的弧度**,提高插管成功率 • 深呼吸可缓解紧张 • 插管不畅时查看口腔,了解胃管是否盘曲在口腔内,若有盘曲应回抽一段,再小心插入
8. 确认入胃	**确认胃管是否已经入胃内**,方法有三种(图 11-4): (1)注射器连接胃管末端回抽(图 11-4A) (2)将听诊器置于胃部,用注射器经胃管向胃内快速注入 10ml 空气(图 11-4B) (3)将胃管末端放在水中(图 11-4C)	• 有胃液抽出 • 能听到气过水声 • 无气泡逸出
9. 固定胃管	确认胃管已在胃内后,用胶布固定胃管于鼻翼及同侧颊部(图 11-5),脱去手套	• 防止胃管滑出或移动
10. 灌注溶液	(1)连接注射器于胃管末端,缓慢**注入少量温开水** (2)缓慢灌注鼻饲液或药物,**药片应研碎溶解后灌入** (3)鼻饲完毕,再注入少量温开水	• 温开水可润滑胃管,防止鼻饲液附着于管壁 • 注入过程中应询问患者感受以调节注入速度防止不适应 • 每次抽吸鼻饲液后应反折胃管末端,避免注入空气导致腹胀 • 冲净胃管,避免鼻饲液存积管腔中变质引起胃肠炎或堵塞管腔

续表

操作流程	操作步骤	要点说明
11. 封管固定	将胃管塞封住末端开口处并反折末端，用纱布包好，再用橡皮圈系紧，贴胃管标识，用安全别针固定于上衣一侧肩部或枕旁	• 防止液体反流 • 防止胃管脱落
12. 整理记录	(1)清洁患者面部，撤去治疗巾，整理床单位，嘱患者维持原卧位 20~30min (2)冲洗注射器，放于治疗盘内，用纱布盖好备用 (3)洗手，记录	• 维持原卧位可防止呕吐 • 鼻饲用物应每日更换、消毒 • 记录插管时间、患者的反应、鼻饲液的种类和量等
13. 拔管		• 用于停止鼻饲或长期鼻饲需更换胃管时
(1)核对解释	携用物至床旁，辨识患者并做好解释，铺治疗巾于患者颌下，将弯盘置于患者口角边，揭去胶布，反折胃管末端	• 取得患者合作，使患者精神放松 • 反折胃管末端以免拔管时液体反流
(2)拔出胃管	戴无菌手套，用纱布包裹近鼻孔处胃管，嘱患者深呼吸，在患者**呼气时拔管**，边拔边用纱布擦胃管，**至咽喉处快速拔出**，擦净口鼻，置胃管于弯盘内，撤去弯盘	• 至咽喉处时快速拔出，以免管内残留的液体滴入气管
(3)清洁整理	清洁口腔、面部，擦去胶布痕迹，协助患者漱口，脱去手套，安置舒适体位，整理床单位，清理用物	• 可用松节油擦净胶布痕迹，再用乙醇擦除松节油 • 使患者感觉舒适
(4)洗手记录	洗手，记录	• 记录拔管时间和患者反应
14. 用物处置	将用过的物品送到处置室，放到各规定的地方	

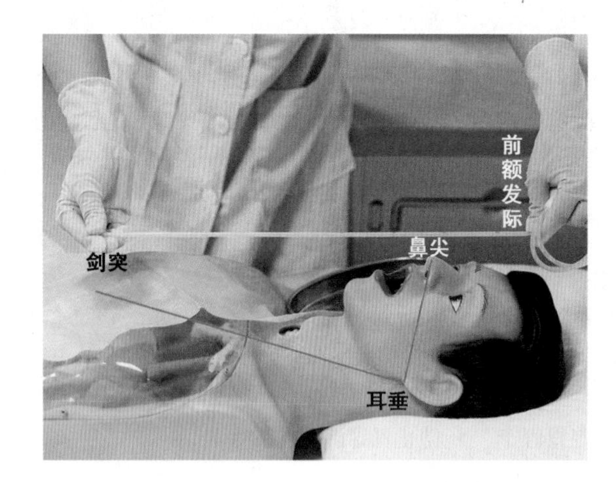

图 11-2 胃管插管长度测量方法

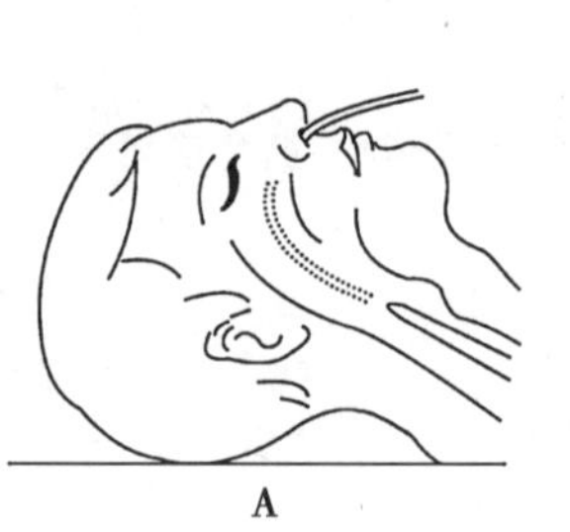

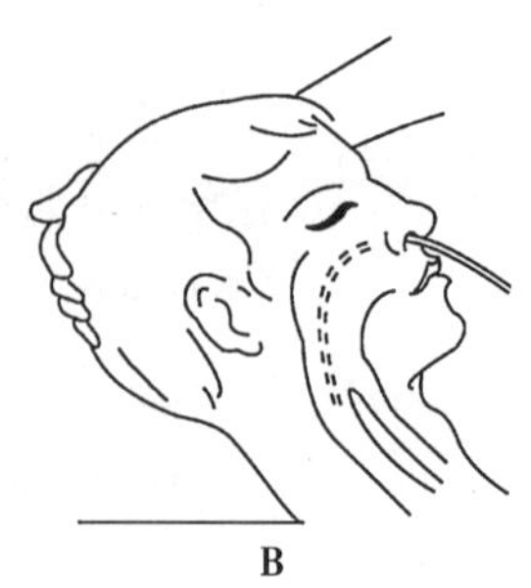

图 11-3 昏迷患者插管法

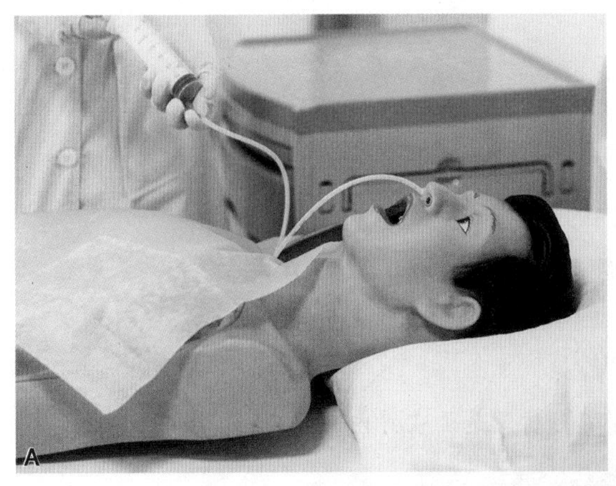

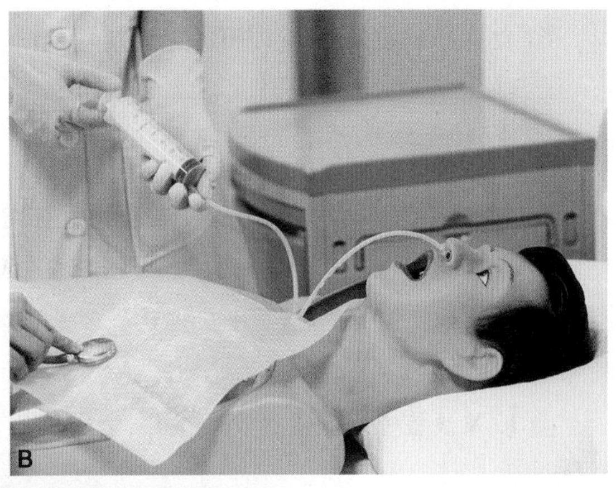

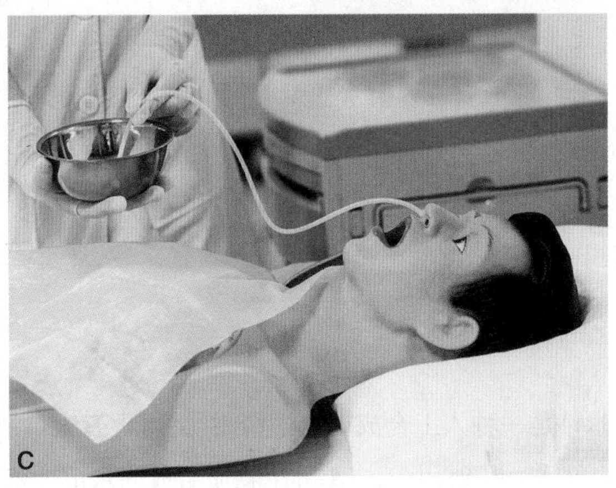

图 11-4 确认胃管在胃内的方法

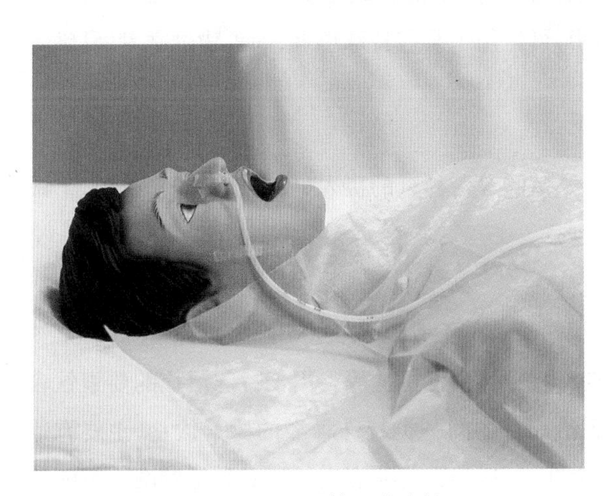

图 11-5 胃管固定方法

4. 评价

(1)患者通过鼻饲获得需要的营养、水分及药物。

(2)护士操作熟练、规范,动作轻柔,关爱患者。

(3)护患沟通有效,患者理解鼻饲操作的目的,能积极配合,插管过程顺利。

【注意事项】

1. 插管动作要轻柔,注意食管解剖特点,在通过食管三个狭窄处(环状软骨水平处、平气管分叉处、食管通过膈肌处)时要特别小心,避免损伤食管黏膜。

2. **每次灌食前应证实胃管在胃内,检查胃管是否通畅**。先注入少量温开水冲管后再进行喂食,鼻饲完毕后再次注入少量温开水,防止鼻饲液残留而致凝结、变质。灌食过程中避免注入空气而致患者腹胀。

3. **灌注的鼻饲液温度应在 38~40℃**,避免过冷或过热;**每次鼻饲量不超过 200ml,间隔时间不少于 2h**;果汁与奶液分别灌注,防止产生凝块;药片应研碎溶解后再注入。

4. **长期鼻饲者应每天进行 2 次口腔护理**,并定期更换胃管,普通胃管每周更换一次,硅胶胃管每月更换一次，于晚间末次灌食后拔出，次日晨再从另一侧鼻孔插入。

5. 食管静脉曲张、食管梗阻的患者禁忌鼻饲。

知识拓展

检查胃管在胃内的其他方法

据报道成人胃管置管的错误率为1.3%~50%，若胃管置入过浅、过深或误入气道均影响治疗。在进行管饲喂食前，护士应确认胃管是否在胃内。除上述确定胃管在胃内的方法，还有以下方法：

1. X线检查法　通过X线摄片，清晰显示胃管走行及是否在胃内，是判断胃管在胃内的金标准。

2. 电磁探查　通过电磁探查，实时确定胃管位置。

3. CO_2测定法　用CO_2比色计在鼻胃管头端测定CO_2浓度来排除胃管误入呼吸道。

4. 抽吸物检测　对抽吸物进行PH检测，或进行胆红素和PH相结合的方法检测。用此方法判断的干扰因素较多。

5. 内镜检查　通过内镜观察，准确率高，但检查具有侵入性，费用高，因此临床运用有限。

（二）要素饮食

要素饮食（elemental diet）是一种人工合成的化学精制饮食，**含有人体所需要的易于吸收的全部营养素**，是以各种营养素的单体为基础、由无渣小分子物质组成的水溶性营养合成剂，包含必需脂肪酸、游离氨基酸、单糖、维生素、无机盐类和微量元素。其特点是营养成分明确，营养全面，不含纤维素，**无须经过消化过程，即可直接被肠道吸收和利用**，可适用于某些特殊患者，如食物过敏者、乳糖不耐受者等。

【目的】

用于临床营养治疗，可保证危重患者的能量及氨基酸等营养素的摄入，促进患者的伤口愈合，改善患者的营养状况，达到治疗及辅助治疗的目的。

【分类】

要素饮食根据治疗用途可分为用于营养治疗和用于特殊治疗两大类。用于营养治疗的要素饮食主要包括游离氨基酸、单糖、主要脂肪酸、维生素、微量元素、无机盐等。用于特殊治疗的要素饮食是针对不同疾病患者，调整相应营养素的比例达到治疗目的的一类特殊种类的要素饮食，主要有适于肝功能损害的高支链氨基酸低芳香族氨基酸要素饮食、适于肾功能衰竭的以必需氨基酸为主的要素饮食、适于苯丙酮尿症的低苯丙氨基酸要素饮食等。这里主要介绍用于营养治疗的要素饮食。

【适应证和禁忌证】

1. 适应证

（1）超高代谢患者，如严重烧伤及创伤、严重化脓性感染、多发性骨折等。

（2）某些外科手术前后需营养支持治疗者。

（3）肿瘤或其他消耗性疾病引起的营养不良的患者。

（4）肠炎及其他腹泻、消化道瘘、急性胰腺炎等患者。

（5）其他，如脑外伤、免疫功能低下等患者。

2. 禁忌证

(1)3 个月以内婴儿。

(2)消化道出血患者。

(3)糖尿病患者慎用。

(4)胃切除术患者大量使用要素饮食可引起倾倒综合征,应慎用。

【评估】

患者的病情、营养状况及对营养素的需求等,以保证供给患者适宜浓度和剂量的要素饮食。

【实施方法】

根据患者病情的需要,将粉状要素饮食按比例添加水,配制成适宜浓度和剂量的要素饮食后可经口服、鼻饲、经胃或空肠造瘘口滴入等方式供给患者。

(1)口服法:要素饮食一般口感欠佳,患者较难耐受,故临床较少采用。也有一些要素饮食添加适量调味料改善口感,如添加橘子汁、菜汤等调味料。口服剂量由**50ml/次逐渐增至100ml/次**,根据病情一般6~10次/d。

(2)鼻胃管、经胃或空肠造瘘处滴入法

1)分次注入法:将调配好的要素饮食或现成制品用注射器通过鼻胃管或造瘘口注入胃肠内,**4~6次/d,每次250~400ml**。主要用于非危重,经鼻胃管或造瘘管行胃内喂食的患者。此法操作方便,费用较低,但容易引起消化道症状,如恶心、呕吐、腹胀、腹泻等。

2)间歇滴入法:将调配好的要素饮食或现成制品倒入有盖吊瓶内,经输注管缓缓注入,**4~6次/d,每次400~500ml,每次输注时间30~60min**。此方法不适反应少,大多数患者都可耐受。

3)连续滴入法:装置和间歇滴注相同,在12~24h内持续滴入,也可用肠内营养泵保持恒定的滴速。浓度开始以5%为宜,逐渐调到20%~25%;**速度开始以40~60ml/h(或40~60滴/min)**为宜,逐渐**调到120ml/h,最多可到150ml/h**。多用于经空肠造瘘喂食的危重患者。

【并发症】

1. 机械性并发症　与营养管的硬度、插入位置等有关,主要有鼻咽部和食管黏膜损伤、管道阻塞。

2. 感染性并发症　若营养液误吸可导致吸入性肺炎,若肠道造瘘患者的营养液管滑入腹腔可导致急性腹膜炎。

3. 胃肠道并发症　患者可发生恶心、呕吐、腹胀、腹痛、便秘、腹泻等并发症。

4. 代谢性并发症　有的患者可出现高血糖或水电解质代谢紊乱。

【注意事项】

1. 配制要素饮食时,应严格遵守无菌技术操作原则。所有配制用具均需消毒灭菌后使用。

2. 每一种要素饮食的营养成分、浓度、用量、滴入的速度等应根据患者的病情,由医生、责任护士及营养师达成共识而定。**原则上应由低、少、慢开始,逐渐增加**,待患者耐受后再稳定配餐标准、用量及速度。

3. 要素饮食应新鲜配制,如需存放要在4℃以下冰箱内冷藏,避免细菌污染。**配制好的要素饮食要保证在24h内用完**,防止食物放置过久而变质。

4. 要素饮食不宜高温蒸煮,但可适当加热。适合口服的温度一般为37℃,经鼻饲及造瘘口注入温度为41~42℃。在输液管远端可放置一热水袋或使用鼻饲加温器,保持温度,防止发生腹胀、腹泻、腹痛等。

5. 要素饮食滴注前后都应用温开水或生理盐水冲净管腔,防止食物滞留管腔内发生腐败变质。

6. 滴注过程中应加强巡视观察,如出现恶心、呕吐、腹痛、腹泻等消化道症状应查清原因,根据需要调整浓度、温度或速度,反应严重者应暂停滴注。

7. 应用要素饮食期间,应定期测量体重,并检测血电解质、血糖、肝功能、血尿素氮等,观察尿量、大便次数及性状,及时进行营养评估。

8. **要素饮食停用时应逐渐减量,以防引起低血糖**。护士应加强与医生和营养师的联系,及时调整饮食,处理不良反应及并发症。长期使用者应补充维生素和矿物质。

9. 要素饮食不能用于幼小婴儿和消化道出血者;消化道瘘和短肠综合征患者宜先采用几天全胃肠外营养后逐渐过渡到要素饮食;糖尿病和胰腺疾病患者应慎用。

知识拓展

肠内营养泵

肠内营养泵(enteral feeding pump)是一种肠内营养输注系统,通过鼻胃管或鼻肠管连接泵管及其附件,以微电脑精确控制输注的速度、剂量、温度、输注总量等的一套完整、封闭、安全、方便的系统。应用于处于昏迷状态或需要准确控制营养输入的管饲饮食患者。该系统可以按照需要定时、定量对患者进行肠道营养液输入,达到维持患者生命、促进术后康复的目的。

肠内营养泵的功能:①根据要求设定输入营养液的总量、流速、温度等参数,并且在运行过程中可任意修改。②根据指令,自动检测和控制营养液的温度、流量和流速。③在营养液的温度、流量和流速出现异常时,发出报警信号。④动态显示已经输入营养液的数量、温度、流量和流速,便于随时查看。

肠内营养泵可能出现的问题有:①管道堵塞:多由于营养液黏附管壁所致,应在持续滴注时每2~4h用37℃左右的温开水或生理盐水冲洗管道。②营养泵报警:其原因除管道堵塞外,还可能是滴管内液面过高或过低、液体滴空、电源不足等,应及时排除引起报警的原因,以便输注畅通。③鼻胃(肠)管因质硬造成消化道穿孔或营养管插入深度不够而误插入气管:应严格遵守操作规程,同时可选用较柔软的鼻胃(肠)营养管。

二、胃肠外营养

胃肠外营养(parenteral nutrition,PN),又称静脉营养(intravenous nutrition),是按照患者的营养需要,通过周围静脉或中心静脉输注患者机体所需的全部能量及营养素,以满足代谢需要的营养支持疗法。根据补充营养的量,胃肠外营养可分为部分胃肠外营养(PPN)、全胃肠外营养(TPN)两种。

(一)目的

适用于各种原因导致的不能从胃肠道摄取营养、胃肠道需要充分休息、消化吸收障碍以及超高代谢等患者,保证热能及营养素的摄入,维持机体新陈代谢,促进患者的康复。

(二)适应证

1. 超高代谢的患者　如严重烧伤、严重创伤、败血症患者等。

2. 不能或不宜经消化道进食的患者　如重症急性胰腺炎、消化道瘘、肠梗阻、短肠综合征患者等。

3. 消化道需要休息或消化、吸收不良的患者　如长期腹泻、消化道大出血、严重胃肠水肿、克罗恩病、溃疡性结肠炎等。

4. 补充治疗　如营养不良患者的术前准备、慢性感染、吸收不良综合征。

5. 恶性肿瘤患者　如接受化疗、放疗期间和接受骨髓移植的患者。

6. 其他　如急性肝功能衰竭、急性肾功能衰竭、急性心力衰竭、妊娠剧吐等。

（三）禁忌证

1. 胃肠道功能正常，能获得足够的营养者。

2. 预计应用时间不超过5d者。

3. 伴有严重的水电解质紊乱、酸碱失衡、出凝血功能异常或休克患者应暂停使用，待内环境稳定后方可使用胃肠外营养。

4. 已进入临终期、不可逆昏迷等患者。

（四）方法

1. 途径　可经周围静脉或中心静脉置管供给。

（1）周围静脉营养：适用于应用时间短、部分营养支持或中心静脉置管困难的患者。疗程一般在15d内。

（2）中心静脉营养：适用于长期、全量补充营养的患者。常选择锁骨下静脉置管。

2. 输注原则　根据患者的病情、年龄及耐受情况调节输注速度和溶液浓度。

（1）速度：开始缓慢，逐渐加快滴速。一般成人第一天速度为60ml/h，第二天80ml/h，第三天100ml/h，且输注速度均匀。

（2）浓度：溶液浓度先从**低浓度**开始，再逐渐增加。

（3）用量：输注量先少，再逐渐增加。至停用前应**提前2~3d**逐渐减量，不可骤停，以免出现低血糖反应。

3. 用法　输注方法主要有全营养混合液及单瓶输注两种。

（1）全营养混合液：即将每天所需的营养物质在无菌条件下按次序混合输入，这种方法氮比例平衡、多种营养素同时进入体内，既节省时间，又减少污染并降低代谢并发症的发生。

（2）单瓶输注：在无条件进行全营养混合液输注时，可单瓶输注。此方法由于各营养素非同步进入机体而造成营养液的浪费，另外易发生代谢并发症。

（五）并发症及防护

在患者使用胃肠外营养时，可能发生的并发症有：

1. 机械性并发症　在中心静脉置管时，若患者体位不当或穿刺不慎可引起气胸、皮下气肿、血胸、神经损伤、导管扭曲或折断等。输注过程中，若大量空气进入输注管道可发生空气栓塞，甚至死亡。滴注过程中护士应加强巡视，及时发现并处理异常情况。

2. 感染性并发症　置管时无菌技术操作不严格，营养液变质或被污染以及导管长期留置可引起局部或全身感染，严重时引起败血症。护士应严格无菌技术操作，营养液现配现用，避免放置过久而变质，注意观察穿刺局部及全身情况，如出现不明原因的发热时，应做血培养，以查明原因，及时控制感染。

3. 代谢性并发症　营养液输注浓度、速度不当或突然停用等可引起糖代谢紊乱、电解质失衡、肝功能损害。护士应每日记录出入液量，进行实验室监测，定期检查血常规、电解质、血糖、血氧分压、血浆蛋白、尿糖、尿生化等。观察患者代谢的动态变化，随时调整营养液配方。

（六）注意事项

1. 营养液配制及静脉穿刺操作必须严格遵守无菌技术操作原则。

2. 营养液尽量现配现用，如暂不输注需存储在4℃冰箱内，存储时间不得超过24h，超时不宜再用。

3. 输注袋及连接管应每12~24h更换1次，穿刺处敷料应每24h更换1次，注意观察局部皮肤有无异常。

4. 静脉营养管严禁输入其他液体、药物、血液等，严禁采集血液标本或监测中心静脉压。

5. 输注过程中保持导管通畅，避免液体中断或导管脱出，防止空气栓塞。

6. 密切观察患者的临床表现，注意有无并发症的发生。若发现情况异常应及时报告医生，配合处理。

知识拓展

胃管种类

1. 橡胶胃管　由橡胶制成，管壁厚，管腔小，质量重，对鼻咽黏膜刺激性强。可重复灭菌使用，价格便宜。可用于留置时间短于7d，经济困难的一般胃肠道手术患者。

2. 硅胶胃管　由硅胶制成，质量轻，弹性好，无异味，与组织相容性好；管壁柔软，刺激性小；管壁透明，便于观察管道内情况；管道前端侧孔较大；价格较低廉。可用于留置胃管时间较长的患者。留置时间可达1个月。

3. DRW胃管　由无毒医用高分子材料精制而成，前端钝化，经硅化处理，表面光滑，无异味，易顺利插入，不易损伤食管及胃黏膜；管壁显影、透明，刻度明显，易于掌握插入深度；尾端有多用接头，可与注射器、吸引器等紧密连接。置管时间可达15d。

扫一扫，看总结

扫一扫，测一测

（李　清）

第十二章　排泄护理技术

扫一扫，
自学汇

学习目标

1. 掌握多尿、少尿、无尿、膀胱刺激征、尿潴留、尿失禁、便秘、腹泻的概念，异常排尿排便的原因，留置导尿患者的护理要点。
2. 熟悉正常排尿排便评估内容，异常排尿排便的护理措施。
3. 了解影响排尿排便的因素。
4. 能正确完成导尿术、留置导尿术、大量不保留灌肠和保留灌肠的操作技术。
5. 具有严谨认真的工作态度和较强的人际沟通能力，关心体贴患者。

排泄是机体将新陈代谢产生的废物排出体外以维持机体内环境平衡的生理过程，是人体的基本需要之一。人体可通过皮肤、呼吸道、消化道及泌尿道等途径将代谢产物排出，其中消化道和泌尿道是排泄的主要途径。许多因素如疾病、治疗可影响人体正常的排泄活动，使其排尿、排便活动发生障碍，导致机体出现健康问题。因此，护士应掌握与排尿和排便有关的知识及护理技术，协助患者恢复并维持正常的排泄功能，以满足患者基本需要。

第一节　排 尿 护 理

导入情景

患者，女，30 岁，子宫切除术后三天，拔出尿管 10h 后不能自行排尿，患者烦躁不安。主诉：下腹胀痛、有尿意但不能排出，查体见耻骨联合上方膨隆，可触及囊性包块，叩诊呈实音。

工作任务

1. 判断患者出现的问题及原因。
2. 采取护理措施解决问题。

排尿活动是受大脑皮质控制的反射活动，对调节水、电解质及酸碱平衡，维持人体内环境的相对稳定起着非常重要的作用。泌尿系统由肾脏、输尿管、膀胱及尿道组成。血液通过肾小球滤过作用生成原尿，再通过肾小管的重吸收和分泌作用生成终尿，经肾盂排向输尿管，输尿管通过平滑肌的蠕动和尿液的重力作用，将尿液不断输送到膀胱。肾脏生成尿液是一个连续不断的过程，而膀胱的排尿则是间歇进行的，只有膀胱内尿液储存达一定量时，才能引起反射性排尿，使尿液经尿道排出体外。

一、排尿活动的评估

（一）尿液的评估

1. 次数和量　尿量是反映肾脏功能的重要指标之一。一般成人白天排尿3~5次，夜间排尿0~1次，每次200~400ml；正常成人**24h尿量约1 000~2 000ml，平均1 500ml**左右。尿量和排尿次数的多少与液体摄入量和肾外排泄量有关。

2. 颜色　正常新鲜尿液呈淡黄色或深黄色，是由于尿胆原和尿色素所致。当尿液浓缩时，量少则色深。此外，还受某些食物和药物的影响，如进食大量胡萝卜、服用核黄素等药物时，尿液呈深黄色。病理情况时，尿液的颜色呈现以下变化：

（1）血尿：尿液内含有一定量的红细胞，其颜色的深浅与尿液中所含红细胞量多少有关，呈红色或棕色。常见于急性肾小球肾炎、输尿管结石、泌尿系统肿瘤、结核及感染等。

（2）**血红蛋白尿**：尿液中含有一定量的血红蛋白，**呈浓茶色、酱油色**，隐血试验阳性。由于大量红细胞在血管内被破坏，血红蛋白经肾脏排出形成血红蛋白尿。常见于溶血、恶性疟疾和阵发性睡眠性血红蛋白尿。

（3）胆红素尿：尿液含有胆红素，呈黄褐色或深黄色，振荡后尿液泡沫亦呈黄色。常见于阻塞性黄疸和肝细胞性黄疸。

（4）乳糜尿：尿液中含有淋巴液，呈乳白色。常见于丝虫病。

3. 透明度　正常新鲜尿液澄清、透明，久置后可因尿中磷酸盐析出而发生轻度混浊，出现微量絮状沉淀物，但加热、加酸或加碱后，尿盐溶解，尿液即变澄清。尿液中含蛋白时不影响其透明度，但振荡时可产生较多且不易消失的泡沫。泌尿系统感染时尿液中含大量脓细胞、红细胞、上皮细胞、细菌或炎性渗出物，排出的新鲜尿液即呈白色絮状混浊，加热、加酸或加碱后，其混浊度不变。

4. 酸碱度　正常人尿液呈弱酸性，pH 4.5~7.5，平均为6。尿液酸碱性受饮食种类的影响，如进食大量蔬菜水果时，尿液呈碱性；进食大量肉类时，尿液则呈酸性。酸中毒、痛风患者其尿液呈酸性，而严重呕吐、碱中毒、膀胱炎患者的尿液呈碱性。

5. 比重　正常情况下成人的尿比重波动于1.015~1.025，尿比重高低主要取决于肾脏的浓缩功能，一般尿比重与尿量成反比。高比重尿可见于脱水、蛋白尿、糖尿，低比重尿见于尿崩症。若**尿比重经常为1.010左右，提示肾功能严重障碍**。

6. 气味　正常尿液气味来自尿液内的挥发性酸，尿液久置后因尿素分解产生氨出现氨臭味。**新鲜尿液即有氨臭味，见于泌尿系感染**，因尿未排出即已被细菌分解所致；**糖尿病酮症酸中毒时，因尿中含有丙酮，故有烂苹果气味**。

（二）影响排尿因素的评估

1. 生理因素　婴幼儿因大脑发育不完善，其排尿不受意识支配，2~3岁后才能自我控制；女性妊娠时因子宫增大压迫膀胱使排尿次数增加；老年人因膀胱肌肉张力减弱，出现尿频；老年男性由于前列腺肥大压迫尿道可引起排尿困难。

2. 心理因素　心理因素可影响会阴部肌肉和膀胱括约肌的放松或收缩，当个体处于紧张、焦虑、恐惧的情境时，有时出现尿急、尿频或排尿困难等。排尿还受暗示的影响，任何听觉、视觉或其他身体感觉的刺激均可诱发排尿，如有的人听见流水声就会产生尿意。

3. 社会文化因素 大多数人在日常工作、生活中会建立起自己的排尿习惯，如起床及睡前排尿，这与日常作息时间有关。儿童期的排尿训练影响成年后的排尿形态，个体排尿习惯姿势、所处环境和时间也会影响排尿活动的完成。文化教育使人们形成了一种社会规范即排尿应该在隐蔽的场所进行，当个体缺乏隐蔽的环境时，就会产生压力从而影响正常排尿。

4. 液体和饮食的摄入 尿量的多少与摄入体内的液体量及种类有密切关系，液体摄入量少则尿量少，反之亦然；咖啡、茶、酒类饮料有利尿作用，使尿量增加，排尿次数也增多。摄入的食物也会影响排尿，含水量多的水果、蔬菜可增加液体摄入量，使尿量增多；饮用含盐较高的饮料或食物则会引起水钠潴留，使尿量减少。

5. 病理因素 泌尿系统的感染可引起尿急、尿频和尿痛；肾脏病变使尿液生成障碍或循环系统疾病导致肾血流量减少出现少尿或无尿；泌尿系统肿瘤、结石或狭窄也可导致排尿障碍，出现尿潴留；神经系统的损伤和病变，使排尿反射的神经传导和排尿的意识控制障碍，导致尿失禁。手术中使用麻醉剂及术后的切口疼痛会导致尿潴留；外伤、外科手术可导致体液丢失使尿量减少；某些诊断性检查要求患者暂时禁食禁水，因液体摄入减少影响尿量；某些泌尿道的内镜检查可能造成局部水肿、损伤或不适，可导致排尿形态的改变。

6. 气候因素 外界环境温度亦会影响排尿活动，夏季天气炎热，机体出汗量大，血浆晶体渗透压增高，抗利尿激素分泌增多，促进肾脏重吸收功能，致尿液浓缩和尿量减少；寒冷季节，血管收缩，循环血量增加，反射性抑制抗利尿激素分泌，尿量增加。

（三）异常排尿活动的评估

1. 多尿（polyuria） **指24h尿量超过2 500ml者**。由于内分泌代谢障碍或肾小管浓缩功能不全所致。见于糖尿病、尿崩症、急性肾功能不全（多尿期）等患者。

2. 少尿（oliguria） **指24h尿量少于400ml或每小时尿量少于17ml者**。见于发热、液体摄入过少、休克等血容量不足及心、肾、肝功能衰竭等患者。

3. 无尿（anuria）或尿闭（urodialysis） **指24h尿量少于100ml或12h内无尿者**。见于严重休克、急性肾功能衰竭、药物中毒等患者。

4. 膀胱刺激征（vesical irritability） 主要表现为**尿频、尿急、尿痛**，见于膀胱及尿道炎症、结核性膀胱炎等患者，是由于膀胱及尿道受炎症或机械性刺激引起。尿频（frequent micturition）指单位时间内排尿次数增多；尿急（urgent micturition）指患者突然有强烈尿意，迫不及待地要排尿而不能自制；尿痛（dysuria）指排尿时膀胱区及尿道疼痛；出现膀胱刺激征时常伴有血尿。

5. 尿潴留（urinary retention） 指大量尿液潴留在膀胱内而又不能自主排出。正常成人膀胱容量300~500ml，尿潴留时膀胱容积可增至3 000~4 000ml，膀胱高度膨胀，可至脐部。患者主诉下腹胀痛、排尿困难。**体检可见耻骨上膨隆，扪及囊性包块，叩诊呈实音，有压痛**。引起尿潴留的常见原因有以下几种：

（1）机械性梗阻：膀胱颈部或尿道有梗阻性病变，如前列腺肥大或肿瘤压迫尿道，造成排尿受阻。

（2）动力性梗阻：由于排尿功能障碍引起，而膀胱、尿道并无器质性梗阻病变，如外伤、疾病或术后麻醉剂所致脊髓初级排尿中枢活动障碍或抑制，不能形成排尿反射。

（3）其他：各种原因引起的不能用力排尿或不习惯卧床排尿，包括某些心理因素如焦虑、窘迫使得排尿不能及时进行，膀胱过度充盈，致使膀胱收缩无力，造成尿潴留。

6. 尿失禁（urinary incontinence） 指排尿失去控制，尿液不自主地排出或流出。尿失禁可分为：

（1）真性尿失禁（完全性尿失禁）：即膀胱完全不能贮存尿液，表现为持续滴尿。原因：脊髓初级排尿中枢与大脑皮质之间联系受损，如昏迷、截瘫，因排尿反射活动失去大脑皮质的控制，膀胱逼尿肌出现无抑制性收缩；或由于手术、分娩造成膀胱括约肌损伤或支配括约肌的神经损伤，致膀胱括约肌功能障碍。

（2）假性尿失禁（充溢性尿失禁）：即膀胱内贮存部分尿液，当膀胱充盈达到一定压力时，即可不自主溢出少量尿液。当膀胱内压力降低时，流尿活动即停止。原因：脊髓初级排尿中枢活动受到抑制，膀胱充满尿液内压增高，迫使少量尿液流出。

（3）压力性尿失禁（不完全性尿失禁）：指当咳嗽、打喷嚏、大笑或运动时因腹肌收缩，腹内压骤增，致使少量尿液不自主地流出。原因：膀胱括约肌张力降低，骨盆底肌肉及韧带松弛，多见于中老年女性。

二、排尿活动异常患者的护理

（一）尿潴留患者的护理

评估分析尿潴留原因，如属机械梗阻，须在治疗原发病基础上给予对症处理；如排除机械性梗阻；如属非机械梗阻，可采用以下护理措施：

1. 心理护理　安慰患者，消除其焦虑和紧张情绪，以减轻其心理压力。

2. 提供适当的排尿环境　为患者创造有利于排尿的环境，关闭门窗，隔帘或屏风遮挡，请无关人员回避，适当调整治疗护理时间，使患者安心排尿。

3. 调整体位和姿势　酌情协助患者取适当体位，如帮助卧床患者抬高上身或坐起，尽量使其以习惯姿势排尿。

4. 诱导排尿　排尿易受暗示影响，**如听流水声或用温水冲洗会阴部，可诱导排尿反射**。亦可采用针刺中极、曲骨、三阴交穴或艾灸关元、中极穴等方法，刺激排尿。

5. 热敷按摩　热敷按摩下腹部可促进排尿，如病情允许，可配合用手按压膀胱协助排尿，但不可用力，以防膀胱破裂。

6. 药物治疗　必要时根据医嘱肌内注射卡巴胆碱等。

7. 导尿术　如经上述处理仍无效时，可采用导尿术。

8. 健康教育　帮助患者和家属了解维持正常排尿的重要性，指导患者养成定时排尿的习惯，学会正确的自我放松方法。对需要绝对卧床休息或某些手术患者，应事先有计划地训练床上排尿，以免因为不适应排尿姿势的改变而导致尿潴留。

知识拓展

经 络 腧 穴

中极：位于体前正中线，脐中下4寸。主治泌尿生殖疾病如遗尿，尿频，小便不利，痛经，月经不调，崩漏，带下等病症。直刺1.0~1.5寸，孕妇禁针。

曲骨：位于体前正中线上，脐下5寸，耻骨联合上缘中点处。主治小便不利，遗尿，遗精，月经不调，痛经等病症。直刺0.5~1寸，孕妇禁针。

三阴交：位于内踝尖，胫骨内侧面后缘。主治腹痛，肠鸣，便秘，泄泻，月经不调，小便不利，遗尿，水肿。直刺1.0~1.5寸，孕妇禁针。

关元：别名丹田，体前正中线上，脐中下3寸。主治中风脱症，虚劳羸瘦，尿闭，尿频，遗尿，遗精，月经不调，痛经，经闭，腹泻，痢疾，脱肛，便血等病症。直刺1.0~1.5寸，孕妇禁针。

（二）尿失禁患者的护理

1. 心理护理　任何原因引起的尿失禁都会造成很大的心理压力，如精神苦闷、自尊丧失等，同时尿失禁也给生活带来许多不便，患者期望得到理解和帮助。护士应尊重和理解患者，给予安慰和鼓励，使其树立信心，积极配合治疗和护理。

2. 皮肤护理　床上铺一次性尿垫或橡胶中单和中单；经常用温水清洗会阴部皮肤，勤换尿垫、衣裤、床单；保持局部皮肤清洁干燥，减少异味。经常翻身，定时按摩受压部位，防止压疮的发生。

3. 外部引流　必要时可用接尿装置引流尿液。女患者可采用女式尿壶紧贴外阴部接取尿液；男患者可用尿壶接尿，也可用阴茎套连接集尿袋接取尿液，但此法不宜长时间使用。

4. 指导重建正常的排尿功能

（1）摄入适量液体：患者的饮水量或进食量影响其排尿量及次数，甚至会影响肾功能。如病情允许，**指导患者每天日间摄入 2 000~3 000ml 液体**，增加对膀胱的刺激促进排尿反射的恢复，同时还可预防泌尿系统的感染，但入睡前应限制饮水以减少夜间尿量。

（2）训练膀胱功能：观察掌握患者的排尿反应，定时使用便器，帮助建立规律的排尿习惯。开始白天每隔 1~2h 使用便器一次，夜间 4h 一次，以后逐渐延长间隔时间，以促进排尿功能的恢复。使用便器时，用手按压膀胱，协助排尿，但注意用力适度。

（3）锻炼肌肉力量：指导患者进行盆底肌肉锻炼，以增强控制排尿的能力。让患者取立、坐或卧位，试做排尿（排便）动作，先慢慢收紧盆底肌肉，再缓慢放松，每次 10s 左右，连续 10 次，每日进行数次，以不感觉疲乏为宜。病情许可，可做抬腿运动或下床活动，增强腹部肌肉的力量。

5. 留置导尿　对长期尿失禁的患者，可采用留置导尿，避免尿液浸渍皮肤而发生破溃。根据患者的情况定时夹闭或排放尿液，锻炼膀胱壁肌肉张力，重建膀胱储存尿液的功能。

6. 健康教育　对患者及家属进行有目的、有计划的健康教育，促进患者了解疾病知识、治疗训练方法，提高其自我护理能力，减少并发症，最大限度地提高其生存质量。

三、与排尿有关的护理技术

（一）导尿术

导尿术（catheterization）是指在严格无菌操作下，用无菌导尿管经尿道插入膀胱引出尿液的方法。

【目的】

1. 为尿潴留患者引流出尿液，以减轻痛苦。
2. 协助临床诊断，如测量膀胱容量、留取尿标本做细菌培养、检查残余尿、进行尿道或膀胱造影等。
3. 为膀胱肿瘤患者进行膀胱内化疗。

【操作程序】

1. 评估

（1）辨识患者。

（2）患者的临床诊断、病情、意识状态、生命体征、排尿和治疗情况。

（3）患者心理状态、对导尿的认知和合作程度。

（4）膀胱充盈度及会阴部皮肤黏膜情况及清洁程度。

2. 计划

（1）患者准备：了解导尿的目的、方法、注意事项及配合操作的要求，根据患者自理能力嘱其自行清洗或协助清洗外阴。

（2）护士准备：着装整洁，洗手，戴口罩。

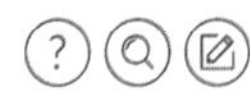

（3）用物准备

1）治疗车上层：一次性导尿包（图 12-1）内有初步消毒用物（小方盘、消毒液棉球袋、镊子、纱布，手套）、再次消毒和导尿用物（弯盘、气囊导尿管、消毒液棉球袋、镊子、自带液体的 10ml 注射器、润滑液棉球袋、标本瓶、纱布、集尿袋、方盘、洞巾、手套、外包治疗巾），手消毒液，弯盘，一次性垫巾或小橡胶单及治疗巾 1 套，浴巾。

女患者导尿术（一次性导尿包）（视频）

女患者导尿术（非一次性导尿包）（视频）

男患者导尿术（一次性导尿包）（视频）

或备无菌导尿包（弯盘 2 个、10 号和 12 号导尿管各 1 根、血管钳两把、小药杯 1 个内盛数个棉球、液状石蜡棉球瓶 1 个、洞巾 1 块、治疗巾 1 块、有盖标本瓶 1 个，纱布 2 块）；外阴初步消毒用物（治疗碗 1 个内盛消毒液棉球若干

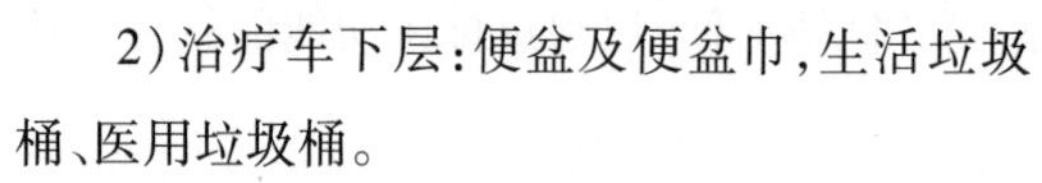

个、血管钳或镊子 1 把、弯盘 1 个，手套 1 只，男性患者需准备 2 块无菌纱布）；无菌持物钳及容器 1 套、无菌手套 1 双、消毒溶液。

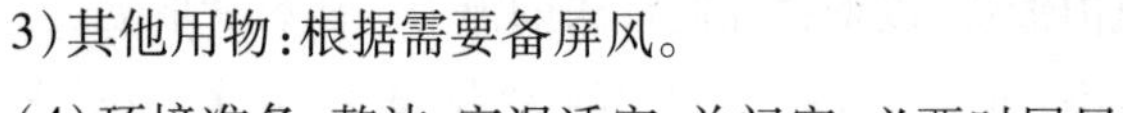

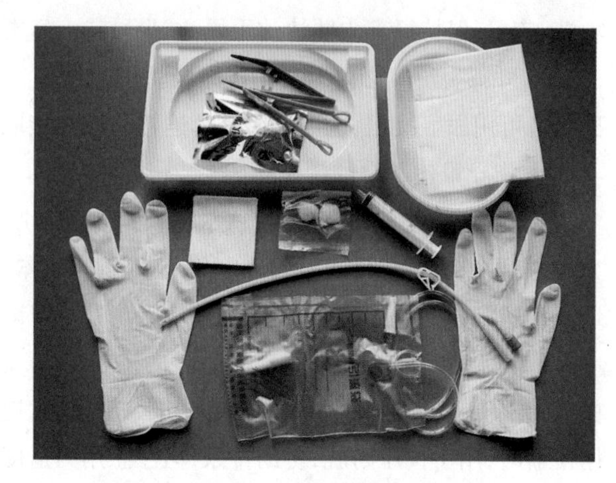

图 12-1 一次性导尿包

2）治疗车下层：便盆及便盆巾，生活垃圾桶、医用垃圾桶。

3）其他用物：根据需要备屏风。

（4）环境准备：整洁，室温适宜，关门窗，必要时屏风遮挡。

3. 实施 见表 12-1。

表 12-1 导尿术

操作流程	操作步骤	要点说明
1. 核对解释	（1）携用物至患者床旁	• 仔细检查导尿包是否过期、有无破损，确保无菌，预防泌尿系统感染
	（2）辨识患者并做好解释	• 确认患者 • 消除其紧张、窘迫心理，取得合作
2. 消毒插管	根据男、女患者尿道的解剖特点进行导尿	• 严格执行无菌技术操作
▲ 女患者导尿术		• **女性尿道长约 3～5cm**，较男性尿道**短、直、粗**，富于扩张性，尿道口位于阴蒂下方，与阴道口、肛门相邻，易发生尿道的逆行感染
（1）摆位垫巾	1）移床旁椅于同侧床尾，便盆放床旁椅上，打开便盆巾	• 方便操作，节省时间、体力
	2）松开床尾盖被；**脱对侧裤腿**盖近侧腿上，近侧腿盖浴巾，对侧腿用盖被遮盖	• 防止受凉
	3）一次性垫巾或小橡胶单及治疗巾垫臀下	• 保护床单不被污染
	4）协助患者取**仰卧屈膝位**，两腿略外展	• 暴露会阴部，便于操作
（2）初步消毒	1）核对检查并打开导尿包，取初步消毒用物，弯盘置于近外阴处，左手戴手套，将消毒液棉球倒入小方盘内，右手持镊子夹取消毒棉球按顺序**依次消毒阴阜、大阴唇**；左手分开大阴唇，消毒**小阴唇和尿道口**（图 12-2），消毒完毕，脱下手套置弯盘内	• 弯盘内放置污物 • 消毒顺序：**由外向内、自上而下**、先对侧后近侧 • 每个棉球只用一次 • 应夹取棉球中心部位，以免消毒时钳或镊尖端损伤组织
	2）将弯盘及小方盘移至床尾	

续表

操作流程	操作步骤	要点说明
(3)开导尿包	在患者两腿之间打开导尿包外层,按无菌要求打开内层治疗巾	• 嘱患者勿移动肢体,以免污染无菌区
(4)戴好手套	戴无菌手套	• 严格执行无菌技术
(5)铺好洞巾	铺洞巾于外阴处,暴露会阴部,使洞巾和治疗巾内层形成一无菌区	• 扩大无菌区域,便于操作
(6)排列用物	按操作顺序排列用物(图 12-3)	• 根据需要将导尿管和集尿袋的引流管连接
(7)准备尿管	选择合适导尿管,用石蜡油棉球润滑导尿管前端	• 成人选 10~12 号导尿管,小儿选 8~10 号导尿管,导尿管过粗易损伤尿道黏膜,过细尿液自尿道口漏出 • 润滑尿管,便于插入,减少刺激和损伤
(8)再次消毒	1)取消毒液棉球放于弯盘内,弯盘置于外阴处 2)左手拇指和示指分开并固定小阴唇 3)右手持镊子夹取消毒液棉球,**依次消毒尿道口、两侧小阴唇、尿道口**,污棉球、弯盘和镊子放于床尾	• 消毒顺序:**由内向外再向内、自上而下**、先对侧后近侧,每个棉球只用一次 • 消毒尿道口时停留片刻,使消毒液和尿道口黏膜充分接触,达到消毒目的
(9)插导尿管	左手继续固定小阴唇,右手将方盘移至洞巾旁,嘱患者张口呼吸,用另一镊子夹持导尿管对准尿道口轻轻**插入 4~6cm**,见尿液流出后再插入 1~2cm(图 12-4),松开左手并下移固定导尿管,将尿液引流入集尿袋或方盘内	• 继续固定小阴唇,可避免尿道口污染,又可充分暴露尿道口,便于插入 • 插管时,嘱患者张口呼吸,减轻腹肌和尿道括约肌的紧张,有助于插管 • 老年女性尿道口回缩,插管时仔细辨认,**如误入阴道,应更换导尿管重新插入**
▲男患者导尿术		• **男性尿道长约 18~20cm,有三个狭窄,即尿道内口、膜部和尿道外口;两个弯曲,即耻骨下弯和耻骨前弯**。耻骨下弯固定无变化,**耻骨前弯则随阴茎位置不同而变化**。须根据解剖特点进行导尿,以免造成尿道损伤和导尿失败
(1)摆位垫巾	1)协助患者仰卧,脱裤至腿部,暴露外阴部,两腿平放略分开;上身及腿部分别用被子及浴巾盖好 2)一次性垫巾或小橡胶单及治疗巾垫臀下	
(2)初步消毒	1)核对检查并打开导尿包,取初步消毒用物,弯盘置于患者右腿外侧 2)左手戴手套,镊子夹取消毒液棉球进行初步消毒,依次为阴阜、阴茎、阴囊 3)用纱布裹住阴茎略提起,将包皮向后推,暴露尿道口,夹取消毒棉球自尿道口向外向后旋转擦拭消毒尿道口、龟头及冠状沟数次,脱下手套置弯盘内 4)将弯盘及小方盘移至床尾	• 包皮和冠状沟易留有污垢,应注意擦拭干净 • 每个棉球只用一次,由内向外
(3)开导尿包	在患者两腿之间打开导尿包外层,按无菌要求打开内层治疗巾	• 嘱患者勿移动肢体,以免污染无菌区

续表

操作流程	操作步骤	要点说明
(4)戴好手套	戴无菌手套	• 严格执行无菌技术
(5)铺好洞巾	铺洞巾于外阴处,暴露阴茎,使洞巾和治疗巾内层形成一无菌区,按操作顺序排列用物	• 扩大无菌区域,便于操作
(6)排列用物	同女患者导尿术	
(7)准备尿管	同女患者导尿术	
(8)再次消毒	1)取消毒液棉球放于弯盘内,弯盘置于外阴处 2)左手用纱布裹住阴茎略提起,将包皮向后推,露出尿道口,用镊子夹消毒棉球擦拭尿道口、龟头、冠状沟,污棉球、镊子放于床尾弯盘	• 每个棉球只用一次,由内向外
(9)插导尿管	左手**用纱布裹住阴茎并提起,使之与腹壁成60°**,右手将方盘置洞巾口旁,嘱患者张口呼吸,用另一镊子夹持导尿管前端,对准尿道口轻轻**插入20~22cm**(图12-5),见尿液流出后,再插入1~2cm,将尿液引流至集尿袋内或方盘内	• **阴茎上提,使耻骨前弯消失,利于插管** • 男性尿道较长且有3个狭窄,插管时会有阻力,当插管受阻时,应稍停片刻,嘱患者深呼吸,再缓缓插入,切忌用力过猛而损伤尿道
3. 夹管倒尿	当方盘内尿液2/3满时,夹闭导尿管尾端,将尿液倒入便盆内,再打开导尿管继续放尿;或将尿液引流入集尿袋内	• 注意观察患者的反应并询问其感受
4. 留取标本	如**需做尿培养,用无菌标本瓶接取中段尿5ml**,盖好瓶盖,放置合适处	• 避免污染或碰洒
5. 拔管整理	(1)导尿完毕,轻轻拔出导尿管,撤下洞巾,擦净外阴 (2)脱去手套置弯盘内,撤出患者臀下垫巾放于治疗车下层 (3)卫生手消毒,协助患者穿好裤子,整理床单位 (4)分类清理用物 (5)根据情况测量尿量、尿标本贴标签后送检	• 使患者感觉舒适 • 防止遗忘、丢失或污染 • 标本及时送检,保证结果准确性
6. 洗手记录	(1)洗手 (2)记录	• 记录导尿时间、量、性状、患者反应

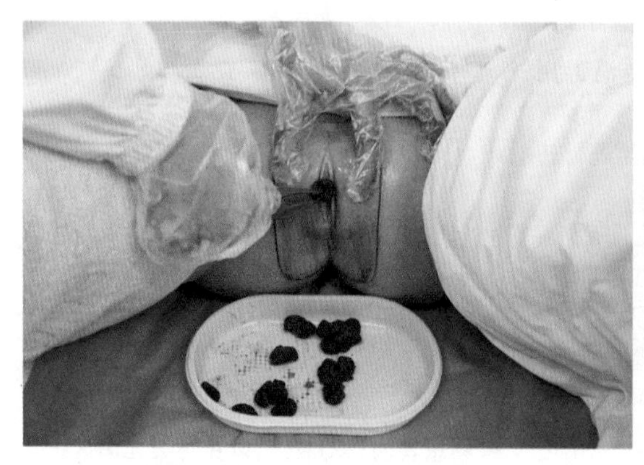

图 12-2 女患者导尿初步消毒

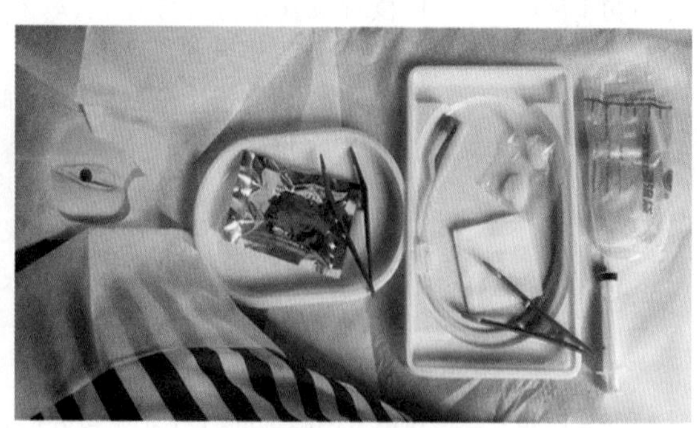

图 12-3 排列导尿用物

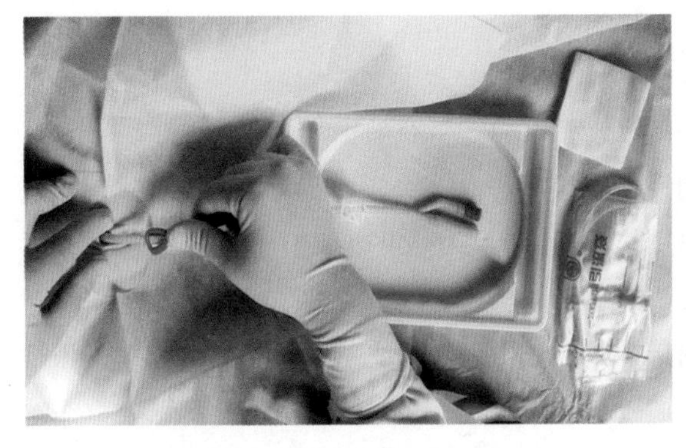

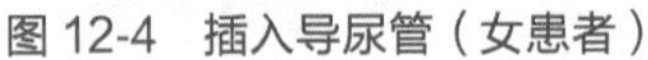
图 12-4 插入导尿管（女患者）

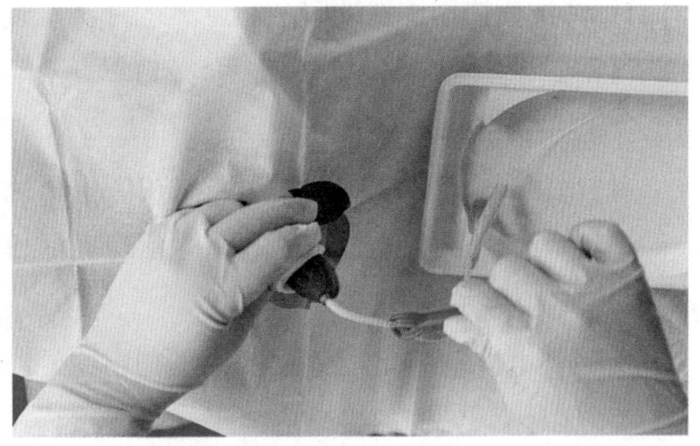

图 12-5 插入导尿管（男患者）

4. 评价

(1)患者身心痛苦减轻,未因导尿而发生泌尿系统感染或黏膜损伤。

(2)护士无菌观念强,程序正确,动作规范,操作熟练。

(3)护患沟通有效,患者能积极配合操作。

【注意事项】

1. 严格执行无菌技术操作,预防泌尿系统感染。

2. 操作过程中注意保护患者隐私,采取适当的保暖措施,防止患者受凉。

3. 选择光滑和粗细合适的导尿管,插管动作要轻,防止损伤尿道黏膜。

4. 为女患者导尿时,如**导尿管误入阴道应立即拔出,更换无菌导尿管重新插入**。

5. 对**膀胱高度膨胀且极度虚弱的患者,第一次放尿不应超过 1 000ml**。因为大量放尿使腹腔内压突然降低,大量血液滞留于腹腔血管内,引起**血压突然下降而虚脱**;膀胱内压突然下降,会导致**膀胱黏膜急剧充血而发生血尿**。

(二)留置导尿术

留置导尿术(retention catheterization)是指导尿后将导尿管保留在膀胱内引流尿液的方法。

【目的】

1. 抢救危重、休克患者时,记录每小时尿量、测量尿比重,密切观察患者的病情变化。

2. 为**盆腔手术患者排空膀胱**,使膀胱持续保持在空虚状态,以**避免术中误伤**。

3. 某些泌尿系统疾病手术后留置导尿管,便于进行膀胱引流和冲洗,减轻手术切口的张力,利于切口的愈合。

4. 为昏迷、尿失禁或会阴部有伤口的患者引流尿液,保持会阴部的清洁干燥。

5. 为尿失禁患者行膀胱功能训练。

【操作程序】

1. 评估

(1)辨识患者。

(2)患者的临床诊断、病情、意识状态、生命体征、排尿和治疗情况。

(3)患者心理状态、自理能力、对留置导尿的认知和合作程度。

(4)患者膀胱充盈度、会阴部皮肤黏膜情况及清洁程度。

2. 计划

(1)患者准备:了解留置导尿的目的、方法、注意事项及配合操作的要求,根据患者自理能力嘱其自行清洗或协助清洗外阴。

(2)护士准备:着装整洁,洗手,戴口罩。

(3)用物准备

1)治疗车上层:同导尿术,另备橡皮圈1个,别针1枚。

2)治疗车下层:便盆及便盆巾,生活垃圾桶、医用垃圾桶。

3)其他用物:根据需要备屏风。

(4)环境准备:整洁,室温适宜,关门窗,必要时屏风遮挡。

留置导尿术(视频)

3. 实施 见表12-2。

表12-2 留置导尿术

操作流程	操作步骤	要点说明
1. 核对解释	(1)携用物至患者床旁	• 仔细检查导尿包有效期、有无破损,确保无菌,预防尿路感染
	(2)辨识患者并做好解释	• 消除患者紧张、窘迫心理,取得合作
2. 安置体位	同导尿术	
3. 消毒插管	同导尿术消毒插入导尿管,**见尿后再插入7~10cm**,夹住导尿管尾端	• 严格执行无菌技术
4. 固定尿管	连接注射器,根据导尿管上注明的气囊容积向气囊内注入等量无菌溶液(图12-6),轻拉导尿管有阻力,证实导尿管已固定于膀胱内	• 气囊膨大可将导尿管头端固定于膀胱内,防止尿管滑脱 • 固定时不能过度牵拉尿管,以免膨胀的气囊卡在膀胱下口(尿道内口),产生局部压迫造成损伤和不适
5. 引流观察	(1)移开洞巾,将导尿管末端与集尿袋引流管接头处相连接,用橡皮圈和别针将集尿袋的引流管固定在床单上(图12-7)	• 引流管应留出足够长度,防止翻身时牵拉,使导尿管滑脱
	(2)将集尿袋置于低于膀胱高度的位置固定	• 防止尿液逆流引起尿路感染
	(3)观察	• 注意观察患者反应并询问其感受
6. 整理记录	(1)撤出导尿用物,脱去手套置弯盘内,撤出患者臀下垫巾放于治疗车下层	• 使患者感觉舒适
	(2)卫生手消毒,协助患者穿好裤子,取舒适卧位,整理床单位	
	(3)分类清理用物	• 防止遗忘、丢失或污染
	(4)洗手;记录	• 记录导尿时间、尿量、性状、患者反应等

4. 评价

(1)患者尿管引流通畅,未因留置导尿管而发生泌尿系统感染等并发症。

(2)护士无菌观念强,程序正确,动作规范,操作熟练。

(3)护患沟通有效,患者理解留置导尿的意义,能积极配合操作。

【注意事项】

1. 保持引流通畅 避免导尿管受压、扭曲、堵塞。

2. 防止泌尿系统逆行感染

(1)**会阴护理**:每天1~2次,女性患者用消毒液棉球擦拭外阴及尿道口,男性患者用消毒液棉球擦拭尿道口、龟头及包皮。排便后须及时清洗肛门及会阴部皮肤。

(2)定期换管:注意观察并及时排空集尿袋内尿液,记录尿量。**每周更换集尿袋1~2次**,如尿液

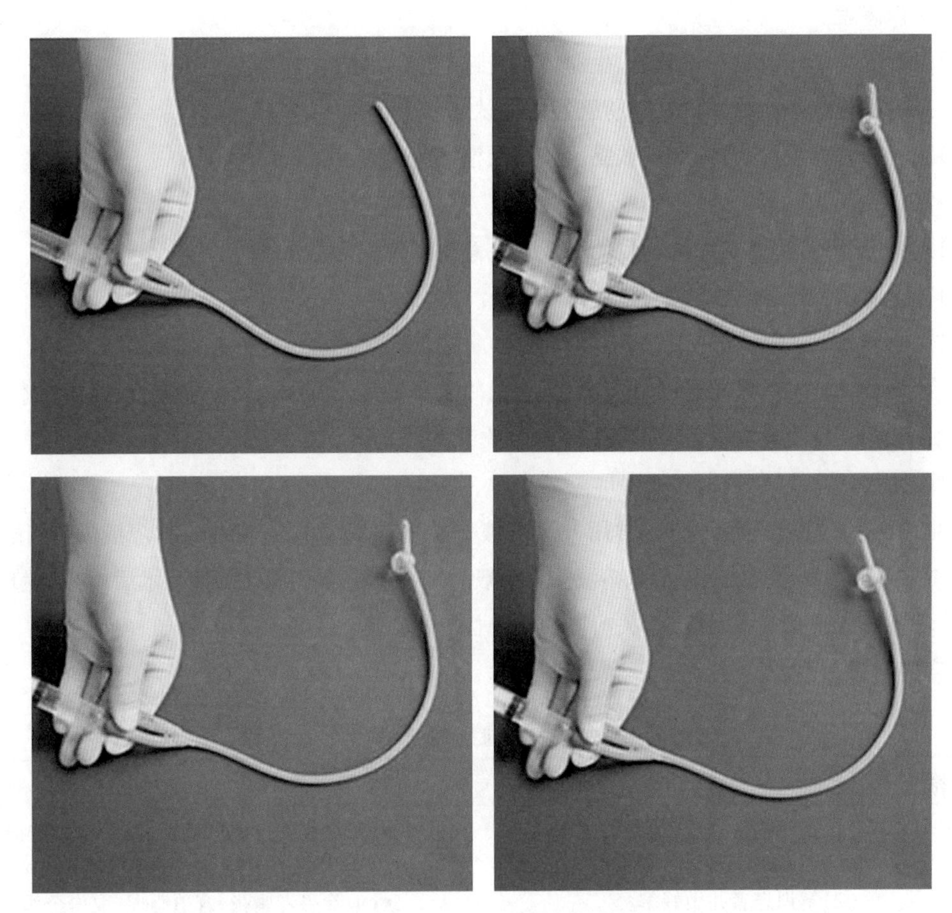

图 12-6 双腔气囊导尿管注液

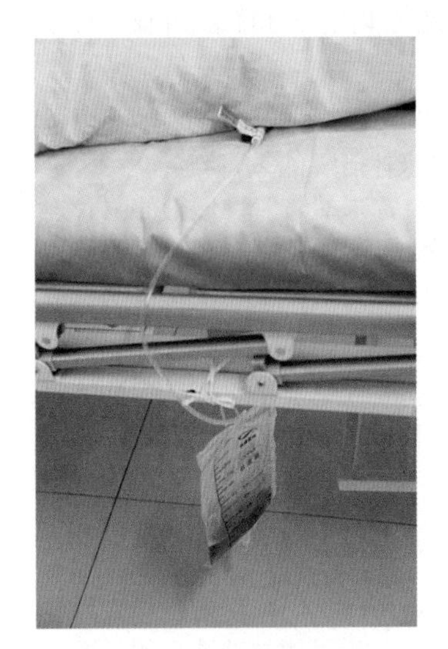

图 12-7 集尿袋固定法

性状、颜色异常，需及时更换。**每周更换导尿管 1 次**，硅胶导尿管可酌情延长更换周期。

(3)健康指导：鼓励患者多饮水，以达到自然冲洗尿路的作用，减少尿路感染；患者离床活动时，应用胶布将导尿管远端固定在大腿上，**集尿袋不得超过膀胱高度，防止尿液逆流**。

3. **训练膀胱反射功能** 采用**间歇性夹管**的方式，每 3~4h 开放一次，使膀胱定时充盈、排空，促进膀胱功能的恢复。

4. 加强观察 注意倾听患者主诉和观察尿液情况，**如发现尿液混浊、沉淀、有结晶时，应作膀胱冲洗。每周行尿常规检查一次**。

（三）膀胱冲洗术

膀胱冲洗术(bladder irrigation)是利用导尿管，将溶液灌入膀胱内，再利用虹吸原理将灌入的液体引流出来的方法。

【目的】

1. 对留置导尿管的患者，保持其尿液引流通畅。
2. 清除膀胱内的血凝块、黏液、细菌等异物，预防感染。
3. 治疗某些膀胱疾病，如膀胱炎、膀胱肿瘤。

【操作程序】

1. 评估

(1)辨识患者。

(2)患者的诊断、病情、意识状态、生命体征、排尿和治疗情况。

(3)患者心理状态、自理能力、对膀胱冲洗的认知和合作程度。

(4)患者膀胱充盈度、会阴部皮肤黏膜情况及清洁程度。

2. 计划

(1)患者准备:了解膀胱冲洗的目的、方法、注意事项及配合方法。

(2)护士准备:着装整洁,洗手,戴口罩。

(3)用物准备

1)治疗车上层:同留置导尿术,另备无菌膀胱冲洗器1套、消毒液、无菌棉签,医嘱执行本。

2)治疗车下层:便盆及便盆巾,生活垃圾桶、医用垃圾桶。

3)其他用物:输液架,根据需要备屏风。

膀胱冲洗术（视频）

4)冲洗溶液:遵医嘱准备药液,常用冲洗溶液有生理盐水、0.02%呋喃西林溶液、3%硼酸溶液、0.1%新霉素溶液和氯己定溶液。灌入溶液温度一般为38~40℃,前列腺肥大摘除术后用4℃生理盐水。

(4)环境准备:整洁,室温适宜,关门窗,必要时屏风遮挡。

3. 实施 见表12-3。

表12-3 膀胱冲洗术

操作流程	操作步骤	要点说明
1. 核对解释	(1)携用物至患者床旁	• 仔细检查导尿包是否过期、有无破损,确保无菌,预防泌尿系统感染
	(2)辨识患者并做好解释	• 消除患者紧张、窘迫心理,取得合作
2. 导尿固定	按留置导尿术插好并固定导尿管,引流尿液排空膀胱	• 降低膀胱内压,便于冲洗液滴入膀胱,有利于药液与膀胱内壁充分接触,并保持有效浓度
3. 连接装置	(1)确认冲洗液,连接冲洗液与膀胱冲洗器,将冲洗液挂于输液架上,排气后夹管	• **瓶内液面距离床面约60cm**,以便产生一定的压力,使液体能顺利滴入膀胱
	(2)分离导尿管和引流袋,消毒导尿管口和引流管接头;将"Y"形管的2个分管分别与导尿管和引流管连接,"Y"形管的主管连接冲洗导管	• 膀胱冲洗装置末端与"Y"形管的主管连接,两分管一端接引流管,一端与导尿管相连接;如为三腔导尿管可免用"Y"形管
4. 冲洗观察	(1)夹闭引流管,打开冲洗管,使溶液流入膀胱,**滴速一般为60~80滴/min**,待患者有尿意或者滴入溶液200~300ml后,夹闭冲洗管,打开引流管,将冲洗液全部引流出来后,再夹闭引流管(图12-8)	• 滴速不宜过快,以免患者尿意强烈,膀胱收缩,迫使冲洗液从导尿管侧溢出尿道外
	(2)如此反复冲洗,观察患者反应及引流液性状	• 如果引出量少于注入量,可能是导管内有脓块或血块阻塞,可增加冲洗次数或更换导尿管
5. 整理记录	(1)冲洗完毕,取下冲洗管,消毒导尿管口和引流管接头并连接,固定好导尿管,协助患者取舒适卧位,整理床单位	
	(2)分类清理用物	• 防止遗忘、丢失或污染
	(3)洗手,记录	• 记录膀胱冲洗时间、冲洗液名称、冲洗量、引流量、引流液性质及患者反应

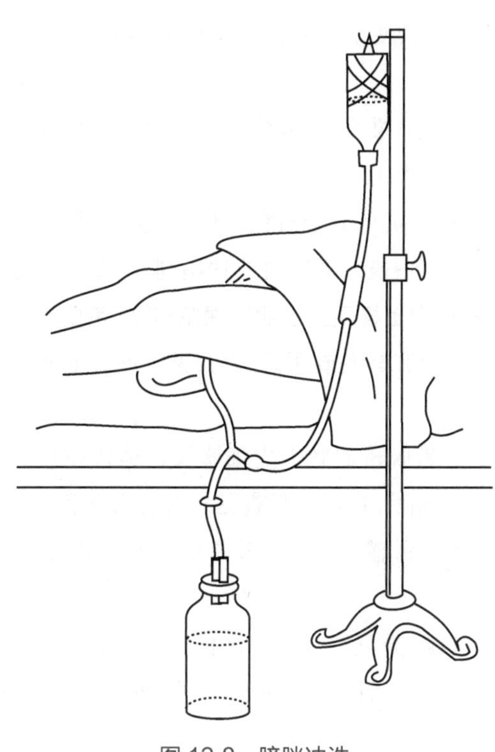

图 12-8 膀胱冲洗

4. 评价

(1)患者引流通畅,症状减轻或消失。

(2)护士操作熟练,程序正确,动作规范。

(3)护患沟通有效,患者理解膀胱冲洗的意义,能积极配合操作。

扫一扫,看总结

【注意事项】

1. 严格执行无菌技术,防止发生医源性感染。

2. 每天冲洗 3~4 次,每次冲洗量 500~1 000ml。如滴入治疗用药,须在膀胱内保留 30min 后再引流出体外。

3. 冲洗时嘱患者放松,如出现腹痛、腹胀、膀胱剧烈收缩等情形,应暂停冲洗。若患者感到剧痛或冲洗后出血较多、血压下降,应立即报告医生给予处理。

第二节 排便护理

导入情景

王女士,女,32 岁。30 岁初产 1 女,产后即大便干结,2~3 日排便一次,服用缓泻剂即大便通畅,停药后则便秘愈重,如此反复。现 7~8 日排便一次,今来就诊,主诉:排便困难,腹部胀痛难忍。查体见患者腹部较硬,可触及包块。

工作任务

1. 分析患者便秘的原因。
2. 采取护理措施解决问题。

人体参与排便活动的主要器官是大肠,食物通过胃和小肠消化吸收后的残渣贮存于大肠内,其中除一部分水分被大肠吸收外,其余均经细菌发酵和腐败作用后形成粪便。正常人的直肠腔内除排便前和排便时通常无粪便,当肠蠕动将粪便推入直肠刺激直肠壁内的感受器时,其兴奋冲动传至脊髓腰骶段的初级排便中枢,同时上传到大脑皮质,引起便意和排便反射。排便活动受大脑皮质的控制,意识可以促进和抑制排便。

一、排便活动的评估

(一)粪便的评估

1. 次数和量 一般**成人每天排便 1~3 次,婴幼儿每天 3~5 次**,成人每天排便若超过 3 次或每周少于 3 次应视为排便异常。正常成人每天排便约 100~300g。进食少纤维、高蛋白质等精细食物者，粪便量少而细腻，而进食大量蔬菜、水果等粗纤维食物者粪便量较多。当消化器官功能紊乱时也可出现排便次数和量的改变。

2. 形状　正常人的粪便为成形软便。便秘时粪便坚硬呈栗子状；消化不良或急性肠炎为稀便或水样便；直肠、肛门狭窄或肠道部分梗阻时，粪便常呈扁条状或带状。

3. 颜色　正常成人粪便呈黄褐色或棕黄色，婴儿粪便为黄色或金黄色。摄入某些食物和药物会使粪便颜色发生变化，如食用大量绿叶蔬菜，粪便呈暗绿色；摄入动物血或铁制剂，粪便呈无光样黑色。病理情况可见于：**柏油样便**提示**上消化道出血**；**白色陶土样便**提示**胆道梗阻**；**暗红色便**提示**下消化道出血**；**果酱样便**见于**肠套叠、阿米巴痢疾**；粪便表面粘有鲜血或便后滴血，见于肛裂或痔疮出血；白色"米泔水"样便见于霍乱、副霍乱。

4. 内容物　粪便内容物主要为食物的残渣、细菌、大量脱落的肠上皮细胞及机体代谢后的废物，如胆色素衍生物和钙、镁、汞等盐类，粪便中混入的少量黏液、肉眼不易查见。当消化道感染或出血时粪便中可混有脓液、血液或肉眼可见的黏液。肠道寄生虫感染的患者其粪便中可查见蛔虫、绦虫节片等。

5. 气味　正常粪便的气味是因细菌作用的产物如吲哚、粪臭素、硫醇、硫化氢等引起的。严重腹泻、慢性肠炎、胰腺疾病粪便呈恶臭味；下消化道溃疡、恶性肿瘤患者的粪便呈腐臭味；上消化道出血的粪便呈腥臭味；消化功能不良者，粪便为酸臭味。

（二）影响排便因素的评估

1. 生理因素　婴幼儿由于神经肌肉系统发育不健全，不能控制排便。老年人由于腹壁肌肉张力下降，肠蠕动减慢，盆底肌和肛门括约肌松弛，出现排便功能异常。

2. 心理因素　精神抑郁可致身体活动减少，肠蠕动减慢而引起便秘。情绪焦虑、紧张和恐惧可导致迷走神经兴奋，肠蠕动增加而发生腹泻。

3. 社会文化因素　日常生活中，许多人都有自己规律的排便习惯，如排便姿势、时间、从事某种活动如阅读等，当这些习惯由于环境改变而无法维持时，正常排便就会受到影响。大多数的社会文化都接受排便是个人隐私的观念，当个体因健康问题需要他人协助排便而丧失隐私时，就可能压抑排便而造成便秘。

4. 饮食与活动　合理均衡的饮食和足量的水分是维持正常排便的重要因素，高纤维食物可保证必要的粪便容积，刺激肠蠕动，有利于排便。活动可维持肌肉张力，刺激肠蠕动，有助于维持正常的排便功能。各种原因导致的长期卧床、缺乏活动的人，容易导致排便困难。

5. 病理因素　消化系统本身的疾病如肠癌、肠炎，以及其他系统的疾病如脊髓损伤、脑卒中等，都会影响正常排便。某些治疗和检查会影响正常的排便活动，如腹部、肛门手术会因为肠壁肌肉暂时麻痹或伤口疼痛而造成排便困难，胃肠道的诊断性检查常需灌肠或服用钡剂，也可影响排便活动。某些药物可直接影响肠活动，如缓泻剂和导泻剂可软化粪便，刺激肠蠕动，促进排便；镇静剂可减慢肠蠕动而导致便秘；长时间服用抗生素可干扰肠道正常菌群生长而导致腹泻。

（三）异常排便活动的评估

1. 便秘（constipation）　指排便形态改变、次数减少，粪便干硬且排便不畅、困难。

（1）原因：强烈的情绪反应如精神紧张或情绪低落，排便习惯不良，饮食中水或纤维素摄入量不足，长期卧床或活动减少，环境或生活习惯突然改变，滥用缓泻剂造成的药物依赖，各类直肠肛门手术，某些器质性病变如肠梗阻、神经系统疾病及肛周疾病等，均可抑制肠道功能而导致便秘的发生。

（2）症状和体征：腹痛、腹胀、消化不良、乏力、食欲不佳、舌苔变厚、头痛等。粪便干硬，触诊腹部较硬实且紧张,有时可触及包块,肛诊可触及粪块。

2. 腹泻(diarrhea) 是指正常排便形态改变,频繁排出松散、稀薄的粪便甚至水样便。任何因素引起的肠蠕动增快,可使食物通过胃肠道过于迅速,水分和营养物质不能被吸收,同时肠道被激惹,肠液分泌增加,进一步增加了肠道的水分,使粪便变得稀薄,当粪便到达直肠时仍然呈液体状态并排出体外形成腹泻。短时腹泻是一种保护性反应,有助于机体排出肠道内的有害物质,但持续严重腹泻,可造成体内大量水分和消化液的丧失,导致水电解质和酸碱平衡紊乱;同时长期严重腹泻致机体无法吸收营养物质可导致营养不良。

(1)原因:情绪紧张焦虑、饮食及使用泻剂不当、消化系统发育不良、肠道感染或疾患、某些内分泌疾病等均可导致肠蠕动增加,发生腹泻。

(2)症状和体征:腹痛、肠痉挛、恶心、呕吐、疲乏,有急于排便的需要和难以控制的感觉,排便次数增多。粪便颜色、气味及形态改变,呈松散、黏液样或水样,肠鸣音亢进。

3. 排便失禁(fecal incontinence) 指肛门括约肌不受意识控制而不自主地排便。

(1)原因:神经、肌肉系统病变或损伤,如瘫痪、消化道疾患、情绪失调等。

(2)症状和体征:患者不自主地排出粪便。

4. 粪便嵌塞(fecal impaction) 指粪便持久滞留堆积在直肠内致坚硬不能排出。常发生于慢性便秘患者。

(1)原因:便秘未能及时解除,粪便滞留在直肠内,水分被持续吸收,粪便变得坚硬,而从乙状结肠下来的粪便又不断加入,最终粪块变得又大又硬不能排出。

(2)症状和体征:持续便意,腹部胀痛,少量液化粪便流出,直肠肛门疼痛,但无法排出粪便,十分痛苦。直肠指检可触及粪块。

5. 肠胀气(flatulence) 是指胃肠道内有过多的气体积聚而不能排出。

(1)原因:食入过多产气性食物,吞入大量空气,肠蠕动减少,肠道梗阻及肠道手术后。

(2)症状和体征:患者腹胀、痉挛性疼痛、呃逆,查体见腹部膨隆,叩诊呈鼓音。严重时肠胀气压迫膈肌和胸腔,可出现气急、呼吸困难。

二、排便活动异常患者的护理

(一)便秘患者的护理

1. 提供适当的排便环境 为患者提供单独隐蔽的环境,拉上围帘或屏风遮挡。给予充裕的排便时间,避开查房、治疗及护理时段,以消除其紧张情绪,利于排便。

2. 采取适宜的排便姿势 病情允许时可协助患者下床排便。若患者在床上使用便器时,可取坐姿或抬高床头,以借助重力作用增加腹内压,促进排便。手术后需卧床患者,应在术前有计划地训练患者在床上使用便器。

3. 指导进行腹部环形按摩 指导患者在排便时,用手沿升结肠、横结肠、降结肠解剖位置由右向左作环形按摩,可使降结肠内容物向下移动,并可增加腹内压,促进排便。指端轻压肛门后端也可促进排便。

4. 遵医嘱给予口服缓泻药物 慢性便秘患者可酌情选用蓖麻油、番泻叶、酚酞或大黄等接触性泻剂。缓泻剂可使粪便中的水分含量增加,刺激肠蠕动,加速肠内容物的运行而起导泻作用。使用缓泻剂可暂时解除便秘,但**长期使用或滥用缓泻剂会影响结肠的正常排便反射,产生对缓泻剂的生理性依赖,失去正常排便功能,导致慢性便秘。**

5. 使用简易通便剂　常用开塞露、甘油栓等。其作用机制是软化粪便，润滑肠壁，刺激肠蠕动，促进排便。

6. 灌肠　以上措施均无效时，遵医嘱给予灌肠，缓解患者不适。

7. 健康教育　帮助患者和家属认识养成正常的排便习惯和获得有关排便知识的重要性。

（1）重建正常排便习惯：指导患者选择适合自身情况的排便时间，一般以早餐后最佳，因**进食刺激大肠集团蠕动而引起排便反射**，坚持每天固定在此时间排便，养成定时排便习惯，不随意使用缓泻剂、栓剂及灌肠等方法。

（2）合理安排膳食：多摄取含纤维素丰富的食物，如蔬菜、水果、豆类和谷类制品。餐前喝开水或热饮料促进肠蠕动，适当提供轻泻食物如梅子汁等促进排便。多饮水，病情允许时每日液体摄入量不少于2 000ml，适当食用油脂类食物。

（3）鼓励适当活动：根据身体状况拟定规律的运动计划并协助患者进行运动，如散步、太极拳等。指导患者进行增强腹肌和会阴部肌肉的锻炼，有助于增强肠蠕动和肌张力，促进排便。卧床患者可进行床上活动。

（二）腹泻患者的护理

1. 去除病因　立即停食可能污染的食物和饮料，肠道感染者遵医嘱给予抗生素治疗。

2. 卧床休息　腹泻时患者体力消耗大，应嘱其卧床休息。对无自理能力的患者应及时给予便器，减轻其焦虑不安情绪。

3. 饮食调整　选用清淡的流质或半流质食物，忌油腻、辛辣饮食和高纤维食物，鼓励多饮水；严重腹泻时可暂禁食。

4. 防治水、电解质紊乱　按医嘱给予止泻剂、口服补盐液或静脉输液。

5. 肛周皮肤护理　做好肛周皮肤护理，保持皮肤的清洁和干燥，每次便后用软纸轻擦肛门，温水清洗，必要时在肛周涂油膏，以避免排泄物刺激保护局部皮肤。

6. 密切观察病情　记录排便的性质、次数等，必要时留取标本送检；危重者须加强观察病情变化；疑为传染病者按肠道隔离患者护理。

7. 促进患者舒适　因粪便异味及沾污的衣裤、床单、被套均会给患者带来不适，应及时协助患者更换衣裤、床单和被套；便器清洗干净后应置于易取处，方便患者使用。须开窗通风以保持病室空气清新，使患者感到舒适。

8. 健康教育　向患者及家属讲解有关腹泻的知识，指导注意饮食卫生，养成良好的卫生习惯。

（三）排便失禁患者的护理

1. 心理护理　排便失禁的患者心情紧张而窘迫，感到自卑和自尊丧失，期望得到理解和帮助。护士应给予心理疏导和情感支持，帮助其树立信心，积极配合治疗。

2. 皮肤护理　床上铺一次性尿垫或橡胶中单和中单，及时更换被粪便污染的衣裤、床单和被套，每次便后用温水洗净肛周和臀部皮肤，保持皮肤清洁和干燥。注意观察骶尾部皮肤变化，定时按摩受压部位，预防压疮的发生。

3. 指导重建控制排便的能力　了解患者排便时间的规律，定时给予便器。与医生协调定时应用导泻栓剂或灌肠，以刺激定时排便。教会患者进行肛门括约肌及盆底肌肉收缩锻炼。指导患者取立、坐或卧位，试做排便动作，先慢慢收缩肌肉，然后再慢慢放松，每次10s左右，连续10次，每次20~30min，每天数次，以患者感觉不疲乏为宜。

4. 保持室内空气清新　定时开窗通风，去除室内不良气味。

（四）粪便嵌塞患者的护理

1. 润肠通便　早期可使用栓剂、口服缓泻剂来润肠通便。

2. 灌肠　必要时可先行油类保留灌肠，2~3h后再做清洁灌肠。

3. 人工取便　灌肠无效者可采取人工取便。操作者戴上手套，将涂有润滑剂的示指慢慢插入直肠内取出粪块。由于人工取便易刺激迷走神经，心脏病、脊髓受损者慎用，若患者出现心悸、头昏，应立即停止操作。

4. 健康教育　向患者及家属讲解有关排便的知识，采用合理的饮食结构，协助患者建立并维持正常的排便习惯，防止便秘发生。

（五）肠胀气患者的护理

1. 饮食调理　指导患者养成细嚼慢咽的良好饮食习惯。

2. 去除原因　去除引起肠胀气的原因，如勿食产气食物和饮料，积极治疗肠道疾病。

3. 适当活动　鼓励患者适当活动，卧床患者可做床上活动或变换体位。病情允许时协助患者下床活动，活动可刺激肠蠕动，排出积气，促进肠毛细血管对气体的再吸收。

4. 对症处理　轻微胀气时可腹部热敷、按摩、针灸，严重胀气时，遵医嘱给予药物治疗或行肛管排气。

知识拓展

常用缓泻药物

蓖麻油是脂肪酸的三甘油酯，存在于蓖麻的种子里，用水压机冷榨，温度不超过50℃，否则部分杂质会溶入油中而不能作药用。主治润肠通便，忌与脂溶性驱肠虫药同用，月经期、妊娠期及腹部炎症患者禁用。

番泻叶为豆科植物狭叶番泻或尖叶番泻的小叶，为刺激性泻药，作用于结肠，一般几个小时内生效。体虚忌服，妇女哺乳期、月经期及孕妇忌用。

酚酞是一种化学成品，用于习惯性顽固性便秘，能直接刺激肠黏膜或活化肠内平滑肌的神经末梢而增加肠的推进力。因产生过度缓泻而导致体液与电解质障碍，长期使用可损害肠神经系统，应避免滥用。幼儿及孕妇慎用。

药用大黄性味苦、寒，有泻下攻积、泻火解毒、活血化瘀、清泄湿热的功效。生用泻下作用较强，熟用则泻下作用较缓而长于泻火解毒，清利湿热。泻下通便煎汤时宜后下，且不可久煎。

三、与排便有关的护理技术

（一）灌肠法

灌肠法（enema）是指将一定量的液体由肛门经直肠灌入结肠，以帮助患者清洁肠道、排便、排气或由肠道供给药物或营养，达到协助诊断和治疗疾病目的的方法。灌肠可分为不保留灌肠和保留灌肠，不保留灌肠又分为大量不保留灌肠、小量不保留灌肠和清洁灌肠。

1. 大量不保留灌肠（large volume non-retention enema）

【目的】

（1）排便排气：软化和清除粪便，解除便秘、肠胀气。

（2）清洁肠道：为肠道检查、手术或产妇分娩做准备。

(3)**减轻中毒**:稀释并清除肠道内的有害物质。

(4)**高热降温**:灌入低温溶液,为高热患者降温。

【操作程序】

(1)评估

1)辨识患者。

2)患者的临床诊断、病情、意识状态、肛门皮肤黏膜情况、有无禁忌证等。

3)患者心理状况及对灌肠的理解、配合程度。

(2)计划

1)患者准备:了解大量不保留灌肠的目的、方法、注意事项及配合方法。

2)护士准备:着装整洁,洗手,戴口罩。

3)用物准备

①治疗车上层:一次性灌肠包(内有灌肠袋、引流管和肛管一套,孔巾、垫巾、肥皂冻1包、纱布或纸巾、手套)(图12-9),手消毒液、水温计、弯盘、医嘱执行本。或备灌肠筒一套(橡胶管全长约120cm、玻璃接管,筒内盛灌肠液)肛管、血管钳(或调节开关)、润滑剂、棉签、卫生纸。

②治疗车下层:便盆及便盆巾、生活垃圾桶、医用垃圾桶。

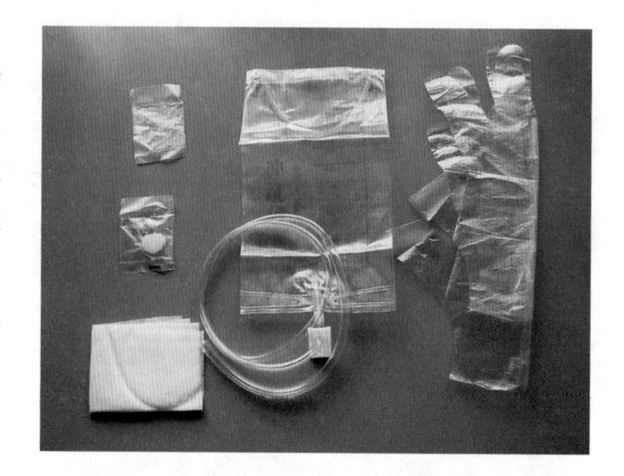

图12-9 一次性灌肠包

③其他用物:输液架,根据需要备屏风。

④灌肠溶液:根据医嘱备灌肠液,**常用溶液有0.1~0.2%肥皂液,生理盐水。成人每次用量为500~1 000ml,小儿200~500ml。溶液温度一般为39~41℃,降温时用28~32℃,中暑者用4℃生理盐水。**

4)环境准备:整洁,室温适宜,关门窗,必要时屏风遮挡。

(3)实施:见表12-4。

表12-4 大量不保留灌肠

操作流程	操作步骤	要点说明
1. 核对解释	(1)携用物至患者床旁	
	(2)辨识患者并做好解释	• 确认患者 • 正确选用灌肠溶液 • 消除患者紧张、窘迫、恐惧心理,取得合作
2. 摆位垫巾	(1)协助患者取**左侧卧位**,双膝屈曲,脱裤至膝部,臀部移至床沿	• 该体位使乙状结肠、降结肠处于下方,利用重力作用使灌肠液顺利流入 • 不能自我控制排便的患者可取仰卧位,臀下垫便盆
	(2)小橡胶单及治疗巾垫于臀下	• 保护床单不被污染
	(3)盖好被子,仅暴露臀部	• 防止患者受凉,维护患者自尊
3. 挂袋调压	将灌肠袋(筒)挂于输液架上,调节灌肠压力,袋(筒)内**液面距肛门约40~60cm**	• 如压力过大,液体流入速度过快,溶液不易保留,且易造成肠道损伤 • **伤寒患者**灌肠时,袋(筒)内**液面不得高于肛门30cm,液体量不得超过500ml**

大量不保留灌肠(视频)

续表

操作流程	操作步骤	要点说明
4. 接管润滑	(1)戴手套,弯盘置臀边,纱布或卫生纸放在治疗巾上,连接肛管 (2)用润滑剂润滑肛管前段	• 使肛管易于插入,避免引起直肠疼痛和损伤
5. 排气夹管	放出少量液体排尽管内空气,夹管	• 防止气体进入直肠
6. 插管灌液	(1)左手分开臀裂,显露肛门,嘱患者深呼吸,右手持肛管轻轻**插入直肠 7~10cm**(图 12-10) (2)固定肛管,开放管夹,使溶液缓慢流入	• 深呼吸转移注意力,促使肛门外括约肌放松,便于插管 • 插管时应顺应直肠生理弯曲,勿用力,以防损伤肠黏膜 • 小儿插入深度为 4~7cm • 如插入受阻,可退出少许,旋转肛管再缓缓插入
7. 观察反应	注意观察袋(筒)内液面下降情况和患者反应 (1)如患者感觉腹胀或有便意,可嘱其张口深呼吸以放松腹部肌肉,同时降低灌肠袋(筒)高度以减慢流速或暂停片刻 (2)如液面下降过慢或停止,多因肛管前端孔道被粪块阻塞,可移动肛管或挤压肛管 (3)如**患者出现脉速、面色苍白、出冷汗、剧烈腹痛、心慌气促,应立即停止灌肠**,与医生联系,及时给予处理	• 使患者放松,减轻腹压 • 使阻塞肛管孔的粪块脱落 • 患者可能发生肠道剧烈痉挛或出血
8. 夹管拔管	待灌肠液即将流尽时夹管,用卫生纸包裹肛管轻轻拔出放于弯盘内,擦净肛门,脱下手套,将弯盘移至治疗车下层	• 避免拔管时空气进入肠道,灌肠液和粪便随管流出
9. 保留观察	(1)协助患者取舒适卧位,嘱其尽量**保留 5~10min** 后再排便 (2)对不能下床者,给予便盆,将卫生纸、呼叫器放于易取处,扶助能下床者上厕所排便	• 以利于充分软化粪便,容易排出
10. 整理记录	(1)排便后及时取出便盆,擦净肛门,嘱患者平卧,协助患者穿裤,整理床单位,开窗通风 (2)观察粪便性状,必要时留取标本送检 (3)分类清理用物 (4)洗手,记录	• 保持床单位整洁,去除病室异味 • 防止遗忘、丢失或污染 • 记录灌肠情况,包括溶液种类、保留时间、排出粪便的量、颜色和性状,患者反应等,在体温单大便栏内记录灌肠结果

(4)评价

1)患者排出肠道内积气和粪便,或高热者体温下降。

2)护士具有人文关怀理念,动作轻稳、规范。

3)护患沟通有效,患者理解灌肠目的,能积极配合操作。

【注意事项】

(1)保护患者自尊,减少暴露,防止受凉。

(2)准确掌握灌肠液的温度、浓度、流速、压力和量。**肝性脑病患者禁用肥皂水灌肠,以减少氨的产生和吸收;充血性心力衰竭和水钠潴留患者禁用生理盐水灌肠**。

(3)插管时动作要轻柔,对肛门疾病患者更应小心,以免造成损伤。

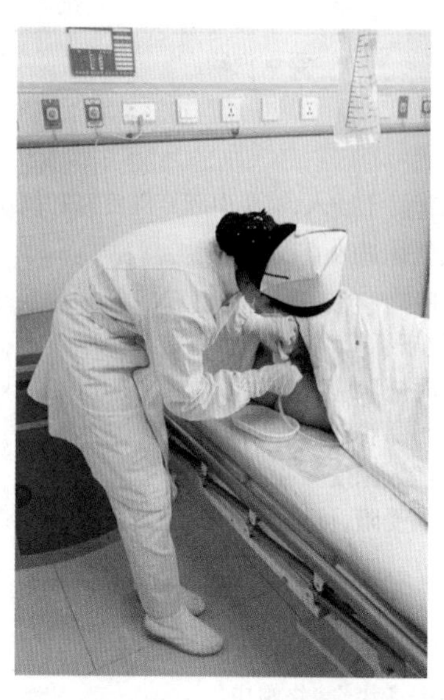

图 12-10 大量不保留灌肠

(4)如为**降温灌肠,保留 30min** 后再排出,排便后半小时测量体温并记录。

(5)急腹症、消化道出血、严重心血管疾病患者和妊娠期禁忌大量不保留灌肠。

2. 小量不保留灌肠(small volume non-retention enema)适用于**腹部或盆腔手术后**及危重患者、年老体弱、小儿及孕妇等。

【目的】

(1)软化粪便,解除便秘。

(2)排除肠道积气,减轻腹胀。

【操作程序】

(1)评估

1)辨识患者。

2)患者的临床诊断、病情、意识状态、肛门皮肤黏膜情况、有无禁忌证等。

3)患者心理状况及对灌肠的理解、配合程度。

(2)计划

1)患者准备:了解小量不保留灌肠的目的、方法、注意事项及配合方法。

2)护士准备:着装整洁,洗手,戴口罩。

3)用物准备

①治疗车上层:一次性灌肠包(或注洗器、量杯、肛管、温开水 5~10ml、止血钳、润滑剂、棉签、弯盘、卫生纸、小橡胶单及治疗巾、手套)、水温计、手消毒液,医嘱执行本。

②治疗车下层:便盆及便盆巾,生活垃圾桶、医用垃圾桶。

③其他用物:输液架,根据需要备屏风。

④灌肠溶液:根据医嘱备灌肠液,常用溶液有**"1、2、3"溶液(50%硫酸镁 30ml、甘油 60ml、温开水 90ml)**、甘油或液状石蜡 50ml 加等量温开水、各种植物油 120~180ml。溶液温度为 38℃。

4)环境准备:整洁,室温适宜,关门窗,必要时屏风遮挡。

(3)实施:见表 12-5。

表 12-5 小量不保留灌肠

操作流程	操作步骤	要点说明
1. 核对解释	(1)携用物至患者床旁 (2)辨识患者并做好解释	• 确认患者 • 消除患者紧张、窘迫、恐惧心理,取得合作
2. 安置体位	(1)协助患者取**左侧卧位**,双膝屈曲,脱裤至膝部,臀部移至床沿	• 该体位使乙状结肠、降结肠处于下方,利于重力作用使灌肠液顺利流入 • 不能自我控制排便的患者可取仰卧位,臀下垫便盆
	(2)小橡胶单及治疗巾垫于臀下	• 保护床单不被污染
	(3)盖好被子,仅暴露臀部	• 防止患者受凉,维护患者自尊

续表

操作流程	操作步骤	要点说明
3. 接管润滑	(1)戴手套,将弯盘置臀边,纱布或卫生纸放在治疗巾上 (2)用注洗器抽吸药液,连接肛管,润滑肛管前段,排气夹管	 • 润滑肛管便于插入,避免引起直肠疼痛和损伤。
4. 插管灌液	(1)左手分开臀裂,显露肛门,嘱患者深呼吸,右手持肛管轻轻**插入直肠 7~10cm**(图 12-11A) (2)固定肛管,松开血管钳,缓缓注入溶液,注毕夹管,取下注洗器再吸取溶液,松夹后再灌入,如此反复直至溶液注完为止(图 12-11B) (3)最后注入温开水 5~10ml,抬高肛管尾端,使管内液体全部流入肠道	• 小儿插入深度为 4~7cm • 注入速度不得过快过猛,以免刺激肠黏膜引起排便反射,造成溶液难以保留 • 如用小容量灌肠筒,**液面距肛门低于 30cm** • 注意观察患者反应
5. 夹管拔管	夹管或反折肛管尾端,用卫生纸包住肛管轻轻拔出置弯盘内,擦净肛门,脱下手套,将弯盘移至治疗车下层	
6. 保留观察	(1)协助患者取舒适卧位,嘱其尽量**保留 10~20min** 后再排便 (2)对不能下床者,给予便盆,将卫生纸,呼叫器放于易取处,扶助能下床者上厕所排便	• 以利于充分软化粪便,容易排出
7. 整理记录	(1)排便后及时取出便盆,擦净肛门。协助患者穿裤,整理床单位,开窗通风 (2)观察粪便性状,必要时留取标本送检 (3)分类清理用物 (4)洗手,记录	• 保持床单位整洁,去除病室异味 • 防止遗忘、丢失或污染 • 记录灌肠情况,包括溶液种类、保留时间、排出粪便的量、颜色和性状,患者反应等,在体温单大便栏内记录灌肠结果

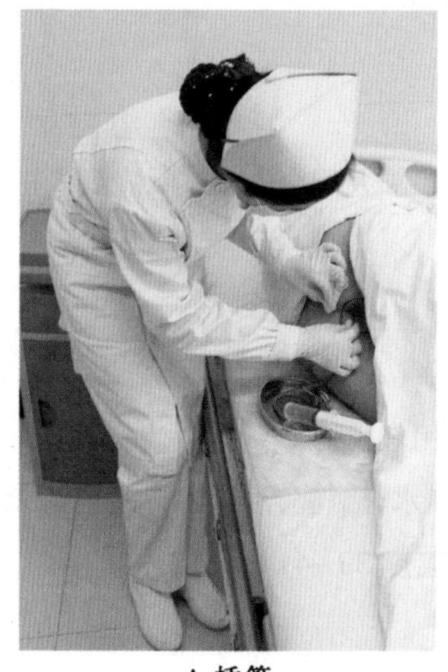

A.插管

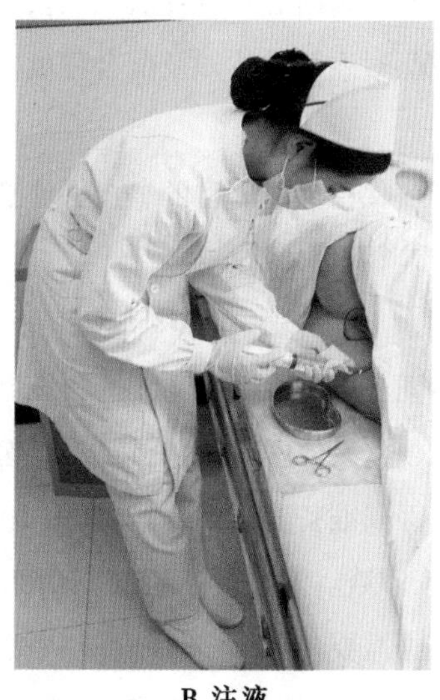

B.注液

图 12-11 小量不保留灌肠

(4)评价

1)患者排出肠道内积气和粪便。

2)护士具有人文关怀理念,动作轻稳、规范。

3)护患沟通有效,患者理解灌肠目的,能积极配合操作。

【注意事项】

(1)保护患者自尊,减少暴露。动作轻柔,以防损伤肠黏膜。

(2)正确选用灌肠液,掌握其温度、浓度和量。

(3)每次抽吸灌肠液时,夹闭肛管尾端,防止空气进入肠道引起腹胀。

3. 清洁灌肠(cleaning enema)

【目的】

彻底清除滞留在结肠中的粪便,常用于直肠、结肠检查和手术前作肠道准备。

【操作程序】

同大量不保留灌肠,灌肠溶液选用0.1%~0.2%肥皂液,生理盐水。反复多次进行大量不保留灌肠,首次用肥皂液,以后用生理盐水,直到排出液澄清无粪便为止。

【注意事项】

每次灌肠的溶液量约500ml,灌肠时压力要低,液面距肛门高度不超过40cm。

4. 保留灌肠(retention enema) 将药液灌入直肠或结肠内,通过肠黏膜吸收达到治疗的目的。

【目的】

保留灌肠(视频)

(1)镇静、催眠。

(2)治疗肠道炎症。

【操作程序】

(1)评估

1)辨识患者。

2)患者的病情、临床诊断、治疗情况、肛门及周围皮肤情况。

3)患者心理状况、对灌肠的认知及配合程度。

(2)计划

1)患者准备:了解保留灌肠的目的、方法、注意事项及配合方法。嘱患者先排便排尿。

2)护士准备:着装,洗手,戴口罩。

3)用物准备

①治疗车上层:同小量不保留灌肠。选较细肛管(20号以下),另备小垫枕。

②治疗车下层:便盆及便盆巾,生活垃圾桶、医用垃圾桶。

③灌肠溶液:遵医嘱准备溶液,镇静催眠用10%水合氯醛,治疗肠道感染用2%小檗碱、0.5~1%新霉素或其他抗生素溶液。**溶液量不超过200ml,温度39~41℃。**

④其他用物:根据需要备屏风。

4)环境准备:整洁,室温适宜,关门窗,必要时屏风遮挡。

(3)实施:见表12-6。

表 12-6 保留灌肠

操作流程	操作步骤	要点说明
1. 核对解释	(1)携用物至患者床旁 (2)辨识患者并做好解释	• 确认患者 • 消除患者紧张、窘迫、恐惧心理,取得合作
2. 安置体位	根据病情协助患者取不同的卧位,将小垫枕、橡胶单和治疗巾垫于臀下,使**臀部抬高约 10cm**	• **慢性细菌性痢疾**病变部位多在直肠或乙状结肠,**取左侧卧位** • **阿米巴痢疾**病变部位多在回盲部,**取右侧卧位** • 抬高臀部可防止药液溢出,利于药物保留,提高疗效
3. 接管润滑	(1)戴手套,将弯盘置臀边,用注洗器抽吸灌肠液,连接肛管 (2)润滑剂润滑肛管前段,排气夹管	• 使肛管易于插入,避免引起直肠疼痛和损伤
4. 插管灌液	(1)左手分开臀裂,显露肛门,嘱患者深呼吸,右手持肛管轻轻**插入直肠 15~20cm** (2)按小量不保留灌肠操作方法注入药液。药液注入完毕,拔出肛管,用卫生纸在肛门处轻轻按揉片刻,脱下手套	
5. 保留观察	(1)嘱患者卧床休息,尽量忍耐,**保留药液在 1h 以上** (2)观察患者反应和治疗效果	• 使药液充分被吸收
6. 整理记录	(1)整理床单位,开窗通风 (2)分类清理用物 (3)洗手,记录	• 保持床单位整洁,去除病室异味 • 防止遗忘、丢失或污染 • 记录灌肠情况,包括灌肠液、保留时间及患者反应等

(4)评价

1)患者临床症状减轻或消失。

2)护士具有人文关怀理念,动作轻稳、规范。

3)护患沟通有效,患者理解灌肠目的,能积极配合操作。

【注意事项】

(1)保留灌肠前嘱患者**排便、排尿**,以利于药液吸收,**肠道抗感染**灌肠以晚上**睡眠前灌入**为宜。

(2)保留灌肠时应做到肛管细、插入深、注入药液量少且速度慢、压力要低,**液面距肛门的高度不超过 30cm**,以减少刺激,使灌入的药液能保留较长时间,利于肠黏膜吸收。

(3)肛门、直肠、结肠等手术后及排便失禁的患者,不宜进行保留灌肠。

(二)口服高渗溶液清洁肠道

口服高渗性溶液,在肠道内形成高渗环境,增加肠腔内水分,从而软化粪便,刺激肠蠕动加速排便,达到清洁肠道的目的。适用于直肠、结肠检查和手术前肠道准备。

1. 甘露醇法　患者术前 3d 进半流质饮食,术前 1d 进流质饮食。术前 1d 下午 2:00~4:00 口服甘露醇 1 500ml(20%甘露醇 500ml+5%葡萄糖盐水 1 000ml),于 2h 内服完。一般服后 15~20min,即可反复自行排便。

2. 硫酸镁法　患者术前 3d 进半流质饮食,每晚口服 50%硫酸镁 10~30ml;术前 1d 进流质饮食,下午 2:00~4:00 口服 25%硫酸镁 200ml(50%硫酸镁 100ml+5%葡萄糖盐水 100ml),再口服温开水

1 000~1 500ml。一般服后 15~30min，即可反复自行排便。

注意观察患者排便次数、粪便性质及病情变化，确定是否达到清洁肠道的目的并做好记录。年老体弱、小儿及危重患者禁忌采用此种方法。

（三）简易通便法

简易通便法是一种借助通便剂协助患者排便的技术，简单易行、经济有效。常用于老年、体弱及久病卧床的患者。

【目的】

软化粪便，解除便秘。

【操作程序】

（1）评估

1）辨识患者。

2）患者的临床诊断、病情、意识状态、排便情况、生命体征、肛门及周围皮肤情况。

3）患者心理状况及配合程度。

（2）计划

1）患者准备：了解简易通便的目的、方法、注意事项及配合方法。嘱患者排尿。

2）护士准备：着装整洁，洗手，戴口罩。

3）用物准备

①治疗车上层：通便剂（开塞露、甘油栓、肥皂栓）、卫生纸、剪刀、一次性手套、弯盘、纱布、温开水、手消毒液。

②治疗车下层：便盆及便盆巾，生活垃圾桶、医用垃圾桶。

③其他用物：根据需要备屏风。

4）环境准备：整洁，室温适宜，关门窗，必要时屏风遮挡。

（3）实施：见表 12-7。

表 12-7 简易通便法

操作流程	操作步骤	要点说明
1. 核对解释	（1）携用物至患者床旁 （2）辨识患者并做好解释	• 确认患者 • 消除患者紧张、窘迫心理，取得合作
2. 安置体位	患者左侧卧位，脱裤至膝部，暴露肛门	
3. 通便	戴手套，置入通便剂	• 药液量：成人 20ml，小儿 10ml
▲ 开塞露	将封口端剪去，先挤出少许液体润滑开口处，将开塞露前端轻轻插入肛门后再将药液全部挤入直肠内，**保留 5~10min** 排便（图 12-12）	• 开塞露用甘油或山梨醇制成
▲ 甘油栓	捏住栓剂底部轻轻插入肛门至直肠内，用纱布抵住肛门处轻轻按摩，保留 5~10min 排便（图 12-13）	• 甘油栓用甘油和明胶制成
▲ 肥皂栓	将肥皂栓蘸热水后轻轻插入肛门	• 将普通肥皂削成圆锥形（底部直径约 1cm，长约 3~4cm）
4. 整理记录	（1）脱下手套，协助患者穿裤，取舒适卧位，整理床单位；开窗通风 （2）分类清理用物 （3）洗手，记录	• 保持床单位整洁，去除病室异味 • 观察患者反应和通便效果

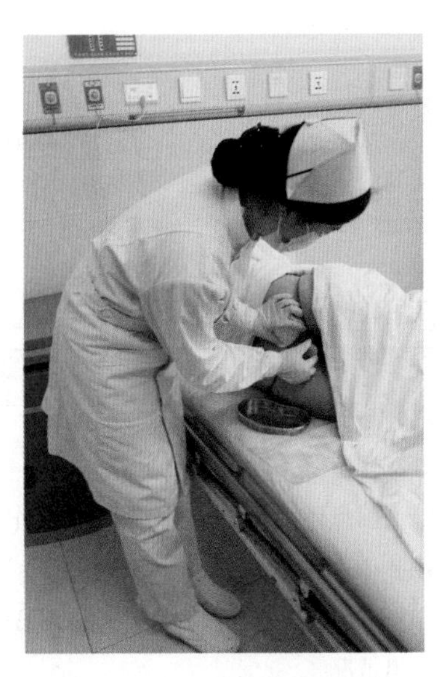

图 12-12 开塞露简易通便法

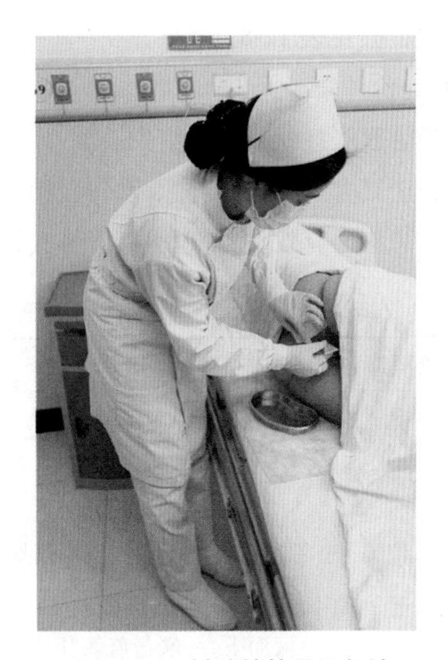

图 12-13 甘油栓简易通便法

(4)评价

1)患者排出成形软便、感觉舒适。

2)护士具有人文关怀理念,动作轻稳。

3)护患沟通有效,患者理解简易通便目的,自愿配合。

【注意事项】

(1)开塞露封口处剪开后应修剪光滑,以免损伤肛门、直肠黏膜。

(2)肛门黏膜溃疡、肛裂及肛门有剧烈疼痛者,不宜使用肥皂栓通便法。

(四)肛管排气法

肛管排气法(flatulence decreasing through the rectal tube)是将肛管经肛门插入直肠以排除肠腔积气的方法。

【目的】

排出肠腔积气,减轻肠胀气。

【操作程序】

(1)评估

1)辨识患者。

2)患者的临床诊断、病情、意识状态、肠胀气程度、生命体征、肛门及周围皮肤情况。

3)患者心理状况及配合程度。

(2)计划

1)患者准备:了解肛管排气的目的、过程、注意事项及配合方法。

2)护士准备:着装整洁,洗手,戴口罩。

3)用物准备

①治疗车上层:治疗盘内备肛管、玻璃接管、橡胶管、玻璃瓶(内盛水 3/4 满,瓶口系带)、润滑剂、棉签、胶布、弯盘、卫生纸、别针、一次性手套、止血钳。治疗盘外备手消毒液。

②治疗车下层:生活垃圾桶、医用垃圾桶。

③其他用物:根据需要备屏风。

4)环境准备:整洁,室温适宜,关门窗,必要时屏风遮挡。

（3）实施：见表 12-8。

（4）评价

1）患者腹胀症状减轻或消失。

2）护士具有人文关怀理念，动作轻稳。

3）护患沟通有效，患者理解肛管排气目的，主动配合。

表 12-8 肛管排气法

操作流程	操作步骤	要点说明
1. 核对解释	（1）携用物至患者床旁 （2）辨识患者并做好解释	• 确认患者 • 消除患者紧张、窘迫心理，取得合作
2. 安置体位	患者左侧卧位，盖好盖被，仅暴露臀部	• 此体位有利于肠腔内气体排出
3. 插入肛管	（1）将瓶系于床边，橡胶管一端插入瓶口内液面下，一端与肛管相连 （2）戴手套，润滑肛管前端，嘱患者深呼吸，将肛管轻轻**插入直肠 15~18cm**	• 防止空气进入直肠，加重腹胀，观察气体排出情况
4. 保留观察	（1）用胶布将肛管固定于臀部，橡胶管留出足够长度，用别针固定在床单上（图 12-14） （2）观察排气情况及患者的反应，如排气不畅，可协助患者更换体位或按摩腹部	• 便于患者翻身活动 • **保留时间不超过 20min** • 气体排出时，可见瓶内液面下有气泡逸出
5. 整理记录	（1）揭开胶布，夹住肛管，用卫生纸包住轻轻拔出，清洁肛门，取下手套 （2）协助患者穿裤并取舒适卧位，整理床单位；开窗通风 （3）分类清理用物 （4）洗手，记录	• 保持床单位整洁，去除病室异味 • 记录排气情况和患者的反应

扫一扫，看总结

扫一扫，测一测

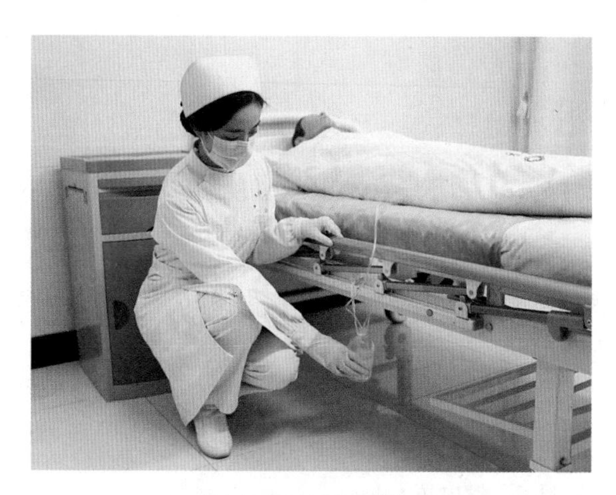

图 12-14 肛管排气

【注意事项】

（1）如患者排气不畅，应帮助其更换卧位或按摩腹部，以促进排气。

（2）肛管保留时间一般不超过 20min，如保留时间过长则会减弱肛门括约肌反应，甚至可导致肛门括约肌永久性松弛，必要时 2~3h 后再行肛管排气。

（金虹 郭红梅）

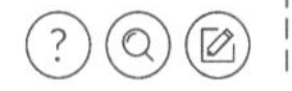

第十三章 给药技术

学习目标

1. 掌握药疗原则；注射原则；各种注射技术的目的、部位和注意事项；青霉素过敏性休克的临床表现、预防及处理。

2. 熟悉安全有效用药指导；口服给药；雾化吸入常用药物、方法和注意事项。

3. 了解药物的种类、领取；影响药物疗效的因素；局部给药法。

4. 能进行口服给药、雾化吸入及各种注射技术、配制各种过敏试验药物并能正确判断试验结果。

5. 具有严谨求实的工作态度，严格执行无菌技术操作和查对制度，对患者关心体贴，确保药疗安全。

药物治疗是临床最常用的一种治疗方法，其目的包括预防疾病、治疗疾病、减轻症状、协助诊断及维持正常的生理功能。护士是药物治疗的直接执行者，也是用药后的监护者。护士必须了解患者的用药史，掌握相关药物的药理知识、给药方法和操作技能，及时对药物疗效和反应做出评价，确保临床用药安全、有效。

导入情景

患儿，男，6 岁，因 2d 前受凉后出现鼻塞、咳嗽、发热，喘息 1d，气促半天入院。入院查体可见三凹征，无发绀，双肺可闻及中量呼气相为主的哮鸣音。测量生命体征：T 38.5℃，P 120 次/min，R 40 次/min，BP 100/70mmHg。查血常规：白细胞数值为 12×10^9/L。入院诊断：上呼吸道感染伴支气管哮喘急性发作。医嘱：普米克 1mg+沙丁胺醇 0.2mg 雾化吸入 st；氨茶碱 50mg+25%葡萄糖 30ml IV st；青霉素皮试( )，青霉素 40 万 U IM bid；维生素 C 2mg po tid。

工作任务

1. 给该患儿用药时应遵循的药疗原则。

2. 正确为患儿实施口服给药、雾化吸入给药、肌内注射给药、静脉注射给药。

第一节 给药的基本知识

一、药物的种类、领取和保管原则

（一）药物的种类

1. 内服药 分为固体剂型和液体剂型，其中固体剂型包括片剂、丸剂、散剂、胶囊等，液体剂型包括溶液、合剂、酊剂等。

2. 外用药 有软膏、溶液、粉剂、洗剂、搽剂、碘剂、栓剂、滴剂、涂膜剂等。

3. 注射药 有水剂、粉剂、油剂、结晶、混悬液等。

4. 新型制剂 有粘贴敷片、植入慢溶药片、胰岛素泵等。

（二）药物的领取

药物的领取各医院规定不同，一般情况应遵循由护士凭医生处方（图 13-1）领取的原则。

1. 病区内常用药物 病区内设有药柜，存放一定基数的常用药物，有专人负责，护士凭医生处方及时到药房领取、补充，便于病区内正常使用。领取时需与药房工作人员双人核对。

2. 剧毒药和麻醉药 病区内配备一定基数的剧毒药和麻醉药，如吗啡（图 13-2），**使用后凭医生处方和空安瓿领取补充。**

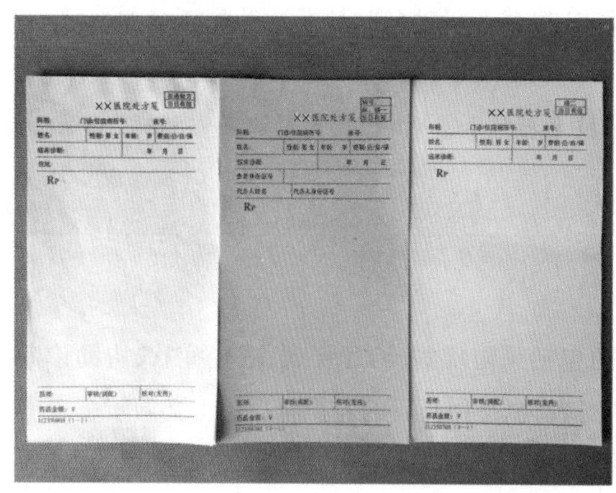

图 13-1 医生处方

图 13-2 吗啡

1302

药物的保管原则（微课）

（三）药物的保管原则

1. 药柜保管 药柜应放置于通风、干燥、光线明亮处，但避免阳光直射，专人负责，保持整洁。

2. 药物分类放置标签醒目 药物按内服、外用、注射、剧毒等分类放置，原则上病区不存放高危药品（抢救药除外），并根据有效期先后顺序有计划地使用，以防失效。麻醉药、剧毒药及贵重药应加锁保管，并严格交接。药瓶标签明确，字迹清晰，注明药物名称（中、外文对照）、浓度、剂量、规格。**内服药贴蓝边标签，外用药**（图 13-3）**贴红边标签，剧毒药和麻醉药贴黑边标签**。

3. 定期检查药品质量 凡没有标签或标签模糊不清，有效期已过或有浑浊、沉淀、发霉、异味、变质、潮解等现象均不可使用。

4. 根据药物不同性质妥善保存 药物的性质决定药物的保存方法，应分类保存各类药物，避免药物变质，影响疗效甚至增加毒副作用。

(1)易被热破坏的药物,如疫苗、抗毒血清、免疫球蛋白等生物制品以及抗生素等应置于**2~10℃冰箱内冷藏**保存。

(2)易氧化和遇光变质的药物应避光保存,如氨茶碱、维生素C、盐酸肾上腺素等,应装在**有色密闭瓶中**,注射用针剂放在有**遮光黑纸的纸盒内**(图13-4),并置于阴凉处。

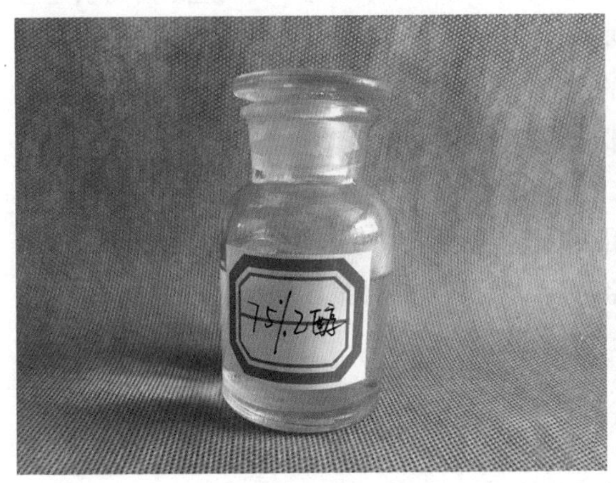

图13-3 75%乙醇

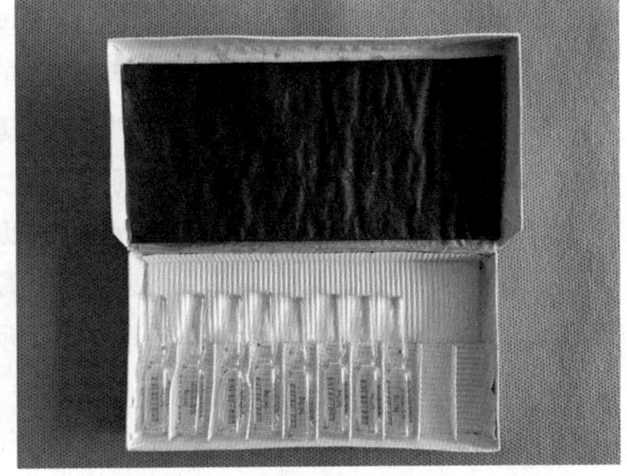

图13-4 易氧化和遇光变质的针剂

(3)易挥发、潮解、风化的药物,如过氧乙酸、乙醇、乙醚、酵母片、糖衣片,应装**在密闭瓶内**,用后注意**盖紧瓶盖**。

(4)易燃、易爆的药物,如环氧乙烷、乙醚、乙醇,应密闭单独存放,远离明火,置于阴凉低温处,以防意外。

(5)患者专用药物,应单独存放,并注明床号、姓名。

二、药疗原则

(一)根据医嘱给药

给药是一项非独立性的护理操作,必须有医嘱作为依据。因此,给药中护士必须严格遵照医嘱执行,不得擅自更改。如对医嘱有疑问,应向医生了解清楚后方可给药,避免盲目执行医嘱。一般情况下,护士只执行书面医嘱,且由医生签名后方能生效执行。护士应具有一定的药理知识,熟悉临床常用药物的作用机制、毒副作用、用法、配伍禁忌、中毒表现及处理办法,才能根据医嘱准确给药。

(二)严格执行查对制度

1. “三查” **操作前、操作中、操作后查**(查八对内容)。

2. “八对” 对床号、姓名、药名、浓度、剂量、方法、时间、有效期。

3. 严格检查药物质量,确保药物不变质,并在有效期内。

(三)正确安全合理给药

1. **做到五准确**,即将准确的药物、按准确的剂量、用准确的方法、在准确的时间、给予准确的患者。

2. 备好的药物应及时使用,避免久置引起药液污染或药效降低。

3. 对易发生过敏反应的药物,用药前应了解患者的用药史、过敏史,并按要求做药物过敏试验,结果阴性方可使用,使用中加强观察。

4. 注意**药物配伍禁忌**,两种或两种以上药物配伍使用时,要注意配伍禁忌,避免发生药源性疾病。

5. 指导患者用药，给药前应向患者解释，以取得合作，征得患者的同意后方可应用；根据药物性质给予相应的用药指导，提高患者自我合理用药的能力。

（四）观察用药反应

药物的治疗作用与副作用是药物两重性的表现。临床用药的效果正是药物作用两重性的综合体现。护士在用药过程中应监测患者的病情变化，评价药物疗效，及时发现不良反应。对易引起过敏反应或毒副反应较大的药物，更应密切观察，必要时做好记录。

在用药过程中护士还须观察患者对药物治疗的信赖程度、情绪反应、有无药物依赖、滥用或不遵医嘱的行为等，根据患者具体的心理、行为反应采取相应的心理护理和行为指导。

（五）发现给药错误应及时采取措施

发现给药错误，应立即报告护士长、医生，协助医生做紧急处理，密切观察患者病情变化，以减少或消除由于差错造成的不良后果，并向患者及家属解释。填写不良事件报告单上报护理部或其他相关部门，同时病区应对给药错误事件进行原因分析，讨论改进措施。

三、给药途径

给药途径依据药物的性质、剂型、机体对药物的吸收情况和用药目的的不同而定，药物在使用时须选择最适宜的给药途径与方法，方能获得最佳的效果。

常用的给药途径有口服、舌下含服、吸入、皮肤外敷、直肠以及注射（皮内、皮下、肌内、静脉和动脉注射）给药。除动、静脉注射药物直接进入血液循环外，其他给药途径药物均有一个吸收过程，吸收速度由快至慢的顺序为：**气雾吸入→舌下含服→直肠→肌内注射→皮下注射→口服→皮肤。**

四、给药次数和时间间隔

给药次数和时间间隔取决于药物的半衰期，以维持药物在血液中的有效浓度、发挥最大药效而又不至于引起毒性反应为最佳选择，同时要兼顾药物的特性和人体的生理节奏。临床常用外文缩写表示用药次数和时间间隔，常用外文缩写及中文译意（表 13-1），医院常用给药时间（外文缩写）与安排（表 13-2）。

表 13-1 常用外文缩写及中文译意

外文缩写	中文译意	外文缩写	中文译意	外文缩写	中文译意
qh	每 1h 一次	am	上午	IV 或 iv	静脉注射
q2h	每 2h 一次	pm	下午	ivgtt	静脉点滴
q4h	每 4h 一次	12n	中午 12 点	OD	右眼
q6h	每 6h 一次	12mn	午夜 12 点	OS	左眼
qd	每日一次	ac	饭前	OU	双眼
bid	每日两次	pc	饭后	AD	右耳
tid	每日三次	st	立即	AS	左耳
qid	每日四次	DC	停止	AU	双耳
qod	隔日一次	po	口服	aa	各
biw	每周两次	ID	皮内注射	gtt	滴
qn	每晚一次	H	皮下注射	prn	需要时（长期）
qm	每晨一次	IM 或 im	肌内注射	sos	必要时（限用一次，12h 内有效）

表13-2 医院常用给药次数和时间安排

给药次数缩写	给药时间安排	给药次数缩写	给药时间安排
qm	6:00	q2h	6:00,8:00,10:00,12:00…
qd	8:00	q4h	8:00,12:00,16:00,20:00…
bid	8:00,16:00	q6h	8:00,14:00,20:00,2:00…
tid	8:00,12:00,16:00	qn	20:00
qid	8:00,12:00,16:00,20:00		

五、影响药物疗效的因素

(一)药物因素

药物进入人体产生药效,必须经过吸收、分布、代谢、排泄过程,药物在血浆中达到一定浓度,才能到达作用部位产生作用。药效产生的快慢与药物吸收有关,而药物的分布、代谢与排泄可决定药物在体内作用时间的长短。

1. 药物的吸收　是指药物自给药部位进入血液循环的过程。药物的分子大小、化学性质和解离度、药物剂型、给药途径和给药部位影响着药物的吸收速度和量,进而影响药效的发挥。如水溶性制剂比油剂、混悬液以及固体剂型吸收的快;小分子药物及脂溶性高、极性低的药物容易通过细胞膜而被吸收;静脉给药直接进入血液循环比肌内注射药物作用快。口服药物吸收后经门静脉进入肝脏,可因肠壁及肝脏的大量结合、贮存和代谢灭活,使首次进入体循环的药量减少,药效降低,这种现象称为首过消除。如硝酸甘油口服后受首过消除约90%被灭活,疗效差,若采用舌下含服硝酸甘油片,通过口腔黏膜吸收,避开首过消除影响,可提高疗效。

2. 药物的分布　是指药物随血液循环向组织、脏器转运的过程。药物在每一个组织和脏器中的分布是不均匀的。药物在体内的分布受血浆蛋白、器官的血流量、吸收部位的血液循环、pH、药物对组织脏器的亲和力等因素的影响。血-脑之间有一种选择性地阻止各种物质由血进入脑的屏障,称为血脑屏障,有利于维持中枢神经系统内环境的相对稳定。新生儿血脑屏障发育还不完善,中枢神经易受药物影响,用药时应慎重。

3. 药物的代谢　是指药物进入作用部位与组织细胞相互作用,失去活性,易于排出的过程。大部分药物在肝脏代谢,少部分在肾脏、肠系膜、血浆代谢。肝肾功能不良者影响药物的代谢过程。

4. 药物的排泄　是指药物及其代谢产物自体内排出体外的过程,也是药物自体内消除的重要方式。药物主要经肾脏,其次是消化道、呼吸道、胆道、汗腺、乳腺、唾液腺排出。排泄器官功能障碍会影响药物的排泄,造成蓄积性中毒。

(二)给药方法

给药途径、时间、给药次数、剂量以及联合用药等均对药物的作用有着重要的影响。

1. 给药途径　不同的给药途径可影响药效的强弱和起效的快慢,如静脉给药时,药物直接进入血液循环,作用最快。在某些情况下,不同的给药途径还会产生不同的药效,如口服硫酸镁有导泻和利胆作用,而注射硫酸镁则有镇静和降血压作用。

2. 给药时间　为了提高疗效和降低毒副作用,不同药物有不同的给药时间。如口服药物于饭前空腹服用,吸收较容易,药效较迅速;对胃黏膜有刺激性的药物,则必须于饭后服用;某些药物为了维持其在血液中的有效浓度,必须做到定时给药;若肝、肾功能不良者应适当调整给药间隔时间。

3. 给药剂量 给药剂量与疗效存在一定的规律关系，药物必须达到一定的剂量才能产生效应，在一定的范围内剂量增加，疗效也随之增强，但药物毒性也相对增大。当药物作用达到最大效应后，即使再增加剂量，其疗效也不会增强，反而会导致药物毒性作用增加。幼儿和老年人用药剂量比成年人要少。老年人代偿适应能力差，肝、肾等功能减退，因此，一般规定 60 岁以上老人用量约为成人的 3/4。小儿用药剂量一般根据体重计算。

4. 联合用药 指两种或两种以上药物同时或先后应用，其目的是增强疗效，减少副作用。若联合用药后使原有的效应增强称为协同作用；若联合用药后使原有的效应减弱称为拮抗作用。如异烟肼和乙胺丁醇合用可增强抗结核作用；不合理的联合用药会降低疗效，加大毒性，如庆大霉素与利尿酸钠或呋塞米配伍，可致永久性耳聋。

（三）机体因素

1. 生理因素

（1）年龄与体重：通常所称的药物“常用量”是针对 14~60 岁的人而言，不包括 14 岁以下的儿童及 60 岁以上的老年人。因为儿童和老年人对药物的反应与成人不同，除体重因素外，还与生长发育和机体的功能状态有关。小儿的神经系统、内分泌系统以及许多脏器发育尚未完善，新陈代谢又特别旺盛，因而某些药物的应用有其特殊性；老年人的组织器官及其功能随年龄增长而出现生理性衰退，所以儿童和老年人的用药剂量应以成人剂量为参考酌情减量。

（2）性别：男性和女性对药物的反应一般无明显的差异，但女性处于月经期、妊娠期时，子宫对泻药、子宫收缩药及刺激性较强的药物较敏感，容易造成月经过多、早产或流产。此外，有些药物可能引起畸胎，有些药物可通过胎盘进入胎儿体内或经哺乳进入婴儿体内引起中毒。故女性在月经期、妊娠期、哺乳期用药要特别谨慎。

2. 病理因素 疾病可影响药物在体内过程，从而影响药物的效应。在病理因素中，肝肾功能受损具有特别的意义。肝实质细胞受损可导致某些药物代谢酶减少，此时主要在肝脏代谢的药物要减量、慎用或禁用。肾功能受损时，某些主要经肾脏排泄的药物因半衰期延长，可造成蓄积性中毒，故应减量或避免使用。

3. 心理因素 心理因素在一定程度上可影响药物的效应，其中以患者的情绪、对药物的信赖程度，医护人员的语言、暗示作用等最为重要。给药中，护士应充分调动患者的主观能动性和抗病因素，以便更好地发挥药物的疗效。

4. 个体差异 在年龄、体重、性别等基本因素相同的情况下，不同个体对同一药物的反应仍有差异。如体质特异的患者对某类药物敏感度高，虽服用极少量，但仍能引起中毒，必须避免使用。

（四）饮食因素

1. 促进药物吸收而增加疗效 如酸性食物可增加铁剂的溶解度，促进铁的吸收；粗纤维食物可促进肠蠕动，增进驱虫剂的疗效；高脂饮食可促进脂溶性维生素吸收。

2. 干扰药物吸收而降低疗效 如补钙时不宜同食菠菜，因菠菜中含有大量草酸，草酸与钙结合形成草酸钙从而影响钙的吸收；服用铁剂时不宜与茶水、高脂饮食同时服用，因为茶叶中的鞣酸与铁会形成铁盐妨碍铁的吸收，脂肪抑制胃酸分泌，也会影响铁的吸收从而降低疗效。

3. 改变尿液 pH 从而影响疗效 动物性脂肪在体内代谢产生酸性物质，牛奶、豆制品、蔬菜等食物在体内代谢产生碱性物质，他们排出时影响尿液 pH，从而影响药物疗效。如氨苄西林在酸性尿液中杀菌力强，用它治疗泌尿系统感染时宜多食荤菜，使尿液偏酸，增强抗菌作用；而应用氨基糖苷类、头孢菌素、磺胺类药物时，则宜多食素食，以碱化尿液，增强抗菌疗效。

知识拓展

植入型药物释放系统(IDDS)

植入剂,即植入式给药制剂,是一种新型的给药方式,具有长效缓释作用。IDDS为一类经手术植入体内或经穿刺导入皮下的控制释药制剂,是一种长期给药体系,一次给药能维持药物疗效达数日至数年。IDDS克服了需长期用药时传统给药方法的缺点,能长期稳定控制靶向部位药物浓度或血药浓度,提高药物的生物利用度,从而减少用量、降低副作用。目前,IDDS的药物应用范围由当初的避孕治疗扩展到抗肿瘤、胰岛素给药、心血管疾病、眼部疾病、抗结核、骨髓炎、疫苗接种等多种治疗领域。

扫一扫,
看总结

第二节 口服给药

口服给药(administering oral medication)是指药物口服后经胃肠道黏膜吸收进入血液循环,从而发挥局部或全身的治疗作用,以达到防治和诊断疾病目的的一种给药方法。为最常用、最方便而且较安全的给药法,但因口服给药吸收慢,药物产生疗效的时间较长,故不适用于急救,对意识不清、呕吐频繁、禁食等患者也不适用此法给药。

口服给药法
(视频)

一、安全有效用药指导

慢性患者和出院后需要继续服药的患者,如何规范合理用药、确保安全和有效的用药,是护士临床工作中非常重要的职责之一。

(一)一般用药指导

1. 需吞服的药物用温开水送服,不宜用茶水。

2. 缓释片、肠溶片、胶囊吞服时不可嚼碎。

3. 舌下含片应放在舌下或两颊黏膜与牙齿之间待其溶化。

4. 对于慢性病患者和出院后需继续服药的患者,应使其了解用药的相关知识和服药中的注意事项,主动配合药疗,减少不良反应。

(二)特殊药物用药指导

1. 抗生素及磺胺类药物应准时服药,以保持有效的血药浓度。

2. **健胃及刺激食欲的药物宜饭前服用**,因其刺激舌味觉感受器,使胃液大量分泌,可以增进食欲。**助消化药及对胃黏膜有刺激性的药物宜饭后服用**,以便使药物和食物均匀混合,有助于消化或减少对胃壁的刺激。

3. 强心苷类药物服用前应先测脉率(心率)及脉律(心律),如脉率低于60次/min或心律异常,应停止服用并报告医生。

4. 对牙齿有腐蚀作用或使牙齿染色的药物,如酸剂、**铁剂**,服用时可**应用吸管**,避免药物与牙齿接触,**服药后**立即漱口。

5. **止咳糖浆**对呼吸道黏膜有安抚作用,**服后不宜**立即**饮水**,以免冲淡药液,降低疗效;同时服用多种药物时,**止咳糖浆应最后服用**。

6. **磺胺类药**和退热药服用后宜**多饮水**,前者由肾脏排出,尿少时易析出结晶,阻塞肾小管;后者起发汗降温作用,多饮水有利于增加疗效。

二、用药方法

【目的】

减轻症状、协助诊断、预防和治疗疾病。

【操作程序】

1. 评估

(1)辨识患者。

(2)患者的性别、年龄、体重、病情、用药史和过敏史，治疗情况，肝肾功能情况。

(3)患者意识状态，合作程度，对治疗的态度、有无药物依赖、对所用药物的认识程度等。

(4)患者有无吞咽困难、呕吐，有无口腔、食管疾患等。

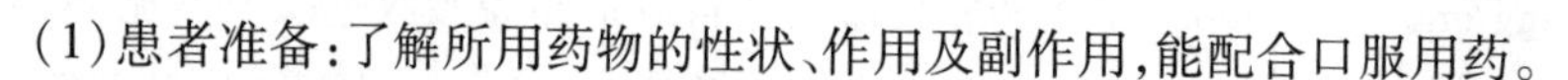

图 13-5 发药车

2. 计划

(1)患者准备：了解所用药物的性状、作用及副作用，能配合口服用药。

(2)护士准备：着装整洁，洗手，戴口罩。

(3)用物准备

1)发药车(图 13-5)。

2)其他：必要时备注射器。

3)环境准备：整洁、安静、舒适、安全。

3. 实施 见表 13-3。

表 13-3 口服给药

操作流程	操作步骤	要点说明
备药		
1. 核对备物	核对医嘱、服药本和小药卡，按床号顺序将小药卡插入药盘内，放好药杯，备好用物	• 严格执行三查八对
2. 规范配药	(1)核对服药本、小药卡，无误后配药	• 配好一位患者的药后，再配另一位患者的药物
	(2)根据药物剂型的不同，采用不同取药方法	• 先备固体药，再备水剂与油剂
	配固体药	
	药片、胶囊等固体药**用药匙取出**所需药量，放入药杯。同一患者同一时间内服用的多种药片放入同一药杯内	• 粉剂、含化及特殊要求的药物需用纸包好放在药杯内
	配液体药	
	(1)摇匀药液，打开瓶盖	• 避免药液内溶质沉淀而影响给药浓度
	(2)取**量杯**，一手拇指置于所需刻度，使其与护士视线平齐，另一手持药瓶，瓶签向掌心，倒药液至所需刻度处(图 13-6)	• 瓶签向掌心，避免药液污染瓶签
	(3)将药液倒入药杯，用湿纱布擦净瓶口，盖好	• 同时服用几种药液时应倒入不同药杯内
	(4)倒取不同药液需清洗量杯	• 防止更换药液发生化学反应
	(5)油剂或不足 1ml 的药液，用滴管吸取，滴于事先加入少量温开水的药杯内	• 防止药液黏附杯内，影响剂量 • 1ml 按 15 滴计算，滴药时使滴管稍倾斜，使药量准确
	(6)不宜稀释的药物，可用滴管直接滴入患者口中	

续表

操作流程	操作步骤	要点说明
3. 再次核对	配药完毕,将药物、服药卡、医嘱本重新核对,盖上治疗巾备用	• 确保正确无误
4. 整理用物	整理、清洁药柜及用物,洗手	
发药		
1. 两人核对	发药前须经两人核对药物	• 确保用药安全
2. 发药准备	洗手后携服药本、发药盘、备好温开水等至患者床旁	• 按规定时间发药
3. 再次核对	辨识患者并做好解释,核对药名、浓度、剂量、用法、时间	• 为确保发药无误,核对后并呼唤患者名字,得到准确应答后才发药
4. 按序发药	(1)按床号顺序将药发送给患者 (2)解释用药的目的和注意事项	• 同一患者的所有药物应一次取出,以免发生错漏 • 更换药物或停药时,应告知患者
5. 协助服药	(1)协助患者取舒适卧位及服药,重症患者应喂服 (2)视患者服药后方能离开	• 鼻饲患者须将药片研碎,加水溶解后用注射器从胃管内注入 • 特别是麻醉药、催眠药、抗肿瘤药
6. 整理记录	(1)服药后,收回药杯再次核对,协助患者取舒适卧位休息 (2)药杯浸泡消毒后清洁,再消毒备用,一次性药杯集中消毒处理后销毁,清洁药盘和药车 (3)洗手,记录	• 防止交叉感染

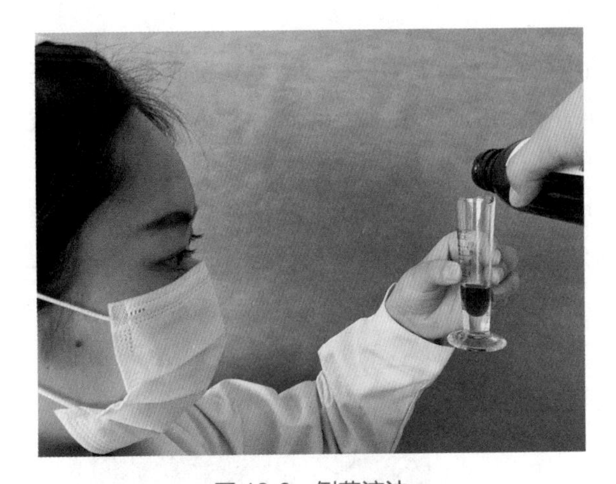

图 13-6 倒药液法

4. 评价

(1)患者了解安全用药的知识,服药后达到预期疗效。

(2)护士做到安全正确给药,无差错及不良反应发生。

(3)护患沟通有效,患者能主动配合。

【注意事项】

1. 发药前收集患者资料　发药前应收集患者有关资料,凡因特殊检查或手术须禁食者,暂不发药,并做好交班;**发药时如患者不在,应将药物带回保管**并进行交班;如患者出现呕吐,应查明原因再进行相应处理,并暂停口服给药;小儿、鼻饲、上消化道出血者或口服固体药困难者应将药物研碎用水溶解后再服用。

2. 发药时注意倾听患者的意见　发药时如患者提出疑问,应虚心听取,重新核对,确认无误后再给患者服药。

3. 发药后观察药效和反应　发药后随时观察服药的治疗效果及不良反应,若发现异常,应及时和医生联系,酌情处理。

4. 严格执行查对制度　防止差错事故发生,确保患者用药安全。

扫一扫,看总结

第三节 雾化吸入

雾化吸入法（微课）

雾化吸入（nebulization）是用雾化装置将药液变成细微的气雾喷出，经口或鼻吸入，以达到湿化呼吸道、减轻局部炎症、祛痰、解除支气管痉挛等目的。雾化吸入时药物可直接作用于呼吸道局部，药物疗效发生速度快，所以临床应用广泛。常用的方法有超声波雾化吸入、氧气雾化吸入、压缩雾化吸入、手压式雾化吸入。

一、雾化吸入常用药物

1. 稀释痰液药物　常用α-糜蛋白酶、乙酰半胱氨酸（痰易净）等，可稀释痰液，帮助祛痰。

2. 抗生素类药物　常用庆大霉素、卡那霉素，可控制呼吸道感染，消除炎症。

3. 解除支气管痉挛药物　常用氨茶碱，沙丁胺醇（舒喘灵）等，可使支气管扩张，解除支气管痉挛。

4. 减轻呼吸道黏膜水肿药物　常用地塞米松等，地塞米松与抗生素同时使用，可增加抗炎效果，减轻呼吸道黏膜水肿。

二、常用雾化吸入技术

（一）超声波雾化吸入

超声波雾化吸入（ultrasonic nebulization）是利用超声波声能，**将药液变成细微的气雾，由呼吸道吸入，以达到改善呼吸道通气功能和防治呼吸道疾病的目的。**

1. 基本结构　超声雾化吸入器（图 13-7）是由超声波发生器、水槽、晶体换能器、雾化罐、透声膜、螺纹管和口含嘴或雾化面罩组成。

2. 作用原理　超声波发生器通电后输出高频电能，电能通过水槽底部的晶体换能器转换为超声波声能，声能震动并透过雾化罐底部的透声膜作用于罐内的药液，使药液表面张力和惯性受到破坏，成为细微雾滴喷出，通过螺纹管随患者深而慢的吸气而进入呼吸道。

3. 作用特点　雾量大小可以调节，雾滴小而均匀（直径在 5μm 以下），药液随着深而慢的吸气可被吸入到终末支气管及肺泡。因雾化器电子部分产热，能对雾化液轻度加温，使患者吸入的气雾温暖、舒适。

【目的】

1. 湿化呼吸道　常用于呼吸道湿化不足、痰液黏稠、气道不畅患者。

2. 预防呼吸道感染　常用于胸部手术前后的患者。

3. 改善通气功能　解除支气管痉挛，保持呼吸道通畅。常用于支气管哮喘等患者。

4. 控制呼吸道感染　消除炎症，减轻呼吸道黏膜水肿，稀释痰液，帮助祛痰。常用于咽喉炎、支气管扩张、肺炎、肺脓肿、肺结核等患者。

5. 治疗肺癌　间歇吸入抗癌药物治疗肺癌。

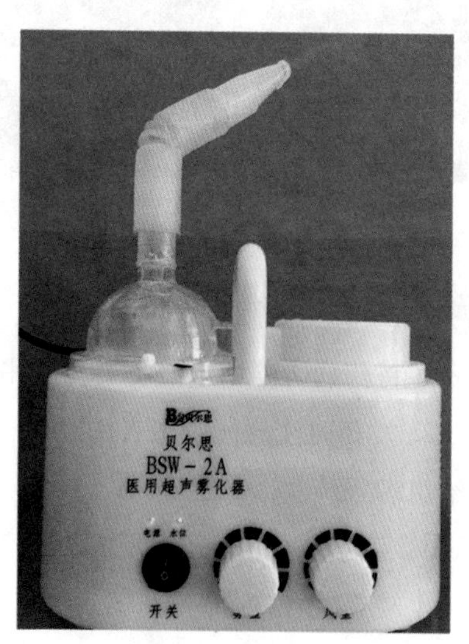

图 13-7　超声雾化吸入器

【操作程序】

1. 评估

(1)辨识患者。

(2)患者呼吸道情况,如呼吸道是否感染、通畅,有无支气管痉挛、黏膜水肿、痰液等。

(3)患者面部及口腔黏膜状况,如有无感染、溃疡等。

(4)患者的病情、治疗用药情况、意识状态、自理能力,心理状态及对雾化给药的认知及合作程度。

2. 计划

(1)患者准备:明确操作目的,了解操作过程,能配合采取坐位、半坐卧位或侧卧位。

(2)护士准备:着装整洁,洗手,戴口罩。

(3)用物准备:治疗车上放超声波雾化吸入器一套,治疗盘内放置药液、冷蒸馏水、水温计、50ml注射器、弯盘、纸巾等。

(4)环境准备:整洁、安静、舒适、安全、室内温湿度适宜。

3. 实施 见表13-4。

表13-4 超声波雾化吸入

操作流程	操作步骤	要点说明
1. 检查设备	检查超声波雾化吸入器	• 确保机器功能正常
2. 连接装置	将雾化器主机与各附件连接,选择口含嘴(面罩)	• 检查雾化器各部件完好,无松动脱落现象
3. 水槽加水	水槽内加入冷蒸馏水250ml,水量应浸没雾化罐底部的透声膜	• **水槽内不可加温水或热水**,水槽无水时不可开机,以免损坏机器
4. 罐内加药	将药液稀释至**30~50ml加入雾化罐内**,将雾化罐放入水槽,盖紧水槽盖	• 检查无漏液
5. 核对解释	携用物至患者床旁,辨识患者并做好解释,协助患者取舒适卧位,漱口	• 严格执行查对制度,防止差错
6. 开机调节	接通电源,**打开电源开关**,预热3~5min,**再打开雾化开关**,调节雾量、设定治疗时间	• 根据需要调节雾量,一般雾化时间为15~20min
7. 雾化吸入	当气雾喷出时,将口含嘴放入患者口中,**紧闭口唇深呼吸**,进行雾化吸入(图13-8)	• 嘱患者做深而慢的呼吸,使气雾进入呼吸道深部
8. 巡视观察	观察患者治疗及装置情况	• 发现水槽内水温**超过50℃**或水量不足应关机更换或加入冷蒸馏水
9. 结束雾化	治疗毕,取下口含嘴,先关雾化开关,再关电源开关	• 连续使用需间隔30min
10. 整理记录	(1)协助清洁口腔,擦干患者面部,安置舒适卧位 (2)放掉水槽内的水并擦干,雾化罐、螺纹管、口含嘴浸泡于消毒液内 (3)洗手,记录	• 防止交叉感染 • **浸泡1h**后,再洗净晾干备用 • 记录执行时间和患者反应

4. 评价

(1)患者呼吸道炎症消除或减轻;痰液能顺利咳出;呼吸困难缓解或消除。

(2)护士操作正确,机器性能良好。

(3)护患沟通有效,患者需要得到满足。

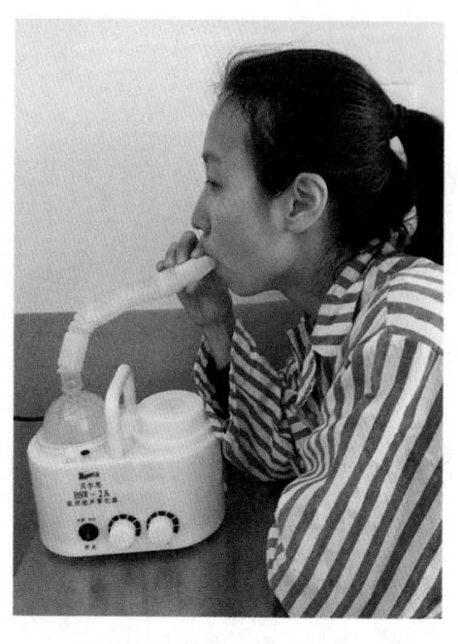

图 13-8 超声波雾化吸入

【注意事项】

1. 治疗前应检查机器各部件，确保性能良好，机器各部件型号一致，连接正确；使用雾化器后及时消毒雾化管道，防止交叉感染。

2. 在使用过程中，水槽内要始终维持有**足够量的蒸馏水，水温不宜超过 50℃**，否则**应关机**更换冷蒸馏水；需连续使用时，中间需间隔 30min；水槽内无水时不可开机，以免损坏机器。

3. 水槽底部的晶体换能器和雾化罐底部的透声膜薄而质脆、易损坏，在操作及清洗过程中应注意保护。

4. 治疗过程中如发现**雾化罐内的药液过少**需添加药液时，可直接从小孔中加入，**不必关机**。

（二）氧气雾化吸入

氧气雾化吸入（oxygen nebulization）是利用一定压力的氧气产生的高速气流，使药液形成雾状，随吸气进入患者呼吸道，以控制呼吸道感染和改善通气功能。临床上常用于咽喉炎、支气管炎、支气管扩张、支气管哮喘、肺炎、肺脓肿、肺结核等患者。

氧气雾化吸入器也称射流式雾化器，是借助高速氧气气流通过毛细管并在管口产生负压，将药液由邻近的小管吸出，所吸出的药液又被毛细管口的高速气流撞击成细微的雾滴喷出，随患者吸气而进入呼吸道。

【目的】

1. 解除支气管痉挛，使呼吸道通畅，改善通气功能。

2. 消除呼吸道炎症反应，稀释痰液，减轻黏膜水肿。

【操作程序】

1. 评估 同超声波雾化吸入。

2. 计划

（1）患者准备：明确操作目的，了解操作过程，能配合采取坐位、半坐卧位或侧卧位。

（2）护士准备：着装整洁，洗手，戴口罩。

（3）用物准备：雾化吸入器 1 个、供氧装置（湿化瓶内勿盛水）、根据医嘱备药液、弯盘、10ml 注射器、纸巾等。

（4）环境准备：整洁、安静、舒适、室内温湿度适宜，氧气放置安全，远离火源。

3. 实施 见表 13-5。

表 13-5 氧气雾化吸入

操作流程	操作步骤	要点说明
1. 准备用物	根据医嘱将药液稀释至 5ml 注入雾化器内	• 使用前要检查雾化吸入器、氧气装置是否完好
2. 核对解释	携用物至床旁，辨识患者并做好解释，嘱患者取坐位或半坐位，漱口	• 严格执行查对制度 • 教会患者正确使用氧气雾化吸入器
3. 连接氧气	将雾化器的进气口与氧气装置的输出口连接，调节氧流量 6～8L/min	• 各部件连接紧密，勿漏气

续表

操作流程	操作步骤	要点说明
4. 雾化吸入	嘱患者手持雾化器,将口含嘴放入口中,紧闭双唇深吸气,用鼻呼气,如此反复直至药液吸完(图 13-9)	• 雾化过程中,如患者感觉疲劳,可关闭氧气,休息片刻后再继续吸入
5. 巡视观察	观察患者治疗及装置情况	• 操作中严禁烟火和易燃品
6. 结束雾化	治疗毕,取下雾化器,再关氧气开关	
7. 整理记录	(1)协助清洁口腔,擦干患者面部,安置舒适卧位 (2)整理床单位,清理用物,温水冲洗雾化器,并浸泡消毒 (3)洗手,记录	• 防止交叉感染 • 记录执行时间和患者反应

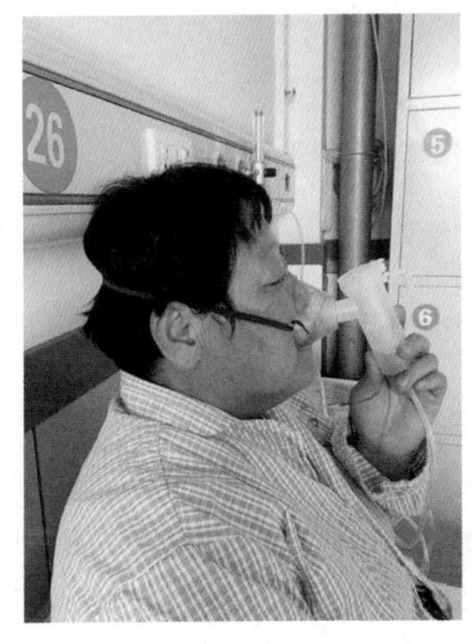

图 13-9 氧气雾化吸入

4. 评价

(1)患者能正确配合,达到预期疗效,无不良反应。

(2)护士操作正确,用氧安全。

(3)护患沟通有效,患者需要得到满足。

【注意事项】

1. 正确使用供氧装置,操作时严禁接触烟火和易燃品,注意用氧安全。雾化时氧流量不可过大,以免损坏雾化器。

2. **氧气湿化瓶内勿盛水**,以免湿化瓶内液体进入雾化器而使药液稀释影响疗效。

3. 雾化过程中如患者感到疲劳,可关闭氧气停止雾化,适时再行吸入。

(三)压缩雾化吸入

压缩雾化吸入(compression atomizing inhalation)是利用压缩空气,将药液变成细微的气雾,随着患者呼吸,药液进入呼吸道的一种治疗方法。

压缩雾化吸入器主要利用空气压缩机通电后,将空气压缩,压缩后的空气作用于雾化器内的药液,破坏药液表面的张力而形成细微的气雾,通过口含嘴随着患者的呼吸进入呼吸道。

【目的】

1. 湿化呼吸道　常用于呼吸道湿化不足所致的呼吸道痰液黏稠。

2. 治疗呼吸道感染　消除炎症,减轻呼吸道黏膜水肿。常用于咽喉炎、支气管扩张。

3. 改善通气功能　解除支气管痉挛,保持呼吸道通畅。常用于支气管哮喘等患者。

【操作程序】

1. 评估　同超声波雾化吸入。

2. 计划

(1)患者准备:操作前 1h 禁食(防止呕吐),明确操作目的,了解操作过程,能配合采取坐位、半坐卧位或侧卧位。

(2)护士准备:着装整洁,洗手,戴口罩。

(3)用物准备:压缩雾化吸入器一套;治疗盘内放置药液、10ml 注射器、弯盘、纸巾等。

(4)环境准备:整洁、安静、舒适、安全、室内温湿度适宜。

3. 实施　见表 13-6。

表 13-6　压缩雾化吸入

操作流程	操作步骤	要点说明
1. 连接装置	(1)连接压缩机空气导管 (2)取下喷雾器的上半部分和进气活瓣,注入药液(2~8ml)后再安装好 (3)喷雾器与压缩机上空气导管相连接	• 使用前认真检查机器性能,正确连接
2. 核对解释	携用物至床旁,辨识患者并做好解释,协助患者取舒适卧位	• 严格执行查对制度,防止差错
3. 雾化吸入	打开压缩机开关,指导患者手持雾化器,紧闭双唇含住口含嘴进行呼吸(图 13-10)	• 教会患者使用压缩雾化器 • 嘱患者进行深而慢的呼吸
4. 巡视观察	观察患者治疗及装置情况	• 喷雾器冒出的雾气变得不规则时,立即停止治疗
5. 结束雾化	药液雾化完毕,取下口含嘴,关电源开关,拔下空气导管	
6. 整理记录	(1)协助清洁口腔,擦干患者面部,协助其取舒适体位 (2)拆开压缩雾化器的所有部件,口含嘴放入消毒液内浸泡 (3)洗手,记录	• 协助患者翻身叩背,促进痰液排出 • 防止交叉感染 • 浸泡 1h 后,再洗净晾干备用 • 记录执行时间和患者反应

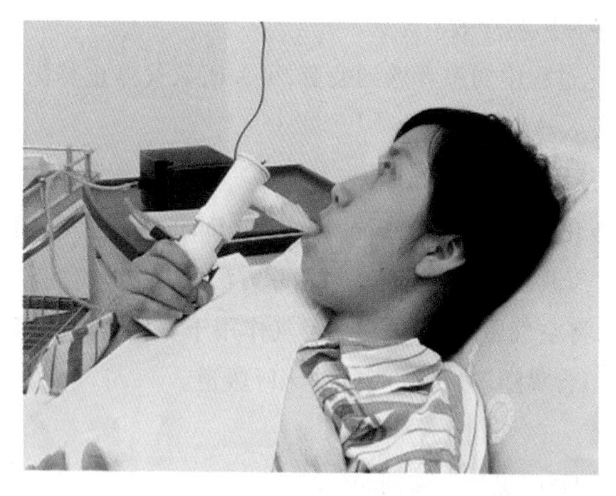

图 13-10　压缩雾化吸入

4. 评价　同超声波雾化吸入。

【注意事项】

1. 压缩雾化吸入器在使用时要放在平坦、光滑且稳定的平面上,切勿放置在地毯或粗糙的表面上,以免堵塞通风口;操作时不能覆盖压缩机表面。

2. 压缩雾化吸入器在使用时一定要连接牢固,导管一端连接压缩机,一端连接雾化器。

3. 每次治疗结束后,雾化器所有的配件都要进行清洁,彻底清除残留的药液和污垢。雾化器必须进行消毒后,才能继续使用。

4. 有时在吸入过程中因温度变化,导管内会因冷凝作用出现水汽,因此治疗结束后应把导管从雾化器上拔下,打开压缩机开关,让压缩气流通过导管,直至吹干导管内壁。

5. 吸入后 30min 内禁食,便于充分发挥药效。

(四)手压式雾化吸入

手压式雾化吸入(hand pressure atomizing inhalation)是将药液预置于雾化器内的送雾器中,将雾化器倒置,利用其内腔形成的高压,用拇指按压雾化器顶部,药液便可从喷嘴射出,形成细微的气雾,作用于口腔及咽部气管、支气管黏膜,进而被局部吸收的治疗方法。适用于支气管哮喘和喘息性支气管炎的对症治疗。

【目的】

主要适用于肾上腺素类药、氨茶碱或沙丁胺醇等支气管解痉药。

【操作程序】

1. 评估　同超声波雾化吸入。

2. 计划

(1)患者准备:明确操作目的,了解操作过程,能配合采取坐位、半坐卧位或侧卧位。

(2)护士准备:着装整洁,洗手,戴口罩。

(3)用物准备:根据医嘱备手压式雾化器1个、弯盘。

(4)环境准备:整洁、安静、舒适、安全、室内温湿度适宜。

3. 实施　见表13-7。

表13-7　手压式雾化吸入

操作流程	操作步骤	要点说明
1. 准备用物	按医嘱准备手压式雾化吸入器(内含药物)	• 使用前要检查雾化吸入器是否完好
2. 核对解释	携用物至床旁,辨识患者并做好解释,嘱患者取舒适体位	• 严格执行查对制度 • 教会患者使用手压式雾化吸入器
3. 雾化吸入	(1)将雾化器倒置,接口端放入双唇间,平静呼气	• 紧闭嘴唇
	(2)吸气开始时按压气雾瓶顶部,使之喷药,深吸气、屏气、呼气,反复1~2次(图13-11)	• 尽可能延长屏气时间(最好能维持10s左右),然后呼气
4. 结束雾化	治疗毕,取下雾化器	
5. 整理记录	(1)协助清洁口腔,擦干患者面部,安置舒适卧位 (2)洗手,记录	• 雾化器使用后放在阴凉处(30℃以下)保存。其塑料外壳应定期用温水清洁 • 记录执行时间和患者反应

4. 评价　同超声波雾化吸入。

【注意事项】

1. 使用雾化器之前应检查雾化器各部件是否完好,有无松动、脱落等异常情况。

2. 深吸气时药液经口腔吸入,尽量延长屏气时间,然后再呼气,提高治疗效果。

3. 每次进行1~2喷,两次之间的间隔时间不少于3~4h。

4. 雾化器使用后应放置在阴凉处保存,塑料外壳要定期清洁。远离火炉、暖气、电热器等发热物体,以避免瓶内高压液体受热而发生爆炸。

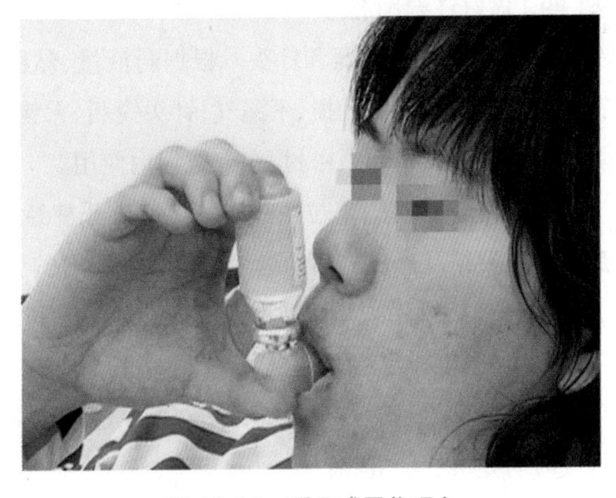

图13-11　手压式雾化吸入

扫一扫,看总结

第四节　注射给药

注射技术(injection)是将无菌的药液或生物制剂注入体内,达到预防、诊断、治疗疾病目的的一种给药方法。注射给药具有吸收快、血药浓度迅速升高、给药量准确的特点,适用于需要药物迅速发

注射原则
（微课）

生作用，或因各种原因不能经口服给药的患者。但注射技术是有创治疗，可引起疼痛或潜在并发症。常用注射技术根据针头刺入的组织不同分为皮内注射、皮下注射、肌内注射、静脉注射及动脉注射，在进行各种注射时都必须遵循注射原则。

一、注射原则

（一）严格遵守无菌技术操作原则

1. 环境清洁，符合无菌技术操作要求。

2. 注射前护士必须洗手，戴口罩，保持着装整洁。必要时戴手套。

3. 一次性注射器外包装必须完整、在有效期内；注射时应保持注射器空筒的内壁、活塞体、乳头和针头的针梗、针尖无菌。

4. 注射部位皮肤按要求进行消毒，并保持无菌。

皮肤常规消毒方法采用无菌棉签蘸取安尔碘原液或0.5%碘伏，以注射点为中心，由内向外螺旋式旋转涂擦2遍，**直径应在5cm以上**，待干后即可注射。还可用2%碘酊，同法涂擦1遍，待干（约20s）后，用75%乙醇棉签以同法脱碘2遍，待干后方可注射。

（二）严格执行查对制度

1. 严格执行"三查八对"，确保用药安全。

2. 认真检查药物质量，如发现药物有变质、变色、混浊、沉淀、过期或安瓿有裂痕、密封瓶盖松动等现象，均不可使用。

（三）严格执行消毒隔离制度

1. 注射时做到一人一套物品，包括注射器、针头、止血带、治疗巾等，避免交叉感染。

2. 所有物品须按消毒隔离制度和一次性用物处理原则进行处理，不可随意丢弃。

3. 注射前后护士须消毒双手，避免交叉感染。

（四）做好注射前准备

1. 选择合适的注射器和针头　根据药液量、黏稠度和刺激性的强弱以及给药途径选择注射器和针头。注射器应完整无损、不漏气；针头锐利、无钩、无弯曲，型号合适；注射器和针头衔接必须紧密。一次性注射器包装须密封，在有效期内使用。

2. 选择合适的注射部位　注射部位应避开神经和血管（动、静脉注射除外），不能在**化脓感染、炎症、瘢痕、硬结及患皮肤病处**进针。需长期注射的患者应经常更换注射部位。

3. 注射药物现用现配　注射药液应在规定时间内临时抽取，以防药物效价降低或药液污染。

（五）注射前排尽空气

注射前应排尽注射器内空气，尤其是动、静脉注射，以防空气进入血管内形成空气栓塞。但要注意排气时防止浪费药液和针头污染。

（六）掌握合适的进针角度和深度

各种注射法分别有不同的进针角度和深度要求，进针时不可把针梗全部刺入注射部位。

（七）注药前检查回血

进针达注射部位后、注射药液前，抽动注射器活塞，检查有无回血。动、静脉注射必须见回血方可注入药液。皮下、肌内注射如有回血，须拔针重新更换部位进针，切不可将药液注入血管内。

（八）应用无痛注射技术

1. 做好解释工作，消除患者的思想顾虑，分散其注意力。

2. 指导并协助患者采取合适的体位，使肌肉放松。

3. 注射时做到“**两快一慢加均匀**”，即进针快、拔针快、推药速度缓慢且均匀。

4. 注射**刺激性较强**的药物时，应选择较**细长的针头**，做深部注射。同时注射几种药物时，**刺激性较强的药物应最后注射**。

二、注射用物

（一）基础注射盘

常规放置下列物品：

1. 皮肤消毒液　常用安尔碘或0.5%碘伏，2%碘酊和75%乙醇。

2. 无菌持物钳或镊子　放于灭菌后的容器中。

3. 其他物品　无菌纱布、无菌容器内置无菌治疗巾（无菌纱布垫）、砂轮、无菌棉签、启瓶器、弯盘，静脉注射时加止血带、小垫枕。

（二）注射器及针头

1. 注射器　注射器分为玻璃和塑料两种制品，其中塑料注射器为一次性使用，已经广泛应用于临床（图13-12）。注射器由空筒和活塞两部分组成，活塞由活塞体、活塞轴和活塞柄三部分构成，空筒前端为乳头，空筒表面标有容量刻度（图13-13）。

注射器规格有1ml、2ml、2.5ml、5ml、10ml、20ml、30ml、50ml、60ml、100ml等多种。

2. 针头　针头由针尖、针梗、针栓三部分构成。常用针头型号有4、4½、5、5½、6、6½、7、8、9号等数种。注射器规格及针头型号的选择见表13-8。

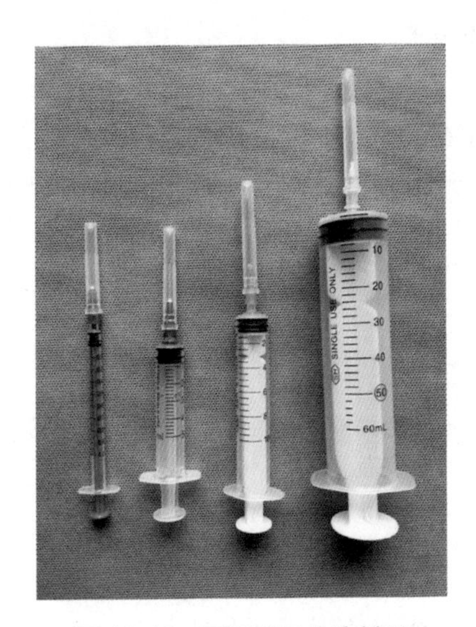

图13-12　不同型号的注射器

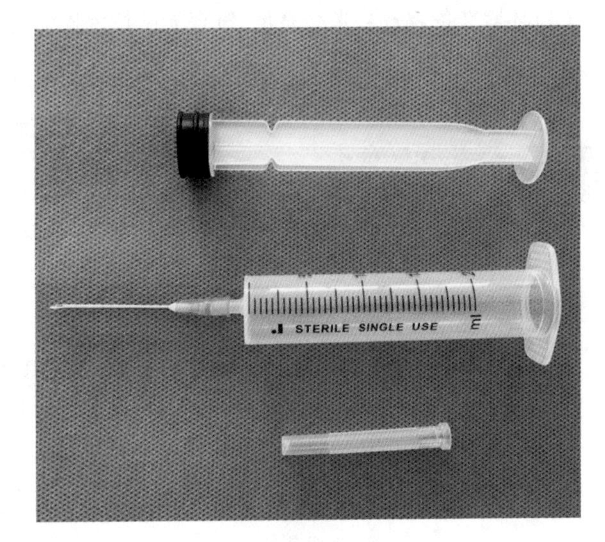

图13-13　注射器的构造

表13-8　注射器规格及针头型号

注射技术	注射器规格	针头型号
皮内注射	1ml	4~5号
皮下注射	1ml、2ml、2.5ml	5~6号
肌内注射	2ml、2.5ml、5ml、10ml	6~7号
静脉注射	5ml、10ml、20ml、30ml、50ml、100ml	4½~9号
静脉采血	2ml、5ml视采血量而定	6~12号

（三）注射药物

按医嘱准备。

（四）注射本或注射卡

根据医嘱准备注射本或注射卡，是注射给药的依据，便于“三查八对”，避免给药错误的发生。

（五）治疗车备物

治疗车上层备手消毒液；治疗车下层备生活垃圾桶、医疗垃圾桶、锐器回收盒。

三、药液抽吸技术

药液抽吸应严格按照无菌技术操作原则和查对制度进行。药液抽吸包括自安瓿内抽吸药液和自密封瓶内抽吸药液。

【目的】

遵医嘱准确进行药液抽吸，为各种注射做准备。

【操作程序】

1. 评估

（1）辨识患者。

（2）给药目的、药物性能及给药方法。

2. 计划

（1）护士准备：着装整洁，洗手，戴口罩，必要时戴手套。

（2）用物准备：基础注射盘、注射卡、根据注射方法选择合适的注射器，按医嘱备药。

（3）环境准备：清洁，光线充足，符合无菌技术操作的基本要求。

3. 实施　见表 13-9。

表 13-9　药液抽吸

操作流程	操作步骤	要点说明
1. 核查药物	与注射卡核对药物名称，检查药物质量及有效期	• 严格执行查对制度
2. 抽吸药液		• 严格执行无菌技术操作原则
▲ **自安瓿内吸药**（图 13-14A）	（1）轻弹安瓿顶端，将药液弹至体部，用砂轮在安瓿颈部锯痕，消毒安瓿及拭去玻璃细屑，折断安瓿	• 安瓿颈部如有易折标记，消毒后直接折断安瓿
	（2）检查并取出注射器和针头，调整针头斜面向下并放入安瓿内的液面下抽动活塞，吸取药液	• 注射器和针头衔接要紧密 • 吸药时手只能持活塞轴和活塞柄，不可触及活塞体，防止污染药液
▲ **自密封瓶内吸药**（图 13-14B）	（1）用启瓶器去除密封瓶铝盖中心部分，消毒液消毒瓶塞及周围，待干	
	（2）检查注射器后向瓶内注入与所需药液等量空气	• 使密封瓶内压力增加，利于吸药
	（3）倒转药瓶使针头斜面在液面下，吸取所需药液量，以示指固定针栓，拔出针头	• 吸取结晶和粉剂药物时，先用生理盐水或专用溶媒充分溶解药物后再吸取 • 混悬液摇匀后立即吸取 • 油剂可稍加温或两手对搓（药物易被热破坏者除外）后，用粗针头吸取

续表

操作流程	操作步骤	要点说明
3. 排尽空气(图13-15)	将针头垂直向上,先回抽活塞使针头内的药液流入注射器内,并使气泡集中在乳头根部,轻推活塞,排出气体	• 排气时示指固定针栓,不可触及针梗和针尖 • 在注射器底部的气体,可震动注射器使气体向上漂移至乳头根部排出
4. 保持无菌	将安瓿或密封瓶套在针梗上,再次核对后放于无菌治疗巾(无菌纱布垫)内备用	• 保持无菌状态,避免污染
5. 处理用物	处理用物,洗手	

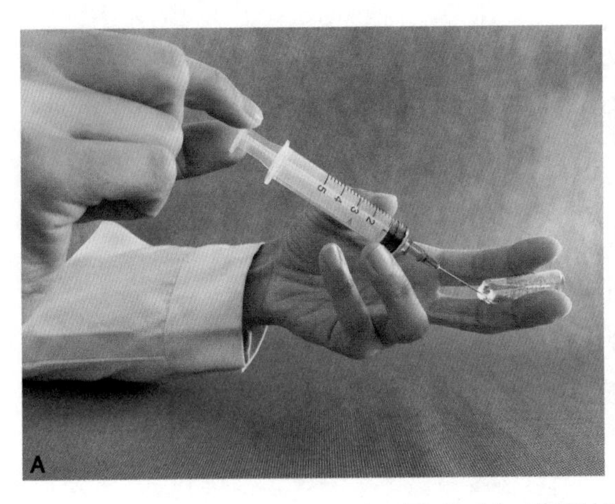

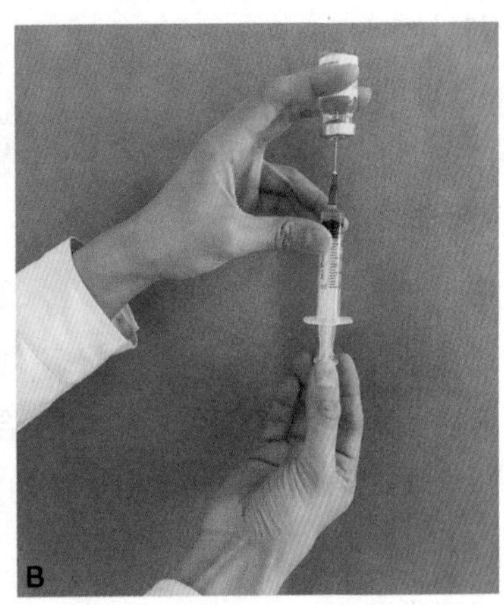

图 13-14　药液抽吸
A. 自安瓿内吸药;B. 自密封瓶内吸药

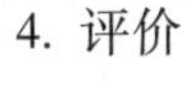

4. 评价

(1)严格按照操作程序抽吸药液,操作规范,手法正确,药量准确。

(2)抽吸药液过程中无污染和差错发生。

(3)严格执行查对制度,遵守无菌技术操作原则。

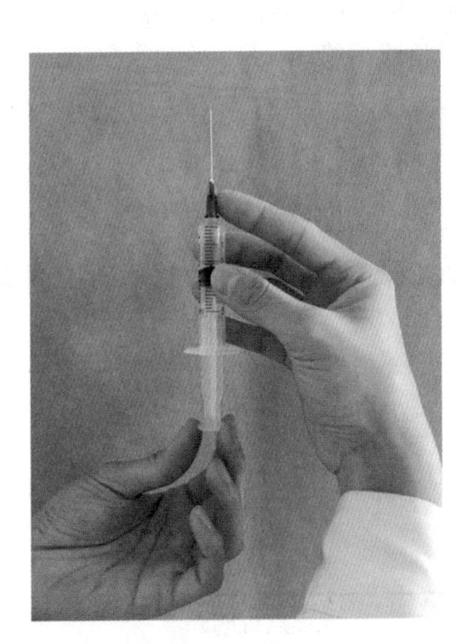

图 13-15　排尽空气

【注意事项】

1. 严格执行查对制度,遵守无菌技术操作原则。

2. 使用一次性注射器与针头时,应认真检查包装及有效期,凡包装漏气或超出有效期,均不可使用。

3. 折断安瓿时应避免用力过大而捏碎安瓿上端。自安瓿内吸药时,安瓿的倾斜度不可过大,以免药液流出。

4. 抽吸药液时手只能触及活塞轴和活塞柄,不能触及活塞体;只能触及针栓,不能触及针梗和针尖;不可将针栓插入安瓿内,以防污染药液。

5. 针头在进入和取出安瓿时,不可触及安瓿口外缘。

6. 自密封瓶内抽吸药液时注射器刻度朝向操作者,针尖斜面须在液面以下,以免吸入空气,影响药量的准确性。

7. 吸取混悬剂及油剂时应选用较粗的针头。

8. 排气时示指固定针栓,不可触及针梗和针尖。轻推活塞排气,不可浪费药液以免影响药量的准确性。

9. 抽尽药液的空安瓿或药瓶不要立刻丢掉，暂时放于一边，以便查对。

四、常用注射技术

（一）皮内注射

皮内注射（intradermic injection，ID）是指将小量药液或生物制品注入**表皮与真皮之间**的方法。

【目的】

1. 做各种药物过敏试验，以观察有无过敏反应。
2. 预防接种。
3. 局部麻醉的起始步骤。

【操作程序】

1. 评估

（1）辨识患者。

（2）患者病情、治疗情况、意识状态，用药史、家族史和过敏史等。

（3）患者心理状态、对用药的认知及合作程度。

（4）患者肢体活动情况和注射部位的皮肤状况。

2. 计划

（1）患者准备

1）明确操作目的，了解操作过程，能配合操作。

2）常用注射部位准备：药物过敏试验选择前臂掌侧下段，因该处皮肤较薄，易于注射，且皮肤颜色较浅，如有局部反应易于辨认。**卡介苗接种**部位常选择上臂三角肌下缘。

（2）护士准备：着装整洁，洗手，戴口罩。

（3）用物准备

1）治疗车上层：注射盘内备皮肤消毒液、无菌棉签、砂轮、弯盘。无菌容器中的无菌治疗巾（无菌纱布垫）内放已配制或抽吸好药液的注射器。注射卡、手消毒液。**做药物过敏试验时需另备0.1%盐酸肾上腺素**、注射器。

皮内注射（视频）

2）治疗车下层：生活垃圾桶、医用垃圾桶、锐器回收盒。

（4）环境准备：整洁、安静、宽敞、明亮。

3. 实施（以药物过敏试验为例） 见表13-10。

表13-10 皮内注射

操作流程	操作步骤	要点说明
1. 核对解释	携用物至床旁，辨识患者并做好解释	• 严格执行查对制度
2. 询问三史	询问患者的用药史、过敏史和家族史，根据医嘱备药液	• 确保无过敏史后方可进行药物过敏试验
3. 定位消毒	（1）选择注射部位，观察注射部位皮肤情况 （2）用75%乙醇消毒皮肤，待干	• 禁止在皮肤有瘢痕、感染等部位进针 • 忌用碘剂消毒，以免影响过敏反应结果的判断
4. 再次核对	根据注射卡核对患者和药物信息后排尽注射器内空气	• 确保无误

续表

操作流程	操作步骤	要点说明
5. 进针注药	(1)一手绷紧注射部位皮肤,另一手持注射器,示指固定针栓(图 13-16),注射器刻度与针尖斜面朝上与皮肤成 **5°角**刺入	• 确保药液进入表皮与真皮之间
	(2)将针尖斜面完全刺入皮内后,放平注射器,一手拇指固定针栓,另一手推入药液 0.1ml,使局部隆起呈半球状皮丘(图 13-17),局部皮肤变白并显露毛孔	• 两手协调,防止针头脱出 • 保证注入剂量准确
6. 拔针计时	注射完毕,迅速拔出针头,看表计时	• 防止皮丘消失,影响药效 • 拔针后勿按压针眼
7. 核对交代	拔针后再次核对,交代注意事项	• 操作后查对
8. 整理记录	(1)协助患者取舒适体位,清理用物 (2)洗手,记录	• 20min 后观察结果 • 记录试验结果

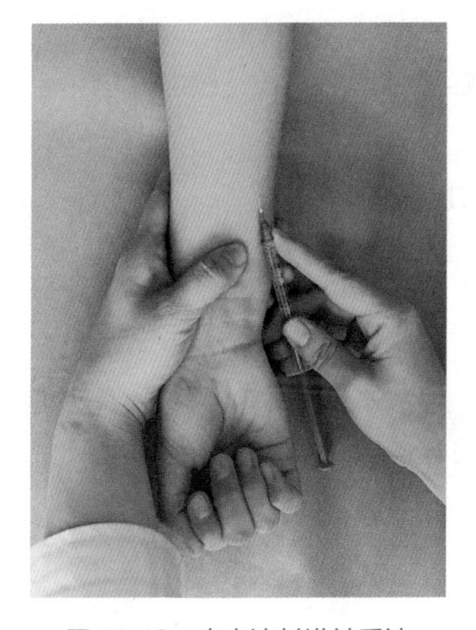

图 13-16　皮内注射进针手法

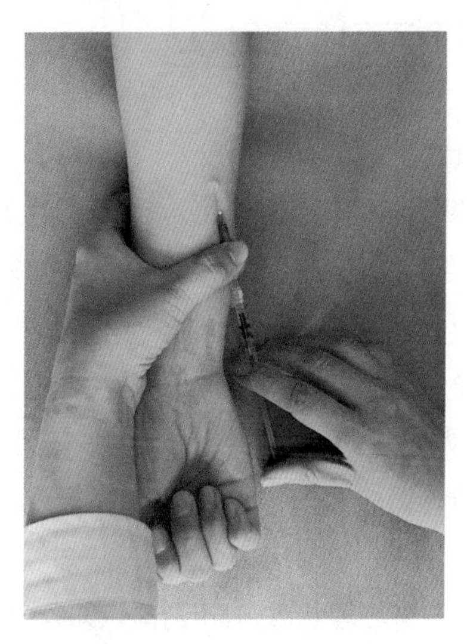

图 13-17　皮内注射推药手法

4. 评价

(1)患者理解操作的目的并主动配合。

(2)护士无菌观念强,操作熟练,动作轻巧,职业防护好。

(3)护患沟通有效,患者需要得到满足。

【注意事项】

1. 若患者对注射的药物有过敏史,则不可做药物过敏试验,应与医生联系,更换其他药物。

2. **忌用碘类消毒剂**,以免因脱碘不彻底,影响对局部反应结果的观察,且避免与碘过敏反应相混淆。

3. 注射完毕,嘱患者勿揉擦或按压局部,以避免影响局部反应的观察。

知识拓展

皮肤的特点

皮肤由表皮和真皮构成。表皮为角化的复层扁平上皮，厚薄因身体部位而异，一般为0.07~0.12mm。表皮内没有血管，但有丰富的神经末梢。真皮为致密结缔组织，位于表皮深面，厚度因身体部位而异，一般为1~2mm。内含有血管、神经、触觉小体和淋巴管。

皮内注射时，进针角度与皮肤成5°角刺入。注射针头尚未进入真皮层，故进针后无须检查回血，但因表皮有丰富的神经末梢，患者主观疼痛感觉明显，应及时做好解释工作。

表皮的营养主要靠深层结缔组织内的血管透过基膜供应。真皮为致密结缔组织，含有大量的纤维成分，血管相对较少。药物的吸收速度较慢，吸收量较少，有利于防止药物过快吸收而产生某些不良反应，一旦发生不良反应，有较为充足的时间进行处理和抢救。又因药物吸收速度较慢，可以对机体产生较为长久的刺激，促使机体对刺激发生反应，故临床用于药物过敏试验和预防接种。

皮下注射（视频）

（二）皮下注射

皮下注射（hypodermic injection，H）是指将小量药液或生物制剂注入皮下组织的方法。

【目的】

1. 需在一定时间内产生药效，而药物不能或不宜经口服给药时。
2. 预防接种。
3. 局部麻醉用药。

【操作程序】

1. 评估

（1）辨识患者。

（2）患者病情、治疗情况、意识状态等。

（3）患者心理状态、对用药的认知及合作程度。

（4）患者肢体活动情况和注射部位的皮肤状况。

2. 计划

（1）患者准备

1）明确操作目的，了解操作过程，能配合操作。

2）常用注射部位准备：皮下注射部位常选用上臂三角肌下缘、腹部、后背、大腿前侧和外侧（图13-18）。

（2）护士准备：着装整洁，洗手，戴口罩。

（3）用物准备

1）治疗车上层：注射盘内备皮肤消毒液、无菌棉签、砂轮、弯盘。无菌治疗巾（无菌纱布垫）内放已配制或抽吸好药液的注射器。注射卡、手消毒液。

2）治疗车下层：生活垃圾桶、医用垃圾桶、锐器回收盒。

（4）环境准备：整洁、安静、宽敞、明亮。

3. 实施　见表13-11。

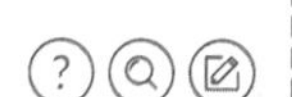

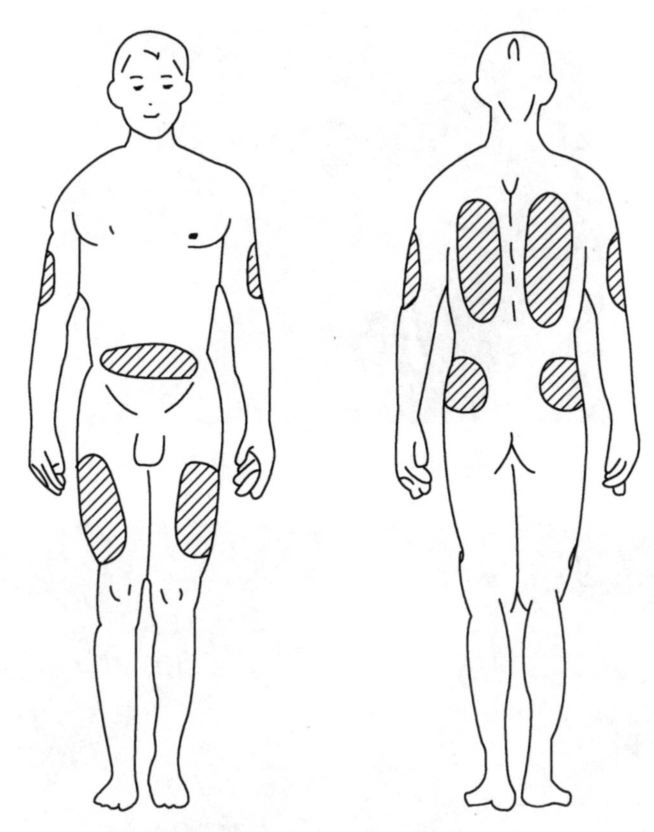

图 13-18 皮下注射部位

表 13-11 皮下注射

操作流程	操作步骤	要点说明
1. 核对解释	携用物至床旁,辨识患者并做好解释	• 严格执行查对制度
2. 定位消毒	协助患者取舒适体位,选择注射部位,常规消毒皮肤,待干	• 按注射原则选择注射部位 • 经常注射的患者,应定期更换注射部位,建立轮流交替注射计划,确保最大治疗效果
3. 再次核对	根据注射卡核对患者和药物信息	• 确保无误
4. 排气进针	(1)排尽注射器内空气,左手绷紧注射部位皮肤(过瘦者需捏起皮肤),右手持注射器,示指固定针栓,针尖斜面向上,**针尖与皮肤成 30°~40°角**,快速刺入皮下(图 13-19)	
	(2)针梗进入约 1/2 到 2/3	• 勿全部刺入,防止针梗折断不易处理
5. 注入药液	松开左手,抽吸无回血后缓慢推注药液(图 13-20)	
6. 拔针按压	注射毕,用无菌干棉签轻压针刺处,快速拔针、按压	• 减轻疼痛,防止药液外渗
7. 核对交代	拔针后再次核对,交代注意事项	• 操作后查对
8. 整理记录	(1)整理床单位,协助患者取舒适卧位,清理用物	• 注意分类处理
	(2)洗手,记录	• 记录注射时间、患者的反应

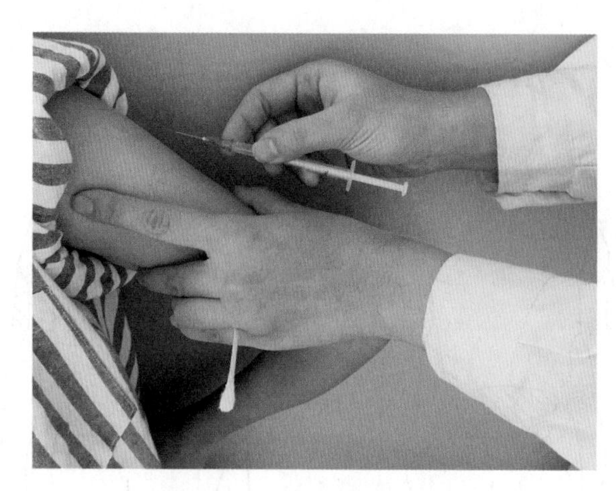

图 13-19 皮下注射持针手法

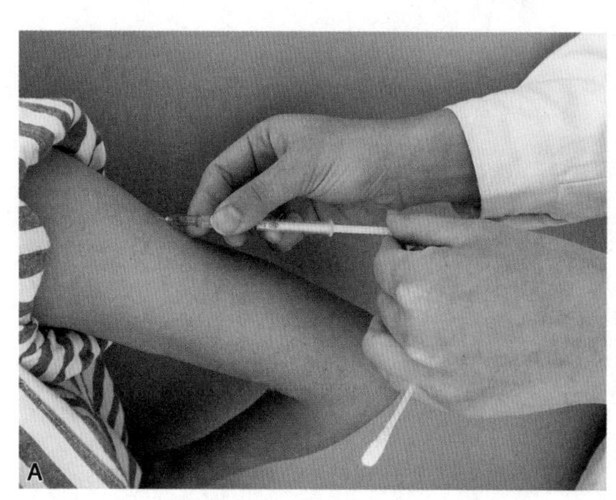

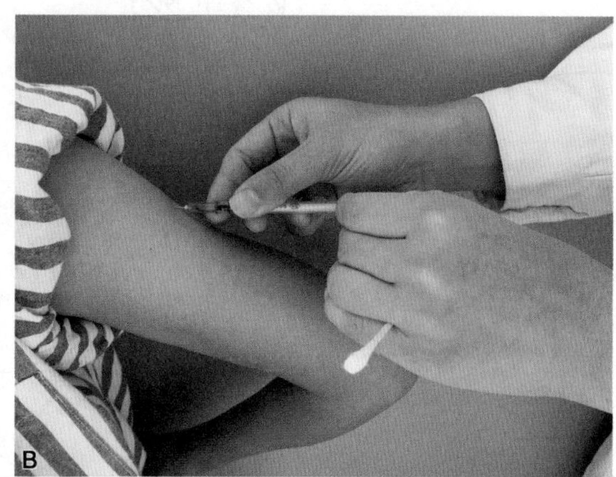

图 13-20 皮下注射
A. 皮下注射抽吸有无回血；B. 皮下注射推药手法

4. 评价

(1)患者理解操作的目的并主动配合。

(2)护士无菌观念强，操作熟练，动作轻巧，职业防护好。

(3)护患沟通有效，患者需要得到满足。

【注意事项】

1. 对长期注射者，应建立轮流交替注射部位的计划，更换注射部位，以促进药物的充分吸收。

2. 刺激性强的药物不宜皮下注射。

3. 注射**少于 1ml 的药液**时，必须**用 1ml 注射器抽吸**药液，以保证注入药液的剂量准确无误。

4. 注射**进针角度不宜超过 45°**，以免刺入肌层；对过于消瘦者，应捏起局部组织，穿刺角度适当减小。在三角肌下缘注射时，进针方向稍向外侧，以免药液注入肌层。

肌内注射（视频）

(三) 肌内注射

肌内注射(intramuscular injection，IM)是指将一定量药液注入肌肉组织的方法。人体肌肉组织有丰富的毛细血管网，药液注入肌肉组织后，可通过毛细血管壁进入血液循环，毛细血管壁是多孔的类脂质膜，药物透过的速度较透过其他生物膜快，故吸收较完全而迅速。

【目的】

1. 需要在一定时间内产生药效,而不能或不宜口服的药物。

2. 药物不宜或不能静脉注射,要求比皮下注射更迅速发挥疗效。

3. 注射刺激性较强或药量较大的药物。

【操作程序】

1. 评估

(1)辨识患者。

(2)患者病情、治疗情况、意识状态等。

(3)患者心理状态、对用药的认知及合作程度。

(4)患者肢体活动情况和注射部位的皮肤状况。

2. 计划

(1)患者准备

1)明确操作目的,了解操作过程,能配合操作。

2)常用注射体位准备:患者明确肌内注射目的和自身情况,愿意合作并选择恰当体位使肌肉松弛:①臀部注射:侧卧位时上腿伸直,下腿弯曲;俯卧位时两足尖相对,两足跟分开;仰卧位用于危重及不能翻身的患者,限于臀中肌、臀小肌注射。②上臂三角肌注射:单手叉腰使三角肌显露。③股外侧肌注射:以自然坐位为宜。

3)注射部位准备:一般选择肌肉较为丰厚,且距大血管、大神经较远的部位。其中最常用的注射部位为臀大肌,其次为臀中肌、臀小肌、股外侧肌及上臂三角肌。

①臀大肌注射定位法

A. 十字法:从臀裂顶点向左或向右侧划一水平线,然后**从髂嵴最高点**作一垂线,将一侧臀部分为四个象限,其**外上象限并避开内角(髂后上棘至大转子连线)**为注射部位(图 13-21A)。

B. 连线法:取**髂前上棘与尾骨连线的外上 1/3 处**为注射部位(图 13-21B)。

②臀中肌、臀小肌注射定位法

A. 构角法:以示指尖和中指尖分别置于髂前上棘与髂嵴下缘处,在髂嵴、示指、中指之间构成一个三角形区域,此区域即为注射部位(图 13-22)。

B. 三指法:髂前上棘外侧三横指处(以患者的手指宽度为标准)为注射部位。

③股外侧肌注射定位法:取大腿中段外侧,膝关节上 10cm,髋关节下 10cm 处,宽约 7.5cm。此

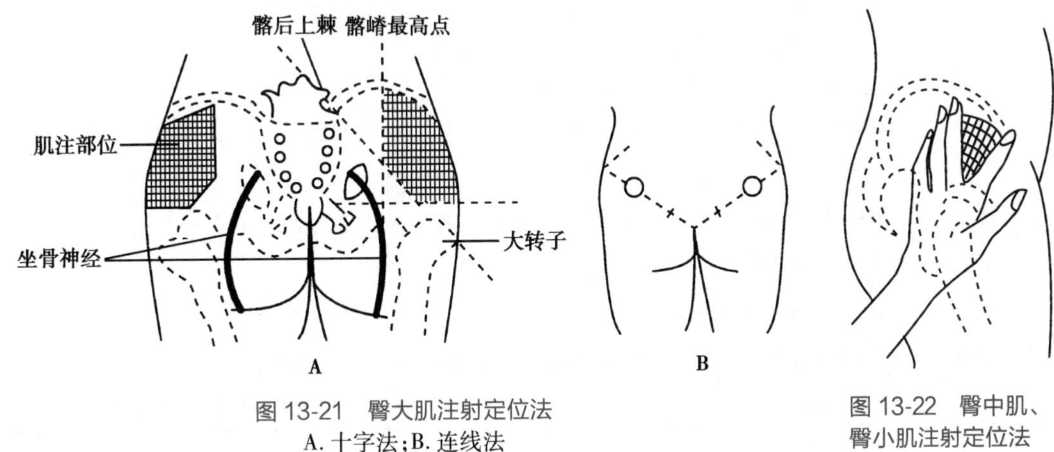

图 13-21 臀大肌注射定位法
A. 十字法;B. 连线法

图 13-22 臀中肌、臀小肌注射定位法

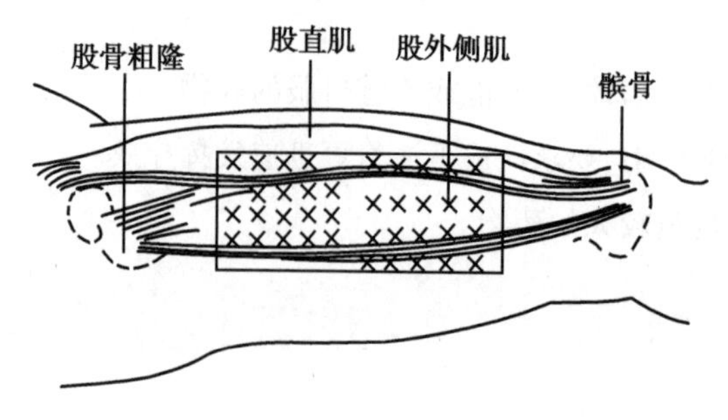

图 13-23 股外侧肌注射定位法

处大血管、神经干很少通过，且注射范围较广，适用于多次注射或**2 岁以下婴幼儿**注射（图 13-23）。

④上臂三角肌注射定位法：取上臂外侧，肩峰下 2~3 横指处（图 13-24）。此处肌肉较薄，只可作小剂量注射。

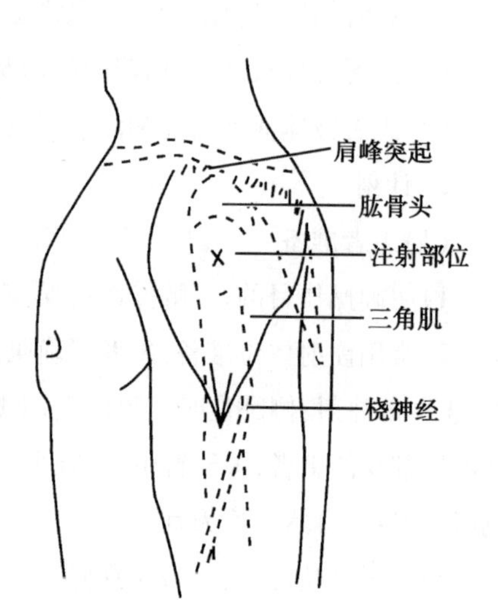

图 13-24 上臂三角肌注射定位法

（2）护士准备：着装整洁，洗手，戴口罩。

（3）用物准备

1）治疗车上层：注射盘内备皮肤消毒液、无菌棉签、砂轮、弯盘。无菌容器中的无菌治疗巾（无菌纱布垫）内放已配制或抽吸好药液的注射器。注射卡、手消毒液。

2）治疗车下层：生活垃圾桶、医用垃圾桶、锐器回收盒。

（4）环境准备：整洁、安静、宽敞、明亮。

3. 实施 见表 13-12。

表 13-12 肌内注射

操作流程	操作步骤	要点说明
1. 核对解释	携用物至床旁，辨识患者并做好解释	• 严格执行查对制度
2. 安置卧位	根据注射部位，协助患者取正确的体位	• 松弛注射部位肌肉
3. 定位消毒	选择注射部位，常规消毒皮肤，待干	• 避开神经和血管
4. 再次核对	根据注射卡核对患者和药物信息	• 确保无误
5. 排气进针	（1）排尽注射器内空气，左手拇指和示指分开并固定注射部位皮肤	• 拇指和示指不能污染消毒部位皮肤
	（2）右手以握笔姿势持注射器，中指固定针栓，针头与皮肤成 **90° 角**，右手手腕带动手臂，用力适中快速刺入针梗的 2/3（图 13-25）	• 切勿将针头全部刺入
	（3）抽动活塞，确认无回血后，缓慢推注药液（图 13-26）	• 如有回血，应立即拔针，不能注入药液
6. 拔针按压	注射毕，用无菌干棉签轻压针刺处，快速拔针、按压片刻（图 13-27）	• 观察患者反应
7. 再次核对	根据注射卡核对患者和药物信息	• 确保患者无误
8. 整理记录	（1）整理床单位，协助患者取舒适卧位，清理用物 （2）洗手，记录	• 注意分类处理 • 记录注射时间、患者的反应

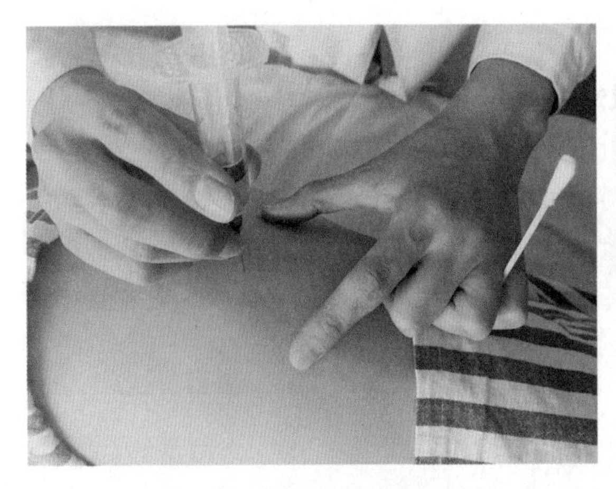

图 13-25　肌内注射进针手法

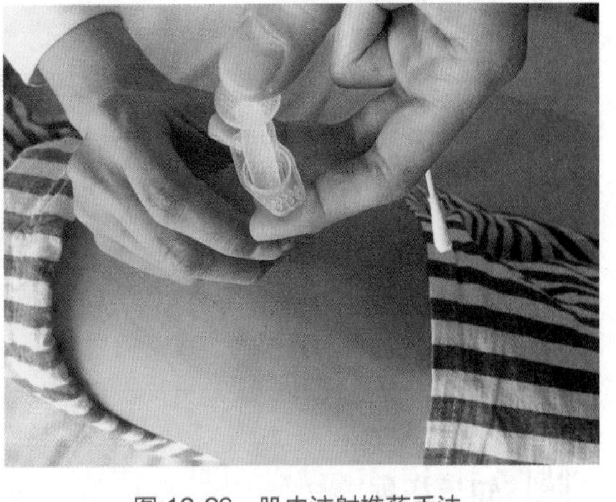

图 13-26　肌内注射推药手法

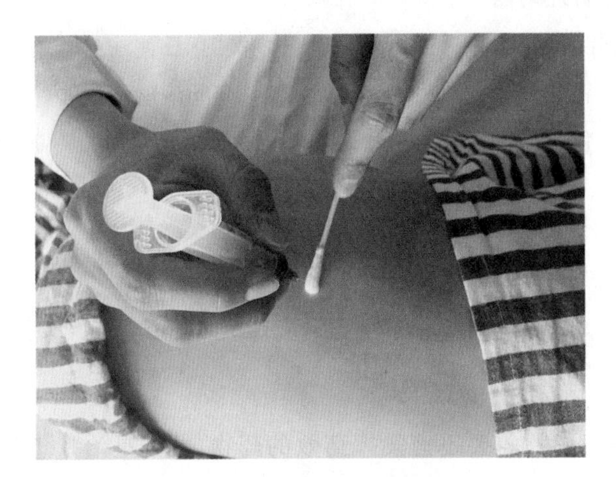

图 13-27　肌内注射拔针手法

4. 评价

(1)患者理解操作的目的并主动配合。

(2)护士无菌观念强,操作熟练,动作轻巧,职业防护好。

(3)护患沟通有效,患者需要得到满足。

【注意事项】

1. **2 岁以下婴幼儿不宜选用臀大肌注射**,因婴幼儿未能独立行走前,其臀部肌肉发育不完善,选择臀大肌注射时有损伤坐骨神经的危险。**可选用臀中肌、臀小肌或股外侧肌进行注射**。

2. 进针时切勿将针梗全部刺入,防止不合作患者躁动时,针梗从根部衔接处折断。若针头折断,应嘱患者保持局部与肢体不动,固定局部组织,以防断针移位,同时尽快用无菌血管钳夹住断端取出针头。若断端全部埋入,速请外科医生诊治处理。

3. 对需长期注射者,应交替更换注射部位,并选用长针头,以避免或减少硬结的发生;注射刺激性强的药物时,也应选择细长针头深部注射。

4. 多种药物同时注射时,应注意配伍禁忌。

知识拓展

Z 形注射

进针时用一手将皮肤和皮下组织向一侧牵拉,然后针头成 90°角刺入,固定、回抽,无回血后缓缓将药液注入,稍停片刻,让药液散入肌肉。拔出针头,迅速将牵拉到一侧的皮肤和皮下组织复位,使针刺通道闭合。此法用于注射刺激性较强的药物,预防药液溢至肌肉上层组织,而造成的疼痛与组织受损。

知识拓展

留置气泡技术

留置气泡技术用于肌内注射，其方法是注射器抽吸药液后，再吸入0.2~0.3ml的空气（空气量可依据注射器与针头的规格与型号来决定）。注射时气泡在上，全部药液注入后再注入空气。该技术可使针头内的药液全部注入而不留在注射器乳头及针头内，空腔内存留气体，而非药液，从而确保药物的剂量准确；另外，拔针时可防止药液渗入皮下组织而引起疼痛，还可将药液限制在注射肌肉局部而利于组织的吸收。

知识拓展

无针注射器

无针注射器是指利用动力源（如弹簧、音圈电机、高压气体等）产生的瞬时高压使注射器内药液通过喷嘴（直径达到微米级）形成高速、高压的喷射流（流速一般大于100m/s），从而击穿皮肤实现给药的医疗器械装置，具有使用方便、安全、无痛、高效的特点。主要用于疫苗、胰岛素、局部麻醉以及抗生素的注射等。

（四）静脉注射

注射器静脉注射（视频）

头皮针静脉注射（视频）

静脉注射（intravenous injection，IV）是指自静脉注入无菌药液的方法。

【目的】

1. 注入药物，用于不宜口服、皮下或肌内注射，需要迅速发挥药效的药物，尤其是治疗急重症时。

2. 诊断性检查，由静脉注入药物，如肝、肾、胆囊等X线摄片或CT造影。

3. 静脉营养治疗。

4. 输液、输血。

5. 股静脉注射，主要用于急救时加压输液、输血或采集血标本。

【操作程序】

1. 评估

（1）辨识患者。

（2）患者年龄、病情、治疗情况、意识状态等。

（3）患者心理状态、对静脉注射给药的认知及合作程度。

（4）患者肢体活动能力、注射部位的皮肤状况、静脉充盈度、血管弹性。

2. 计划

（1）患者准备

1）明确操作目的，了解操作过程，能配合操作。

2）常用注射部位准备

①四肢浅静脉：上肢常用肘部浅静脉（贵要静脉、正中静脉、头静脉）、腕部、手背的浅静脉；下肢常用足背静脉、大隐静脉、小隐静脉（图13-28）。

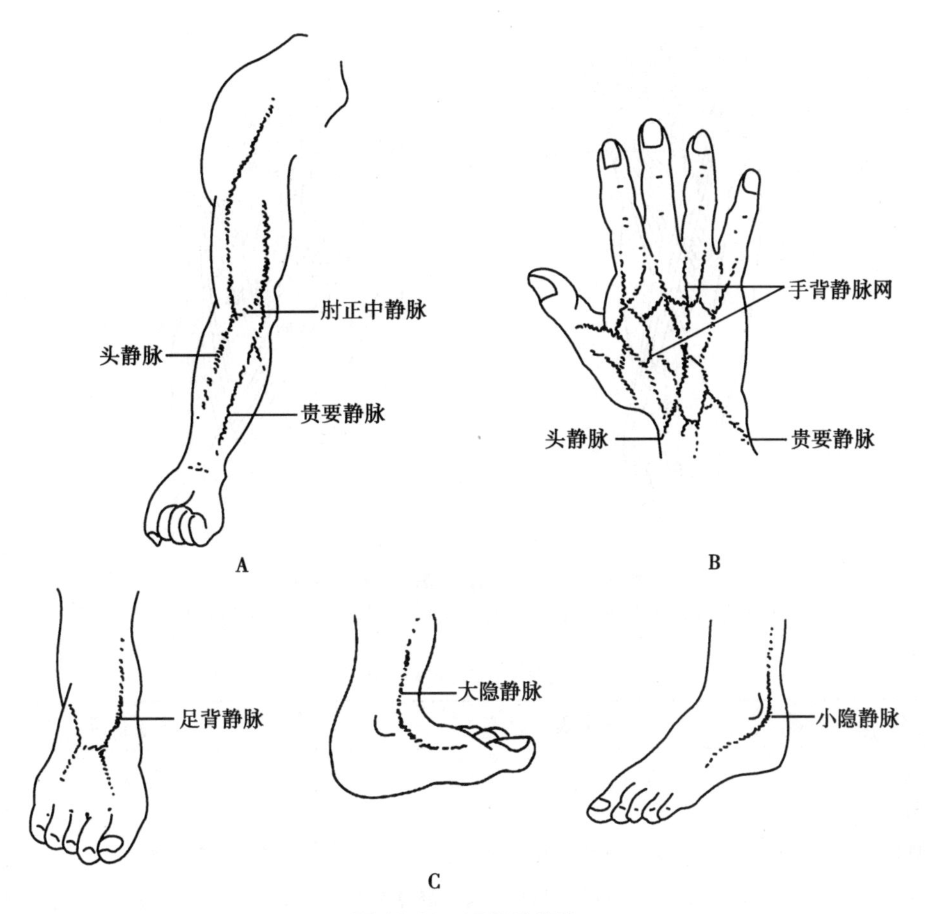

图 13-28　四肢浅静脉

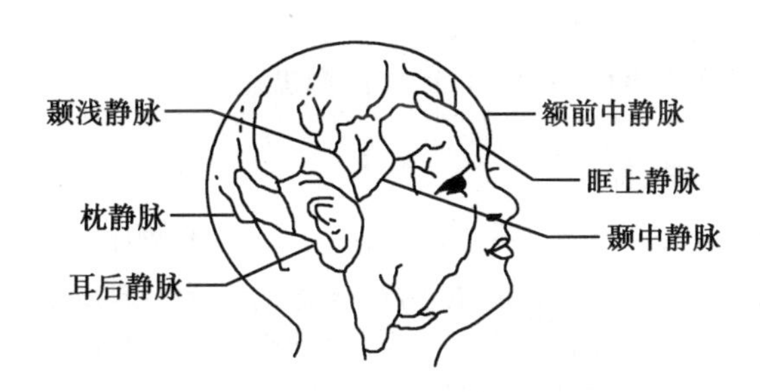

图 13-29　小儿头皮静脉分布

②头皮静脉：小儿头皮静脉较为丰富，分支甚多，互相沟通交错成网且静脉表浅易见，易于固定，又方便小儿肢体活动。常用的头皮静脉有额静脉、颞浅静脉、耳后静脉、枕静脉（图 13-29）。

③股静脉：股静脉位于股三角区，在**股动脉的内侧** 0. 5cm 处，即为股静脉（图 13-30）。

（2）护士准备：着装整洁，洗手，戴口罩。

（3）用物准备

1）治疗车上层：注射盘内备皮肤消毒液、无菌棉签、砂轮、弯盘、止血带、头皮针、敷贴、无菌纱布。无菌容器中的无菌治疗巾（无菌纱布垫）内放已配制或抽吸好药液的注射器。小垫枕、注射卡、手消毒液。

2）治疗车下层：生活垃圾桶、医用垃圾桶、锐器回收盒。

（4）环境准备：整洁、安静、宽敞、明亮。

3. 实施　见表 13-13。

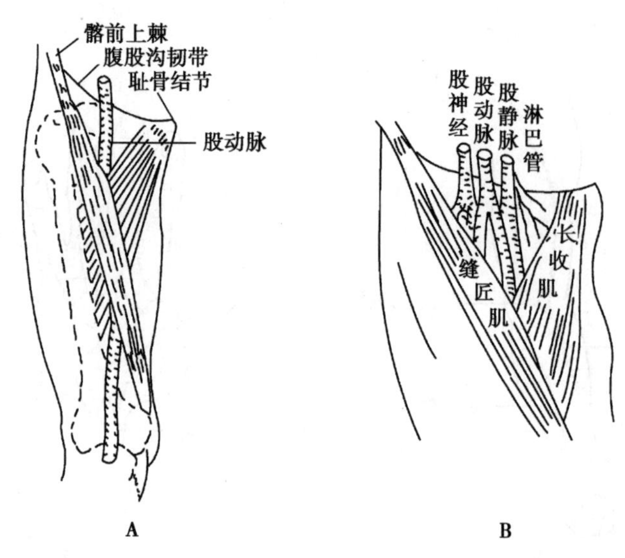

图 13-30 股动脉、股静脉解剖位置
A. 髂前上棘和耻骨结节连线中点处为股动脉;B. 股静脉在股动脉内侧 0.5cm 处

表 13-13 静脉注射

操作流程	操作步骤	要点说明
▲ 四肢浅静脉注射		
1. 核对解释	携用物至床旁,辨识患者并做好解释	• 严格执行查对制度
2. 选择静脉	选择粗、直、弹性好易于固定的静脉,避开静脉瓣	• 长期静脉注射者,应有计划地**从远心端到近心端**选择静脉
3. 定位消毒	(1)将小垫枕置于患者手臂下 (2)在穿刺点上方约 6~8cm 处系止血带,嘱患者握拳 (3)常规消毒皮肤,待干	
4. 核对排气	再次核对排气或连接头皮针后排尽空气	• 确保患者无误
5. 静脉穿刺	以左手拇指绷紧静脉下端皮肤,右手持注射器,示指固定针栓,或拇指、示指、中指固定头皮针针柄,针尖斜面向上与皮肤成 **15°~30°角**,自静脉上方或侧方刺入皮下,再沿静脉走向潜行刺入静脉(图 13-31),见回血后再顺静脉进针少许	• 一旦局部出现血肿,应立即拔出针头,按压局部,另选其他静脉重新穿刺
6. 推注药液	松止血带、嘱患者松拳,固定针头,缓慢推注药液(图 13-32)	• 根据患者年龄、病情、药物性质,掌握推注速度,并随时询问患者感受
7. 拔针按压	注射毕,将干棉签置于穿刺点上方,快速拔出针头,按压片刻	
8. 再次核对		• 操作后查对
9. 整理记录	(1)协助患者取舒适卧位,清理用物 (2)洗手,记录	• 注意分类处理 • 记录注射时间、患者用药后的反应
▲ 股静脉注射		
1. 核对解释	携用物至床旁,辨识患者并做好解释	• 严格执行查对制度
2. 安置体位	协助患者取仰卧位,下肢伸直略外展外旋	• 暴露注射部位

续表

操作流程	操作步骤	要点说明
3. 定位消毒	(1)常规消毒局部皮肤,排尽注射器内空气并消毒术者左手示指和中指 (2)在股三角区扪及股动脉搏动最明显的部位并用左手示指加以固定	
4. 核对穿刺	(1)再次核对无误后,右手持注射器,针头和皮肤成90°或45°角,**在股动脉内侧0.5cm处刺入** (2)抽动活塞见暗红色回血,提示针头进入股静脉	• 确保患者无误 • 如抽出鲜红色血液,提示针头进入股动脉,应立即拔出针头,用无菌纱布加压按压5~10min
5. 推注药液	固定针头,推注药液	
6. 拔针按压	注射毕,拔出针头,用无菌纱布按压3~5min	• 避免出血或形成血肿
7. 再次核对	根据注射卡核对患者和药物信息	• 操作后查对
8. 整理记录	(1)协助患者取舒适卧位,清理用物 (2)洗手,记录	• 注意分类处理 • 记录注射时间、患者用药后的反应

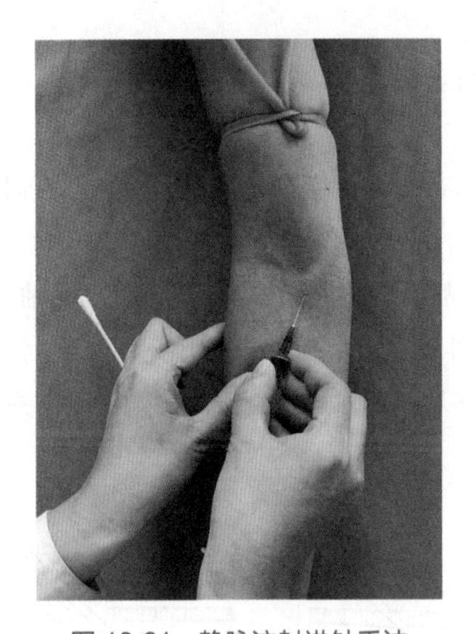

图13-31 静脉注射进针手法

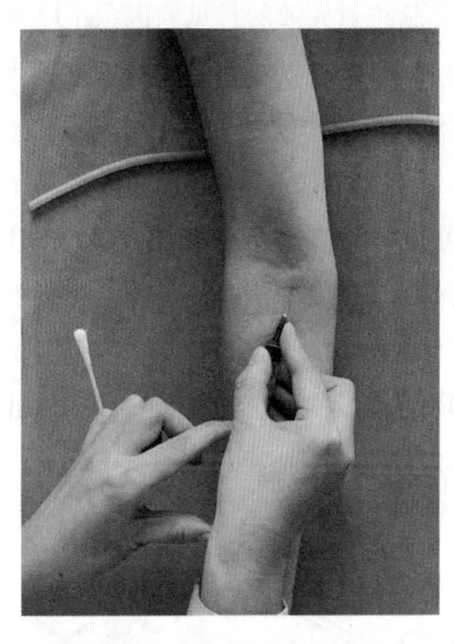

图13-32 静脉注射推药手法

4. 评价

(1)患者理解操作目的并主动配合。

(2)护士无菌观念强,操作熟练,动作轻巧,职业防护好。

(3)护患沟通有效,患者需要得到满足。

【注意事项】

1. 对**长期静脉用药**的患者,为保护血管,应有计划地**从远心端向近心端**移位的顺序更换注射部位。

2. 注射**对组织有强烈刺激的药物**,应另备抽有0.9%氯化钠溶液的注射器和头皮针,穿刺成功后,**先注入少量0.9%氯化钠溶液**,证实针头在静脉内后,再换上抽有药液的注射器进行推药,以防药液注入血管外而致组织坏死。

3. 静脉穿刺或推注药物的过程中,一旦出现局部疼痛、肿胀、抽吸无回血,应立即停止注射,拔出针头、按压局部,另选静脉注射。

4. **根据患者的年龄、病情及药物性质，掌握注入药物的速度**，并随时听取患者的主诉，观察注射局部及病情变化。

5. 有出血倾向者不宜采用股静脉注射；进针后如抽出鲜红色血液，提示针头刺入股动脉，应立即拔出针头，用无菌纱布加压按压穿刺处5~10min，确认无出血后，再在另一侧股静脉穿刺。

6. 特殊患者的静脉穿刺要点

(1)肥胖患者：肥胖者皮下脂肪较厚、静脉较深、不明显，但较易固定，注射时，触摸血管走向后可从静脉上方进针，进针角度稍加大(30°~40°)。

(2)消瘦患者：皮下脂肪少、静脉易滑动，但静脉较明显，穿刺时须固定静脉，从静脉正面或侧面刺入。

(3)水肿患者：可沿静脉解剖位置，用手按揉局部，以暂时驱散皮下水分，使静脉充分显露后再行穿刺。

(4)脱水患者：静脉萎陷，充盈不良，可作局部热敷、按摩，待血管扩张显露后再穿刺。

(5)老年患者：老年人皮肤松弛、皮下脂肪较少，静脉多硬化、脆性较大，血管易滑动，针头难以刺入，且易刺破血管壁。可采用手指固定穿刺点静脉上下两端，然后在静脉上方直接穿刺。

7. 静脉注射失败的常见原因(图13-33)

(1)针头**刺入过浅**未刺入静脉内：刺入过浅，或因静脉滑动，针头未刺入静脉内。表现为抽吸无回血，推注药液局部隆起、有疼痛感(图13-33A)。

(2)针尖斜面**未完全刺入静脉**：针尖斜面部分在皮下，部分在静脉内。表现为抽吸虽有回血，但推药液可有局部隆起、有疼痛感(图13-33B)。

(3)针头**刺入较深**刺破对侧血管壁：针尖斜面部分在静脉内，部分在静脉外。表现为抽吸有回血，推注少量药液局部可无隆起，但因部分药液注入静脉外，患者有疼痛感(图13-33C)。

(4)针头**刺入过深**穿透对侧血管壁：针头刺入过深，穿透对侧血管壁。表现为抽吸无回血，药液注入深层组织，有疼痛感(图13-33D)。

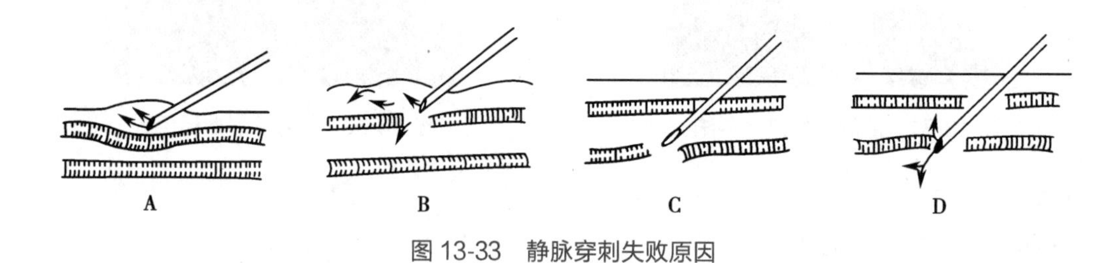

图13-33 静脉穿刺失败原因

知识拓展

浅静脉穿刺可视化设备原理

可视化浅静脉穿刺辅助设备是指利用人体的不同组织对特定波长光的穿透和选择性吸收能力差异的光学特性，使静脉血管和周围组织区分开而直接显示或初步探测静脉，然后将初步探测到的血管采用摄像机原理得到清晰的图像呈现在显示器上，或将初步探测到的血管或清晰的图像通过投影技术显示在皮肤表面，即光源直接显示或与投影技术相互组合更好地实现浅静脉穿刺的可视化。静脉可视化穿刺系统可帮助正确、快速、准确的发现静脉血管，进而快速、成功地进行静脉穿刺。

（五）动脉注射

动脉注射（arterial injection）是自动脉内注入无菌药液的方法。常用的动脉有股动脉、颈总动脉、锁骨下动脉和桡动脉。

【目的】

1. 注入造影剂进行某些特殊检查，如脑血管造影、下肢动脉造影等。

2. 注射抗癌药物进行区域性化疗。

3. 抢救重度休克，经动脉加压输入血液，以迅速增加有效血容量。

【操作程序】

1. 评估

（1）辨识患者。

（2）患者年龄、病情、治疗情况、意识状态等。

（3）患者心理状态、对动脉注射给药的认知及合作程度。

（4）患者肢体活动能力、注射部位的皮肤状况和动脉状况。

2. 计划

（1）患者准备

1）明确操作目的，了解操作过程，能配合操作。

2）常用注射部位准备：一般选择动脉搏动最明显处，采集血标本常用桡动脉、股动脉。区域性化疗时，头面部疾患选用颈总动脉，上肢疾患选用锁骨下动脉或肱动脉，下肢疾患选用股动脉。

（2）护士准备：着装整洁，洗手，戴口罩。

（3）用物准备

1）治疗车上层：注射盘内备皮肤消毒液、无菌棉签、砂轮、弯盘、无菌纱布。无菌容器中的无菌治疗巾（无菌纱布垫）内放已配制或抽吸好药液的注射器。注射卡、手消毒液。

2）治疗车下层：生活垃圾桶、医用垃圾桶、锐器回收盒。

（4）环境准备：整洁、安静、宽敞、明亮。

3. 实施　见表13-14。

表13-14　动脉注射

操作流程	操作步骤	要点说明
1. 核对解释	携用物至床旁，辨识患者并做好解释	• 严格执行查对制度
2. 安置卧位	协助患者取合适体位，暴露穿刺部位。桡动脉穿刺时取仰卧位或坐位，股动脉穿刺时取仰卧位，下腿伸直并外展外旋	• 桡动脉穿刺点在前臂掌侧腕关节上2cm处 • 股动脉穿刺点在腹股沟股动脉搏动明显处
3. 消毒皮肤	常规消毒穿刺部位皮肤，并消毒护士左手示指和中指（或者护士左手戴无菌手套）	
4. 核对排气	再次核对后排气	• 确保患者无误
5. 固定穿刺	选择动脉搏动最明显处固定，右手持注射器，在两指间垂直进针或与动脉走向成40°角刺入动脉	
6. 推注药液	穿刺后见有鲜红色血液进入注射器，马上以右手固定穿刺针的方向和深度，左手推注药液	

续表

操作流程	操作步骤	要点说明
7. 拔针按压	注射完毕,迅速拔针,局部加压按压5~10min	• 用无菌纱布按压,直至不出血为止
8. 再次核对	根据注射卡核对患者和药物信息	• 操作后查对
9. 整理记录	(1)协助患者取舒适卧位,清理用物 (2)洗手,记录	• 注意分类处理 • 记录注射时间、患者用药后的反应

4. 评价

(1)患者理解操作目的并主动配合。

(2)护士无菌观念强,操作熟练,动作轻巧,职业防护好。

(3)护患沟通有效,彼此需要得到满足。

【注意事项】

1. 严格执行查对制度、无菌技术操作原则、消毒隔离制度。

2. 推注药液过程中密切观察患者穿刺部位情况和病情变化,出现异常情况应紧急处理。

3. 拔针后采用无菌纱布加压按压,防止局部出现出血或形成血肿。

(六)微量注射泵的应用

微量注射泵(microinjector)是指将小剂量药液持续、均匀、定量注入人体静脉的注射装置。临床常用于:在ICU或CCU连续低流量注射液体药剂;连续注射麻醉剂、抗癌剂或抗凝剂;早产儿或新生儿营养剂的连续注射;低流量注射、输血;各种激素的连续注射等。其操作简便,在抢救危重患者时能减轻工作量,提高工作效率,准确、安全、有效地配合医生抢救。

【目的】

精确控制和调节输注速度,将小剂量药液持续、均匀、定量、准确注入人体静脉。

【操作程序】

1. 评估

(1)辨识患者。

(2)患者年龄、病情、治疗情况、意识状态等。

(3)患者心理状态、对微量注射泵给药的认知及合作程度。

(4)患者肢体活动能力、注射部位的皮肤状况和管壁弹性情况,是否已建立或需重新建立静脉通道。

2. 计划

(1)患者准备:明确操作目的,了解操作过程,能配合操作。

(2)护士准备:着装整洁,洗手,戴口罩。

(3)用物准备

1)治疗车上层:注射盘内备皮肤消毒液、无菌棉签、砂轮、弯盘、无菌纱布、注射泵延长管、头皮针、敷贴,需要时备三通管。注射盘外备微量注射泵(图13-34)、抽好药液的注射器。海绵小枕、注射卡、手消毒液。

2)治疗车下层:生活垃圾桶、医用垃圾桶、锐器回收盒。

(4)环境准备:整洁、安静、宽敞、明亮。

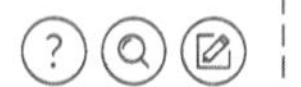

3. 实施 见表13-15。

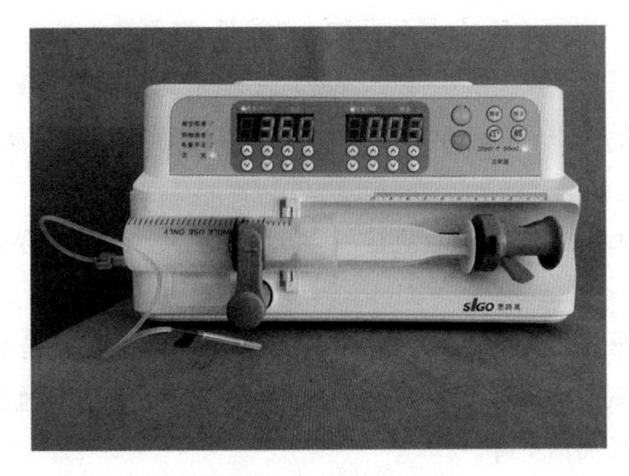

图 13-34　微量注射泵

表 13-15　微量注射泵的应用(JMS-SP-500 型注射泵)

操作流程	操作步骤	要点说明
1. 核对解释	携用物至床旁,辨识患者并做好解释	• 严格执行查对制度
2. 抽药固定	(1)接通电源,打开开关 (2)将已抽吸药液的注射器稳妥地固定在注射泵上	
3. 设定速度	设定注射速度:一般 10ml 注射器注射速度为 0.1~200ml/h;20~50ml 注射器注射速度为 0.1~300ml/h	
4. 连接器针	将注射器与静脉穿刺针连接	
5. 再次核对	根据注射卡核对患者和药物信息	• 确保患者无误
6. 静脉穿刺	选择静脉、消毒、头皮针穿刺同四肢静脉注射法	
7. 注射开始	静脉穿刺成功后,用胶布将头皮针固定好后按"开始"键,注射开始	• 注射过程中加强巡视,随时评估患者的反应和药物输注情况,发现报警信号,及时处理和排除故障
8. 注射继续	继续注射药物	• 当药液即将注射完毕时,"即将结束键"闪烁并报警
9. 注射结束	按压"静音键"停止铃声	• 药液注射完毕,机器自动停止,发出连续响声报警
10. 拔针关泵	拔出针头,松开注射器与静脉穿刺针的连接。取出注射器,关闭微量注射泵,切断电源	
11. 再次核对	根据注射卡核对患者和药物信息	• 操作后核对
12. 整理记录	(1)协助患者取舒适卧位,清理用物 (2)洗手,记录	• 注意分类处理 • 记录注射时间、患者用药后的反应

4. 评价

(1)患者理解操作目的并主动配合。

(2)护士无菌观念强,操作熟练,动作轻巧,职业防护好。

(3)护患沟通有效,彼此需要得到满足。

【注意事项】

1. 用微量注射泵时宜单独建立静脉通路,并使用标识,注明泵入的药物、剂量、速度。因多种药物联合应用时，药物间易出现配伍禁忌，导致药物疗效降低，甚至产生毒副作用。

2. 切勿在同一静脉留置针肝素帽处插入2~3个通道，避免受输液速度、压力或推药等其他操作影响药液持续泵入，使药物浓度忽高忽低，血药浓度受到影响而引起病情变化，延误治疗，出现不良反应。

3. 注射开始后严格无菌技术操作，连续输液24h者须更换注射器和泵管一次，若有污染要及时更换。

4. 无明显原因而出现血压、心率较大变化时，应观察注射泵连接管是否通畅，将微量泵延长管部分与正压接头处脱开，观察连接管是否通畅，切勿将延长管部分折叠向血管内挤压，尤其在应用硝普钠时，以免造成患者血压突然下降。

扫一扫，看总结

5. 根据报警提示及时做出正确的处理。

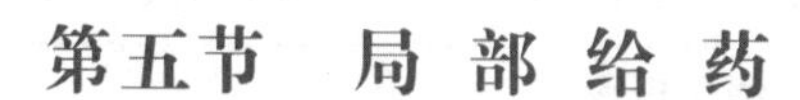

第五节 局部给药

除前面介绍的几种主要给药途径以外，根据各专科特殊治疗需要，还可采用以下局部给药方法。

一、滴药

滴药是指将药物滴入某些体腔产生疗效的给药方法。以下对眼、耳、鼻的滴药方法逐一作简单的介绍。

（一）滴眼药

用滴管或眼药滴瓶将药液滴入眼结膜囊，以达到消炎杀菌、收敛、麻醉、散瞳、缩瞳等治疗作用，也可作某些诊断检查。

协助患者取仰卧位或坐位，头略后仰，用干棉签拭去眼部分泌物，嘱患者眼睛向上注视。护士用示指固定上眼睑，拇指将下眼睑向下牵拉，右手持滴管或滴瓶，在距离眼睑1~2cm处，将1滴药液滴入结膜下穹窿中央（图13-35）。如果涂眼药膏，则将眼药膏挤入下穹窿部1cm左右长度即可。

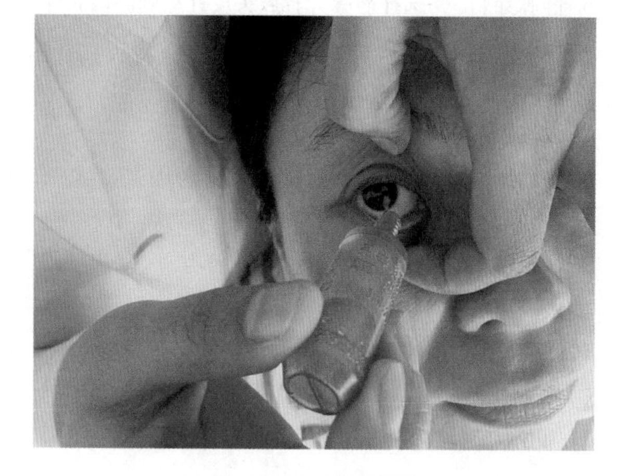

图13-35 滴眼药法

操作时严格执行无菌技术操作规程，预防交叉感染。认真核对，注意检查眼药水的质量和药液的性质。滴药时，一般先左后右，防止遗漏和差错。应用散瞳药或有致痛的眼药，应事先告知患者以消除紧张。滴药的动作要轻柔，以防伤及眼球。

（二）滴耳药

将药液滴入耳道，以达到清洁耳道、消炎的目的。

协助患者侧卧位，患耳向上，用棉签清洁耳道。护士一手向上向后轻拉患者耳郭，使耳道变直。另一手持滴管，将药液沿外耳孔顺耳后壁滴入3~5滴，并轻提耳郭或在耳屏上加压，使气体排出，药液容易流入（图13-36）。

滴管口不可触及患者皮肤，防止交叉感染。滴入的药液温度要适宜，以免刺激内耳引起眩晕。

如昆虫类进入耳道,可选用油剂药液,滴药后2~3min便可取出。清除耳内耵聍滴入软化剂后可有胀感,耵聍取出后胀感即消失,嘱患者不必紧张。

(三)滴鼻药

通过从鼻腔滴入药物,治疗副鼻窦炎;滴入血管收缩剂,减轻鼻塞症状。

嘱患者先排出鼻腔分泌物并清洁鼻腔,协助患者取仰卧位或侧卧位并轻推鼻尖,暴露鼻腔,头向后仰。另一手持滴瓶距离鼻孔2cm处滴入药液,每侧滴入2~3滴(图13-37)。轻捏鼻翼或嘱患者将头部向两侧轻轻晃动,促使药液均匀分布到鼻窦口并保持原体位3~5min以提高药液效果。

操作时注意观察患者用药后是否出现黏膜充血加剧。血管收缩剂连续使用时间不可超过一周。

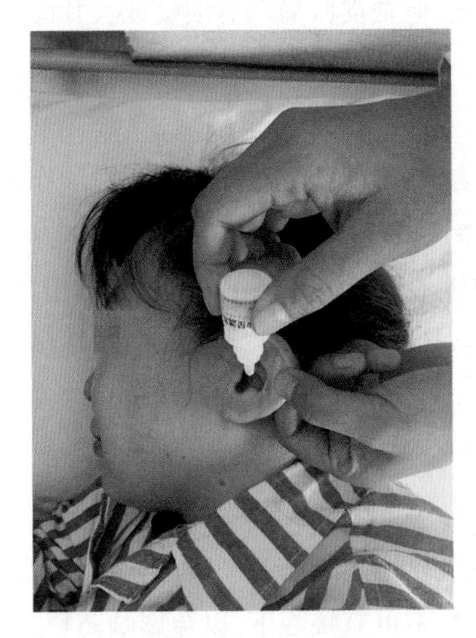

图13-36 滴耳药法

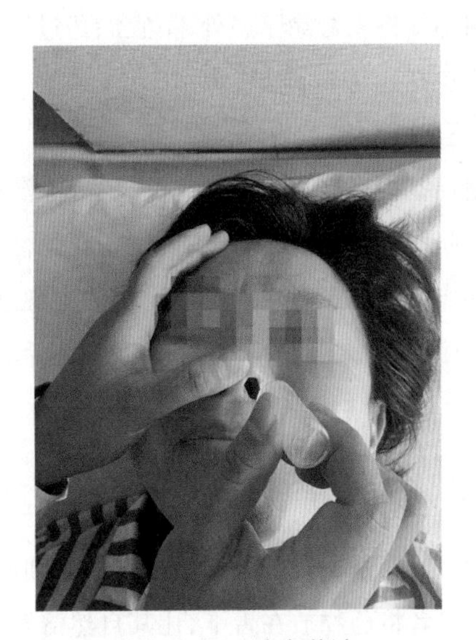

图13-37 滴鼻药法

二、插入给药

插入给药包括直肠给药和阴道给药,常用栓剂进行插入给药。栓剂是药物与相适应的基质制成的固体制剂,专用于腔道给药。栓剂的熔点是37℃左右,进入体腔后能缓慢融化而产生疗效。

(一)直肠栓剂插入

将栓剂插入直肠,产生局部或全身治疗作用。

协助患者取侧卧位、膝部弯曲并暴露肛门。嘱患者深呼吸,降低腹部压力。护士戴上指套或手套,将栓剂插入患者肛门,并用示指将栓剂沿直肠壁轻轻推入6~7cm,保持侧卧姿势15min后方可改变体位。

操作时注意保护患者隐私。动作轻柔,减少对患者的不良刺激。塞药前嘱患者先排净大便,以利于药物与肠黏膜充分接触或增强吸收效果。

(二)阴道栓剂插入

将消炎、抗菌栓剂插入阴道,促进阴道、宫颈炎症的吸收,达到局部治疗作用。

协助患者取屈膝仰卧位,分开双腿露出会阴部。护士一手戴指套或手套,以示指或置入器将栓剂以向下向前的方式,置入阴道内5cm以上,并将患者体位改变为仰卧位,尽量仰卧15min以上方可改变体位。

操作时注意保护患者隐私,准确判断阴道口位置,必须置入足够深度。为延长药物作用时间,尽量晚上用药。指导患者治疗期间避免性生活及盆浴,保持内裤清洁。阴道出血和月经期禁用。

三、皮肤给药

皮肤给药是将药物直接涂于皮肤，以起到局部治疗的作用。常用于皮肤的药物有溶液、软膏、糊剂等多种剂型。

（一）溶液类

在患者患处下方垫塑料布或橡胶单，用持物钳直接夹取蘸湿药液的棉球，反复涂擦于患处，直至局部皮肤清洁后用干棉球擦干。主要用于急性皮炎伴有大量渗液或脓液的患者。

（二）软膏类

用棉签将软膏涂于患处，不宜涂药过厚；一般不需包扎，但是皮肤局部有溃疡或大片糜烂时，涂药后应包扎。

（三）糊剂类

用棉签将药液直接涂于患处，不宜涂药过厚，影响药物吸收；还可将药物涂于无菌纱布上，贴于受损皮肤处，并包扎固定。主要用于亚急性皮炎，有少量渗液或轻度糜烂的患者。

操作前了解患者对局部用药处的主观感觉，并有针对性地做好解释工作。注意观察用药后局部皮肤反应情况，尤其是对小儿和老年患者的观察。动态地评价用药效果，并实施提高用药效果的措施。

四、舌下给药

扫一扫，看总结

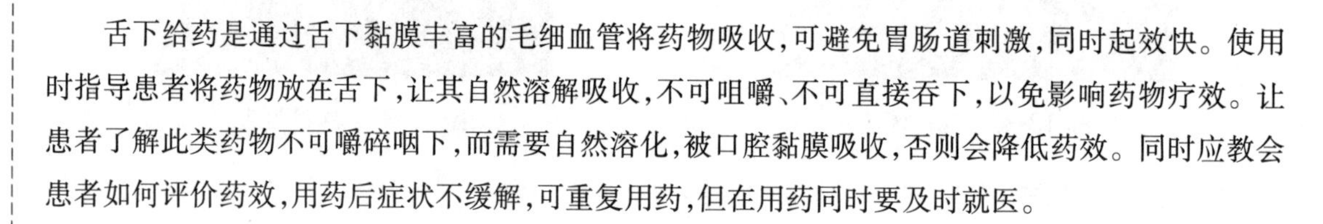

舌下给药是通过舌下黏膜丰富的毛细血管将药物吸收，可避免胃肠道刺激，同时起效快。使用时指导患者将药物放在舌下，让其自然溶解吸收，不可咀嚼、不可直接吞下，以免影响药物疗效。让患者了解此类药物不可嚼碎咽下，而需要自然溶化，被口腔黏膜吸收，否则会降低药效。同时应教会患者如何评价药效，用药后症状不缓解，可重复用药，但在用药同时要及时就医。

第六节　药物过敏试验及过敏反应的处理

导入情景

患者，王某，男，28岁，因急性扁桃体炎到医院就诊。遵医嘱行青霉素过敏试验，皮试结果为（-）。即给予青霉素80万U IM，bid。护士嘱其观察30min后离院。15min后患者出现胸闷、口唇青紫、呼吸困难、大汗淋漓、脉搏细弱、血压下降至64/44mmHg，同时出现大小便失禁。临床诊断：青霉素过敏性休克。

工作任务

1. 对该患者正确实施抢救。
2. 制订避免类似事件发生的有效措施。

一、青霉素过敏试验与过敏反应的处理

（一）青霉素过敏反应的原因

药物过敏反应（anaphylactic reaction）属于异常的免疫反应，发生的基本原因是抗原抗体的相互

作用。青霉素本身无抗原性，其制剂所含的6-氨基青霉烷酸高分子聚合体、青霉噻唑酸和青霉烯酸降解产物是一种半抗原，进入机体后与组织蛋白或多肽分子相结合而形成青霉噻唑蛋白全抗原，使T淋巴细胞致敏，并作用于B淋巴细胞，使B淋巴细胞转化为浆细胞而产生相应的抗体IgE，IgE附着于某些组织如皮肤、鼻咽、声带、支气管黏膜下的肥大细胞和嗜碱性粒细胞表面，使机体处于致敏状态。当机体再次接受该抗原时，抗原与肥大细胞和嗜碱性粒细胞表面的IgE特异性结合，导致细胞破裂，释放出多种生物活性物质，如组胺、白三烯、缓激肽等血管活性物质，引起平滑肌痉挛，毛细血管扩张及通透性增加，腺体分泌增多，从而产生一系列过敏反应的临床表现（图13-38）。

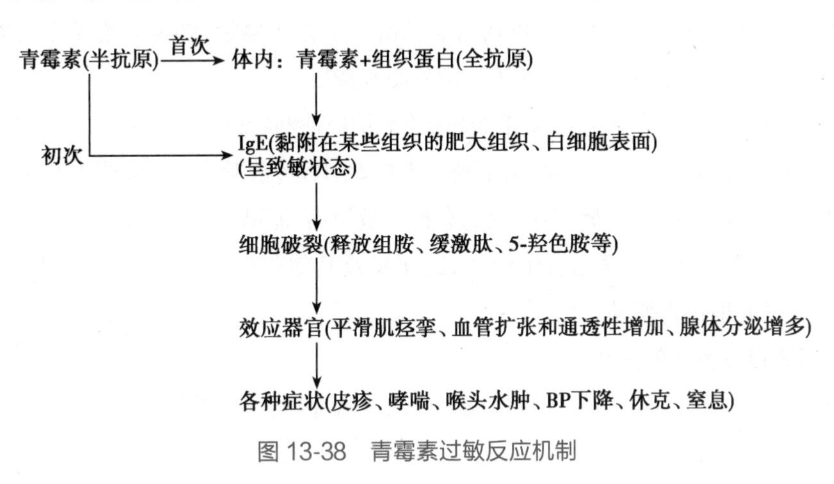

图13-38 青霉素过敏反应机制

（二）青霉素过敏反应的临床表现

青霉素过敏反应（penicillin anaphylaxis）涉及皮肤、呼吸、循环、中枢神经、消化等多个系统，因此其临床表现为综合性表现，但最严重的表现为过敏性休克。

1. 过敏性休克（allergic shock） 是过敏反应中最严重的一种反应。发生率约为5~10人/万人，一般于用药数秒或数分钟内呈闪电式发生，也有的发生于用药半小时后，有极少数发生于连续用药的过程中，但大多发生在注射后30min之内。主要临床表现有：

（1）呼吸道阻塞症状：由于喉头水肿和肺水肿引起**胸闷、气急、哮喘与呼吸困难，伴有濒死感**。

（2）循环衰竭症状：周围血管扩张导致循环血量不足而引起**面色苍白、冷汗、发绀、脉细弱、血压下降**等。

（3）中枢神经系统症状：由于脑组织缺氧引起头晕眼花、面部及四肢麻木、意识丧失、抽搐、大小便失禁等。

（4）皮肤过敏反应：出现皮肤瘙痒、荨麻疹及其他皮疹。

2. 血清病型反应 一般发生于用药后的7~12d，临床表现和血清病相似，如皮肤瘙痒、荨麻疹、发热、关节肿痛、全身淋巴结肿大、腹痛等症状。

3. 各器官或组织的过敏反应

（1）皮肤过敏反应：瘙痒、荨麻疹，严重者可发生剥脱性皮炎。

（2）呼吸道过敏反应：可引起哮喘或诱发原有哮喘发作。

（3）消化系统过敏反应：可出现过敏性紫癜，以腹痛和便血为主要表现。

上述症状可单独出现，也可同时存在，**临床最早出现的是呼吸道症状或皮肤瘙痒**，因此必须注意倾听患者的主诉。

（三）青霉素过敏性休克的处理

1. **立即停药就地抢救** 立即停药，及时、迅速就地抢救，通知医生，同时协助患者平卧，给予保暖。

2. 注射首选药物 **立即皮下注射0.1%盐酸肾上腺素0.5~1ml**,患儿剂量酌减,如症状不缓解,可每隔30min皮下或静脉注射0.5ml,直至患者脱离危险期。盐酸肾上腺素具有收缩血管、增加外周阻力、兴奋心肌、增加心排血量及松弛支气管平滑肌的作用。

3. 改善呼吸功能 ①立即给予氧气吸入疗法,改善缺氧症状。②出现呼吸抑制时,应立即进行口对口人工呼吸或简易呼吸器人工呼吸,并遵医嘱肌内注射尼可刹米或洛贝林等呼吸兴奋药。③出现喉头水肿影响呼吸时,应立即配合医生准备气管插管或施行气管切开术。

4. 维护循环功能 ①血压不回升,可用右旋糖酐以扩充血容量,必要时给予多巴胺、间羟胺等升压药物。②如患者发生心搏骤停,立即进行胸外心脏按压术。

5. 纠正酸中毒和抗过敏 遵医嘱给予5%碳酸氢钠碱性药物以纠正酸中毒,盐酸异丙嗪或苯海拉明抗组胺类药物对抗过敏反应。同时给予地塞米松5~10mg静脉注射,5%或10%葡萄糖液500ml加氢化可的松琥珀酸钠200mg静脉滴注,此药有抗过敏作用,能迅速缓解症状。

6. 密切观察病情 密切观察患者生命体征、尿量及其他临床变化,并做好详细的病情动态记录。患者未脱离危险前不得搬动。

(四)青霉素过敏反应的预防

青霉素过敏反应,特别是过敏性休克的发生可危及患者的生命,因此,积极采取预防措施是避免发生过敏反应的关键所在。

1. 询问三史 使用各种剂型的青霉素前,必须详细询问患者的**用药史、过敏史和家族史**。已知**有过敏史者,禁止做过敏试验**;无过敏史者,凡**首次用药、停药3d**以上者、用药过程中**更换批号**时必须做过敏试验,试验结果阴性时方可用药。若患者对其他药物、食物、接触物过敏者应慎做药物过敏试验。

2. **做药物过敏试验** **用药前做药物过敏试验,准确判断试验结果**,试验结果阴性时方可用药。**结果阳性**者绝对**禁止使用青霉素**,同时报告医生,在各种执行单上和患者床头(尾)卡醒目注明青霉素过敏试验阳性反应,并告知患者及其家属引起注意。

3. 试验液要现用现配 配制试验液的溶媒应选择生理盐水溶液或专用溶媒,因为青霉素试验液在接近于中性溶液时最稳定。试验液放置过久可使药物效价降低,还可分解产生各种致敏物质,导致过敏反应的发生;配制的试验液浓度与注射剂量要准确,保证结果判断正确。

4. 做好急救准备工作 进行过敏试验或使用药物前均应备好**0.1%盐酸肾上腺素**、注射器、氧气及其他急救药物和器械;过敏试验或注射时严密观察患者反应;**注射后嘱咐患者勿马上离开,继续观察30min**,无过敏反应后方可离开。

5. 排除影响因素 不能在同一时间内,在同一手臂上做两种及以上药物过敏试验,以免影响结果的准确判断。患者空腹时不宜做过敏试验,以免因低血糖导致晕厥时,与过敏反应的表现相混淆。

(五)青霉素过敏试验

【目的】

预防青霉素过敏反应。

【操作程序】

1. 评估

(1)辨识患者。

(2)患者的病情、用药史、过敏史和家族史。

(3)患者是否进食，空腹时不宜进行过敏试验。

(4)患者的注射部位皮肤情况、心理状态及合作程度。

2. 计划

(1)患者准备：了解青霉素过敏试验的目的和意义，能积极配合操作。

(2)护士准备：着装整洁，洗手，戴口罩。

(3)用物准备

1)治疗车上层：注射盘内备皮肤常规消毒液、无菌棉签、砂轮、弯盘、启瓶器、青霉素(图13-39)、10ml生理盐水、一次性1ml和5ml注射器、注射卡、手消毒液。另备0.1%盐酸肾上腺素。

2)治疗车下层：生活垃圾桶、医用垃圾桶、锐器回收盒。

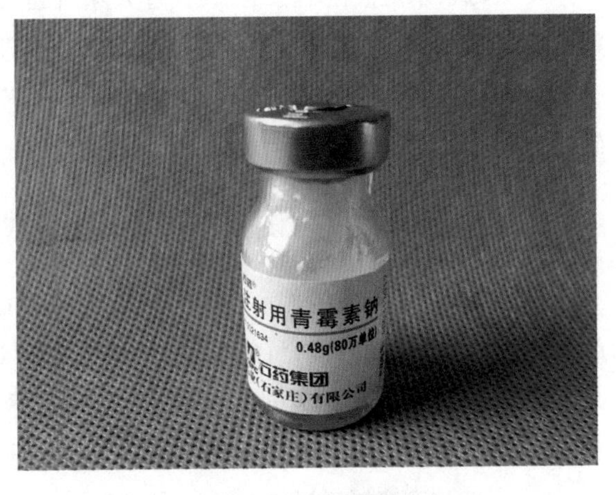

图13-39 青霉素

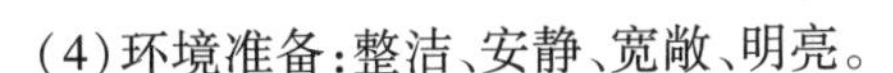
(4)环境准备：整洁、安静、宽敞、明亮。

3. 实施

(1)试验液配制：以**每毫升含200~500U**的青霉素生理盐水溶液(200~500U/ml)为标准，皮内试验的剂量为0.1ml(含20~50U)，具体配制方法如下(见表13-16)。临床青霉素的制剂有40万U、80万U、160万U、400万U，下表中以每瓶含青霉素80万U为例进行配制。

表13-16 青霉素皮内试验液的配制方法

步骤	青霉素	加生理盐水(ml)	药物浓度(U/ml)	要求
溶解药液	80万U/瓶	4	20万	充分溶解
1次稀释	取上液0.1ml	至1	2万	混匀
2次稀释	取上液0.1ml	至1	2 000	混匀
3次稀释	取上液0.1~0.25ml	至1	200~500	混匀

(2)试验方法：确定患者无青霉素过敏史后，按照皮内注射的方法于前臂掌侧下段注射0.1ml(含20~50U)青霉素皮试液，20min后观察试验结果，进行试验结果的判断。

(3)结果判断

1)阴性：局部皮丘无改变，周围无红肿，全身无自觉症状。

2)阳性：局部皮丘隆起，并出现**红晕硬块，直径大于1cm，或红晕周围有伪足，痒感**，严重时可出现过敏性休克。

4. 评价

(1)患者理解试验目的及注意事项，并能主动配合。

(2)护士严格遵守操作规程，无菌观念强，操作熟练，动作轻巧，职业防护好。药液配制、试验方法和结果判断正确。

(3)护患沟通有效，彼此需要得到满足。

【注意事项】

1. 操作前必须仔细询问**三史**，有青霉素过敏史者禁做试验。停药超过3d或改用批号时，需重做药物过敏试验。

2. 进行试验液配制时，抽吸药液量要准确，每次抽吸后应充分混匀，以确保试验液浓度的准确性。

3. 过敏试验后严密观察患者反应并准确、及时、真实记录。

4. 青霉素水溶液极不稳定，放置过久除引起效价降低外，还可分解产生致敏物质，因此使用**青霉素应现用现配**。配制试验液或溶解青霉素的生理盐水应专用。

5. 如对试验结果有怀疑，应在对侧前臂掌侧下段皮内注射生理盐水 0.1ml，20min 后，对照反应，确认青霉素试验结果为阴性方可用药。

二、头孢菌素过敏试验与过敏反应的处理

头孢菌素属于半合成的广谱、高效、低毒类抗生素。由于其较低的过敏反应发生率、比青霉素类产品更为优越的抗菌性能，目前大量用于对青霉素过敏和产生耐药的患者。但因与青霉素有部分交叉过敏现象，有过敏史或是过敏体质者，需做过敏试验。现以先锋霉素 0.5g/瓶为例介绍过敏试验法。

（一）头孢菌素过敏试验

【目的】

预防头孢菌素过敏反应。

【操作程序】

1. 评估　同青霉素过敏试验。

2. 计划　同青霉素过敏试验，需将青霉素换成头孢菌素。

3. 实施

（1）试验液配制：以**每毫升含 500μg** 的先锋霉素生理盐水溶液（500μg/ml）为标准，皮内试验的剂量 0.1ml（含 50μg）。具体配制方法见表 13-17。

表 13-17　先锋霉素皮内试验液的配制方法

步骤	先锋霉素	加生理盐水（ml）	药物浓度	要求
溶解药液	0.5g/支	2	250mg/ml	充分溶解
1 次稀释	取上液 0.2ml	至 1	50mg/ml	混匀
2 次稀释	取上液 0.1ml	至 1	5mg/ml	混匀
3 次稀释	取上液 0.1ml	至 1	500μg/ml	混匀

（2）试验方法：确定患者无先锋霉素过敏史后，按照皮内注射的方法于前臂掌侧下段注射 0.1ml（含 50μg）先锋霉素皮试液，记录时间，20min 后观察试验结果，进行试验结果的判断。

（3）结果判断：同青霉素过敏皮内试验法。

（4）记录结果：同青霉素过敏皮内试验法。

4. 评价　同青霉素过敏皮内试验法。

【注意事项】

1. 青霉素过敏者对头孢菌素类有部分交叉过敏，使用头孢菌素类要慎重，**青霉素过敏性休克者绝对禁忌使用头孢菌素类**。

2. 在进行试验时，为防止出现假阴性，患者短时间内应禁忌使用抗组胺药或糖皮质激素类药。

3. 在使用过程中，即使试验结果阴性，仍有可能产生过敏反应，故使用过程中注意严密观察患

者的反应并做好抢救的准备。

(二)头孢菌素过敏反应的处理

同青霉素过敏反应的处理。

三、破伤风抗毒素(TAT)过敏试验与过敏反应的处理

破伤风抗毒素(tetanus antitoxin,TAT)是一种特异性抗体,能中和患者体液中的破伤风毒素,使机体产生被动免疫,临床上常用于破伤风疾病的预防和破伤风患者的救治。但TAT是马的免疫血清,对于人体是一种异种蛋白,具有抗原性,注射后易发生过敏反应。因此,在首次用药前必须做过敏试验,曾用过TAT但**超过7d者**,如再次使用时应重新做过敏试验。

(一)破伤风抗毒素(TAT)过敏试验

【目的】

预防TAT过敏反应。

【操作程序】

1. 评估 同青霉素过敏试验。

2. 计划 同青霉素过敏试验,需将青霉素换成TAT。

3. 实施

(1)试验液配制:以**每毫升含**150IU的TAT生理盐水溶液(150IU/ml)为标准,皮内试验的剂量0.1ml(含15IU)。

具体配制方法:若每支含破伤风抗毒素1 500IU(1ml),则抽取0.1ml加生理盐水稀释到1ml即为标准试验液;若每支含破伤风抗毒素1 500IU(0.75ml)(图13-40),则先加入0.25ml的生理盐水,使其达到1ml,再从此溶液中抽取0.1ml加生理盐水稀释到1ml即为标准试验液。

(2)试验方法:按照皮内注射的方法于前臂掌侧下段注射0.1ml(含15IU)破伤风抗毒素试验液,20min后观察试验结果,进行试验结果的判断并记录。

(3)结果判断

1)阴性:局部皮丘无改变,周围无红肿,全身无反应。

2)阳性:局部反应为皮丘红肿,**硬结直径大于1.5cm,红晕超过4cm**,有时出现伪足、痒感。全身过敏反应同青霉素过敏反应。

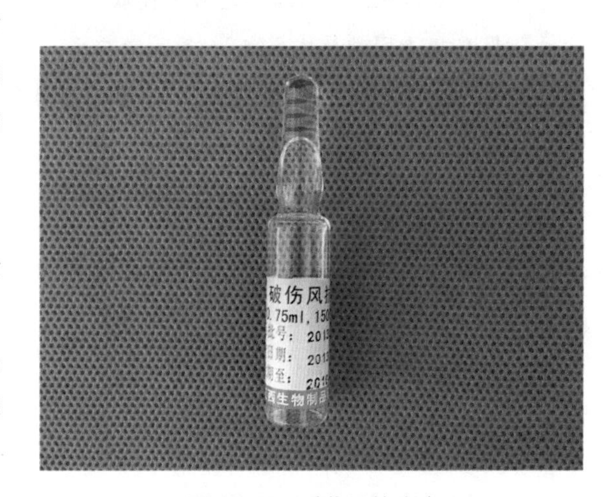

图13-40 破伤风抗毒素

4. 评价 同青霉素过敏试验。

【注意事项】

1. 操作前必须仔细询问用药史、过敏史和家庭史,在首次用药前必须做过敏试验,曾用过TAT但超过7d者,如再次使用时应重新做过敏试验。

2. 进行试验液配制时,抽吸药液量要准确,以确保试验液浓度的准确性。

3. 如对试验结果有怀疑,应做对照反应试验,在对侧前臂掌侧下段皮内注射生理盐水0.1ml,20min后进行对照比较。试验结果为阴性反应,将需要剂量一次进行注射;如试验结果为阳性反应,应采取脱敏注射。

（二）破伤风抗毒素脱敏注射

1. 脱敏注射　破伤风抗毒素脱敏注射是采用**多次剂量递增**的方法，将破伤风抗毒素注入试验阳性者体内（表 13-18）。

表 13-18　破伤风抗毒素脱敏注射法

次数	TAT（ml）	加生理盐水（ml）	注射途径	间隔时间（min）
1	0.1	至 1	肌内注射	20
2	0.2	至 1	肌内注射	20
3	0.3	至 1	肌内注射	20
4	余量	至 1	肌内注射	20

2. 脱敏注射的机制　当小剂量抗原（TAT）进入人体后，同吸附于肥大细胞或嗜碱性粒细胞膜上的 IgE 结合，使其逐步释放少量的组胺等活性物质，而机体本身释放的组胺酶可将其分解，不至于对机体产生严重损害。因此，经过多次小量反复注射 TAT 后，可使细胞表面的 IgE 抗体大部分甚至全部被结合而消耗掉，最后大量注射 TAT 时，便不会发生过敏反应。

3. 注意事项　对 TAT 过敏试验阳性患者，采用脱敏注射时，每次注射后均需密切观察患者的反应。如发现患者有气促、发绀、荨麻疹等不适或发生过敏性休克时应立即停止注射，并迅速处理。如反应轻微，待反应消退后，酌情增加注射次数，减少每次注射剂量，以达到顺利注入余量的目的。

知识拓展

TAT 替代药品——破伤风人免疫球蛋白（HTIG）

HTIG 是由乙型肝炎疫苗免疫后，再经破伤风类毒素免疫的献血员中，采集破伤风抗体效价高的人血浆或血清，经低温乙醇法提取的特异性免疫球蛋白，主要用于预防和治疗破伤风。

HTIG 属于同种异体蛋白，一般无禁忌证。使用前不必作过敏试验，可以作为 TAT 的替代药物使用，但药物价格较高，限制了 HTIG 在临床的广泛使用。

四、碘过敏试验与过敏反应的处理

临床上碘化物造影剂常用于支气管、脑血管、心血管、胆囊、肾脏、膀胱等组织和器官的造影。患者在使用该药物时可发生过敏反应，应在造影前 24~48h 做过敏试验，阴性者方可做碘造影检查。

（一）碘过敏试验

【目的】

预防碘过敏反应。

【操作程序】

1. 评估　同青霉素过敏皮内试验。

2. 计划　同青霉素过敏试验，需将青霉素换成碘液。

3. 实施

（1）试验方法

1）口服法：口服 5%~10%碘化钾 5ml，每日 3 次，连续 3d，观察结果。

2）皮内注射法：皮内注射碘造影剂 0.1ml，20min 后观察，判断结果。

3）静脉注射法：缓慢静脉注射碘造影剂 1ml（30%泛影葡胺 1ml），观察 5~10min 后，判断结果。

在静脉注射造影剂前,必须先行皮内注射,然后再行静脉注射,如试验结果阴性,方可进行碘剂造影。

(2)试验结果判断

1)口服法:有口麻、头晕、心慌、恶心、呕吐、流泪、流涕、荨麻疹等症状为阳性。

2)皮内注射法:局部有硬块、红肿,直径超过 1cm 为阳性。

3)静脉注射法:有血压、脉搏、呼吸和面色等改变为阳性。

4. 评价　同青霉素过敏试验法。

【注意事项】

1. 静脉注射造影剂前应先作皮内试验,结果为阴性时再行静脉注射试验,两次结果均为阴性者方可进行碘剂造影。

2. 有少数人过敏试验阴性,但在注射碘造影剂时发生过敏反应,故造影时仍需备好急救物品。

(二)碘过敏反应的处理

同青霉素过敏反应处理。

五、链霉素过敏试验与过敏反应的处理

链毒素对多数革兰氏阴性杆菌有较强的抗菌作用,但因本身所含杂质(链霉素胍和二链霉胺)能释放组胺,导致机体出现过敏反应、毒性反应,容易产生耐受性,目前临床较少使用。虽然链霉素引起过敏反应临床上较少见,但一旦出现过敏性休克比青霉素过敏反应更为严重,且死亡率很高。因此,用药前必须做过敏试验,并加强观察,试验结果阴性方可用药。

(一)链霉素过敏试验

【目的】

预防链霉素过敏反应。

【操作程序】

1. 评估　同青霉素过敏皮内试验。

2. 计划　同青霉素过敏皮内试验,需将青霉素换成链霉素(图 13-41),另备葡萄糖酸钙或氯化钙、新斯的明。

3. 实施

(1)试验液配制:以**每毫升含 2 500U** 的链霉素生理盐水溶液(2 500U/ml)为标准,皮内试验的剂量 0. 1ml(含 250U),具体配制方法见表 13-19。

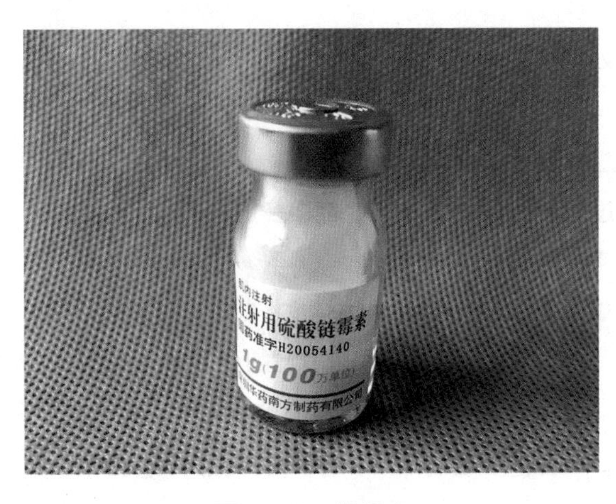

图 13-41　链霉素

表 13-19 链霉素皮内试验液的配制方法

步骤	链霉素	加生理盐水(ml)	药物浓度(U/ml)	要求
溶解药液	100 万 U/支	3.5	25 万	充分溶解
1 次稀释	取上液 0.1ml	至 1	2.5 万	混匀
2 次稀释	取上液 0.1ml	至 1	2 500	混匀

(2)试验方法:按照皮内注射的方法于前臂掌侧下段注射 0.1ml(含 250U)链霉素试验液,记录时间,20min 后观察试验结果,判断试验结果并记录。

(3)结果判断:同青霉素过敏皮内试验。

(4)记录结果:同青霉素过敏皮内试验。

4. 评价 同青霉素过敏皮内试验。

【注意事项】

1. 对链霉素过敏试验阳性者禁用链霉素,告知医生并在体温单、医嘱单、病历卡、床头(尾)卡、门诊卡、注射卡上醒目地标明“链霉素阳性”,同时告知患者及其家属。

2. 在使用过程中,即使试验结果阴性,仍有可能产生过敏反应,故使用过程中注意严密观察患者的反应。

(二)链霉素过敏反应的处理

链霉素过敏反应的临床表现同青霉素过敏反应,但较少见。轻者表现为发热、荨麻疹,重者可出现过敏性休克。一旦发生过敏性休克,其处理方法与青霉素过敏性休克相同。

链霉素的毒性反应比过敏反应更常见、更严重,可出现全身麻木、抽搐、肌肉无力、眩晕、耳鸣、耳聋等症状。患者若有抽搐,可静脉**缓慢注射 10%葡萄糖酸钙**或氯化钙 10ml,因链霉素与钙离子进行络合,可使中毒症状减轻。患者若出现肌肉无力、呼吸困难者,遵医嘱皮下注射新斯的明 0.5~1mg,必要时给予 0.25mg 静脉注射。

六、普鲁卡因过敏试验与过敏反应的处理

普鲁卡因属于局部麻醉药,少数患者用药后可发生过敏反应,故使用普鲁卡因前先做皮肤过敏试验,结果阴性方可注射。

(一)普鲁卡因过敏试验

【目的】

预防普鲁卡因过敏反应。

【操作程序】

1. 评估 同青霉素过敏皮内试验。

2. 计划 同青霉素过敏皮内试验。需将青霉素换成普鲁卡因溶液。

3. 实施

(1)试验液配制:**以 0.25%普鲁卡因溶液**为标准。

具体配制方法:如为 1%的普鲁卡因溶液,取 0.25ml 加生理盐水稀释至 1ml 即可;如为 2%的普鲁卡因溶液,取 0.1ml 加生理盐水稀释至 0.8ml 即可。

(2)试验方法:取 0.25%普鲁卡因液 0.1ml 进行皮内注射,记录时间,20min 后观察试验结果,判断试验结果并记录。

(3)结果判断:同青霉素过敏皮内试验。

(4)记录结果:同青霉素过敏皮内试验。

4. 评价　同青霉素过敏皮内试验。

(二)普鲁卡因过敏反应的处理

同青霉素过敏皮内试验。

(李娜　周春美)

1316

扫一扫,
看总结

扫一扫,
测一测

第十四章　静脉输液和输血技术

扫一扫，
自学汇

学习目标

1. 掌握静脉输液和输血的目的；静脉输血前的准备工作；静脉输液和输血的注意事项；静脉输液和输血反应的临床表现、预防及护理。

2. 熟悉静脉输液常用溶液的种类及作用；常用输液部位；输液速度调节的原则；静脉输液和输血反应的原因；静脉输血血液制品的种类及适应证。

3. 了解静脉输液的原理；临床补液的原则；输液微粒的来源及防止污染的措施。

4. 能正确进行周围静脉输液和密闭式间接静脉输血；能正确计算输液速度和时间；能正确判断和处理各种输液故障；能正确判断与处理各种输液和输血反应。

5. 具有人文关怀的理念及严谨求实的工作作风，严格执行查对制度和无菌技术操作原则，对患者关心体贴，确保安全。

静脉输液和静脉输血技术是临床最常用的基础护理操作之一，也是医院治疗、抢救患者的一个重要手段。正常情况下，人体内水、电解质、酸碱度均保持在恒定的范围，以维持机体内环境的相对平衡状态，保证机体的正常生理功能。但在疾病和创伤时，易发生水、电解质及酸碱平衡紊乱。通过静脉输液和输血，可以迅速有效地补充机体丧失的体液和电解质，增加血容量，改善微循环，维持内环境的稳定。还可以通过静脉输注药物，达到治疗疾病的目的。因此，护士必须熟练掌握有关静脉输液和输血的知识与技能，以保证患者的治疗和抢救安全有效。

导入情景

患者，男性，70 岁，因饮食不当，出现呕吐、腹痛、腹泻 8h 后来院诊治。患者有高血压性心脏病病史，医生为患者开了以下输液医嘱：乳酸左氧氟沙星氯化钠注射液 0.2g（100ml）静脉输液，5%葡萄糖氯化钠溶液 1 000ml+10%氯化钾 20ml 静脉输液。输液 1h 后，患者突然出现胸闷、咳嗽、咳粉红色泡沫痰，听诊两肺布满湿啰音，心率快且节律不整。

工作任务

1. 遵医嘱为该患者配制输液液体并安排输液顺序。
2. 为该患者选择合适的血管。
3. 输液成功后准确调节合适的滴速。
4. 判断该患者出现的情况,并给予适当的处理。

第一节 静脉输液

静脉输液(intravenous infusion)是将大量无菌溶液或药物直接输入静脉的治疗方法。

一、静脉输液的原理及目的

(一)静脉输液原理

静脉输液是利用大气压和液体静压的物理原理,在输液系统内形成压力,当其压力高于静脉压时即可将溶液或药液输入体内。因此,要使溶液或药液进入体内应具备三个条件:一是输液瓶与静脉之间必须存在一定的高度差;二是输液瓶液面必须与大气压相通(软包装液体除外);三是输液管道必须保持通畅。

(二)静脉输液目的

1. 补充水分及电解质,纠正水、电解质失衡,维持酸碱平衡　常用于脱水、酸碱平衡紊乱的患者,如**剧烈呕吐、腹泻、大手术后、烧伤**等患者。

2. 增加血容量,维持血压,改善微循环　常用于**抢救大出血、严重烧伤、休克**等患者。

3. 补充营养,供给热量,促进组织修复　常用于慢性消耗性疾病、不能经口进食、禁食、胃肠道吸收障碍、大手术后的患者。

4. 输入药物,治疗疾病　如输入抗生素可控制感染;输入解毒药物可达到解毒作用;**输入脱水剂**,可降低颅内压,达到**利尿消肿**的目的。

二、静脉输液常用溶液的种类及作用

(一)晶体溶液

晶体溶液(crystalloid solution)的特点是**分子量小、在血管内存留时间短**,能维持细胞内、外水分的相对平衡,可纠正体内水、电解质失衡。常用的晶体溶液包括以下几种:

1. 葡萄糖溶液　用于补充水分和热量,减少蛋白质消耗,防止酮体产生,促进钾离子进入细胞内。通常用于静脉给药的稀释剂,常用溶液有**5%葡萄糖溶液和10%葡萄糖溶液**。

2. 等渗电解质溶液　用于补充水和电解质,维持体液和渗透压的平衡。常用溶液有**0.9%氯化钠溶液、5%葡萄糖氯化钠溶液和复方氯化钠溶液(林格液)**等。

3. 高渗溶液　用于利尿脱水,消除水肿,可以在短时间内提高血浆渗透压,回收组织水分进入血管;用于降低颅内压,改善中枢神经系统的功能。常用溶液有**20%甘露醇**、25%山梨醇和25%~50%葡萄糖溶液。

4. 碱性溶液　用于纠正酸中毒,维持酸碱平衡。

(1)碳酸氢钠溶液:通过碳酸氢根离子和体液中的氢离子结合生成碳酸,最终以水和二氧化碳形式排出体外,由于二氧化碳需要通过肺排出,因此**不适用于呼吸功能不全的患者**。碳酸氢钠还能提升血液中的二氧化碳结合力,补碱速度快,不易加重乳酸血症。**常用的碳酸氢钠浓度为5%或1.4%**。

(2)乳酸钠溶液:乳酸钠解离为钠离子和乳酸根离子,钠离子在血中与碳酸氢根离子结合形成碳酸氢钠。乳酸根离子可与氢离子生成乳酸。**休克、缺氧、肝功能不全、右心衰竭及新生儿**对乳酸利用能力差,所以不宜使用。**常见的乳酸钠溶液浓度为11.2%或1.84%**。

(二)胶体溶液

胶体溶液(colloidal solution)特点是**分子量大,在血管中存留时间长**,能维持血浆胶体渗透压,增加血容量,提高血压,改善微循环。常用的胶体溶液包括:

1. 右旋糖酐　为水溶性多糖类高分子聚合物。常用溶液有低分子右旋糖酐和中分子右旋糖酐。**低分子右旋糖酐**能降低血液黏稠度,减少红细胞聚集,**改善微循环**,防止血栓形成。**中分子右旋糖酐**能提高血浆胶体渗透压,**补充血容量**。

2. 代血浆　作用与低分子右旋糖酐相似,提高循环血量和心排血量,有良好的扩容效果。代血浆在体内停留时间较长,过敏反应少,急性大出血时可与全血共用。**常用溶液有羟乙基淀粉(706代血浆)、明胶多肽注射液、聚维酮**等。

3. 血液制品　可提高胶体渗透压,增加循环血量,补充蛋白质,减轻机体组织水肿。

4. 水解蛋白　用以补充蛋白质,纠正低蛋白血症,促进组织修复,提高机体免疫力,常用的有5%白蛋白和血浆蛋白等。

(三)静脉高营养溶液

可提供热量,补充蛋白质,维持正氮平衡,并补充各种维生素和矿物质。主要成分有氨基酸、脂肪酸、高浓度葡萄糖、水、维生素、矿物质。常用溶液有**复方氨基酸、脂肪乳剂**等。

三、临床补液原则

液体补充以口服最安全,若需要静脉输液时,可参考以下原则:

1. 先盐后糖　一般应先输入无机盐等渗溶液,然后再给葡萄糖溶液。因为糖进入体内迅速被细胞利用,成为低渗溶液,扩容作用相对减少。先盐则利于稳定细胞外液渗透压和恢复细胞外液容量。

2. 先晶后胶　一般是先输入一定量的晶体溶液进行扩容,改善血液浓缩,有利于微循环,常首选平衡盐溶液。但晶体扩容作用短暂(1h左右),而胶体溶液分子量大,不易透过血管,扩容作用持久。因此,在查明患者情况后,尽快输入适量胶体溶液以维持血浆胶体渗透压,稳定血容量。

3. 先快后慢　明显脱水的患者,初期输液速度要快,以迅速改善缺水缺钠状态,对休克患者还可以两路液体输入,必要时加压输液或经中心静脉输液。待患者一般情况好转后,就应减慢输液速度,以免加重心肺负担。一般在开始的4~8h内输入补液总量的1/3~1/2,余量在24~48h内补足。

4. 液种交替　液体种类较多时,对盐类、碱类、酸类、糖类、胶体类各种液体要交替输入,有利于机体发挥代偿调节作用。如果在较长时间内单纯输入一种液体,可能造成人为的体液平衡失调。

静脉输液的目的及溶液种类和作用(微课)

5. 见尿补钾　缺水缺钠也常伴缺钾,缺水及酸中毒纠正后钾随尿排出增多,会使血清钾下降,故应及时补钾(一般尿量超过 40ml/h 或 500ml/d 方可补钾),否则有急性肾衰竭的高钾血症危险。静脉补钾四不宜:**不宜过早,见尿补钾;不宜过浓,不超过 0.3%;不宜过快**,成人 30~40 滴/min;**不宜过多**,成人每日补钾总量不超过 5g,小儿每日 0.1~0.3g/kg。

四、常用输液部位

输液时应根据患者的年龄、病情、溶液种类、意识、体位、输液时间长短、静脉情况,或即将进行的手术部位等情况,来选择穿刺部位。常用的输液部位如下:

(一)周围浅静脉

1. 上肢浅静脉　常用的有肘正中静脉、头静脉、贵要静脉、手背静脉网。**手背静脉网**是成人患者输液时的**首选部位**,肘正中静脉、头静脉、贵要静脉可以用来做经外周中心静脉置管(peripherally inserted central catheter,PICC)的穿刺部位。

2. 下肢浅静脉　常用的有大隐静脉、小隐静脉和足背静脉网。因下肢静脉有静脉瓣,容易形成血栓,有增加静脉栓塞和血栓性静脉炎的危险,故**下肢浅静脉不作为静脉输液时的首选部位**。

(二)头皮静脉

常用于 3 岁以下的小儿静脉输液。较大的头皮静脉有颞浅静脉、额静脉、耳后静脉及枕静脉。

(三)颈外静脉、锁骨下静脉

常用于中心静脉插管,需要长期持续静脉输液或需要静脉高营养的患者,多选择此部位。

五、常用静脉输液技术

临床上,静脉输液按照输入液体是否与大气相通,分为密闭式静脉输液和开放式静脉输液;按照进入血管通道器材所到达的位置,分为周围静脉输液和中心静脉输液。

密闭式静脉输液是将一次性输液器插入原装密封瓶或软包装密封袋进行输液的方法,因污染机会少,故目前临床广泛使用;开放式静脉输液是将溶液倒入开放式容器内进行输液的方法,此法尽管能灵活更换液体种类和数量,随时添加药物,但是药液易被污染,故目前临床上较少使用。

周围静脉输液法的常用穿刺工具有头皮钢针和静脉留置针,此法因操作简单,危险性小,临床已广泛使用;中心静脉输液法的常用穿刺工具为中心静脉导管,虽此法穿刺的是近心端的粗大血管,在临床上也广泛应用,但由于穿刺置管技术要求较高,难度较大,一般由医生、麻醉师、有经验的护士在严格无菌条件下进行。

(一)密闭式周围静脉输液

【目的】

同静脉输液目的。

【操作程序】

1. 评估

(1)辨识患者。

(2)患者年龄、病情、有无过敏史、心肺情况、意识状态、自理能力等。

(3)患者用药史和目前用药情况,所用药物特性、治疗作用及可能出现的不良反应。

(4)患者对静脉输液的认识、心理状态及合作程度。

(5)患者肢体活动度、穿刺部位皮肤及血管状况等。

头皮钢针静脉输液排气的方法（视频）

头皮钢针静脉输液血管穿刺的方法（视频）

头皮钢针静脉输液法（视频）

2. 计划

（1）患者准备：了解输液的目的、方法、注意事项及配合要点；排空大小便；取舒适卧位；穿刺部位局部皮肤清洁。

（2）护士准备：着装整洁，洗手，戴口罩。

（3）用物准备

1）治疗车上层：注射盘内备皮肤常规消毒液、无菌棉签、输液器、输液贴（胶布）、输液瓶贴、止血带、一次性治疗巾、小垫枕、瓶套、启瓶器、砂轮、弯盘；液体及药物（遵医嘱备用）、输液执行单、输液卡、手消毒液。静脉留置针输液法另备静脉留置针（图 14-1）、透明敷贴、封管液。

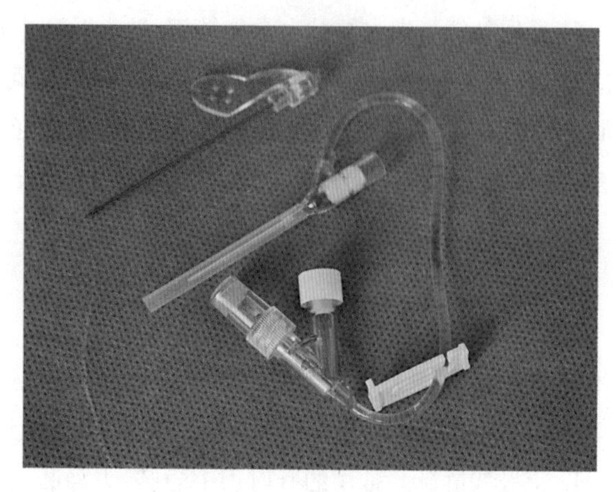

图 14-1 静脉留置针

2）治疗车下层：生活垃圾桶、医用垃圾桶、锐器回收盒。

3）其他：输液架，必要时备夹板及绷带、输液泵。

（4）环境准备：整洁、安静、安全、舒适，光线适中。

3. 实施 见表 14-1。

表 14-1 密闭式周围静脉输液法

操作流程	操作步骤	要点说明
▲ 头皮钢针静脉输液法		
1. 核对检查	（1）两人核对输液执行单、输液卡、输液瓶贴，准确核对床号、姓名、药名、浓度、剂量、给药时间及方法	• 严格执行查对制度，避免差错事故
	（2）检查药液质量及有效期	• 对光检查采用直立、倒置“Z 形法”检查，检查时间不少于 10s
2. 准备药液	（1）将输液瓶贴倒贴在输液瓶或（袋）上	• 勿将瓶贴覆盖在原有标签上
	（2）瓶套套在输液瓶上，开启瓶盖，消毒瓶塞中心点至瓶颈周围	• 螺旋式消毒由内到外方法正确
	（3）遵医嘱加入所需药物	• 按正确方法加药，并注意配伍禁忌
3. 备输液器	（1）检查输液器，打开包装后将输液器粗针头插入瓶塞至针头根部，衔紧输液管乳头和头皮钢针连接处，关闭调节器	• 检查输液器包装是否完整、有效期、有无漏气 • 避免污染针头及消毒的瓶塞
	（2）将通气管末端塞于瓶套内	• 防止药液漏出和/或空气进入体内
4. 核对解释	（1）携用物至患者床旁，辨识患者并做好解释，认真核对药名、浓度、剂量、给药时间	• 操作前查对可避免差错事故
	（2）告知静脉输液的目的和配合的方法	• 患者理解，主动配合
5. 初次排气	（1）一手夹持头皮钢针和调节器，一手将输液瓶倒挂于输液架上	• 注意保护穿刺针头
	（2）将输液器滴管倒置（图 14-2A），打开调节器，当液体达到滴管内 1/2~2/3 满时，滴管转正（图 14-2B），待液体缓缓流入头皮钢针管内，向上移动调节器并关闭	• 排气时若液体不流，可挤捏滴管 • 排气时不浪费药液
	（3）检查输液管内无气泡后，将输液管末端妥善放置	• 输液器内无气泡，防止空气栓塞 • 如果靠近滴管处输液管有小气泡时，可以关闭调节器，轻弹输液管，使其进入滴管

续表

操作流程	操作步骤	要点说明
6. 选择静脉	(1)协助患者取舒适卧位,肢体下放治疗巾、止血带及小垫枕 (2)扎上止血带,手指探明静脉深浅及方向,松开止血带	• 保护床单位 • 选择粗、直、弹性好的血管,避开静脉瓣和关节活动处的血管
7. 消毒皮肤	消毒皮肤,待干,备输液贴(胶布),扎上止血带,嘱患者握拳,再次消毒皮肤,待干	• 消毒范围直径**大于 5cm** • 在静脉**穿刺点上方 6~8cm** 处扎止血带,止血带末端向上,松紧度适宜 • 如果静脉充盈不良,嘱患者反复握拳、松拳
8. 核对排气	(1)再次核对床号、姓名、药液 (2)打开调节器,排气出针头,关闭调节器,再次检查输液管内无气泡	• 操作中查对可避免差错事故 • 药液不浪费 • 输液管内无气泡,防止空气栓塞
9. 静脉穿刺	取下护针帽,嘱患者轻握拳,一手拇指固定血管,一手持针柄,针尖斜面向上与皮肤成 **15°~30°角**(图 14-3A),从静脉正上方或侧方刺入皮下,再沿静脉方向潜行刺入血管,见回血后放平针头再进针少许即可(图 14-3B)	• 保护针头,防止污染 • 固定血管时避免污染消毒区域 • 静脉穿刺针梗始终与血管方向一致 • 见回血后再进针少许可以保证松止血带后针头斜面仍全部在血管内
10. 固定调速	(1)一手拇指固定针柄,另一手松止血带,嘱患者松拳,松调节器,观察液体输入顺畅后,用输液贴固定针柄(图 14-4A)、保护穿刺点(图 14-4B)、固定导管(图 14-4C)	• 固定可防止患者活动导致针头刺破血管或滑出血管外 • 穿刺点处保持无菌。无输液贴时可用无菌棉球覆盖穿刺点,再用胶布固定 • 输液管环绕固定可防止牵拉针头 • 不合作者可使用夹板、绷带固定肢体
	(2)根据病情、年龄及药物性质调节输液速度(图 14-5)	• 滴速调节准确,一般成人 40~60 滴/min,小儿 20~40 滴/min。如果点滴系数为 20,成人输液滴数为 55~80 滴/min
11. 核对整理	(1)再次核对床号、姓名、药液 (2)协助患者取舒适卧位 (3)整理用物,将床边呼叫器置于患者易取处	• 操作后查对可避免差错事故
12. 洗手挂卡	(1)洗手、记录 (2)挂输液卡	• 记录输液开始时间、滴入药液的种类、输液的滴速,患者全身和局部情况,签全名
13. 巡视观察	加强巡视,密切观察输液情况,有不良反应及故障要及时处理,以保障输液顺利通畅	• **每隔 15~30min 巡视一次**
14. 及时换液	(1)继续输液者,两药液之间须用生理盐水冲管,并准备及核对第二瓶药液 (2)同上消毒瓶塞,核对后迅速拔出生理盐水瓶(袋)中的输液器粗针头,插入第二瓶药液内 (3)确保滴管液面高度合适、输液管内无气泡后,调节好滴速并在输液卡上签字记录后方可离开	• 两瓶药液间输入生理盐水,目的是为了避免输入的药液之间发生反应 • 严格无菌操作,防止污染 • 换药时要认真查对,防止差错事故 • **24h 连续输液者应每天更换输液管一次**

续表

操作流程	操作步骤	要点说明
15. 核对拔针	输液完毕后再次核对，轻揭输液贴（胶布），关闭调节器，拔出针头后迅速按压穿刺点及以上部位至不出血为止	• 当输液管内液面高度为12~14cm时拔针较为合适 • 及时拔针，防止空气栓塞 • 先拔针后按压防止损伤血管 • 纵向按压穿刺点及以上皮肤的目的是同时压迫皮肤穿刺点及静脉穿刺点，防止皮下出血
16. 整理记录	（1）协助患者活动穿刺肢体，采取舒适卧位 （2）整理床单位及用物 （3）洗手后记录	• 污物按规定分类处理，避免交叉感染
▲ 静脉留置针输液法		保护静脉，防止因反复穿刺给患者造成的痛苦和血管损伤，适用于长期输液、静脉穿刺较困难的患者。其特点是外套管柔软，对血管刺激性小，可完成间断给药、补充液体，以利于抢救和治疗
1~5	同头皮钢针静脉输液法1~5	
6. 检查用物	（1）检查留置针包装、型号、生产日期、有效期后，打开包装确认针尖及套管尖端完好 （2）检查无菌透明敷贴的包装、有效期并打开，写明留置日期	• 针尖无倒钩，边缘无毛刺即可使用
7. 核对排气	（1）核对床号、姓名、药液 （2）取出静脉留置针，将小部分头皮钢针头插入留置针的静脉帽内，当液体注满静脉帽后，将全部头皮钢针头插入静脉帽内，排尽留置针气体（图14-6）后关闭调节器，妥善放置	• 头皮钢针内气体全部排出后再与留置针连接，留置针排气时需要竖直向上才能排尽空气 • 连接排气时注意无菌操作 • 输液管及留置针内无气泡，防止空气栓塞
8. 扎带消毒	扎止血带，选择粗直、弹性好的静脉，常规消毒皮肤，待干，必要时戴无菌手套	• 止血带距穿刺点上方8~10cm • 能下床活动的患者，避免使用下肢静脉 • 消毒直径8cm以上，待消毒液自然干燥后再进行穿刺
9. 旋转针芯	留置针再次排气，取下护针帽，旋转针芯（图14-7）调整针头斜面向上	• 避免外套管与针芯粘连
10. 穿刺送管	（1）进针：左手绷紧皮肤，右手持留置针针翼，保持针尖斜面向上，针梗与血管方向一致，从血管正上方，使针头与皮肤成15°~30°角进针，见回血后降低角度5°~15°沿静脉进入0.2cm左右（图14-8A） （2）退针芯：左手持Y接口，右手先退出针芯少许，将外套管沿血管方向送入的同时退针芯（图14-8B），左手固定两翼，右手迅速将针芯抽出，送入锐器回收盒	• 先退针芯后送入外套管，防止针芯损伤血管 • 退针芯时防止将外套管带出 • 外套管要全部送入皮肤内

续表

操作流程	操作步骤	要点说明
11. 固定调速	松止血带,嘱患者松拳,松调节器,用无菌透明敷贴(也可用输液贴)固定留置针,再用胶布固定留置针三叉接口、头皮钢针管及针柄(图 14-9),调节合适滴速	• 固定敷贴时避免穿刺点及周围被污染,皮肤应处于无张力状态 • 留置针固定处贴上留置日期的标记
12~15	同头皮钢针静脉输液法 11~14	
16. 拔针封管	输液完毕,再次核对,关闭调节器,拔出头皮钢针,常规消毒静脉帽,用抽有封管液的注射器刺入静脉帽内,进行封管(图 14-10)	• **常用的封管液**:①无菌生理盐水,每次用 5~10ml,每隔 6h 重复冲管一次。②稀释的肝素溶液:10~100U/ml,2~5ml/次,每隔 8h 重复冲管一次 • **正压封管**:推注封管液时边旋转针头边退针,推注完毕立即关闭延长管阀门,拔出注射器针头 • 如果使用可来福接头,则不需封管(因其能维持正压状态) • 留置针肢体避免下垂
17. 再次输液	核对后常规消毒静脉帽,将排气后的输液器头皮钢针刺入静脉帽内,打开调节器,调节滴速,开始输液	• 注意无菌技术操作及查对制度
18. 拔针按压	输液完毕,去除胶布和无菌敷贴,关闭调节器,迅速拔出留置针,纵向按压穿刺点至不出血为止	• 用消毒纱布或消毒棉球轻轻按压穿刺点及以上部位
19. 整理记录	(1)协助患者取舒适卧位 (2)整理床单位及用物 (3)洗手后记录	• 污物按规定分类处理,避免交叉感染

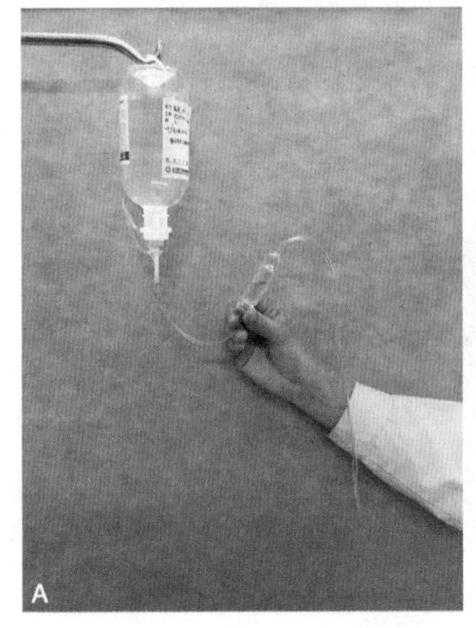

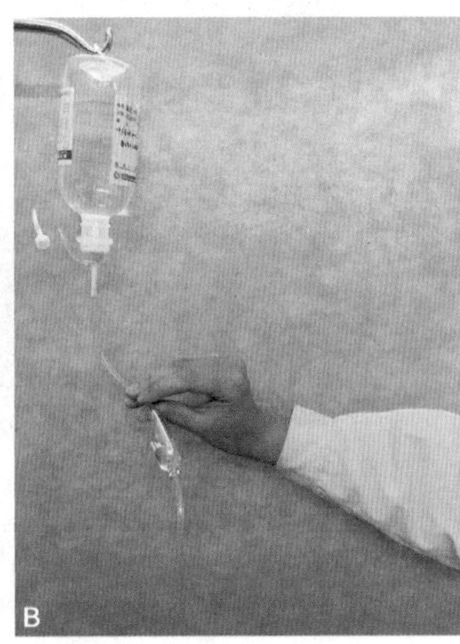

图 14-2 输液管排气
A. 滴管倒置;B. 滴管转正

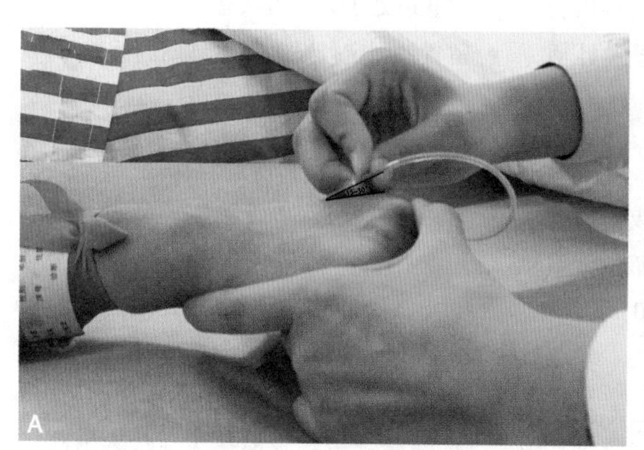

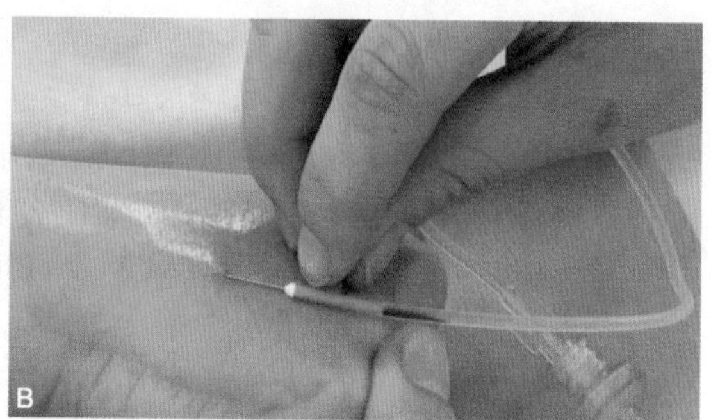

图 14-3 头皮钢针静脉穿刺
A. 进针角度;B. 穿刺

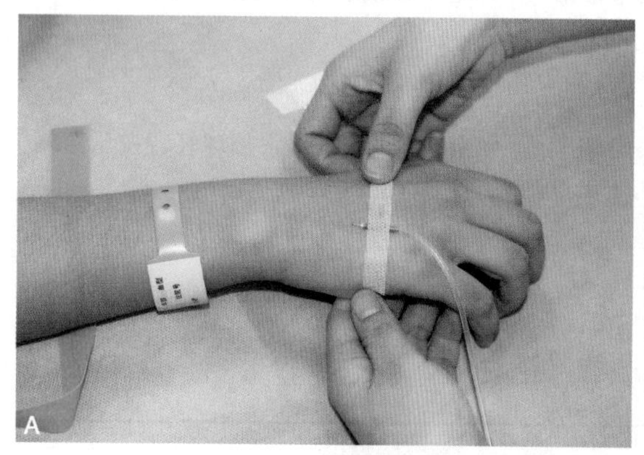

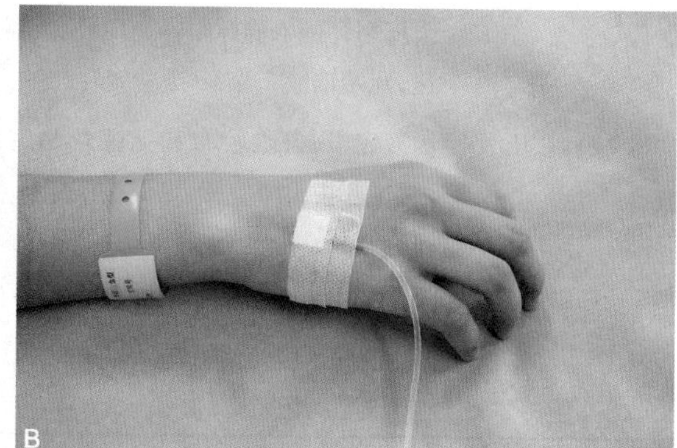

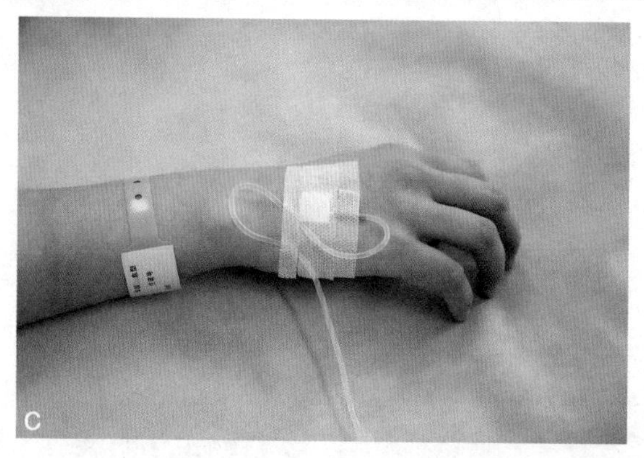

图 14-4 头皮钢针固定
A. 固定针柄;B. 保护穿刺点;C. 固定导管

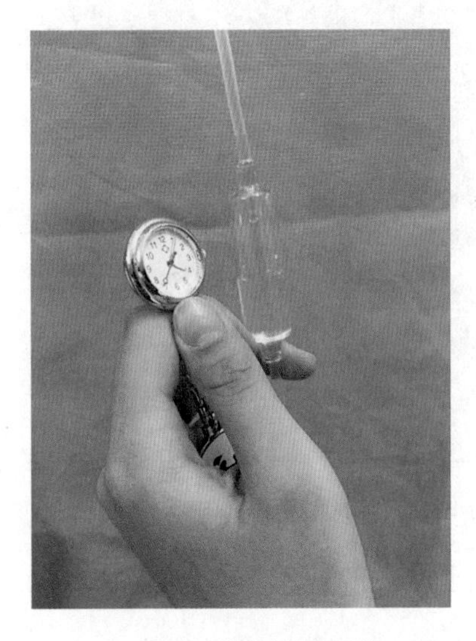

图 14-5 输液滴速调节

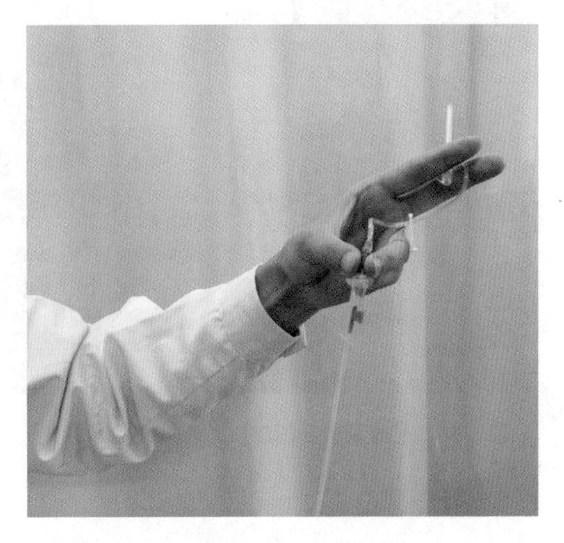

图 14-6 静脉留置针排气

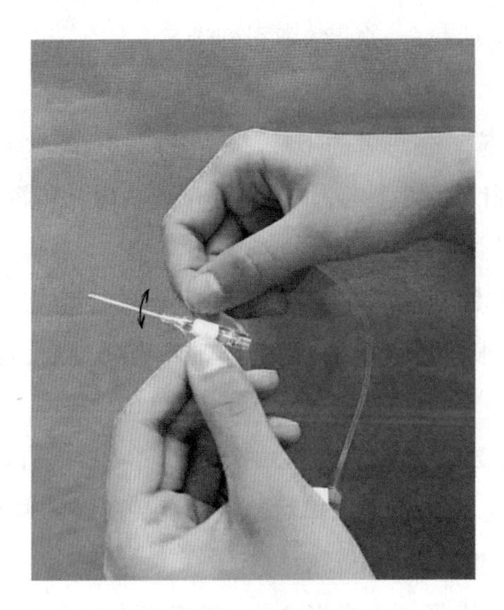

图 14-7 旋转针芯

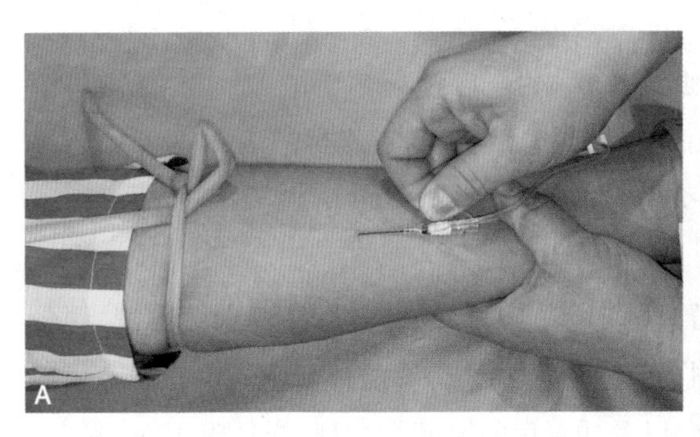

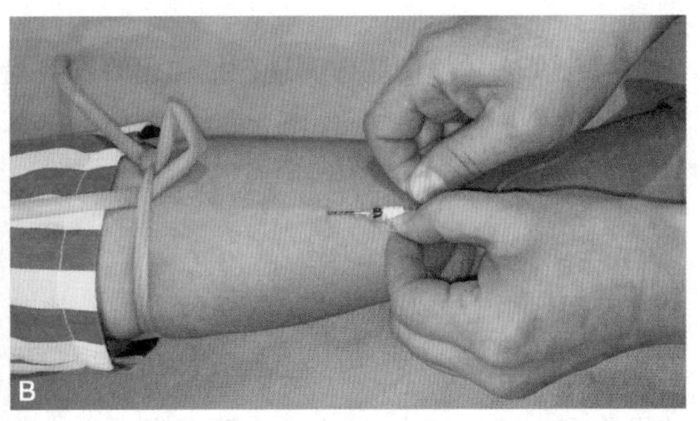

图 14-8 静脉留置针穿刺
A. 进针；B. 退针芯

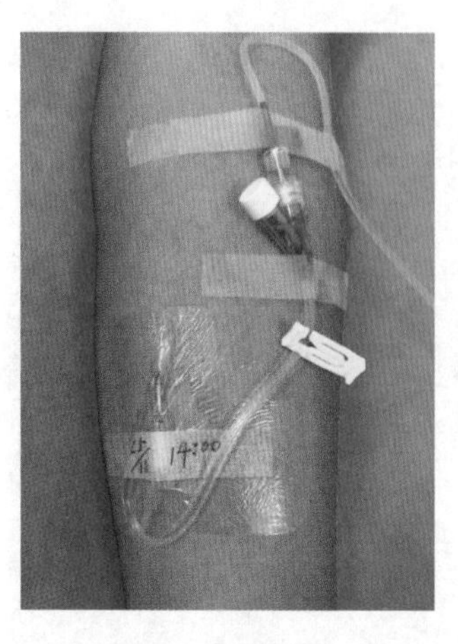

图 14-9 静脉留置针固定

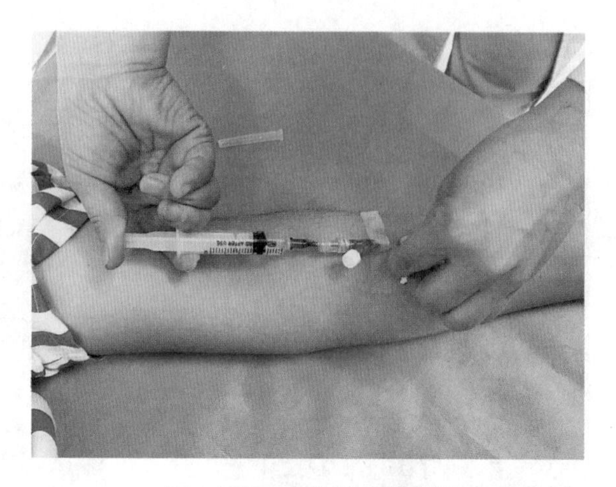

图 14-10 静脉留置针封管

4. 评价

(1)患者理解输液的目的,病情好转,无输液反应及其他不适。

(2)护士无菌观念强,操作熟练、动作轻巧、职业防护好。

(3)护患沟通有效,患者主动配合,彼此需要得到满足。

【注意事项】

静脉留置针排气的方法(视频)

静脉留置针穿刺的方法(视频)

静脉留置针封管的方法(视频)

1. 静脉治疗操作前,护士应评估患者的年龄、病情、过敏史、静脉治疗方案、药物性质、治疗时间等,选择合适的输注途径和静脉治疗工具;评估穿刺部位皮肤情况和静脉条件,在满足治疗需要的情况下,尽量选择较细、较短的导管。

2. 严格执行无菌技术操作原则,认真执行查对、消毒隔离制度。

3. 注意药物的**配伍禁忌**,根据患者**病情、用药原则和药物性质**,合理安排输液顺序,调整输液速度。

4. 需要长期输液的患者,要有计划地从**远心端小静脉**开始穿刺,以合理使用和保护静脉。

5. 为防止空气栓塞的发生,输液前**必须排尽输液管及头皮钢针内的气体**,输液中要及时更换药液,**加压输液时要有护士看守,输液完毕要及时拔针**。

6. 输液过程中加强巡视,认真倾听患者主诉,观察患者的全身及局部反应。如输液部位有无肿胀、针头有无脱出,衔接部位是否紧密,输液管内有无空气,滴注是否通畅,瓶内剩余液体量等。

7. 严禁在输液的肢体侧进行**抽血化验和测量血压**。

8. 留置针输液时,每次输液完毕后均应注入一定量的封管液,做到**正压封管**,防止发生血液凝固,堵塞输液管。周围静脉留置针**保留时间为 72~96h**。

(二)密闭式中心静脉输液

密闭式中心静脉输液,包括经外周中心静脉置管(PICC)输液、颈外静脉穿刺置管输液、锁骨下静脉穿刺置管输液。临床上 PICC 的操作多由临床专科护士完成,后两种密闭式中心静脉输液的操作多由医生完成,护士的主要职责是术中配合以及插管后的输液及护理,详见附 14-1、附 14-2、附 14-3。

知识拓展

植入式静脉输液港

植入式静脉输液港(venous port access,VPA)是一种可植入皮下,长期留置在体内的静脉输液装置,主要是由供穿刺的注射座和静脉导管组成,利用手术的方法将导管经皮下穿刺置于人体上腔静脉中,剩余导管及输液港座埋藏在皮下组织,只在患者体表可触摸到一圆形凸起,治疗时从此处定位,将无损伤针经皮垂直穿刺到注射座的储液槽,可用于各种高浓度化疗药物、完全胃肠外营养液的输注及输血、血样的采集。优点:减少反复静脉穿刺的痛苦和难度,防止刺激性药物对外周静脉的损伤,并且患者日常生活不受限制,不需要换药、可以沐浴,保留较长时间(8~10年),注射区大约可穿刺2 000次,大大提高了其生活质量。缺点:价格昂贵,且为有创操作,限制了VPA在临床的广泛使用。

(三)密闭式头皮静脉输液

【目的】

同静脉输液目的。

【操作程序】

1. 评估

(1)辨识患儿。

(2)患儿年龄、病情、用药情况、有无过敏史、心肺情况、意识状态、自理能力等。

(3)患儿心理状态,家人对静脉输液的认识及合作程度。

(4)穿刺部位及静脉情况,注意静脉与动脉相鉴别,静脉外观呈微蓝色,无波动,管壁薄,易被压瘪,易固定,血液呈向心性流动。

2. 计划

(1)患儿准备:了解患儿的进奶量及进奶时间,有无溢奶情况;查看大小便,必要时换尿片。

(2)护士准备:着装整洁,洗手,戴口罩。

(3)用物准备:同头皮钢针静脉输液法,增加备皮用物、5ml无菌注射器内含无菌生理盐水、小垫枕、小号头皮钢针、约束带。

(4)环境准备:同密闭式周围静脉输液法。

3. 实施 见表14-2。

表14-2 密闭式头皮静脉输液法

操作流程	操作步骤	要点说明
1~3	同头皮钢针静脉输液1~3	
4. 解释核对	(1)携用物至床旁,辨识患儿,向家长或年长儿做好解释 (2)认真核对药名、浓度、剂量、给药时间	• 操作前查对:避免差错事故
5. 准备体位	协助患儿采取舒适卧位,头下放小垫枕,护士立于患儿头侧	• 患儿取仰卧位或侧卧位
6. 选脉备皮	选择静脉,剃去周围毛发	
7. 初步排气	同头皮钢针静脉输液	

续表

操作流程	操作步骤	要点说明
8. 皮肤消毒	**75%乙醇**消毒局部皮肤,待干,准备输液贴或胶布	• 消毒范围超过5cm
9. 接针排气	抽有生理盐水的5ml注射器接小号头皮钢针,将注射器和头皮钢针内气体完全排出,取下护针帽	• 头皮钢针内无气泡 • 不浪费药液
10. 核对穿刺	(1)核对患儿、药液 (2)由助手固定患儿肢体和头部,护士一手拇指、示指固定静脉两端,另一手持针在距离静脉**最清晰点向后移0.3cm**,将针头沿静脉向心方向近似平行刺入头皮,然后沿血管走向慢慢进针	• 操作中查对,避免差错事故 • 两指固定血管
11. 固定观察	当针头刺入静脉时阻力减小,有落空感,见回血(暗红色血)后再将针头推进少许,固定针头,观察患儿的面色和一般情况	• 血管细小或充盈不足时,常无回血,可用注射器轻轻抽吸,也可推入少量液体,如无局部隆起,推之畅通,即证明穿刺成功,可缓慢推注液体 • 注药过程中约束患儿,防止抓捏注射部位 • 注药过程中,要试抽回血,以检查针头是否仍在静脉内。如有局部疼痛或肿胀隆起,回抽无回血,提示针头滑出血管外,应拔出针头,更换部位,重新穿刺 • 如果**误入动脉,回血呈冲出状**,推注药液阻力大,局部立即出现树枝分布状苍白,清醒患儿可出现痛苦貌或尖叫
12. 接管调速	分离头皮钢针和注射器,头皮钢针连接输液管,根据病情、年龄和药物性质调节滴速,一般不超过**每分钟20滴**	• 换输液管时要防止空气进入 • 小儿滴速要慢,防止急性肺水肿
13~16	同头皮钢针静脉输液11~14	
17. 拔针按压	输液完毕后再次核对,轻揭输液贴(胶布),关闭调节器,拔出针头后迅速按压穿刺点及以上部位至不出血为止	• 需**按压3~5min**,切忌边压边揉,防止皮下出血
18. 整理记录	同头皮钢针静脉输液法	

4. 评价

(1)家属及年长患儿理解输液的目的,患儿无输液反应及其他不适。

(2)护士无菌观念强,操作熟练、动作轻巧、职业防护好。

(3)护患沟通有效,年长患儿主动配合,彼此需要得到满足。

【注意事项】

1. 输液前要告知患儿家长在进行静脉穿刺前**不要喂水或奶**,以免在穿刺过程中患儿因哭闹引起恶心呕吐,造成窒息,发生意外。

2. 小儿头皮静脉输液时,应注意仔细分辨头皮静脉和头皮动脉。

3. 输液过程中要**加强巡视**,观察患儿面色、意识情况,发现胶贴松动、针头移位、局部肿胀等异常情况时,及时采取措施,保证输液的顺利进行。

4. 长期输液的患儿应经常更换体位,以免发生坠积性肺炎和压疮。

六、输液速度的调节

静脉输液是护士在临床工作中最常用的一项基础护理操作,速度调控是整个输液过程的重要部分,输液速度过快或过慢,会直接影响临床治疗的目的和疗效。为使输液达到最佳的治疗效果,护士应掌握输液速度的调控方法。

静脉输液速度的调控(微课)

(一)输液速度调节的原则

滴速应根据患者**年龄**、**病情**、**药物性质**进行调节。

1. 一般成人 40~60 滴/min,小儿 20~40 滴/min。

2. **年老、体弱、婴幼儿、心、肺、肾疾病患者输液速度宜慢**,脱水严重、心肺功能良好者输液速度可适当加快。

3. 一般药液、脱水利尿药输入速度可稍快,输注**刺激性较强的药物、高渗、含钾、升压药**时输液速度宜慢。

(二)输液速度计算方法

在输液过程中,每毫升溶液在滴管内的滴速称为该输液器的点滴系数(drop coefficient),目前临床上常用静脉输液器的点滴系数有 10、15、20 等型号。为保证药物的疗效,需要计算输液的速度和所需时间。

1. 计算输液速度　已知输入液体的总量和预计输入的时间。

$$每分钟滴速=\frac{液体总量(ml)\times 点滴系数}{输液时间(min)}$$

例如:患者需输入液体 900ml,计划 6h 输完,所用输液器点滴系数为 20,**计算每分钟滴速**。

$$每分钟滴速=\frac{900(ml)\times 20}{6h\times 60}=50(滴)$$

2. 计算输液所需的时间　已知输入液体的总量和每分钟输入的滴速。

$$输液所需时间(h)=\frac{液体总量(ml)\times 点滴系数}{每分钟滴速\times 60(min)}$$

例如:患者输入的液体总量为 800ml,每分钟滴速为 40 滴,所用点滴系数为 15,**计算输液所需的时间**。

$$输液所需时间(h)=\frac{800(ml)\times 15}{40滴\times 60(min)}=5h$$

(三)输液泵应用法

输液泵(infusion pump)(图 14-11)由于能准确控制输液的滴速或输液的流速(每小时输入的流速可控制在 0.1~999.9ml/h),速度均匀,药量准确,能对气泡、漏液和输液管道阻塞等异常情况进行报警并切断输液通路等优点,常用于需要在一定时间内严格控制输入量和准确药量的输液。如应用于输注升压药、抗心律失常药、胰岛素类等;婴幼儿静脉输液或静脉麻醉时;也可用于抢救休克需快速补充血容量等。输液泵的应用方法简要介绍如下。

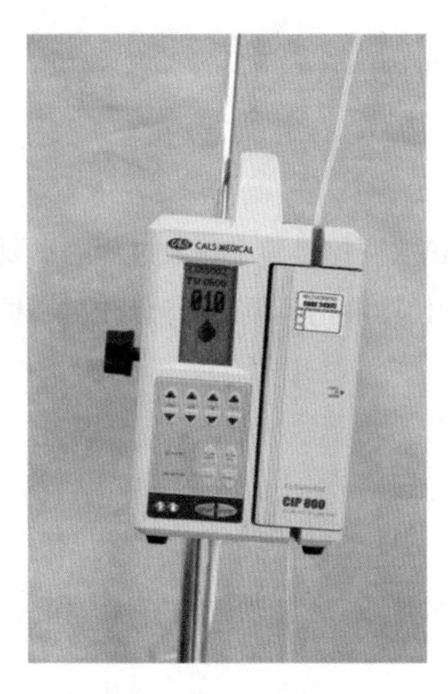

图 14-11 输液泵

1. 准备药液同静脉输液。

2. 将输液泵固定在输液架上，接通电源。

3. 同静脉输液法排尽管内的空气后，打开泵门，将滴管以下的输液管嵌放进输液泵的管道槽内，关闭泵门。

4. 打开输液泵开关，根据医嘱设定输液速度、输液量、时间。

5. 消毒皮肤后，按下输液泵的“排气快捷键”再次进行排气，按常规穿刺静脉。

6. 静脉穿刺成功后，按下输液泵“开始/停止键”进行输液。

7. 当输液接近完毕时，“输液量显示键”闪烁，提示输液结束，再次按下“开始/停止”键，停止输液。打开泵门，取出输液管。

七、常见输液故障及排除法

（一）溶液不滴

1. 针头滑出血管外　药液注入皮下组织。表现为**局部肿胀、疼痛**，挤压输液管无回血。

处理方法：**更换针头，另选静脉重新穿刺。**

2. 针尖斜面紧贴血管壁　表现为液体滴入不畅，局部无肿胀、疼痛，挤压输液管有回血。

处理方法：**调整针头位置或适当变换肢体位置**，直到滴入通畅为止。

3. 针头阻塞　表现为穿刺局部无反应，轻轻挤压输液管，感觉有阻力，松手后无回血。

处理方法：**更换针头和穿刺部位，重新穿刺**。

4. 压力过低　由于周围循环不良、输液瓶位置过低或患者肢体抬举过高所致，表现为滴速缓慢，穿刺局部无疼痛、无肿胀，挤压输液管有回血。

处理方法：适当**抬高输液瓶位置或降低患者肢体位置**。

5. 静脉痉挛　由于输入**液体温度过低或输液环境温度过低**所致，表现为局部无隆起，滴入不畅，挤压输液管有回血。

处理方法：可在穿刺部位上方**局部热敷**，以缓解静脉痉挛。

（二）滴管内液面过高

1. 侧面有调节孔的滴管　夹住滴管上端的输液管，打开调节孔，待露出滴管内液面时，再关闭调节孔，松开输液管（图 14-12）。

2. 侧面无调节孔的滴管　在输液管保持通畅的前提下，取下输液瓶倾斜，使针头露出瓶内液面，待液体缓慢流下露出滴管内液面时，再将输液瓶挂回到输液架上（图 14-13）。

（三）滴管内液面过低

1. 侧面有调节孔的滴管　先夹住滴管下端的输液管，打开调节孔，待液面升高至滴管 1/2～2/3 时，再关闭调节孔，松开滴管下端的输液管（图 14-14）。

2. 侧面无调节孔的滴管　折叠滴管下端的输液管，用手挤压滴管，迫使输液瓶内的液体下流至滴管内，当液面升高至滴管 1/2～2/3 时，停止挤压，松开滴管下端的输液管即可（图 14-15）。

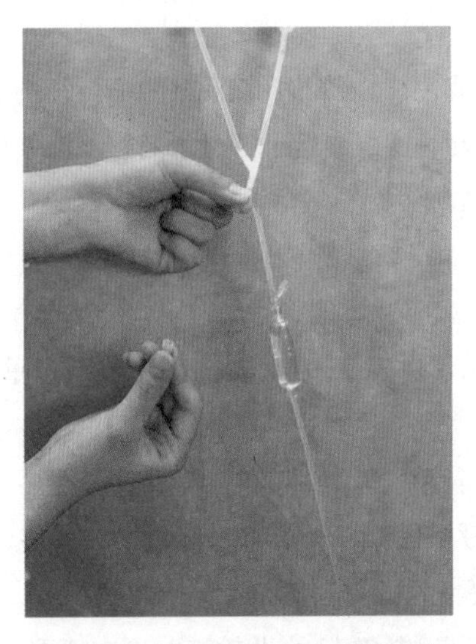

图 14-12 液面过高（有调节孔）

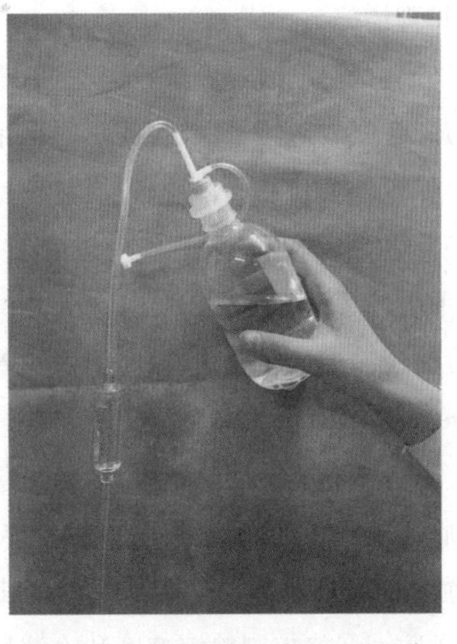

图 14-13 液面过高（无调节孔）

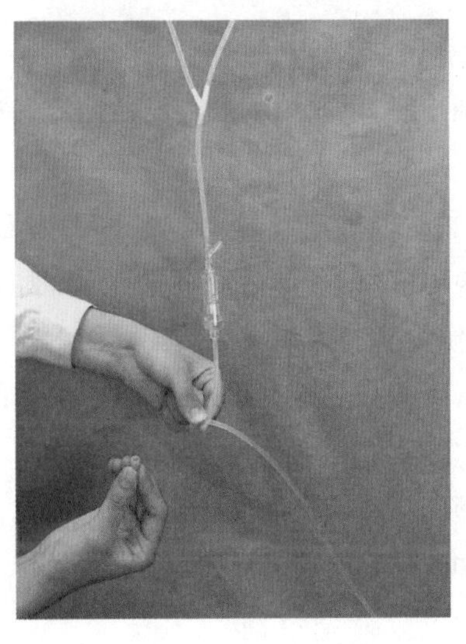

图 14-14 液面过低（有调节孔）

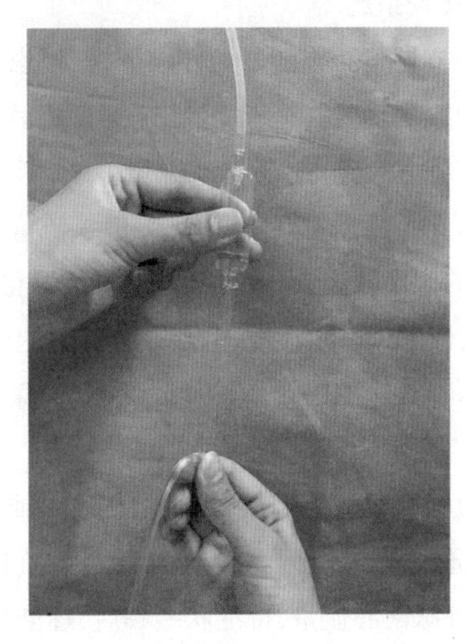

图 14-15 液面过低（无调节孔）

静脉输液故障的处理(微课)

（四）滴管内液面自行下降

在输液过程中，如果滴管内液面自行下降，应检查输液管上端是否有漏气或裂隙，**头皮钢针是否与输液管脱开**，必要时更换输液管。

八、常见输液反应及防护

（一）发热反应

发热反应(fever reaction)是输液过程中最常见的一种输液反应。

1. 原因　因输入**致热物质**所引起。多由于输入的溶液或药物制剂不纯、灭菌不彻底、消毒保存不良；输液器或注射器质量不合格；输液过程中未能严格执行无菌技术操作等因素所致。

2. 临床表现　多发生于**输液后数分钟至 1h**，患者表现为**发冷、寒战继而高热**。轻者体温在 38℃左右，停止输液后逐渐恢复正常；重者体温可达 **40℃以上**，伴有头痛、恶心、呕吐、脉速等全身症状。

3. 预防　输液前应认真检查药液的质量、输液器具的包装与灭菌日期，严格执行无菌技术操作。

4. 护理措施

(1)轻者减慢输液速度或停止输液,重者立即停止输液,及时通知医生,观察生命体征的变化。

(2)患者寒战时给予保暖,高热时采用物理降温。必要时遵医嘱给予抗过敏药物或激素治疗。

(3)保留剩余药液和输液器进行检验,查找发热反应的原因。

(二)急性肺水肿(循环负荷过重)

1. 原因

(1)由于输液速度过快,**短时间内输入过多液体**,使循环血容量急剧增加,循环负荷过重(circulatory overload reaction)。

(2)患者原有**心肺功能不良**,多见于急性左心功能不全者。

2. 临床表现　在输液过程中,患者突感**胸闷**、**气促**、**呼吸困难**、**咳嗽**、**咯粉红色泡沫样痰**,严重时泡沫样血性痰自口鼻涌出。两肺听诊布满湿啰音,心率快,心律不齐。

3. 预防　严格控制输液速度和输液量,对**心肺功能不良**、**老年人**、**小儿**输液时更应慎重。

4. 护理措施

(1)**立即停止输液**并通知医生,安慰患者,以解除其紧张情绪。

(2)在病情允许情况下,立即安置患者取**端坐位,双腿下垂**,以减少下肢静脉血回流,减轻心脏负担。

(3)给予**高流量氧气吸入**,一般氧流量为6~8L/min,可提高肺泡内氧分压,使肺泡内毛细血管渗出液的产生减少,以改善低氧血症。**湿化瓶内加入20%~30%的乙醇溶液**,以降低肺泡内泡沫表面张力,使泡沫破裂消散,从而改善肺泡内的气体交换,缓解缺氧症状。

(4)遵医嘱给予**镇静**、**平喘**、**强心**、**利尿和扩血管药物**,以扩张周围血管,加速体内液体的排出,减少回心血量,减轻心脏负担。

(5)必要时进行**四肢轮扎**,用止血带或血压计袖带轮流适当加压四肢,以阻断静脉血流,但动脉血仍能通过,以减少回心血量,减轻心脏负担,**每隔5~10min轮流放松**一侧肢体上的止血带,可有效地减少静脉回心血量,待症状缓解后,逐渐解除止血带。

(三)静脉炎

1. 原因

(1)化学性静脉炎(phlebitis):是由于长期输入**浓度较高**、**刺激性较强**的药物;静脉内放置刺激性较强的留置管或留置管放置时间过长,引起局部静脉壁化学性炎症反应。

(2)感染性静脉炎:是由于输液过程中未严格执行无菌技术操作,导致局部静脉感染。

2. 临床表现　输液部位沿静脉走行出现**条索状红线**,局部组织发红、肿胀、灼热、疼痛,有时伴有畏寒、发热等全身症状。依据美国静脉输液护理学会(INS)将静脉炎分为5级:

0级　没有症状。

1级　输液部位发红伴有或不伴有疼痛。

2级　输液部位疼痛伴有发红(或)水肿。

3级　输液部位疼痛伴有发红和/或水肿,条索状物形成,可触摸到条索状静脉。

4级　输液部位疼痛伴有发红和/或水肿,条索状物形成,可触及的静脉条索状物长度>2.5cm,有脓液流出。

3. 预防

(1)严格执行无菌技术操作,防止感染。

（2）对血管壁刺激性强、浓度高的药物应充分稀释后再输入。

（3）静脉内置管时间不宜过长。

（4）由于下肢静脉血流缓慢，易发生血栓和炎症，最好选用上肢静脉（尤其下肢或腹部有创面的情况下更应选用上肢静脉）。

（5）对于需要长期输液的患者要**有计划地更换输液部位**，以保护静脉。

4. 护理措施

（1）停止在发生静脉炎的血管处继续输液，**抬高患肢并制动**。

（2）局部用**50%硫酸镁溶液或95%乙醇溶液**湿热敷，每日2次。或用中药如意金黄散加醋调成糊状，局部外敷，每日2次。

（3）超短波理疗，每日1次，每次15~20min。

（4）合并感染者，根据医嘱给予抗生素治疗。

（四）空气栓塞（air embolism）

1. 原因

（1）输液时导管内空气未排尽；输液管连接不紧密，有漏气。

（2）加压输液时无人守护。

（3）液体输完未及时更换药液、拔针，导致大量空气进入血液循环。

进入静脉的空气形成空气栓子，气栓随血液循环经右心房到右心室。如空气量少，则被右心室压入肺动脉，并分散到肺小动脉内，最后经毛细血管吸收，因而损害较小；如果空气量大，则空气在右心室内**阻塞肺动脉入口**（图14-16），使血液不能进入肺内，气体交换发生障碍，引起机体严重缺氧而危及生命。

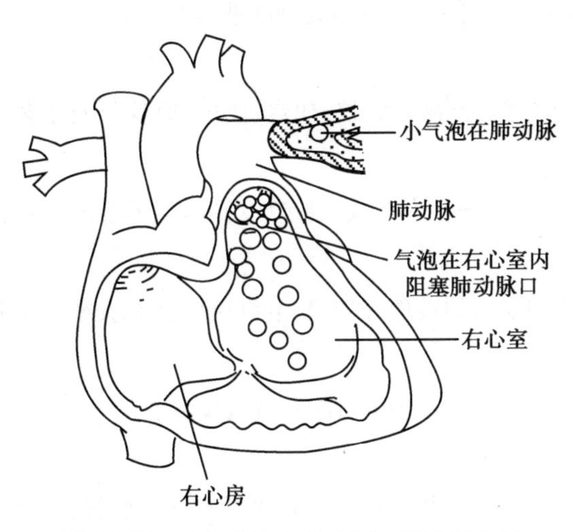

图14-16 空气在右心室内阻塞肺动脉入口

2. 临床表现 患者感到胸部异常不适或胸骨后疼痛，随即发生**呼吸困难，严重发绀，有濒死感，心前区听诊可闻及响亮的、持续的“水泡音”**，心电图呈现心肌缺血和急性肺心病的改变。

3. 预防

（1）输液前认真检查输液器的质量，排尽输液管内的空气。

（2）输液过程中加强巡视，发现故障及时处理，连续输液者及时用生理盐水冲管并更换输液瓶；输液完毕及时拔针。

（3）加压输液时要有专人守护。

（4）拔除较粗贴近胸腔较深的静脉导管后，必须立即严密封闭穿刺点。

4. 护理措施

（1）通知医生并立即安置患者取**左侧卧位和头低足高卧位**（图14-17）。左侧卧位可使肺动脉口的位置处于低位，有利于气泡飘移至右心室尖部，从而避开肺动脉入口，随着心脏的舒缩，气泡被混成泡沫，分次小量进入肺动脉内，弥散至肺泡逐渐被吸收。头低足高位在吸气时可增加胸内压力，以减少空气进入静脉。

（2）给予**高流量氧气**吸入，可提高患者血氧浓度，改善患者缺氧状态，条件允许的情况下可以通

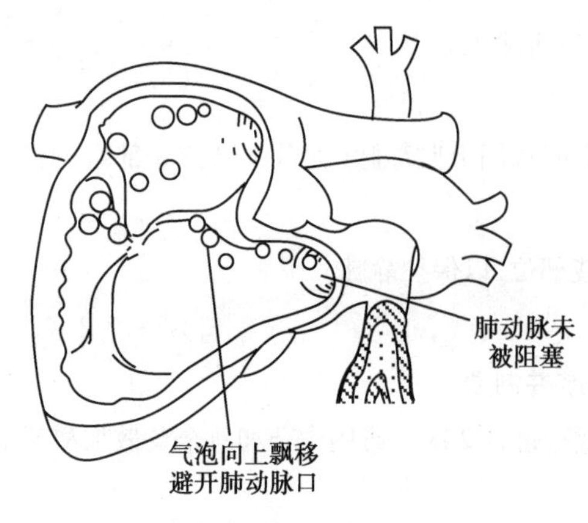

图 14-17 置患者于左侧头低足高位

过中心静脉导管抽出空气。

(3)严密观察患者病情变化,做好病情的动态记录,如果有异常情况及时对症处理。

(五)液体渗出(infiltration)

1. 原因 穿刺时,刺破血管或输液过程中针头或留置导管滑出血管外,使液体进入血管外组织而引起。

2. 临床表现 局部组织肿胀、苍白、疼痛,输液不畅,如药物有刺激性或毒性,可引起严重的组织坏死。

3. 预防

(1)牢固固定针头,避免移动;减少输液肢体的活动。

(2)经常检查输液管是否通畅,特别是在加药之前。

4. 护理措施

(1)发生液体渗出时,应立即停止输液,更换肢体和针头,重新穿刺。

(2)抬高患肢,可局部热敷 20min,促进静脉回流和渗出液的吸收,减轻疼痛和水肿。

九、输液微粒污染

输液微粒(infusion particles)污染指在输液过程中,输液微粒随液体进入体内,对机体造成严重危害的过程。输液微粒是指输入液体中的非代谢性颗粒杂质,其直径一般为 1~15μm,少数较大的输液微粒直径可达 50~300μm,微粒的数量决定着液体的透明度,可由此判断液体的质量。

(一)输液微粒的来源

1. 药物制作环节 药物和溶液生产制作过程中混入异物与微粒,如水、空气、原辅料及工艺过程中的污染。

2. 药液存放环节 ①盛装药液的容器不洁净。②玻璃瓶内壁或橡胶塞受药液浸泡过长而侵蚀剥脱形成输液微粒。

3. 输液操作环节 ①配药过程中的污染,如切割安瓿的玻璃碎屑、反复穿刺溶液瓶胶塞的橡胶屑脱落于溶液中。②输液环境空气中的微粒污染等。

4. 输液器具污染 输液器与注射器不洁净或老化脱屑等,都可引起药液微粒污染。

(二)输液微粒污染的危害

输液微粒污染对机体的危害主要取决于微粒的大小、形状、化学性质以及微粒堵塞血管的部位、血流阻断的程度及人体对微粒的反应等。肺、脑、肝及肾等是最容易被微粒损害的部位。微粒进入人体,其危害程度严重而持久,具体表现为:

1. 阻塞血管 较大的微粒可直接阻塞局部血管,引起局部组织缺血、缺氧而致炎症、水肿甚至坏死。

2. 形成血栓和静脉炎 微粒进入人体后,可随血液循环刺激血管内壁引起损伤,不光滑的血管壁引起血小板的黏着,形成血栓和静脉炎。

3. 形成肉芽肿 微粒进入肺、脑、肾等器官毛细血管时,可引起巨噬细胞增殖,包围微粒形成肉芽肿,影响这些脏器的功能。

4. 引起热原样及变态反应　有些微粒可使机体出现发热反应，而有些微粒可起到抗原作用而致过敏反应或血小板减少。

（三）防止输液微粒污染的措施

1. 药物生产环节的预防　药物生产车间要改善环境卫生条件，安装空气净化装置，防止空气中悬浮尘粒与细菌污染；工作人员要穿工作服、工作鞋、戴口罩，必要时戴手套；选用优质溶剂与注射用水；采用先进技术，提高检验技术，确保药液质量。

2. 输液操作环节的控制

（1）认真检查输入液体质量、透明度、溶液瓶有无裂痕、瓶盖有无松动，瓶签字迹是否清晰及有效期等。

（2）空气洁净，净化治疗室空气，有条件者可采用超净工作台进行输液前准备；对监护病房、手术室、产房、婴儿室应定期进行空气消毒，或安装空气净化装置，有条件的医院在一般病室也应安装空气净化装置，减少病原微生物和尘埃的数量。

（3）严格执行无菌技术操作原则；遵守操作规程；药液现用现配，避免污染；正确切割安瓿并对折断部位进行消毒，减少玻璃碎屑的污染。

（4）加药时避免使用粗针头及多次穿刺瓶塞。方法为：当液体中加入多种药物时，要避免使用粗针头抽吸，可用一枚针头插入瓶塞，另一枚针头抽吸药液，以减少瓶塞同一部位反复穿刺次数，减少瓶塞微粒污染，液体中如发现有橡胶塞屑应禁止输入。

扫一扫，看总结

（5）利用静脉输液过滤系统。认真检查密闭式一次性输液（血）器和一次性注射器的质量、有效期及在通气针头和输液管末端放置的滤膜，滤膜可对注入人体的药液进行净化处理，极大地减少药液的微粒污染。

第二节　静脉输血

导入情景

患者，男性，45岁，因车祸导致脾破裂大出血，夜间入院。医嘱：输血1 000ml。输血50min后，护士在巡视病房时，患者诉说皮肤瘙痒，口唇肿胀，头痛。查体：上肢、胸及腰部出现大片皮疹，呼吸急促。

工作任务

1. 做好输血前的准备工作。
2. 做好换血续输工作，准确调节合适的滴速。
3. 判断该患者出现的情况，并给予适当的处理。

静脉输血（blood transfusion）是将全血或成分血如血浆、红细胞、白细胞或血小板等通过静脉输入体内的方法。

一、血型和交叉配血试验

（一）血型

血型（blood type）是指红细胞膜上特异性抗原的类型。根据红细胞表面的凝集原不同，将人类的血液分为若干类型。临床中主要应用的有 ABO 血型系统和 Rh 血型系统。

1. ABO 血型系统　正常红细胞表面含有 A、B 两种凝集原，根据所含凝集原的不同，将人类血液分成 A、B、O、AB 四型。血清中含有的与凝集原相对抗的物质，称为凝集素，分别为抗 A 凝集素和抗 B 凝集素(表 14-3)。

表 14-3　ABO 血型系统

血型	凝集原	凝集素	血型	凝集原	凝集素
A	A	抗 B	O	无	抗 A+抗 B
B	B	抗 A	AB	A,B	无

2. Rh 血型系统　人类红细胞表面除了含有 A、B 抗原外，还有 C、c、D、d、E、e 六种抗原，称为 Rh 抗原。其中 D 抗原的抗原性最强，通常将红细胞表面含有 D 抗原者称为 Rh 阳性；而红细胞表面缺乏 D 抗原者称为 Rh 阴性。在我国汉族和大部分少数民族的人中，Rh 阳性者约占 99%，Rh 阴性者仅占 1%左右。Rh 阴性的人输入 Rh 阳性血液，或 Rh 阳性胎儿的红细胞从胎盘进入了 Rh 阴性的母体，就会使 Rh 阴性者体内产生抗 Rh 抗体，当再次输入 Rh 阳性血液时，就会出现不同程度的溶血反应。

(二)交叉配血试验

由于血清中含有不同的凝集素，为了保证输血安全，输血前不仅要检测受血者和献血者的血型是否相同，还要做交叉配血试验，检测两者之间是否有不相容的抗体(表 14-4)。

表 14-4　交叉配血试验

	直接交叉配血试验	间接交叉配血试验
供血者	红细胞	血清
受血者	血清	红细胞

1. 直接交叉配血试验　即供血者红细胞和受血者血清之间进行配合试验。目的是检测受血者血清中是否含有破坏供血者红细胞的抗体。

2. 间接交叉配血试验　即受血者红细胞和供血者血清之间进行配合试验。目的是检测供血者血清中是否含有破坏受血者红细胞的抗体。

二、血液制品的种类及适应证

血液由血细胞和血浆两部分组成。随着输血技术的不断发展，血液制品的种类也日益增多。

(一)全血

全血(whole blood)指血液采集后未经过任何加工而全部保存备用的血液，包括新鲜血和库存血两种。

1. 新鲜血　指在 2~6℃环境中保存 5d 内的酸性枸橼酸盐葡萄糖(ACD)全血或保存 10d 内的枸橼酸盐葡萄糖(CPD)全血。由于存放时间短，新鲜血基本保留了血液原有的各种成分，可以补充各种血细胞、凝血因子和血小板。主要适用于血液病患者。

2. 库存血　指在 2~6℃环境中保存 2~3 周的血液。库存血中的有效成分会随着保存时间的延长而发生变化，其中白细胞、血小板和凝血因子等成分破坏较多。由于红、白细胞逐渐破坏，细胞内的钾离子外溢到血浆中，使血浆钾离子浓度升高。同时，随着保存时间的延长，血液中的葡萄糖分解，使血浆中乳酸增加，血液 PH 下降。所以，在大量输入库存血时，应警惕**高钾血症和酸中毒**的发生。库存血适用于各种原因引起的大出血。

（二）成分血

成分血（blood components）是将血液中的各种成分进行分离后，加工成的各种血液制品。临床上可根据患者病情需要，有针对性地输注相应血液制品。

1. 血细胞成分　包括红细胞、白细胞和血小板三类。

（1）红细胞：①浓缩红细胞：是全血经分离去除血浆后的剩余部分，仍含有少量的血浆，在**2～6℃环境中保存**。主要生理功能是增加携氧能力，适用于**携氧功能缺陷和血容量正常**的贫血患者，如各种急慢性失血、心功能不全患者的输血。②悬浮红细胞：是全血经离心去除血浆后的红细胞，加入等量红细胞保养液制成的血液制品（图 14-18），在**2～6℃环境中保存**。适用于战地急救及中小手术者。③洗涤红细胞：红细胞经生理盐水洗涤数次后，再加适量生理盐水，**2～6℃环境中保存时间不超过 24h**。因为抗体含量较少，适用于免疫性溶血性贫血患者及脏器移植术后患者。④冰冻红细胞：200ml 中含红细胞 170～190ml，不含血浆，在含甘油媒介中-65℃保存 3 年，适应证同洗涤红细胞。

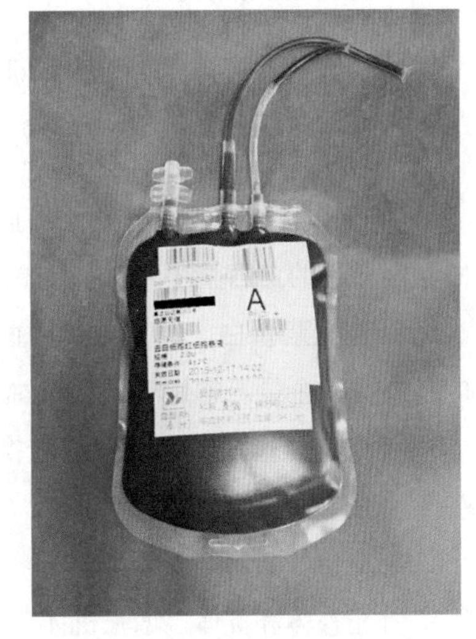

图 14-18　悬浮红细胞

（2）白细胞浓缩悬液：新鲜全血离心后所取的白膜层即为白细胞浓缩悬液。**4℃环境下保存，48h 内**有效。适用于粒细胞缺乏伴严重感染的患者。

（3）血小板浓缩悬液：新鲜全血离心后所得，**20～24℃环境下保存，24h 内**有效。适用于血小板减少或血小板功能障碍所致的出血患者。

2. 血浆成分　是全血分离后所得到的液体部分。主要成分为血浆蛋白，不含血细胞，无凝集原，且保存期较长，可用于补充血容量、蛋白质和凝血因子。常用的有以下几种：

（1）新鲜冰冻血浆：全血于采集 6～8h 内离心分离出血浆后，保存在**-18℃以下**的环境中，**保质期 1 年**。适用于血容量及血浆蛋白较低的患者。输注前须在 37℃水温中融化，并于 24h 内输入，以

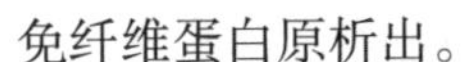
免纤维蛋白原析出。

（2）冰冻血浆：新鲜冰冻血浆保存超过 1 年后继续保存，或新鲜冰冻血浆分离出冷沉淀层，或超过保质期 5d 以内的全血分离出血浆后保存在-18℃以下的环境中（图 14-19），保质期 4 年。

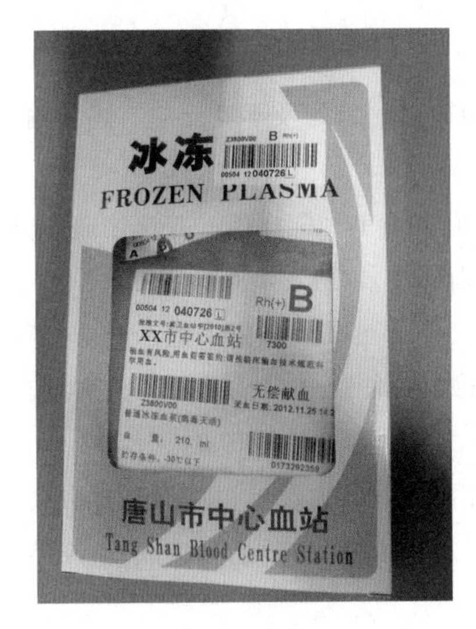

图 14-19　冰冻血浆

（三）其他血液制品

1. 白蛋白制剂　从血浆中提纯而得，能提高机体血浆蛋白及胶体渗透压。白蛋白溶液相当稳定，2～6℃环境下保存，有效期为 5 年，白蛋白浓度为 20%～25%。常用于治疗由各种原因引起的低蛋白血症的患者，如外伤、肝硬化、肾病及烧伤等。

2. 免疫球蛋白制剂　静注用免疫球蛋白用于免疫抗体缺乏的患者，预防和治疗病毒、细菌感染性疾病等。特异性

免疫球蛋白是用相应抗原免疫后，从含有高效价的特异性抗体的血浆中提纯制备的，如抗牛痘、抗风疹、抗破伤风、抗狂犬病、抗乙型肝炎和抗 Rh 免疫球蛋白等。

3. 凝血因子制剂　如冷沉淀凝血因子、因子Ⅷ浓缩剂、因子Ⅸ浓缩剂、凝血酶原复合物、纤维蛋白原、肝素辅因子 AT-Ⅲ等。可有针对性地补充某些凝血因子的缺乏，适用于各种原因引起的凝血因子缺乏的出血性疾病。

三、静脉输血的目的及原则

（一）静脉输血的目的

1. 补充血容量　增加有效循环血量，提高心排血量，提升血压，维持正常的血液循环。常用于各种原因引起的**血容量不足或休克**的患者。

2. 补充血浆蛋白　纠正低蛋白血症，维持有效血浆胶体渗透压，减轻组织液渗出和水肿，从而保持有效循环血量。常用于**低蛋白血症**患者。

3. 补充血红蛋白　增强红细胞携氧能力，纠正贫血。常用于血液系统疾病引起的**严重贫血**及某些慢性消耗性疾病的患者。

4. 补充血小板和各种凝血因子　改善凝血功能，以助于止血。常用于**凝血功能**障碍的患者。

5. 补充补体和抗体　增强机体免疫力，提高机体抗感染的能力。常用于**严重感染、烧伤**等患者。

6. 排除有害物质　常用于一氧化碳、苯酚等化学物质中毒的患者。

（二）静脉输血的原则

1. 输血前必须做血型鉴定及交叉配血试验。

2. 提倡**成分输血**　成分血不仅可以一血多用，节约血源，而且副作用小，便于保存和运输，**是医院目前最常用的输血方法**。

静脉输血目的及血液制品的种类（微课）

3. 同型血输血　无论输全血还是成分血，均需输同型血。但在紧急情况下，如无同型血，可选用 O 型血输给患者，但一次只能输入少量血，全血最多不要超过 400ml，红细胞制品控制在 2 个单位为宜，且输入速度要缓慢。

四、静脉输血技术

目前临床上均采用密闭式间接静脉输血。

（一）输血前的准备

1. 知情同意　对需输血治疗的患者，应向患者及家属说明输血的目的及不良反应。同意输血后，填写“输血治疗同意书”并签字后方可实施输血治疗。

2. 备血　根据医嘱抽取患者**血标本 2ml**，与填写完整的输血申请单和配血单一并送往血库，做血型鉴定和交叉配血试验。采血时，**禁忌同时采集两个患者的血标本**，以防发生混淆。

3. 取血　根据输血医嘱，凭取血单到血库取血，并与血库工作人员共同**做好三查八对**。三查：**血液的有效期、血液质量、输血装置是否完好**；八对：**患者床号、姓名、住院号、血袋（瓶）号、血型、交叉配血试验结果、血液制品种类及剂量**。核对无误后，方可在交叉配血单上签全名，取回使用。

4. 取血后　血液取出后**勿剧烈震荡**，以免红细胞大量破坏而引起溶血反应；血液**切勿加热**，以免血浆蛋白凝固变性而引发输血反应；如为库存血，可在室温下放置 15～20min 后再输入；血制品中绝对**不允许加入任何药物**，以防血液变质。

5. 输血前核对　必须两人核对，确定无误后方可进行输血。

知识拓展

输血前五项传染病指标检测

1. “乙肝二对半” 乙型肝炎病毒表面抗原(HBsAg)、表面抗体(Anti-HBs)、e抗原(HBeAg)、e抗体(Anti-HBe)、核心抗体(Anti-HBc)。

2. 丙氨酸氨基转移酶(ALT)。

3. 丙型肝炎病毒抗体(Anti-HCV)。

4. 艾滋病病毒抗体(Anti-HIV1/2)。

5. 梅毒螺旋体抗体(Tp-Ab)。

传染病指标的检测有利于患者的治疗和医护人员的自身保护,减少因输血而引起的医疗纠纷。

(二)密闭式间接静脉输血

【目的】

详见静脉输血目的。

【操作程序】

1. 评估

(1)辨识患者。

(2)患者的病史、症状、体征及实验室检查结果,了解心肺功能情况。

(3)患者的血型、输血史及过敏史,所需血液制品的种类和用量。

(4)根据病情、输血量、患者年龄选用静脉。一般采用四肢浅静脉;急需输血时多采用肘部的静脉;周围循环衰竭时,可采用颈外静脉、锁骨下静脉。

(5)患者的心理状态,输血认知度。

2. 计划

(1)患者准备:了解静脉输血的目的、方法、注意事项及配合要点;签署知情同意书;排空大小便;取舒适卧位。

(2)护士准备:着装整洁,洗手,戴口罩。

(3)用物准备:同密闭式周围静脉输液法,将一次性输液器换为一次性静脉输血器(滴管内有滤网,可滤过较大的细胞碎屑和纤维蛋白等微粒,但可使血细胞、血小板、凝血因子等顺利通过;输血器穿刺针头为9号针头,避免血细胞通过时受挤压变形破坏),另备生理盐水、血袋,无菌手套等。

(4)环境准备:整洁、安静、舒适、安全。

3. 实施 见表14-5。

表14-5 密闭式间接静脉输血法

操作流程	操作步骤	要点说明
1. 再次核对	两名护士进行三查八对(图14-20),核对无误后,两名护士分别签名	• 严防差错事故的发生
2. 开通静脉	按密闭式周围静脉输液法建立静脉通道,输入少量生理盐水	• 用输血器先输入少量生理盐水,以冲洗输血器管道
3. 摇匀血液	以手腕旋转动作轻轻摇匀贮血袋内的血液	• **避免剧烈震荡**,以防发生溶血

续表

操作流程	操作步骤	要点说明
4. 连接血袋	戴手套，打开血袋封口，常规消毒开口处塑料管，将输血器针头从生理盐水瓶上拔出后插入血袋开口处的塑料管内，缓慢将血袋挂在输液架上	• 戴手套以保障医护人员的自身安全 • 输血袋如果为双插头，则用锁扣锁住生理盐水通路（或用止血钳夹闭生理盐水通路），打开另一输血通路开始输血
5. 核对调速	三查八对后调节输血速度，**开始缓慢输入**，每分钟**滴速应小于 20 滴**，观察 10～15min 后，如无不良反应，根据患者的年龄、病情调节滴速	• 严防差错事故的发生 • **溶血反应常发生于输血后的 10～15min 内**，所以开始输入速度要慢 • 一般成人每分钟 40～60 滴，儿童酌减，年老体弱、严重贫血、心肺功能不良者应谨慎，速度宜慢
6. 整理记录	（1）协助患者取舒适卧位 （2）整理床单位及用物，将呼叫器放在患者易取处 （3）护士脱手套，卫生手消毒，记录，并告知输血注意事项	• 在输血记录单上记录输血开始的时间、滴速、患者的全身和局部状况，并签全名
7. 巡视观察	输血过程中，严密巡视（图 14-21），倾听患者主诉，观察有无不良反应发生	• 严密观察有无输血反应，以便及时处理
8. 续血处理	如需输入两袋及以上的血液，应在上一袋血液即将滴尽时，**输入少量生理盐水**后，再用相同于第一袋输血的方法连接下一血袋继续输血	• 无菌生理盐水冲管能避免两袋血之间发生不良反应 • **输血器宜 4h 更换一次**
9. 冲管拔针	确认输血完毕后，在血液即将输完时，更换无菌生理盐水冲管，血液全部输入体内后拔针，嘱患者按压片刻，至无出血	• 生理盐水冲管确保输血器内的血液全部输入体内，保证输血量精准 • 输血器针头较粗，按压时间应适当延长，直至穿刺点不出血为止
10. 整理记录	（1）协助患者取舒适卧位 （2）整理床单位及用物 （3）洗手，记录	• 将输血器针头剪入锐器盒内，输血器放入医用垃圾袋集中处理 • 记录：输血时间、种类、血型、输血量、血袋号、有无输血反应及相关处理

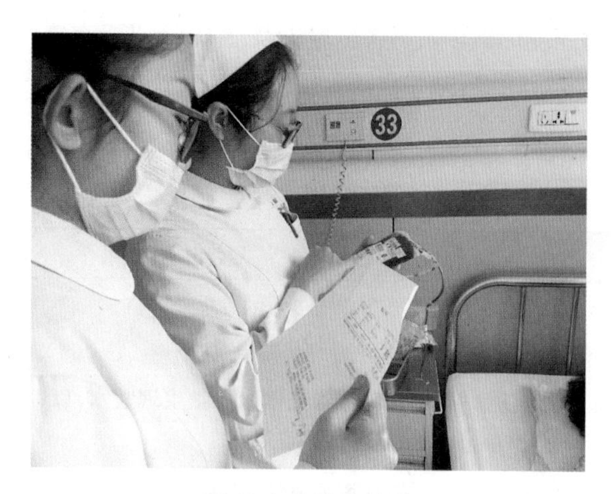

图 14-20 两人核对

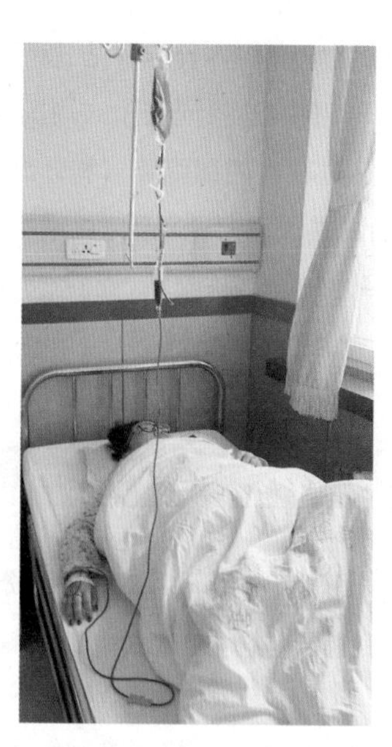
图 14-21 巡视观察

4. 评价

(1)患者理解输血的目的,无不良反应发生,达到了治疗、抢救的目的。

(2)护士操作规程正确,准确无误完成静脉输血,无事故发生。

(3)护患沟通有效,患者主动配合,患者需要得到满足。

【注意事项】

1. 根据输血申请单采集血液标本时,必须做到"一人一次一管",逐次采集,**禁止同时采集两个人的血液**,以免发生混淆。

2. 自血库取出的血液应在30min内输入,并在规定的时间内(一般4h内)输完,若不能立即输入,应及时送血库代为保存。

3. 严格执行无菌技术操作原则及查对制度,**输血前必须经两人认真核对**,准确无误后方可输入。

4. 输入库存血必须认真检查血液质量和血液保存时间。正常库存血分上、下两层,界限清晰,**上层是淡黄色的半透明状血浆,下层是色泽均匀的暗红色血细胞**,无血凝块。如果血袋标签模糊不清,血袋破损漏血;血液上、下分层不清晰,血浆呈暗灰色或乳糜状,且有明显的气泡、絮状物或粗大颗粒,血细胞呈现暗紫色,且有明显血凝块,或者血制品已超过有效期等,均不能使用。

5. 如果全血和成分血同时输入,根据保存时间的长短,**应先输成分血**(尤其是血小板浓缩悬液),**其次是新鲜血,最后是库存血**,以保证成分血新鲜输入;成分血除红细胞外须在24h内输完,如果一次输入多个供血者的成分血,在输血前根据医嘱给予抗过敏药物,以减少过敏反应的发生。

6. 输血时,**血液中不可随意加入其他药物**,如钙剂、酸性或碱性药物、低渗或高渗药物等,以防发生凝血或溶血。**输血前、后及两袋血之间都应输入少量生理盐水**,以避免不良反应的发生。

7. 输血过程中加强巡视,特别是**输血开始后10~15min**,耐心听取患者主诉,密切观察有无不良反应。若发生输血反应,应立即配合医生给予相应处理,保留剩余血液以备送检,查找原因。

静脉输血技术操作(视频)

8. **加压输血时必须有专人守护**,避免发生空气栓塞。

9. 输完的血袋送回输血科**保留24h**,以备患者发生输血反应时检查分析原因。

五、成分输血和自体输血

(一)成分输血

1. 成分输血的概念　成分输血(component transfusion)是根据血液成分密度不同,将血液的各种成分加以分离提纯,依据病情需要输注有关的成分。目前,国际上输成分血的比例已达到90%以上,输全血不到10%,发达国家比例已超过95%。成分输血也是目前我国临床常用的输血类型。

2. 成分输血的特点

(1)成分血中单一成分少而浓度高,除红细胞制品以每袋100ml为一单位外,其余制品,如白细胞、血小板、凝血因子等每袋规格均以25ml为一单位。

(2)成分输血每次输入量为200~300ml,即需要8~12单位(袋)的成分血,这意味着一次给患者输入8~12位供血者的血液。

3. 成分输血的注意事项

(1)某些成分血,如白细胞、血小板等(红细胞除外),存活期短,为确保成分输血的效果,以新鲜血为宜,且必须在24h内输入体内(从采血开始计时)。

(2)除白蛋白制剂外,其他各种成分血在输入前均应进行血型鉴定及交叉配血试验。

(3)成分输血时,由于一次输入多个供血者的成分血,因此在输血前应根据医嘱给予患者抗过敏药物,以减少过敏反应的发生。

(4)由于一袋成分血只有25ml,几分钟即可输完,故输成分血时,护士应全程守护在患者身边,进行严密的监护,不能擅自离开患者,以免发生危险。

(5)如患者在输成分血的同时,还需输全血,则应先输成分血,后输全血,以保证成分血能发挥最好的效果。

(二)自体输血

自体输血(autologous transfusion)是指采集患者体内的血液或收集患者术中丢失的血液,经过洗涤、加工、再回输给患者本人的方法。**自体输血是最安全的输血方法**。其优点是不需做血型鉴定和交叉配血试验,节约血源,防止输血反应,对一时无法获得同型血的患者也是唯一的血源。

1. 适应证　腹腔或胸腔内出血,出血量在1 000ml以上的大手术,手术后引流血液回输(在术后6h内的血液);特殊血型,很难找到供血者等。

2. 禁忌证　腹腔或胸腔内已经污染的血液,癌细胞污染的血液,贫血,凝血因子缺乏,腹腔或胸腔开放性损伤4h以上,合并心脏病等患者。

3. 输血的方法　有预存式自体输血、术前稀释血液回输和回收式自体输血。

(1)预存式自体输血:经患者签字同意,术前采集患者自身的血液进行血库低温保存,待手术期间输用。对符合自身输血条件的择期手术患者,在术前3~5周内采血贮存,需血量多的患者每3~4d采集一次,量为200~400ml,术前3d停止采集。

(2)术前稀释血液回输:即术前采集血液,采集的血液可在室温下保存4h,在术中或术后按先采集的血液先回输的原则。一般在手术日手术开始前抽取患者一定量的自体血在室温下保存备用,同时输入采血量3~4倍的胶体溶液或等渗晶体溶液以维持血容量(血液经适度稀释,降低血细胞比容,使手术出血时血液的有形成分丢失减少,减少术中红细胞损失)。根据术中失血及患者情况将自身血回输给患者,当手术中失血量达300ml即可开始回输自体血。

(3)回收式自体输血(术中失血回输):是将患者体腔积血、手术失血及术后引流血液进行回收,经血液回收机收集后进行抗凝、滤过、洗涤等处理,达到一定的质量标准,然后回输给患者。适用于脾破裂、输卵管破裂的腹腔内出血,血液在6h内,无污染或无凝血块才能回收,但回收总量不宜过多,应限制在3 500ml。同时应适当补充新鲜血浆和血小板。出现下列情况不能回收血液:①如怀疑流出的血液被细菌、粪便、羊水或毒液污染;②怀疑流出的血液含有癌细胞;③流出血液的红细胞已被严重破坏。

六、常见输血反应及防护

输血是一项操作精细、难度较大、危险性高的护理技术。在整个输血过程中,护士不仅要严格执行无菌技术操作和查对制度,认真按照程序完成输血,还要严密巡视患者,及时发现输血反应,并给予准确的处理。常见的输血反应如下:

(一)发热反应

发热反应(fever reaction)**是输血反应中最常见的反应**,发生率为1%~2%。

1. 原因

(1)**输入致热物质:是最主要原因**,如血液制品、保养液或输血器等被致热物质污染,导致致热物质随着血液制品输入患者体内而引起发热反应。

(2)细菌污染:未严格执行无菌技术操作,造成输血污染。

(3)抗原抗体反应:多次输血后,患者血液中会产生白细胞和血小板抗体,当再次输血时,发生的抗原抗体反应就会引起发热。

2. 临床表现　多发生在**输血过程中或输血后1~2h内**。患者开始有畏寒或寒战,继而体温升高,**可达到38~41℃以上**,持续时间由30min至数小时不等,可伴有皮肤潮红、头痛、恶心、呕吐、肌肉酸痛等全身症状,一般不伴有血压下降。轻者持续1~2h后即可缓解,体温逐渐降至正常。

3. 预防

(1)严格管理血液保养液及输血用具,避免致热物质污染。

(2)严格执行无菌技术操作,避免细菌污染。

4. 护理措施

(1)反应轻者减慢输血速度或暂停输血,症状一般可自行缓解;反应重者立即停止输血,用无菌生理盐水维持静脉通路,及时通知医生给予处理,并将剩余血液和输血用具一并送检,查找原因。

(2)给予对症处理,寒战者添加衣被注意保暖;高热者给予物理降温。

(3)密切观察病情,监测生命体征的变化。

(4)遵医嘱给予抗过敏药、退热药或肾上腺皮质激素等。

(二)过敏反应

1. 原因

(1)患者原因:自身为过敏体质,输入血液中的异体蛋白与其体内的蛋白质结合形成全抗原,引起过敏反应(hypersensitive reaction);多次输血后,患者体内产生过敏性抗体,再次输血时,抗原抗体发生作用致过敏反应发生。

(2)供血者原因:自身为过敏体质,血液中的变态反应性抗体通过输血传给患者,在患者体内与相应抗原结合而发生过敏反应;供血者在献血前进食了可致敏的食物或药物,使被采集的血液中含有致敏物质输给患者,引起过敏反应的发生。

2. 临床表现　过敏反应一般发生在输血后期或输血即将结束时,表现轻重不一,症状出现越早,反应越严重。

(1)轻度反应:局部或全身出现皮肤瘙痒或荨麻疹。

(2)中度反应:出现血管神经性水肿,多见于颜面部,表现为眼睑、口唇高度水肿,常在数小时后消退。

(3)重度反应:可因喉头水肿、支气管痉挛而致**呼吸困难**,听诊两肺可闻及哮鸣音,严重者发生过敏性休克。

3. 预防

(1)有过敏史的患者,输血前预防性地使用抗过敏药物。

(2)加强对供血者的筛选和管理,禁止采集有过敏史供血者的血液;**供血者在献血前4h内不宜进食高蛋白质、高脂肪的食物;不宜服用易致敏的药物**,以避免血中含有致敏物质。

4. 护理措施

(1)反应轻者减慢滴速,密切观察病情变化;反应重者立即停止输血,用无菌生理盐水维持静脉通路,迅速通知医生给予及时处理,并将剩余血液和输血用具送检。

(2)遵医嘱给予抗过敏药物,如盐酸肾上腺素、异丙嗪、苯海拉明等。

(3)呼吸困难者,给予氧气吸入;喉头水肿并伴严重呼吸困难者,进行气管插管或气管切开;循环衰竭者,立即进行抗休克治疗。

(4)严密观察病情变化,监测生命体征。

(三)溶血反应

溶血反应(hemolytic reaction)是**最严重的一种输血反应**,是受血者或供血者的红细胞发生异常破坏、溶解引起的一系列的临床症状。

1. 原因

(1)输入异型血:即供血者与受血者ABO血型系统不合造成的溶血,为**最主要原因也是最严重的一种**,溶血反应发生快,一般**输入10~15ml**即可出现症状。

(2)输入变质血:即输血前红细胞已溶解破坏。如血液过期、血液被污染、血液剧烈震荡、血液不合理加热等。

(3)血液中加入高渗、低渗或能影响血液pH的药物,致使红细胞被大量破坏溶解。

(4)Rh系统不合:当Rh阴性者第一次输入Rh阳性的血液时,患者不会发生溶血反应,但2~3周后其血清中产生抗Rh阳性抗体。当再次输入Rh阳性的血液后,就会发生溶血反应。由于Rh阳性者占多数,Rh血型不符发生的溶血反应比较少见,且发生时间较晚,一般为输血后数小时甚至数天后;症状也比较轻,一般为轻度的体温升高伴乏力、血胆红素升高等。

2. 临床表现

(1)第一阶段:患者**头部胀痛、四肢麻木、胸闷、腰背部剧烈疼痛**。原因是患者血中的凝集素与输入血中的凝集原发生凝集反应,导致红细胞凝集成团,堵塞部分小血管,造成组织缺血缺氧。

(2)第二阶段:患者出现**黄疸、血红蛋白尿**(酱油色),并伴有畏寒、寒战、高热、呼吸困难、血压下降等休克症状。原因是凝集的红细胞溶解,使大量血红蛋白释放到血浆中所致。

(3)第三阶段:患者出现**少尿、无尿,氮质血症等急性肾功能衰竭**的表现,甚至因肾衰竭而死亡。原因是大量的血红蛋白随着血液循环进入肾小管,遇酸性物质结晶析出,阻塞肾小管。同时,由于抗原抗体反应,导致肾小管上皮细胞缺血、缺氧,坏死脱落,进一步阻塞肾小管。

3. 预防

(1)提高责任心,认真做好血型鉴定和交叉配血试验。

(2)严格按照要求采集和保存血液,避免血液变质。

(3)需要输血时,严格执行查对制度,严格按操作规程实施输血。

4. 护理措施

(1)**立即停止输血**,用无菌生理盐水维持静脉通路,通知医生给予处理。

(2)给予氧气吸入,同时根据医嘱给予升压药或其他药物治疗。

(3)将剩余血液连同从另外一侧肢体重新抽取的血标本一并送检,重新做血型鉴定和交叉配血试验。

(4)**双侧腰部封闭**,并用热水袋敷双侧肾区,解除肾小管痉挛;**遵医嘱静脉滴入碳酸氢钠溶液,以碱化尿液**,减少血红蛋白遇酸而形成的结晶体,避免对肾小管的阻塞。

(5)密切观察生命体征及尿量,对尿少、无尿者立即按急性肾功能衰竭护理。

(6)若出现休克症状,则立即抗休克治疗。

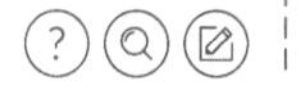

(7)安慰患者,减轻其紧张、恐惧的心理。

（四）与大量输血有关的反应（massive transfuse reaction）

大量输血是指24h内紧急输血量**等于或大于**患者身体的**总循环血容量**。

1. 急性肺水肿（循环负荷过重） 同静脉输液反应。

2. 出血倾向

（1）原因：大量输入库存血时，由于库存血中血小板已被破坏，凝血因子减少，而且输库存血的同时也输入了枸橼酸钠抗凝剂。

（2）临床表现：表现为黏膜、皮肤有瘀点、瘀斑，牙龈容易出血，穿刺部位可见大块瘀血斑，手术伤口有渗血，严重者可出现血尿。

（3）预防：遵医嘱间隔输入新鲜血，**每输3~5个单位的库存血，补充1个单位的新鲜血**，或者根据凝血因子的缺乏情况补充相应的成分。

（4）护理措施：观察患者全身反应和局部变化，如意识、血压、脉搏的变化，皮肤、黏膜或手术伤口有无出血，并给予相应的处理。

3. 枸橼酸钠中毒

（1）原因：3.8%的枸橼酸钠是库存血的抗凝剂。大量输血时，也同时输入了大量的枸橼酸钠，当枸橼酸钠不能被肝脏完全代谢时，便与血中的**游离钙结合**，使**血钙浓度降低**。

（2）临床表现：手足抽搐，出血倾向，血压下降，心电图Q-T间期延长，心率缓慢甚至心搏骤停。

（3）预防：每输入1 000ml的库存血，**遵医嘱静脉注射10%的葡萄糖酸钙或10%氯化钙10ml**，以补充钙离子，防止血钙过低。

（4）护理措施：严密观察患者反应，出现异常及时通知医生，并遵医嘱准确给药。

4. 酸碱平衡失调

（1）原因：枸橼酸钠抗凝的库存血随着时间的延长，血液成分变化大，血钾升高，酸性增强。

（2）临床表现：休克及代谢性酸中毒的表现，大量输库存血时，酸中毒症状反而加重。

（3）预防：避免一次输入大量库存血，反复输血时，库存血和新鲜血应交替使用，遵医嘱每输入库存血500ml给予5%碳酸氢钠30~70ml静脉注射。

（4）护理措施：遵医嘱按血液酸碱度补充碱性药物，纠正酸中毒。

5. 体温过低

（1）原因：大量输入库存血，尤其是手术麻醉下的患者，易出现体温过低。

（2）临床表现：体温降至35℃以下，可引起心房纤颤，心排血量减少，降低组织灌注，心率减慢，甚至引起心搏骤停。

（3）预防：避免一次输入大量库存血，库存血和新鲜血应交替使用。

（4）护理措施：保暖，观察病情变化，做好心理护理。

（五）传染性疾病

1. 原因 供血者和输血用具为主要的传染源。最常见为乙型、丙型肝炎，其次为艾滋病、梅毒、疟疾。

2. 临床表现 因病种不同有不同的临床表现，可参考传染病学。

3. 预防 加强对血液制品的管理，严格把握采血、贮血和输血操作的各个环节，净化血液并筛选符合标准的献血者。

4. 护理措施 根据不同的疾病采取不同的隔离措施。

（六）其他

如细菌污染反应、空气栓塞、微血管栓塞等，要严格把握采血、贮血和输血操作的各个环节，是预防上述反应的关键。

附 14-1 经外周中心静脉置管（PICC）输液

经外周中心静脉置管（PICC）输液是由周围静脉穿刺置管，并将导管末端置于上腔静脉中下 1/3 或锁骨下静脉进行输液的方法。此法具有适应证广、创伤小、操作简单、保留时间长、并发症少的优点，常用于中、长期的静脉输液或化疗用药等，一般静脉留置导管可在血管内保留 7d 至 1 年。目前临床 PICC 导管大多采用硅胶材质，柔软、有弹性。导管全长可放射显影。常用的 PICC 导管有两种：一种是三向瓣膜式 PICC 导管（附图 14-1）。另一种是末端开放式 PICC 导管（附图 14-2）。三向瓣膜式 PICC 导管的三向瓣膜具有减少血液反流、防止空气进入的功能，穿刺成功后，根据患者个体需要进行修剪。末端开放式 PICC 导管可进行中心静脉压的测定，穿刺前，预先根据患者个体需要进行修剪。

【目的】

1. 需补充静脉营养液等高渗溶液的患者。
2. 需输入高浓度或刺激性强的药物的患者。
3. 需中长期静脉输液治疗的患者。
4. 外周静脉条件差且需用药的患者。

【操作程序】

1. 评估 同密闭式周围静脉输液。
2. 计划 需要做好以下准备：

（1）护士准备：同密闭式周围静脉输液。

（2）患者准备：同密闭式周围静脉输液，与患者签署知情同意书。

（3）用物准备：需配备的物品。

1）PICC 穿刺套件：PICC 导管、延长管、链接器、思乐扣、皮肤保护剂、静脉帽或正压接头。

2）PICC 穿刺包：治疗巾 3 块、洞巾、止血钳或镊子 2 把、直剪刀、3cm×5cm 小纱布 3 块、6cm×8cm 纱布 5 块、大棉球 6 个、弯盘 2 个。

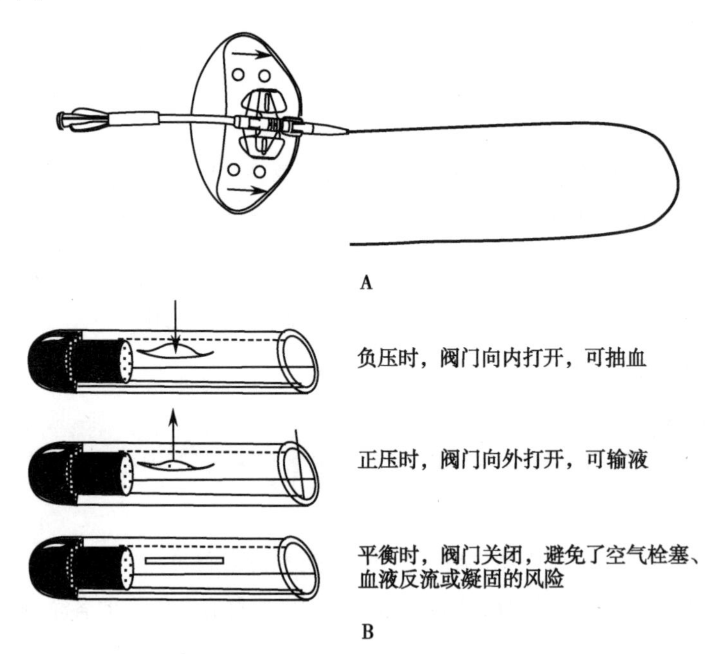

附图 14-1 三向瓣膜式 PICC 导管
A. 导管整体观；B. 导管末端结构图

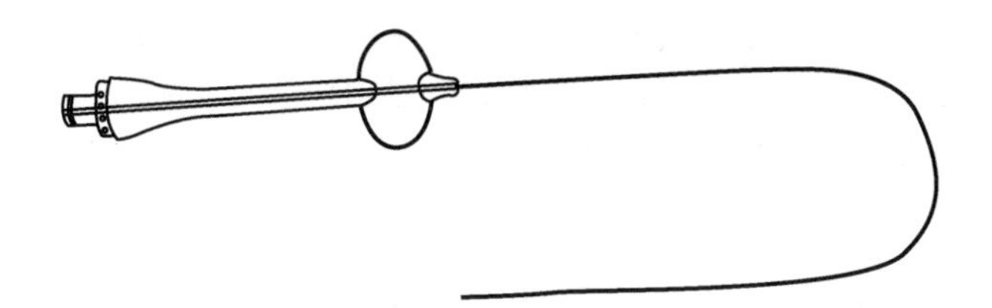

附图 14-2 末端开放式 PICC 导管

3)其他物品:注射盘、无菌手套 2 副、0.9%氯化钠溶液 500ml、20ml 注射器 2 个、10cm×12cm 透明敷贴、皮肤消毒液(75%乙醇+碘伏)、抗过敏无菌胶布、皮尺、止血带。

4)视需要准备:2%利多卡因、1ml 注射器、弹力或自粘绷带。

(4)环境准备:同密闭式静脉输液。

3. 实施 见附表 14-1。

附表 14-1 PICC 输液法(以三向瓣膜式导管为例)

操作流程	操作步骤	要点说明
1~5	同头皮钢针静脉输液法 1~5	
6. 选择静脉	首选右侧贵要静脉	● 常在肘部以贵要静脉、肘正中静脉和头静脉为序,选择静脉
7. 安置体位	协助患者采取平卧位,暴露穿刺区域,穿刺侧上肢外展与躯干成 90°角	● 充分暴露穿刺部位,便于穿刺
8. 选穿刺点	肘窝区肘下 2 横指	● 位置过下血管相对较细易引起回流受阻,或导管与血管发生摩擦而出现并发症。位置过上易损伤淋巴系统或神经系统,且上臂静脉瓣较多
9. 测量长度	用皮尺测量从穿刺点到右胸锁关节,再向下至第三肋间隙的长度	● 插入过深,导管尖端进入右心房可能引起心律失常、心肌损伤、心脏压塞等
10. 测量臂围	于肘关节上 4 横指(约 7cm)测量	● 用于监测可能发生的并发症,如渗漏,栓塞等
11. 开包消毒	(1)打开 PICC 穿刺包,戴无菌手套,将一块治疗巾铺于穿刺肢体下 (2)先用 75%乙醇清洁脱脂,待干后再用碘伏消毒 3 遍。消毒范围以穿刺点为中心,直径 20cm,两侧至臂缘	● 每次消毒方向与上次相反 ● 消毒范围要大,避免感染
12. 建无菌区	更换无粉无菌手套,铺洞巾及治疗巾,并将 PICC 穿刺套件及所需无菌用物置于无菌区	● 若是有粉手套,需先将滑石粉冲洗干净
13. 预冲导管	用注射器抽吸 0.9%氯化钠溶液 20ml 冲洗导管(附图 14-3),检查导管是否通畅,再将导管置于 0.9%氯化钠溶液中,湿化导丝	● 使导管内充满液体,防止空气进入血管内
14. 系止血带	由助手协助系止血带,注意止血带的末端反向于穿刺部位	● 使静脉充盈

续表

操作流程	操作步骤	要点说明
15. 麻醉穿刺	(1)视情况可于穿刺前,先由助手用2%利多卡因在穿刺部位行局部麻醉 (2)操作者左手绷紧皮肤,右手以15°~30°角进针,见回血后立即放低穿刺针以减小穿刺角度,再推进少许 (3)嘱助手松开止血带后,再用右手保持钢针针芯位置,左手单独向前推进外插管鞘并用拇指固定,再用左手示指和中指按压并固定插管鞘上方的静脉,以减少出血,右手撤出针芯	• 保持插管鞘留在血管腔内不易脱出
16. 匀速送管	用镊子夹住导管尖端,将导管缓慢、匀速送入,当导管置入约15cm即到达患者肩部时,嘱患者将头转向穿刺侧,贴近肩部,以防止导管误入颈静脉,直至置入预定长度	• 镊子夹住导管不宜过紧,以免损坏导管
17. 抽吸回血	用盛有0.9%氯化钠溶液的注射器抽吸回血	
18. 撤出管鞘	用无菌纱布块在穿刺点上6cm处按压固定导管,将插管鞘从静脉管腔内撤出,远离穿刺点	
19. 撤出导丝	将支撑导丝与导管分离,并与静脉走行相平行,撤出支撑导丝	• 动作要轻柔、缓慢,禁止暴力抽去导丝
20. 修剪管长	用无菌生理盐水纱布清洁导管上血迹,确认置入长度后,保留体外导管5cm,用锋利的无菌剪刀与导管成直角,小心剪断导管,注意勿剪出斜面与毛碴	• 如果留在外面的导管长度<5cm,应轻轻将置入的导管外拉,拉出的长度以保证减去1cm后体外导管长度达5cm为度
21. 安装连接	将减压套筒安装到导管上,再将导管与连接器相连	• 确认导管推至根部,但不可出皱褶
22. 冲注导管	连接静脉帽或正压接头,再用0.9%氯化钠溶液20ml行脉冲式冲管。如为静脉帽,当0.9%氯化钠溶液推至最后5ml时,则需行正压封管,即边推边退针	• 冲管时禁止使用小于10ml注射器,勿用暴力,以免压强过大导致导管破损 • 冲净静脉帽
23. 清洁固定	(1)用生理盐水纱布清洁穿刺点周围皮肤,然后涂皮肤保护剂 (2)在近穿刺点约0.5cm处放好白色固定护翼,导管出皮肤处逆血管方向摆放"L"或"U"弯,使用无菌胶布横向固定连接器翼形部分,穿刺点上方放置无菌纱布块,用10cm×12cm透明敷贴无张力粘贴 (3)用已注明穿刺日期、时间及操作者的指示胶带固定透明敷贴下缘,再用无菌脱敏胶布固定延长管(附图14-4) (4)脱手套	• 保护穿刺点及周围,使处于无菌状态,减少污染 • 皮肤保护剂勿触及穿刺点
24. 交代事项	向患者交代注意事项	• 穿刺部位防水,防牵拉。置管手臂尽量少下垂姿势,不得过度用力或提重物,衣袖不可过紧,不可测血压和静脉穿刺

续表

操作流程	操作步骤	要点说明
25. X 线确认	经 X 线确认导管在预置位置后，即可按需要进行输液	• 导管末端应位于上腔静脉的中上段为宜，解剖位置在第 4~6 胸椎水平
26. 做好记录	操作结束后，应将相关信息记录在护理病历中	• 记录内容：穿刺日期、穿刺时间、操作者、导管规格和型号、所选静脉及穿刺部位、操作过程等
27. 暂停处理	暂停输液时，同静脉留置针输液法封管	• 输入黏稠性大的药物应选用无菌生理盐水 10ml 缓慢推注后再行封管 • 短期内不输液的患者每 3d 冲管 1 次
28. 再行输液	再行输液时，常规消毒静脉帽的橡胶塞，把排好气的输液针插入静脉帽内进行输液	
29. 导管维护	(1)穿刺后第一个 24h 更换敷料，以后每周更换敷料 1~2 次 (2)每次进行导管维护前，先确认导管体外长度，并询问患者有无不适。再抽回血以确定导管位置，再将回血注回静脉 (3)注意揭敷贴时，应由下至上 (4)观察并记录导管体内外刻度 (5)消毒时以导管为中心，直径 8~10cm，先用 75%乙醇清洁脱脂，待干后再用碘伏消毒 3 遍，再覆盖透明敷贴	• 防止导管脱出
30. 拔管处理	(1)拔管时应沿静脉走向，轻轻拔出后立即压迫止血 (2)用无菌纱布块覆盖伤口，再用透明敷贴粘贴 24h (3)对照穿刺记录以确定导管有无损伤，断裂、缺损	• 有出血倾向的患者，压迫时间要超过 20min，以免发生空气栓塞和静脉炎 • 导管尖端常规送细菌培养
31. 整理记录	(1)协助患者取舒适卧位，整理床单位 (2)整理用物 (3)洗手，记录	• 记录拔管时间和患者反应

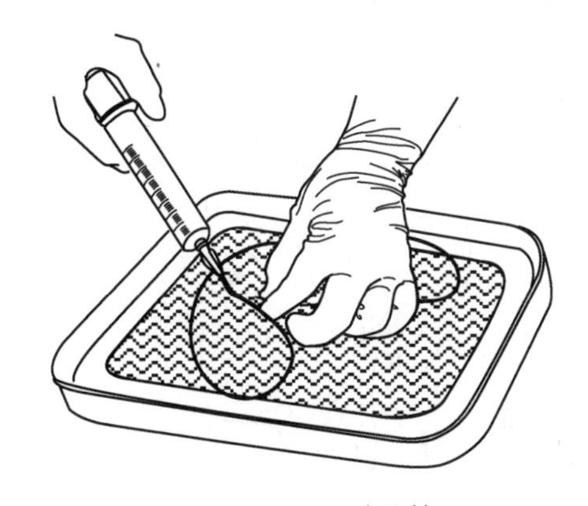

附图 14-3 预冲导管

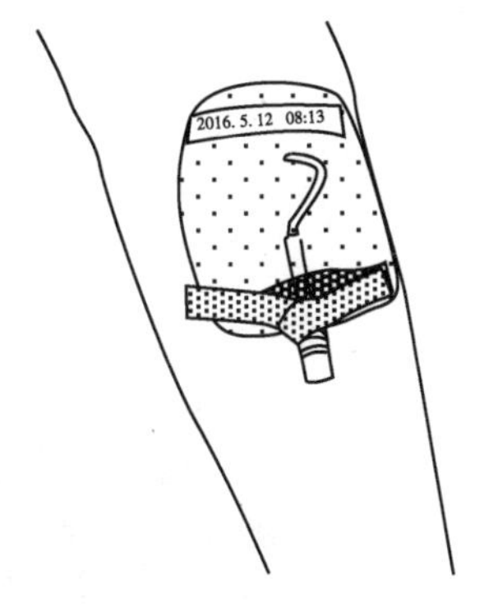

附图 14-4 固定 PICC 导管

4. 评价 同密闭式周围静脉输液。

5. 外周中心静脉置管（PICC）置管后护理

（1）观察：第一个24h观察穿刺点有无渗血、渗液等。

（2）定期更换敷料：第一个24h更换一次无菌透明敷料，以后每7d更换一次，夏季及使用发汗剂的患者、敷料松动或潮湿时应及时更换敷料。

（3）特殊情况的处理：退出或缩进应及时通知医护人员，在无菌条件下处理，不可擅自插入；如渗血渗液，感染、出血倾向，应遵医嘱拔除。

（4）冲洗导管：目的是防止血块黏附在管壁，减少阻塞。冲洗导管的原则：治疗结束，给药后用10ml以上的生理盐水冲管；输血后用20ml以上的生理盐水冲管。冲管的方法：消毒肝素帽，用10～20ml注射器抽好生理盐水，把注射器的针头插入肝素帽，用脉冲方式冲入生理盐水正压封管，在注射最后0.5ml生理盐水时，边注射边退针，力度适中，特别限制生理盐水用量患者减半。

（5）导管阻塞的处理：①如因导管打折、扭曲、体位改变等外部因素造成导管阻塞，祛除外因即可。②如因导管定位不正确、或血栓形成等外部因素造成导管阻塞，应采取相应的处理措施。血栓形成时可用10ml注射器轻柔回抽或遵医嘱使用尿激酶，不可使用暴力、导丝来清除血凝块，这将使导管损伤、破裂或造成血凝块栓塞。

（6）患者的指导：置管的上肢勿负重（举重、提重物等）；避免游泳、水上作业等水中运动，尤其第一个24h不湿水；冲凉时用薄膜包好，勿弄湿敷料，如有及时更换；学会自我观察穿刺点情况，如有红肿热痛及时就诊；每周更换敷料和肝素帽一次，并用20ml以上生理盐水做脉冲式冲管一次；导管维护和使用须由医护人员完成，告知患者PICC导管留置时间不超过1年。

【注意事项】

1. PICC输液的禁忌证　患有严重出血性疾病、上腔静脉压迫综合征及不合作或躁动的患者；穿刺部位或附近组织有感染、皮炎、蜂窝织炎、烧伤等情况的患者；乳腺癌根治术后患侧；预插管位置有放射性治疗史、血栓形成史、血管外科手术史或外伤者等。

2. 送管时速度不宜过快，如有阻力，不能强行置入，可将导管退出少许再行置入。

3. 乙醇和丙酮等物质会对导管材料造成损伤。当使用含该类物质的溶液清洁护理穿刺部位时，应等待其完全干燥后再加盖敷料。

4. 置管后，应密切观察穿刺局部有无红、肿、热、痛等症状，如出现异常，应及时测量臂围并与置管前臂围相比较。观察肿胀情况，必要时行B超检查。

5. 疑似导管移位时，应再行X线检查，以确定导管尖端所处位置。禁止将导管体外部分移入体内。

附14-2　颈外静脉穿刺置管输液

颈外静脉是颈部最大的浅静脉，位于颈外侧皮下，位置表浅且较易固定，因此在特殊情况下可以输液，但不可多次穿刺，其穿刺点为下颌角和锁骨上缘中点连线上1/3处，颈外静脉外缘（附图14-5）。

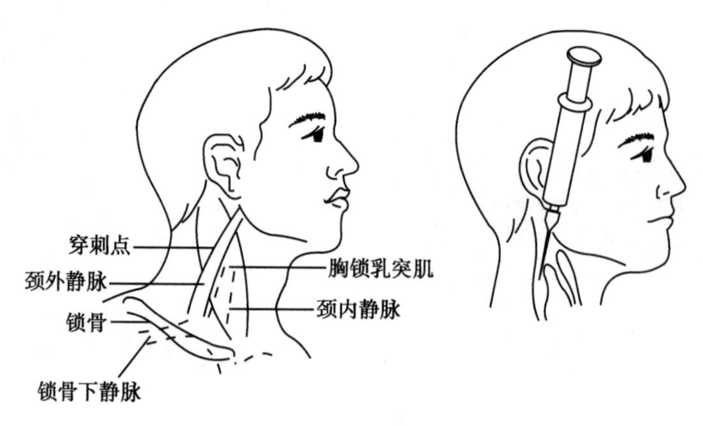

附图14-5　颈外静脉穿刺点

【目的】

1. 长期持续输液,周围静脉穿刺困难的患者。

2. 长期静脉内输入高浓度或刺激性强的药物,或行静脉内高营养治疗的患者。

3. 周围循环衰竭的危重患者,用来测量中心静脉压。

【操作程序】

1. 评估 同密闭式周围静脉输液。

2. 计划 需要做好以下准备:

(1)护士准备:同密闭式周围静脉输液。

(2)患者准备:同密闭式周围静脉输液。

(3)用物准备:除头皮钢针静脉输液的用物外,还需配备的物品。

1)无菌穿刺包:内置穿刺针2根(长约6.5cm,内径2mm,外径2.6mm)、硅胶管2条(长约25~30cm,内径1.2mm,外径1.6mm)、5ml和10ml注射器各1个、6号针头2枚、平针头1个、尖头刀片、镊子、无菌纱布2~4块、洞巾、弯盘。

2)另备:无菌生理盐水、2%利多卡因注射液、无菌手套、无菌敷贴、0.4%枸橼酸钠生理盐水或肝素稀释液、无菌静脉帽。

(4)环境准备:同密闭式周围静脉输液。

3. 实施 见附表14-2。

附表14-2 颈外静脉穿刺置管输液

操作流程	操作步骤	要点说明
1~5	同头皮钢针静脉输液1~5	
6. 安置体位	协助患者去枕平卧,头偏向对侧,肩下垫一小薄枕,使患者头低位,颈部伸展平直	• 充分暴露穿刺部位,便于穿刺
7. 定穿刺点	操作者立于患者头侧或对侧,选择穿刺点并正确定位	
8. 消毒皮肤	常规消毒局部皮肤	
9. 开包铺巾	打开无菌穿刺包,戴上无菌手套,铺洞巾	• 形成一无菌区,便于操作者操作
10. 局部麻醉	由助手协助,操作者用5ml注射器抽吸2%利多卡因,在穿刺部位行局部麻醉。用10ml注射器抽吸无菌生理盐水,以平针头连接硅胶管,排尽空气准备插管时用	
11. 再次核对	再次核对床号、姓名、药液	
12. 穿刺静脉	(1)先用刀片尖端,在穿刺点上刺破皮肤做引导 (2)助手以手按压颈静脉三角处 (3)操作者用左手拇指绷紧皮肤,右手持穿刺针与皮肤成45°角进针,入皮后成25°角沿静脉方向穿刺	• 减少进针时皮肤阻力 • 阻断血流时静脉充盈,便于穿刺
13. 正确插管	(1)见回血后,立即抽出针内芯,左手拇指用纱布堵住针栓孔,右手持备好的硅胶管送入针孔内10cm左右 (2)插管时由助手一边抽回血,一边缓慢注入生理盐水	• 插管动作要轻柔,避免硅胶管打折,当插入不畅时,可改变插管方向

续表

操作流程	操作步骤	要点说明
14. 接输液器	(1)确定硅胶管在血管内后,缓慢退出穿刺针 (2)再次抽回血,注入生理盐水 (3)移开洞巾,接输液器输液	• 检查导管是否在血管内 • 输液不畅时,观察硅胶管有无弯曲,是否滑出血管外
15. 固定调速	(1)用无菌敷贴覆盖穿刺点,并固定硅胶管 (2)硅胶管与输液器接头处用无菌纱布包扎,并用胶布固定在颌下 (3)根据患者的年龄、病情、药物的性质,调节滴速	• 固定要牢固,防止硅胶管脱出
16. 暂停封管	(1)暂停输液时,用0.4%枸橼酸钠生理盐水1~2ml或肝素稀释液2ml注入硅胶管进行封管 (2)用无菌静脉帽塞住针栓孔,再用安全别针固定在敷料上	• 防止血液凝集在硅胶管内 • 每天更换穿刺点敷料,用0.9%过氧乙酸溶液擦拭硅胶管,常规消毒局部皮肤
17. 再行输液	再行输液时,取下静脉帽,消毒针栓孔,接上输液装置即可	
18. 拔管整理	(1)停止留置输液时,在硅胶管末端接注射器,边抽吸边拔硅胶管 (2)拔管后,局部加压数分钟,用75%乙醇消毒穿刺部位,并覆盖无菌纱布	• 可防止残留的小血块和空气进入血管,避免形成血栓
19. 整理记录	(1)协助患者取舒适卧位 (2)整理床单位及用物 (3)洗手,记录	• 污物按规定处理,避免交叉感染的发生 • 记录拔管时间和患者反应

4. 评价 同密闭式周围静脉输液。

【注意事项】

1. 严格执行无菌技术操作及查对制度,预防感染及差错事故的发生。

2. 正确选择穿刺点,不可过高或过低,过高因近下颌角而妨碍操作,过低则易损伤锁骨下胸膜及肺尖而导致气胸。

3. 每天输液前要先检查导管是否在静脉内。

4. 输液过程中应加强巡视,如发现硅胶管内有回血,应及时用0.4%枸橼酸钠生理盐水冲注,以免血块堵塞硅胶管。若溶液滴注不畅,及时检查硅胶管是否滑出血管外或弯曲。

5. 每天停止输液时,要进行封管。若发现硅胶管内有凝血,应用注射器将凝血块抽出,切忌将凝血块推入血管造成栓塞。

6. 每日常规消毒穿刺点及周围皮肤并更换敷料。更换敷料时应注意观察局部皮肤情况,一旦出现红、肿、热、痛等炎症表现,应做相应的抗炎处理。

附14-3 锁骨下静脉穿刺置管输液

锁骨下静脉自第一肋外缘处延续腋静脉,位于锁骨后下方,向内至胸锁关节后方与颈内静脉汇合成无名静脉,左右无名静脉汇合成上腔静脉入右心房。此静脉较粗大,成人的管腔直径可达2cm,位置虽不是很表浅,但常处于充盈状态,周围还有结缔组织固定,使血管不易塌陷,也较易穿刺,硅胶管插入后可以保留较长时间。此外,该血管离右心房较近,血量多,注入高渗液及化疗药物可很快被稀释,对血管壁的刺激性小。其穿刺点为胸锁乳突肌外侧缘与锁骨上缘所形成的夹角平分线上,距顶点0.5~1cm处(附图14-6)。

【目的】

1. 长期不能进食或丢失大量液体,需补充大量高热量、高营养液体及电解质的患者。

2. 各种原因所致的大出血,需迅速输入大量的液体,以纠正血容量不足或提升血压的患者。

3. 长期输入高浓度或强刺激性药物的患者。

4. 需测定中心静脉压或需要紧急放置心内起搏导管的患者。

【操作程序】

1. 评估 同密闭式周围静脉输液。

2. 计划 需要做好以下准备:

(1)护士准备:同密闭式周围静脉输液。

(2)患者准备:同密闭式周围静脉输液。

(3)用物准备:除头皮钢针静脉输液的用物外,还需配备的物品。

1)无菌穿刺包:内置穿刺针(20号)2枚、硅胶管2条、射管水枪1个(附图14-7)、平针头(8~9号)2个、5ml注射器、镊子、结扎线、无菌纱布2块、洞巾2块、弯盘。

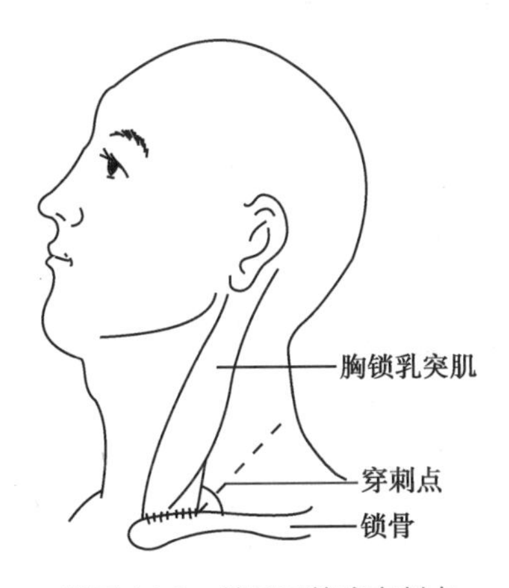

附图14-6 锁骨下静脉穿刺点

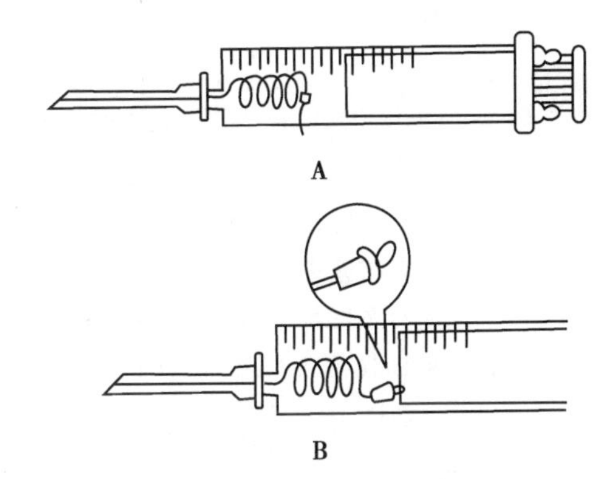

附图14-7 射管水枪
A. 有孔水枪;B. 无孔水枪

2)另备:2%利多卡因注射液、无菌手套、无菌敷贴、0.4%枸橼酸钠生理盐水或肝素稀释液、无菌静脉帽、1%甲紫。

(4)环境准备:同密闭式周围静脉输液。

3. 实施 见附表14-3。

附表14-3 锁骨下静脉穿刺置管输液

操作流程	操作步骤	要点说明
1~5	同头皮钢针静脉输液法1~5	
6. 选穿刺点	(1)协助患者去枕平卧,头偏向一侧,肩下垫一小薄枕,使患者头低肩高 (2)操作者立于床头,选择穿刺点并用1%甲紫标记进针点及胸锁关节	• 充分暴露穿刺部位,便于穿刺 • 提高穿刺的成功率,并避免发生气胸等并发症
7. 消毒皮肤	常规消毒局部皮肤	
8. 开包铺巾	打开无菌穿刺包,戴上无菌手套,铺洞巾	• 形成一无菌区,便于操作者操作

续表

操作流程	操作步骤	要点说明
9. 备好枪、管	准备好射管水枪及硅胶管，并抽吸0.4%枸橼酸钠生理盐水，连接穿刺针头准备穿刺射管用	
10. 局部麻醉	由助手协助，操作者用5ml注射器抽吸2%利多卡因，在穿刺部位进行局部麻醉	
11. 再次核对	再次核对床号、姓名、药液	
12. 穿刺静脉	操作者将针头指向胸锁关节，与皮肤成30°~40°角进针，边进针边抽回血，通过胸锁筋膜有落空感时，继续进针，直至穿刺成功	• 试穿锁骨下静脉，以探测进针方向、角度和深度
13. 穿刺射管	(1)操作者持射管水枪，按试穿方向刺入锁骨下静脉，同时抽回血，如抽出暗红色血液，表明进入锁骨下静脉 (2)嘱患者屏气，操作者一手按住水枪的圆孔及硅胶管末端，另一手快速推动活塞，硅胶管即随液体进入锁骨下静脉 (3)压住穿刺针顶端，将针退出 (4)针头退出皮肤后，将硅胶管轻轻从水枪中抽出	• 一般射入长度为左侧16~19cm，右侧12~15cm
14. 接输液器	将备好的输液器导管连接平针头，插入硅胶管内进行输液	
15. 固定调速	(1)用无菌敷贴覆盖穿刺点，并固定硅胶管 (2)在距离穿刺点约1cm处，将硅胶管缝合固定在皮肤上，覆盖无菌纱布，并用胶布固定 (3)根据患者的年龄、病情、药物的性质，调节滴速	• 一般缝合两针，两个结间距为1cm
16~19	同颈外静脉穿刺置管输液法16~19	

4. 评价　同密闭式周围静脉输液。

【注意事项】

1. 操作前应先叩患者两侧背部肺下界，并听诊两侧呼吸音，以便在术后不适时作为对照。

2. 严格执行无菌技术操作及查对制度，预防感染及差错事故的发生。

3. 正确选择穿刺点，在铺洞巾前将确定好的穿刺点及穿刺方向进行标记，避免因进针方向过度向外偏移而刺破胸膜，产生气胸。

4. 射管时，一定要用手压住水枪的圆孔处及硅胶管末端，以免硅胶管全部射入体内。另外，射管时推注水枪活塞应迅速，使水枪内的压力猛增而射出硅胶管，如果缓慢推注，即使水枪内的液体注完，仍不能射出硅胶管。

5. 退针时，切勿来回转动针头，以防针头斜面割断硅胶管。并且在穿刺针未退出血管时，不可放开按压圆孔处的手指，防止硅胶管吸入。

6. 每天输液前要先检查导管是否在静脉内。

7. 输液过程中应加强巡视，如发现硅胶管内有回血，应及时用0.4%枸橼酸钠生理盐水冲注，以免血块堵塞硅胶管。如溶液点滴不畅，可用急速负压抽吸，不能用力推注液体，以免将管内的凝血块冲入血管形成栓子。及时检查硅胶管是否滑出血管外或弯曲、头部位置是否不当、固定硅胶管的线结扎是否过紧，出现上述情况应及时处理。

扫一扫，看总结

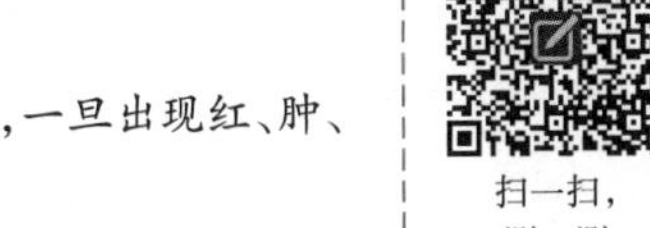

8. 每天停止输液时，要进行封管。若发现硅胶管内有凝血，应用注射器将凝血块抽出，切忌将凝血块推入血管造成栓塞。

9. 每日常规消毒穿刺点及周围皮肤并更换敷料。更换敷料时应注意观察局部皮肤情况，一旦出现红、肿、热、痛等炎症表现，应做相应的抗炎处理。

（陈焕芬　侯媛媛）

扫一扫，测一测

第十五章　标本采集技术

扫一扫，
自学汇

学习目标

1. 掌握标本采集的原则；各种标本采集的注意事项；12h 或 24h 尿标本常用的防腐剂的种类、作用及用法。
2. 熟悉各种标本采集的目的。
3. 了解标本采集的意义。
4. 能正确进行各种标本的采集。
5. 具有严谨求实的工作态度，操作规范，方法正确，动作轻巧。

标本采集(specimens collections)是指采集患者的少量血液、排泄物(如尿液、粪便)、分泌物(如痰、鼻分泌物)、呕吐物、体液(如胸水、腹水)和脱落细胞(如食管、阴道)等样品，经过物理、化学或生物学的实验室技术和方法对其进行检验，作为疾病的诊断、治疗、预防及药物监测、健康状况评估等的重要依据。掌握正确的标本采集方法非常重要，是临床护士必须掌握的基本知识与技能之一。

导入情景

患者，李某，45 岁，2h 前在工地干活时用刀割伤右拇指，伴有出血，疼痛，手指不能活动，以右拇指刀割伤收入骨科。医嘱：血常规，凝血四项，肝功能，尿常规。

工作任务

1. 留取检验标本前进行健康指导。
2. 正确留取以上检验标本。

第一节　标本采集的意义和原则

一、标本采集的意义

标本采集具有协助明确疾病诊断、观察病情变化、推测病程进展、制订治疗与抢救方案等意义。标本检验在一定程度上反映机体的正常生理现象或病理改变。标本采集的质量直接关系到标本检验结果的准确性。

二、标本采集的原则

在采集各种检验标本时，除个别特殊要求外，均应遵循以下基本原则，以确保标本的质量。

（一）遵照医嘱

采集、送检各种标本均应按医嘱执行。医生填写检验申请单（图 15-1），要求字迹清楚，目的明确，申请人签全名。若护士对申请单有疑问时，应及时与相关医生核实，确认无误后方可执行。

（二）充分准备

1. 明确标本采集相关事宜　护士应明确检验项目、检验目的、采集方法、采集标本量及相关注意事项。

医院检验单 №0068014

姓名____年龄____
门诊号/住院号____男、女
科____病区____床
临床诊断____
检验物____
检验目的____
检验结果
检验员____
送检医师____
送检日期____收到日期____报告日期____检验者____
№0068014

图 15-1　检验申请单

2. 患者准备　采集标本前，患者或家属经过护士的耐心解释，对留取标本的目的、要求、注意事项等有一定的理解，对护士信任，并愿意配合。

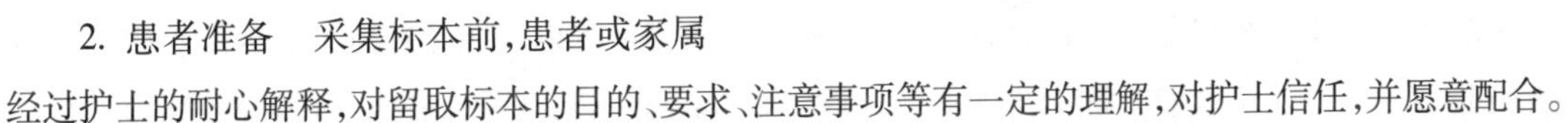

3. 物品准备　护士根据检验目的准备好物品，选择适当的检验容器，条形码（图 15-2）（或在检验单附联上注明科别、床号、住院号、姓名，检验项目、标本采集的日期和时间）贴于容器外（图 15-3）。

4. 护士准备　操作前，护士应修剪指甲，洗手，戴口罩、帽子、手套，必要时穿隔离衣。

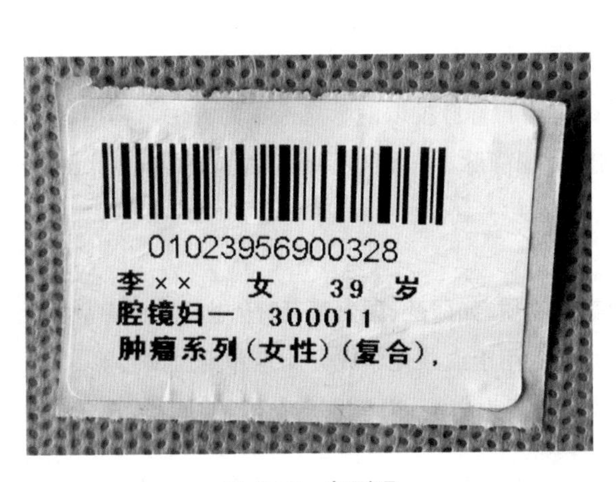

图 15-2　条形码

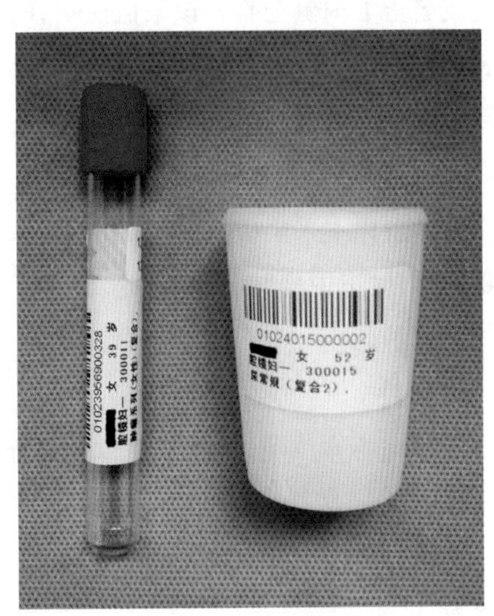
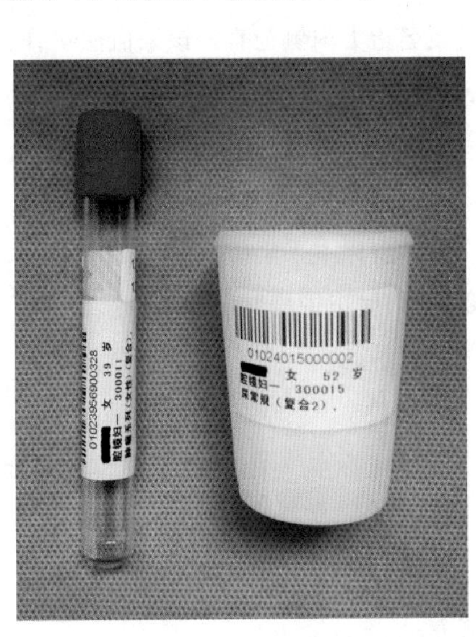

图 15-3　检验容器

（三）严格查对

查对是保证标本采集准确无误的重要环节之一。采集标本前应认真查对医嘱，核对检验申请单项目、标签或条形码，辨识患者的姓名、床号、住院号等，确认无误后方可进行。采集完毕和送检前应再次进行查对。

（四）正确采集

为保证检验标本的质量，标本容器、采集时间、标本量及抗凝剂等都应符合检验质量控制的要求，必须掌握正确的采集方法。如采集细菌培养标本时，应在使用抗生素前采集，严格执行无菌技术操作，避免污染，不可混入防腐剂、消毒剂及其他药物，培养基应足量、无混浊、变质，以确保检验结果的准确性。**若已经使用抗生素及其他药物，则应选择血药浓度最低时采集，并在检验单上注明**。需患者自己留取标本时，如24h尿标本、痰标本等，应详细告知患者留取标本的正确方法及注意事项。

（五）及时送检

扫一扫，看总结

标本采集后应及时送检，不可放置过久，以免影响检验结果。特殊标本还需注明采集时间，如血气分析等。各类标本应区分运送容器，注意容器的密闭性、安全性。运送途中应妥善放置，防止标本被污染、破坏、变质、丢失及混淆。

第二节　常用标本的采集

一、血液标本采集技术

血液不断流动于机体的循环系统当中，与机体所有组织器官发生联系，参与机体的每一项功能活动，对维持机体新陈代谢、功能调节和机体内、外环境的平衡起到重要作用。

血液系统的变化影响着组织器官，组织器官发生病理变化时也可能导致血液成分发生改变。故血液检验不仅可以反映血液系统本身的病变，也可协助诊断疾病、判断患者病情进展程度、为疾病治疗提供参考依据。血液检验是临床上最重要，也是最常用的检验项目之一。

（一）毛细血管采血法

毛细血管采血法是自外周血或末梢血采集标本的方法。WHO推荐毛细血管采血法的部位以中指或无名指尖内侧为宜。该采血法操作方便，用于需血量微小的检验项目，采血部位成人多选左手无名指，婴幼儿多从拇指或足跟部采血。外周血或末梢血血液循环较差，易受气温、运动、外力挤压等因素影响，故检验结果不够稳定。

（二）静脉血标本采集法

静脉血标本采集（intravenous blood sampling）是指自静脉抽取静脉血标本的方法。常用静脉有：贵要静脉、肘正中静脉、头静脉、腕部及手背静脉、大隐静脉、小隐静脉、足背静脉、颈外静脉（婴幼儿多选）、股静脉。

【目的】

1. 全血标本　测定**血沉、血常规及血液中某些物质，如尿酸、尿素氮、肌酸、血氨、血糖**等。

2. 血浆标本　抗凝血离心后所得上清液为血浆，用于**血浆化学成分测定和凝血试验**等。

3. 血清标本　不加抗凝剂的血离心后所得上清液为血清，用于测定**血清酶、脂类、电解质和肝功能**等。

4. 血培养标本　检测血液中的**病原体**。

【操作程序】

1. 评估

(1)辨识患者。

(2)患者的病情、治疗情况、意识状态、肢体活动情况。

(3)患者对血标本采集的认知、合作程度。

(4)患者需检查的项目、采血量、是否需要特殊准备。

(5)采集部位皮肤及血管情况,如有无水肿、瘢痕、静脉充盈程度、管壁弹性等。

(6)患者有无情绪的变化,如检验前紧张、焦虑等,有无运动、进食、吸烟、药物以及饮酒、咖啡或茶等。

2. 计划

(1)患者准备:了解静脉血采集的目的、方法、注意事项及配合要点;取舒适卧位,暴露穿刺部位,穿刺部位皮肤清洁。

(2)护士准备:着装整洁,洗手,戴口罩。

(3)用物准备

1)治疗车上层:注射盘内放置皮肤常规消毒液、无菌棉签、一次性注射器或一次性采血针(图15-4、图15-5)、真空采血管(图15-6)或血培养瓶(图15-7)、检验申请单、贴好标签或条形码(注明科别、病室、床号、姓名、住院号、检验目的等)、止血带、治疗巾、小垫枕、胶布、采血架、无菌手套、必要时

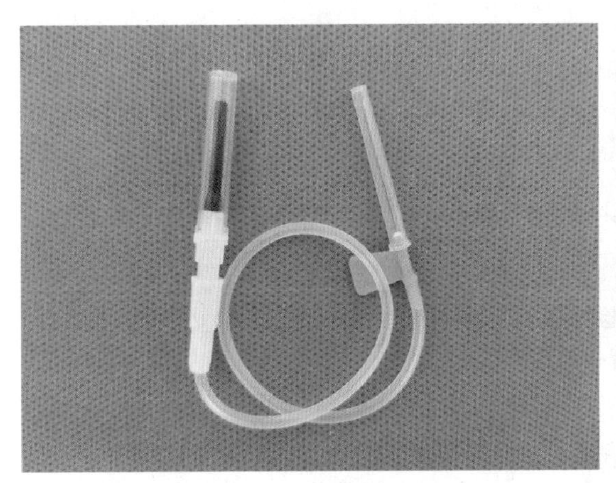

图 15-4 一次性使用静脉采血针

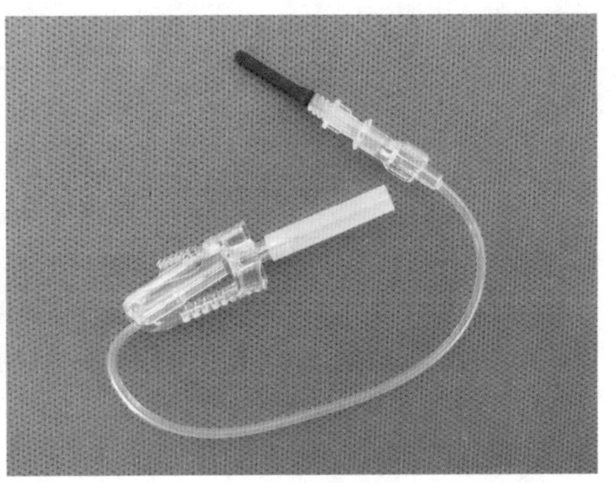

图 15-5 一次性使用针管弹回式采血针

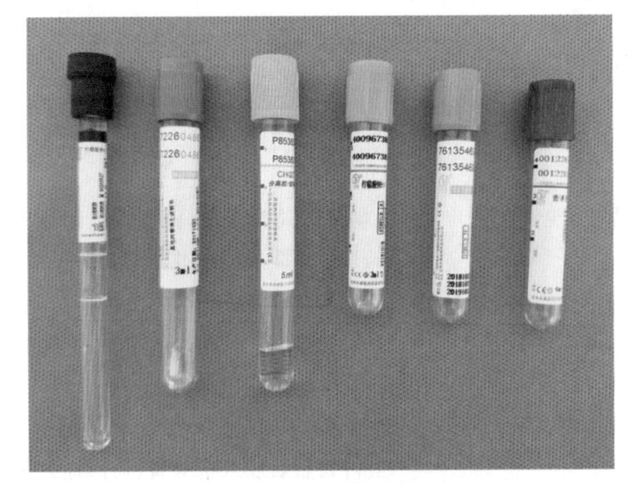

图 15-6 真空采血管

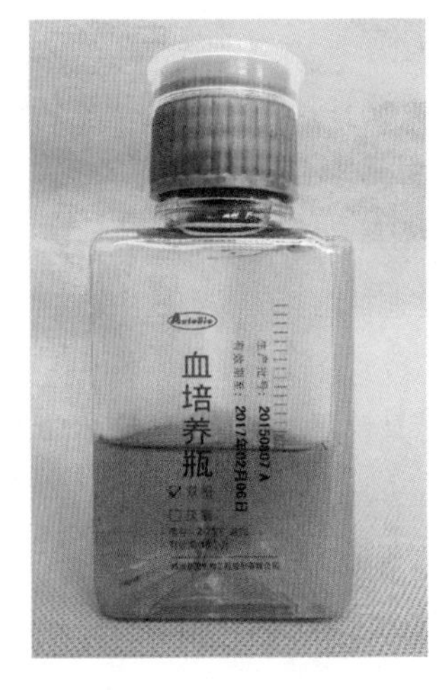

图 15-7 血培养瓶

备持针器。注射盘外放置手消毒液，按需要准备酒精灯、火柴。

2）治疗车下层：生活垃圾桶、医用垃圾桶、锐器回收盒。

（4）环境准备：整洁、安静，温湿度适宜，光线明亮或照明充足，必要时用屏风或围帘遮挡。

知识拓展

常用真空采血管的用途

1. 红色头盖管，不含添加剂，适用于血清生化和免疫学检查。
2. 黄色头盖管，添加剂为分离胶/促凝剂，适用于急诊生化试验。
3. 绿色头盖管，添加剂为肝素，适用于血流变检查等。
4. 紫色头盖管，添加剂为 EDTA，适用于血常规检查等。
5. 蓝色头盖管，添加剂为枸橼酸钠，适用于凝血检查等。
6. 黑色头盖管，添加剂为枸橼酸钠，适用于血沉测定。
7. 灰色头盖管，添加剂为草酸钾/氟化钠，适用于血糖测定。
8. 细菌培养瓶，适用于血液、体液需氧/厌氧细菌培养。

使用真空采血管一次采集多管血液时，按照以下顺序进行，血培养管、无添加剂管（白盖）、凝血项目管（蓝盖）、血沉管（黑盖）、血清管（红盖或黄盖）、肝素管（绿盖）、EDTA 管（紫盖）、抑制血糖酵解管（灰盖）。

真空采血系统静脉血采集技术（视频）

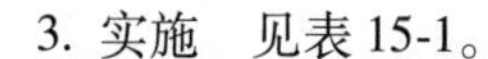

3. 实施 见表 15-1。

表 15-1 静脉血标本采集

操作流程	操作步骤	要点说明
1. 核对解释	携用物至患者床旁，辨识患者，核对检验申请单、标本容器及标签或条形码是否一致，并做好解释	• 确认患者，取得合作
2. 选择静脉	协助患者取适当体位，戴手套选择合适的静脉	• 嘱患者握拳，使静脉充盈 • 常选用肘正中静脉、头静脉或贵要静脉
3. 消毒皮肤	在穿刺点上方 6~8cm 处扎止血带，常规消毒皮肤	• 严格执行无菌技术操作
4. 再次核对	再次核对床号、姓名、检验项目及检验容器	• 操作中查对
5. 静脉采血		• 执行标准预防原则
▲ 注射器采血		
（1）穿刺抽血	按静脉注射法将针头刺入静脉，见回血后，抽动活塞抽取所需血量	• 穿刺时若局部出现血肿，应立即拔出针头，按压局部，选择其他静脉重新穿刺
（2）拔针按压	采血完毕，松止血带，嘱患者松拳，迅速拔出针头，用无菌干棉签按压局部至不出血为止	• 防止皮下出血或淤血 • 凝血功能障碍以及长期应用抗凝剂患者，拔针后可适当延长按压时间
（3）注入容器	将血液注入标本容器	• 同时采集不同种类血标本时，应**先注入血培养瓶，然后注入抗凝管，最后注入干燥试管**

续表

操作流程	操作步骤	要点说明
	血培养标本:除去铝盖中心部,常规消毒瓶塞,**更换针头**后将所需血液量注入瓶内	• 注意无菌技术操作,防止污染 • **标本应在抗生素使用前采集**,如已经使用应在检验单上注明
	全血标本:取下针头,将血液沿试管壁缓缓注入盛有抗凝剂的试管内,轻轻摇匀,使血液与抗凝剂充分混匀	• 勿将泡沫注入 • 防止血液凝固
	血清标本:取下针头,将血液沿试管壁缓缓注入干燥的试管内	• 防溶血,选用干燥注射器,避免振荡,避免红细胞破裂溶血,勿将泡沫注入
▲ 真空采血器采血		
(1)穿刺抽血	取下真空采血针护套,手持采血针,按静脉注射法将针头刺入静脉,见回血,将采血针另一端刺入真空管,采血至所需量(图 15-8、图 15-9、图 15-10)	• 如需多管采血,可再接入所需的真空管 • 当采集到最后一管血液时,即松开止血带 • 血管充盈者可松开止血带后采血至所需量;血管不充盈者可扎止血带采血至所需量后再松开
(2)拔针按压	抽血毕,用无菌干棉签置穿刺点处迅速拔出针头,按压穿刺点至不出血为止	• 采血结束,先拔真空管,后拔去针头,再按压止血
6. 整理记录	(1)按医疗废物处理条例处置用物,脱掉手套 (2)协助患者卧于舒适卧位,整理床单位,再次核对,清理用物 (3)洗手,记录	 • 操作后查对 • 特殊的标本需注明采集时间
7. 及时送检	将血标本连同化验单及时送检	• 以免影响检验结果

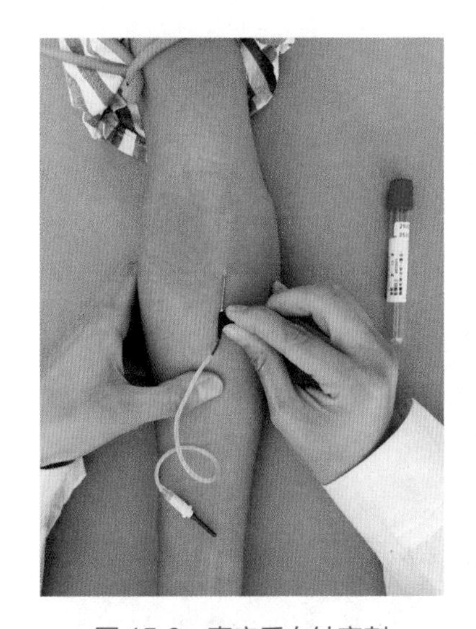

图 15-8 真空采血针穿刺

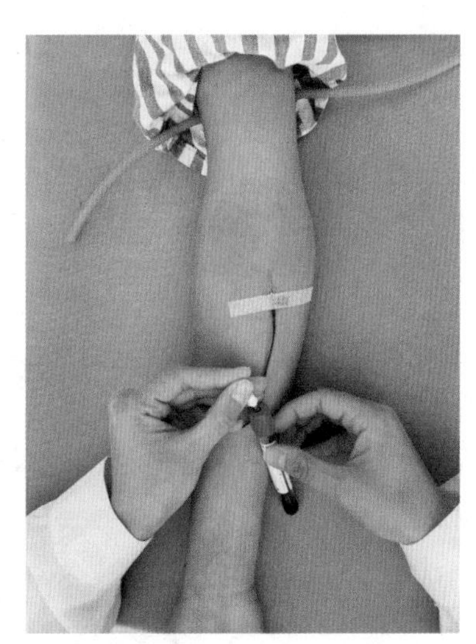

图 15-9 连接真空采血管

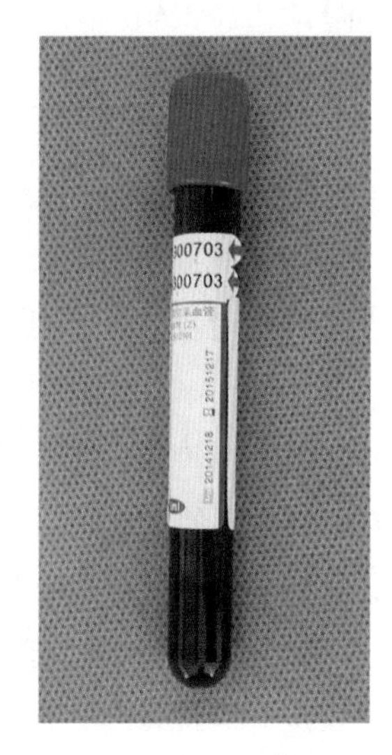

图 15-10 采血至所需量

4. 评价

(1)患者采集部位无血肿、无感染发生。

(2)护士无菌观念强,标本留取方法正确,操作规范、保证质量。

(3)护患沟通有效,患者积极配合,彼此需要得到满足。

【注意事项】

1. 做生化检验,应在**清晨空腹**时采集血标本,事先告知患者**抽血前**约12h**勿进食、饮水**,以免影响检验结果。

2. 采集细菌培养标本尽可能在使用抗生素前或伤口局部治疗前、高热寒战期进行标本采集,已经使用抗生素或不能停用的药物应予以注明。一般血培养标本取血5ml,亚急性细菌性心内膜炎患者,采血10~15ml,以提高培养阳性率。

3. 采集血培养标本时应防止污染,严格执行无菌技术操作,抽血前应检查培养基是否符合要求,瓶塞是否干燥,培养液是否充足。血培养标本应**注入无菌容器内,不可混入药物、消毒剂、防腐剂**,以免影响检验结果。

4. 肘部采血时,不要拍打患者前臂,止血带结扎时间以不超过1min为宜,避免结扎时间过长导致血液成分变化影响检验结果。

5. **严禁在输液或输血的肢体**或针头处抽取血标本,应在**对侧肢体采集**。若女性患者做了乳腺切除术,应在手术对侧手臂进行采血。

6. 凡全血标本或需抗凝血的标本,采血后立即上下颠倒5~10次混匀,不可用力震荡。

7. 使用真空管采血时,不可在穿刺前将真空采血管与采血针头相连,以免试管内负压消失而影响采血。

(三)动脉血标本采集

动脉血标本采集(arterial blood sampling)是指自动脉抽取动脉血标本的方法。常用动脉有股动脉、肱动脉、桡动脉。

【目的】

采集动脉血标本,常用于作血气分析。

【操作程序】

1. 评估

(1)辨识患者。

(2)患者的病情、意识状态、肢体活动能力、合作程度。

(3)正在进行的治疗(用氧或呼吸机使用情况)。

(4)患者皮肤、血管状况。

2. 计划

(1)患者准备:了解动脉血采集的目的、方法、注意事项及配合要点;取舒适卧位,暴露穿刺部位,穿刺部位局部皮肤清洁。

(2)护士准备:着装整洁,洗手,戴口罩。

(3)用物准备

1)治疗车上层:注射盘内放置常规皮肤消毒液、无菌棉签、2ml或5ml一次性注射器或动脉血气针(图15-11)、肝素适量、治疗巾、小垫枕、无菌纱布、无菌软木塞或橡胶塞、小沙袋、检验申请单、贴好标签或条形码

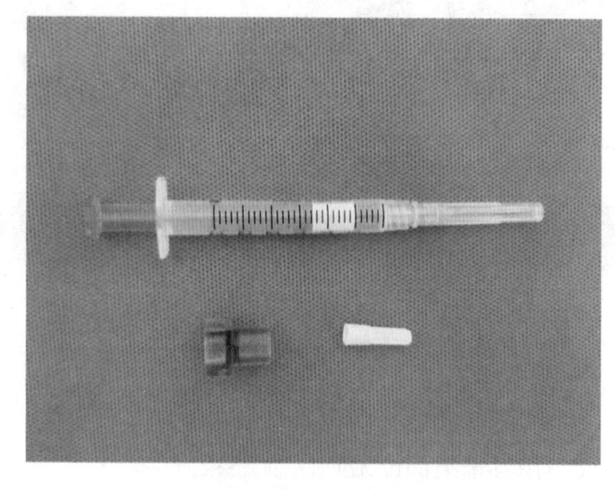

图15-11 动脉血气针

（注明科别、病室、床号、姓名、住院号、检验目的等）。注射盘外放置手消毒液。

2）治疗车下层：生活垃圾桶、医用垃圾桶、锐器回收盒。

（4）环境准备：整洁，温湿度适宜，光线明亮或照明充足，必要时用屏风或围帘遮挡。

3. 实施 见表 15-2。

动脉血标本采集（视频）

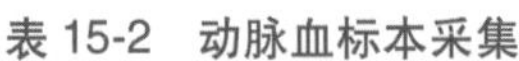

表 15-2 动脉血标本采集

操作流程	操作步骤	要点说明
1. 核对解释	携用物至床旁，辨识患者，核对检验申请单、标本容器及标签或条形码是否一致，并作好解释	• 确认患者，操作前查对，避免差错事故
2. 确定动脉	协助患者采取舒适体位，暴露穿刺部位	• 常选择桡动脉、股动脉、肱动脉、足背动脉 • 桡动脉穿刺点在前臂掌侧腕关节上 2cm，桡动脉搏动明显处
3. 垫枕铺巾	将治疗巾铺于小垫枕上，置于穿刺部位下	
4. 消毒皮肤	常规消毒皮肤（以动脉搏动最强点为圆心），消毒直径至少 8cm；常规消毒操作者左手示指、中指或戴无菌手套	• 严格执行无菌技术操作
5. 再次核对	再次核对床号、姓名、检验目的及检验容器	• 操作中查对
6. 动脉采血		• 执行标准预防原则
▲ 注射器采血	左手示指、中指将欲穿刺动脉搏动最明显处固定于两指间，右手持注射器在两指间垂直或与动脉走向成 45°~90°角刺入动脉，见鲜红血液涌入注射器后固定针头的方向及深度，左手抽取血液至所需量	• 穿刺前先抽吸肝素 0.5ml，湿润注射器管腔后弃去余液，以防血液凝固 • 采血过程中保持针尖固定 • 血气分析采血量一般为 0.1~1ml
	采血完毕，迅速拔出针头，同时用无菌纱布或小沙袋**加压止血** 5~10min	• 凝血功能障碍的患者，拔针后应延长按压时间，至不出血为止
	拔出针头后，立即将针尖斜面刺入软木塞或橡胶塞，以隔绝空气，并轻轻搓动注射器使血液与肝素混匀	• 防止空气进入注射器，以免影响检验结果 • 防止标本凝固
▲ 动脉血气针采血	取出并检查动脉血气针，将针栓推到底部，拉到预设位置，除去护针帽，左手示指、中指将欲穿刺动脉搏动最明显处固定于两指间，右手持采血针与动脉走向成 45°~90°进针，见有鲜红色回血后，固定血气针，血气针会自动抽取所需量，空气迅速经过孔石排出	• 3ml 动脉采血器预设至 1.6ml • 1ml 动脉采血器预设至 0.6ml
	血液液面达到预设位置，孔石遇湿封闭，拔出动脉采血针，按压穿刺部位 5~10min。将动脉采血器针头垂直插入橡皮针塞中，按规定丢弃针头和针塞，如果有需要排除气泡，螺旋拧上安全针座帽	• 采血器内不可有空气，以免影响结果
	颠倒混匀 5 次，手搓样品管 5s	• 保证抗凝剂充分发挥作用
7. 整理记录	（1）按医疗废物处理条例处置用物，脱掉手套	
	（2）协助患者卧于舒适卧位，整理床单位，再次核对，清理用物	• 操作后查对
	（3）洗手，记录	• 记录执行时间和患者反应
8. 及时送检	将血标本连同化验单及时送检	• 以免影响检验结果

4. 评价

(1)患者采集部位无血肿、感染发生。

(2)护士采集标本方法正确,标本送检及时,标本符合检验要求。

(3)护患沟通有效,患者积极配合,彼此需要得到满足。

【注意事项】

1. 严格执行查对制度和无菌技术操作原则。

2. 桡动脉穿刺点为前臂掌侧腕关节上2cm,桡动脉搏动明显处;股动脉穿刺点为腹股沟股动脉搏动明显处。新生儿宜选用桡动脉,不宜选用股动脉穿刺,因股动脉穿刺垂直进针时易伤及髋关节。

3. 拔针后局部用无菌纱布或沙袋加压止血,以免出血或形成血肿。

4. 血气分析标本应**与空气隔绝**,采集后立即送检。

5. 有出血倾向者慎用动脉穿刺法采集血标本。

尿标本采集(微课)

二、尿标本采集技术

尿液是血液经肾小球滤过,肾小管和集合管重吸收、排泄、分泌产生的终末代谢产物。尿液的组成和性状不仅与泌尿系统疾病直接相关,也受机体各系统功能状态的影响,并反映机体的代谢状况。临床上常采集尿标本用于物理、化学、细菌学等检查,以了解病情、协助诊断、观察疗效。

尿标本可分为:常规标本、培养标本、12h或24h标本。

【目的】

1. 常规标本　检查尿液的颜色、透明度、检查有无细胞及管型、测定尿比重、作尿蛋白及尿糖定性检测等。

2. 培养标本　用于**细菌培养或细菌敏感试验**,以了解病情,协助疾病的诊断与治疗。

3. 12h或24h尿标本　用于各种尿生化检查,如钠、钾、氯、17-羟类固醇、肌酐、肌酸及尿糖定量检查或尿浓缩查结核杆菌等。

【操作程序】

1. 评估

(1)辨识患者。

(2)患者的病情、临床诊断、治疗、检验目的。

(3)患者的意识状态、心理状态及合作程度。

2. 计划

(1)患者准备:了解尿标本采集的目的、方法、注意事项及配合要点。

(2)护士准备:着装整洁,洗手,戴口罩。

(3)用物准备

1)治疗车上层除检验申请单、贴好标签或条形码(注明科别、病室、床号、姓名、住院号、检验目的等)、手消毒液外,根据不同的检验目的另备:

①常规标本:一次性尿常规标本容器(图15-12)。

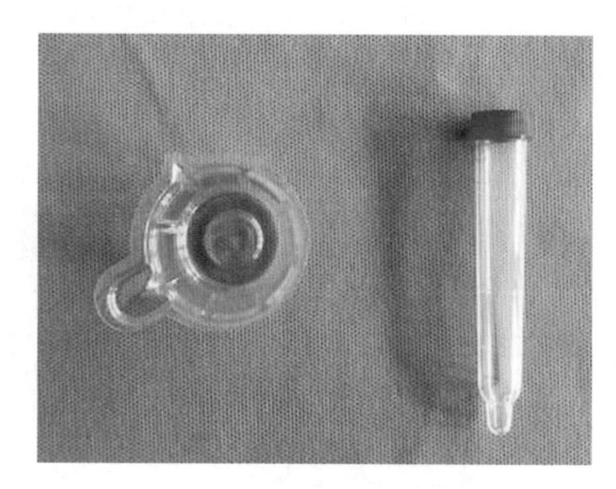

图15-12　一次性尿常规标本容器

②培养标本：无菌标本试管、无菌手套、长柄试管木夹、酒精灯、火柴、无菌棉球、消毒液。

③12h 或 24h 尿标本：集尿瓶（容量为 3 000~5 000ml）、防腐剂。

2）治疗车下层：生活垃圾桶、医用垃圾桶、便盆，必要时备尿壶、导尿包。

（4）环境准备：整洁、安全、宽敞、明亮、隐蔽。

3. 实施 见表 15-3。

表 15-3 尿标本采集法

操作流程	操作步骤	要点说明
1. 核对解释	（1）携用物至床旁，辨识患者，核对检验申请单、标本容器及标签或条形码是否一致，并作好解释	• 确认患者，取得合作
	（2）告知采集的目的和配合的方法	
	（3）屏风或床帘遮挡	• 注意保护患者的隐私
2. 收集标本		• 戴防护手套
▲ 常规标本	能够自理的患者：嘱其**留取晨起第一次尿**于标本容器内，除测定尿比重需留尿 100ml，其余检验留尿 30~50ml	• 晨尿浓度较高，未受饮食影响，检验结果较准确 • 不可将粪便混于尿液中
	不能自理的患者：应协助患者床上使用便器，并收集尿液于标本容器中	• 不可将卫生纸丢入便器中
	留置导尿的患者：从集尿袋下方引流孔处打开橡胶塞收集尿液	• 婴儿或尿失禁患者可用尿套或尿袋协助收集
▲ 培养标本		
中段尿留取法		
（1）清洁消毒	按导尿术清洁、消毒外阴	• 避免外阴部细菌污染尿培养标本，消毒从上至下，一次使用一个棉球
（2）接取尿液	嘱患者排尿，弃去前段尿，用试管夹夹持试管于酒精灯火焰上消毒试管口后，接取中段尿 5~10ml	• 在患者膀胱充盈时留取，前段尿起到冲洗尿道作用 • 嘱患者排尿应持续不停
（3）消毒试管	再次于酒精灯火焰上消毒试管口和盖子后盖紧试管，熄灭酒精灯	• 留取标本时勿触及容器口 • 标本不可倒置
（4）整理用物	清洁外阴，协助患者穿好裤子，整理床单位及用物	
导尿术留取法	可通过插导尿管的方法将尿液引出，留取中段尿 5~10ml	• 适用于昏迷或尿潴留患者
留置导尿术留取法	留置导尿时，用无菌消毒法消毒导尿管外部及导尿管口，用无菌注射器通过导尿管抽吸尿液送检	• 长期留置导尿管者，应更换新导尿管后再留尿 • 不可使用集尿袋中的尿液送检
▲ 12h 或 24h 尿标本		
（1）容器贴签	在容器外贴上检验单附联，其上注明日期、起止时间	
（2）留取尿液	若留取 12h 尿标本，嘱患者于 7pm **排空膀胱后**开始留取至次晨 7am **留完最后一次尿**；若留取 24h 尿标本，嘱患者于 7am **排空膀胱后**开始留取至次晨 7am **留完最后一次尿**。将 12h 或 24h 的全部尿液留取在容器中	• 不得混入粪便

续表

操作流程	操作步骤	要点说明
(3)加防腐剂	患者第一次排尿后即加入防腐剂，使之与尿液混合	• 集尿瓶应放置于阴凉处，根据检验目的加入防腐剂，避免尿液变质(表15-4)
(4)记录总量	留取最后一次尿液后，将12h或24h尿液全部盛于集尿瓶内，测总量后记录于检验单上	• 充分混匀后，取适量用于检验(一般约40ml)，弃去余尿
3. 整理记录	(1)协助患者取舒适体位 (2)洗手，记录 (3)标本及时送检 (4)按常规消毒处理用物	 • 记录尿液的总量、颜色、气味等 • 确保检验结果的准确性

表15-4 常用防腐剂的作用及方法

防腐剂	作用	用法	适用范围
甲醛	固定尿中有机成分，防腐	每100ml尿液中加400mg/L甲醛0.5ml	12h尿细胞计数(艾迪计数)
浓盐酸	使尿液保持在酸性环境中，防止尿中激素被氧化，防腐	24h尿液中加10ml/L浓盐酸	17-羟类固醇 17-酮类固醇
甲苯	形成薄膜，覆盖于尿液表面，以防细菌污染，保持尿液化学成分不变	**留取第一次尿液后加入，每100ml尿液加甲苯0.5ml(即甲苯浓度为5~20ml/L)**	尿生化检验，如尿蛋白、尿糖定量检查，尿钠、钾、氯、肌酐、肌酸的定量检查

4. 评价

(1)患者无泌尿系感染发生。

(2)护士标本留取方法准确，操作规范，标本送检及时。

(3)护患沟通有效，患者主动配合，掌握尿标本采集的正确方法。

【注意事项】

1. 女性患者**月经期不宜留取尿标本**，以免影响检查结果。
2. 若会阴部分泌物过多时，先清洁或冲洗会阴后再收集。
3. 早孕诊断试验留取**晨尿**。
4. 留取尿标本时不可混入粪便，以防粪便中的微生物使尿液变质。

三、粪标本采集技术

正常粪便由已经消化及未消化的食物残渣、消化道分泌物、大量细菌和水分组成。粪便标本的检验结果有助于评估患者的消化系统功能，协助疾病的诊断与治疗。标本留取的方法与检验结果密切相关，所以需根据不同检验目的，选择适合的标本留取方法。

粪便标本包括常规标本、寄生虫或虫卵标本、细菌培养标本、隐血标本。

【目的】

1. 常规标本 检查粪便的一般性状、颜色、细胞等。
2. 寄生虫及虫卵标本 检查粪便中的寄生虫、幼虫及虫卵。

3. 培养标本 检查粪便中的致病菌。

4. 隐血标本 检查粪便中肉眼不能观察到的微量血液。

【操作程序】

1. 评估

(1)辨识患者。

(2)患者的病情、临床诊断、治疗、排便情况、检验目的。

(3)患者的意识状态、心理状态及合作程度。

2. 计划

(1)患者准备:了解粪标本采集的目的、方法、注意事项及配合要点。

(2)护士准备:着装整洁,洗手,戴口罩。

(3)用物准备

1)治疗车上层除检验申请单、贴好标签或条形码(注明科别、病室、床号、姓名、住院号、检验目的等)、手消毒液外,根据不同的检验目的另备:

①常规标本:粪便标本检验盒(内附棉签或检便匙)(图 15-13)。

②寄生虫或虫卵标本:粪标本检验盒(内附棉签或检便匙)、透明胶带及载玻片(查找蛲虫)。

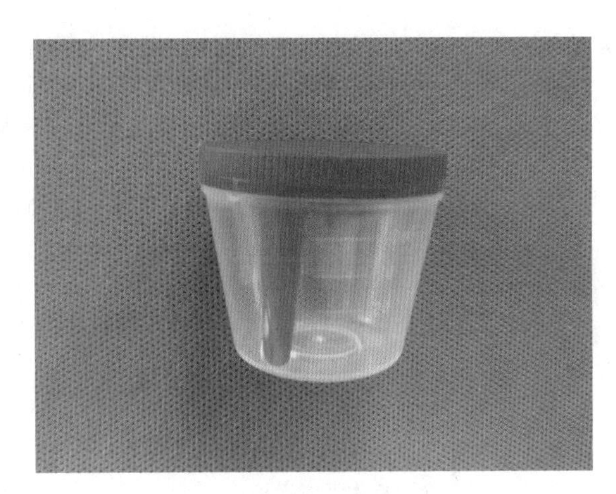

图 15-13 粪便标本检验盒

③培养标本:无菌培养瓶、无菌长棉签、无菌生理盐水。

④隐血标本:粪标本检验盒(内附棉签或检便匙)。

2)治疗车下层:生活垃圾桶、医疗垃圾桶、清洁便盆(如为培养标本时用消毒便盆)。

(4)环境准备:整洁、安全、温度适宜、宽敞、明亮、隐蔽。

3. 实施 见表 15-5。

表 15-5 粪标本采集法

操作流程	操作步骤	要点说明
1. 核对解释	(1)携用物至床旁,辨识患者,核对检验申请单、标本容器及标签或条形码是否一致,并作好解释	• 确认患者,取得合作
	(2)告知采集目的和配合方法	
	(3)屏风或床帘遮挡	• 注意保护患者的隐私
2. 排空膀胱	屏风遮挡,嘱患者排空膀胱	• 以免排便时混入尿液,影响检验结果
3. 留取标本		• 戴防护手套
▲ 常规标本	(1)嘱患者排便于清洁便盆中	
	(2)用检便匙取黏液脓血部分或粪便表面、深处及粪便多处取材约 5g 新鲜粪便放入标本容器内,对不能自理的患者应协助其排便	• 约蚕豆大小 • 腹泻患者取脓血、黏液部分,水样便应盛于容器中

续表

操作流程	操作步骤	要点说明
▲ 寄生虫及虫卵标本	(1)查寄生虫及虫卵:嘱患者排便于便盆中,**取不同部位带血液或黏液的部分 5~10g**	• 服驱虫剂后或作血吸虫孵化检查,**留取全部粪便**送检
	(2)查蛲虫:嘱患者于**睡前或清晨起床前**将取标本透明胶带贴于肛门周围处。取下并将已粘贴着蛲虫卵的胶带面粘在载玻片上或将胶带对合,送检验室作显微镜检查	• 蛲虫常在午夜或清晨时爬到肛门处产卵 • 有时需连续数天采集
	(3)查阿米巴原虫:用热水将便盆**加温至接近体温**。排便后,将标本连同便盆立即送检	• 保持阿米巴原虫的活动状态,防止**阿米巴原虫在低温环境下失去活力或死亡**,以至于难以查到
▲ 培养标本	(1)能自行排便者:嘱患者排便于消毒便盆内,用无菌棉签取粪便中央部分或带脓血、黏液的粪便 2~5g 放入培养瓶中,盖紧瓶塞,立即送检	• 保证检验结果的准确性 • 尽量多处选取标本,提高检验阳性率
	(2)不能排便者:若患者无便意,用无菌长棉签蘸无菌生理盐水,轻轻插入肛门约 4~5cm(**幼儿 2~3cm**),朝一个方向轻轻旋转退出,将棉签置于无菌培养瓶内,塞紧瓶塞	• 注意无菌操作,防止标本污染
▲ 隐血标本	按常规标本留取	• 需患者饮食配合
4. 整理记录	(1)协助患者取舒适体位 (2)洗手,记录 (3)标本及时送检 (4)按常规消毒处理用物	 • 记录粪便的形状、颜色、气味等 • 确保检验结果的准确性 • 避免交叉感染

4. 评价

(1)患者在粪便采集过程中无不适、安全。

(2)护士标本留取方法正确,操作规范,标本送检及时。

(3)护患沟通有效,患者积极配合,掌握粪便标本采集的正确方法。

【注意事项】

1. 查阿米巴原虫时,在采集标本前,不可给患者服用钡剂、油质、含金属的泻剂等,以免影响阿米巴虫卵或胞囊显露。

2. 采集隐血标本时,在采集标本**前三天需禁食肉类、动物肝脏、血及含铁丰富的食物和药物以及绿色蔬菜**,第四天开始采集标本,避免造成假阳性。

3. 粪便标本中不可混入尿液、植物、泥土、污水等异物。

四、痰标本采集技术

痰液为气管、支气管、肺泡的分泌物。正常情况下分泌很少,不引起咳嗽和咳痰;当呼吸道黏膜受到刺激,分泌物增多,痰量增多可有痰液咳出。痰液的性质、气味、量对疾病的诊断具有重要意义。

痰标本(sputum specimen)包括常规痰标本、24h 痰标本、痰培养标本。

【目的】

1. 常规痰标本　用于检查痰液中的细菌、虫卵、癌细胞等。

2. 24h 痰标本　用于检查 24h 痰量,观察痰液的性状以协助诊断或作浓集结核杆菌检查。

3. 痰培养标本　用于检查痰液中的致病菌,为抗生素的选择提供依据。

【操作程序】

1. 评估

(1)辨识患者。

(2)患者的病情、临床诊断、治疗、检验目的。

(3)患者的意识状态、心理状态及合作程度。

2. 计划

(1)患者准备:了解痰标本采集的目的、方法、注意事项及配合要点;漱口。

(2)护士准备:着装整洁,洗手,戴口罩。

(3)用物准备:除检验申请单、贴好标签或条形码(注明科别、病室、床号、姓名、住院号、检验目的等)、手消毒液、生活垃圾桶、医疗垃圾桶外,根据不同的检验目的另备:

1)常规痰标本:一次性痰杯(图 15-14)。

2)痰培养标本:一次性无菌痰杯、漱口液。如为无力咳痰或不合作患者,需备吸痰用物、一次性手套和集痰器(图 15-15)。

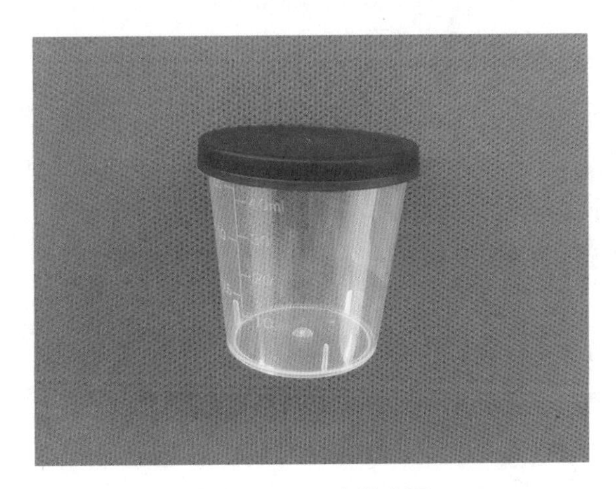

图 15-14　一次性痰杯

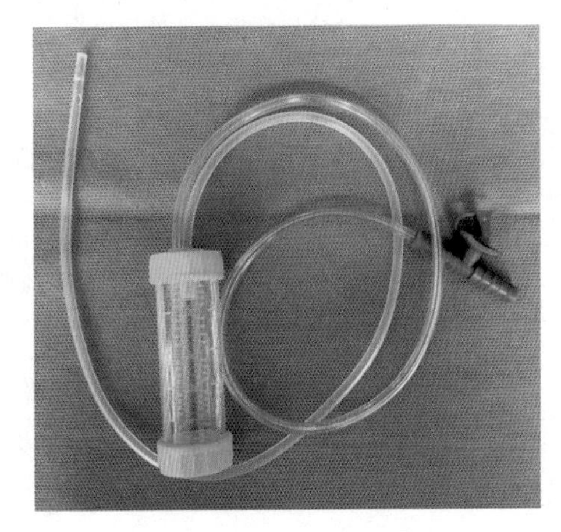

图 15-15　无菌集痰试管

3)24h 痰标本:备清洁广口大容量集痰器。

(4)环境准备:整洁、安全、温湿度适宜、宽敞、明亮。

3. 实施　见表 15-6。

表 15-6　痰标本采集法

操作流程	操作步骤	要点说明
1. 核对解释	(1)携用物至床旁,辨识患者,核对检验申请单、标本容器及标签或条形码是否一致并作好解释 (2)告知采集的目的和配合的方法 (3)屏风或床帘遮挡	• 确认患者,取得合作 • 注意保护患者的隐私
2. 收集标本		• 戴防护手套
▲ 常规标本	能自行留痰者:嘱患者晨起后,漱口。深呼吸数次后用力咳出气管深处的痰液,吐入痰盒中	• 去除口腔中的杂质 • 勿将唾液、鼻涕、漱口水等混入 • 若痰液不易咳出,可配合雾化吸入等方法

续表

操作流程	操作步骤	要点说明
	无力咳痰或不合作者:协助患者取合适卧位,叩击胸背部,将集痰器分别连接吸引器和吸痰管吸痰,置痰液于集痰器中	• 使痰液松动 • 集痰器开口高的一端连接吸引器,低的一端连接吸痰管
▲ 痰培养标本	能自行留痰者:**晨起后,先用漱口液漱口,再用冷开水漱口**;深呼吸数次后用力咳出气管深处痰液;将痰液收集于无菌痰盒内	• 去除口腔中杂菌 • 勿将唾液、鼻涕、漱口水等混入
	无力咳嗽或不合作者:同常规标本留取,**使用无菌集痰器**	• 物品均需无菌
▲ 24h 痰标本	(1)从晨起漱口后(7am)第一口痰开始留取,至次晨起漱口后(7am)第一口痰结束 (2)将 24h 的痰液全部收集于集痰器内	• 勿将唾液、鼻涕、漱口水混入
3. 整理记录	(1)协助患者取舒适体位 (2)洗手,记录 (3)将痰标本连同化验单及时送检 (4)按常规消毒处理用物	 • 记录痰液的外观和性状 • 确保检验结果的准确性 • 避免交叉感染

4. 评价

(1)患者在痰标本采集过程中无不适、安全。

(2)护士标本留取方法正确,操作规范,标本送检及时。

(3)护患沟通有效,患者积极配合,掌握痰标本采集的正确方法。

【注意事项】

1. 若痰液不易咳出者,可先进行雾化吸入以湿化痰液。

2. 留取常规痰标本查找癌细胞时应立即送验,也可用**95%乙醇或10%甲醛固定**后立即送检。

3. 作 24h 痰量和分层检查时,应嘱患者将痰吐在无色的广口瓶内,需要时可加入少许苯酚以防腐。

4. 不可将唾液、漱口水、鼻涕混入痰液内。

五、咽拭子标本采集技术

正常人咽喉部有口腔正常菌群,无致病菌生长。咽部细菌均来自外界,正常情况下不致病,当机体抵抗力下降或其他外部因素作用下出现感染等而导致疾病。咽拭子细菌培养可分离出致病菌,有助于白喉、化脓性扁桃体炎、急性咽喉炎等疾病的诊断。

【目的】

取咽部和扁桃体上分泌物做细菌培养或病毒分离,以协助诊断、治疗。

【操作程序】

1. 评估

(1)辨识患者。

(2)患者的病情、临床诊断、治疗。

(3)患者的意识状态、心理状态及合作程度。

2. 计划

(1)患者准备:了解咽拭子标本采集的目的、方法、注意事项及配合要点;体位舒适,愿意配合,进食 2h 后再采集标本。

(2)护士准备:着装整洁,洗手,戴口罩。

(3)用物准备

1)治疗车上层:治疗盘内备无菌咽拭子培养管(图 15-16)、酒精灯、火柴、压舌板、检验申请单、贴好标签或条形码(注明科别、病室、床号、姓名、住院号、检验目的等)。治疗盘外备手消毒液。

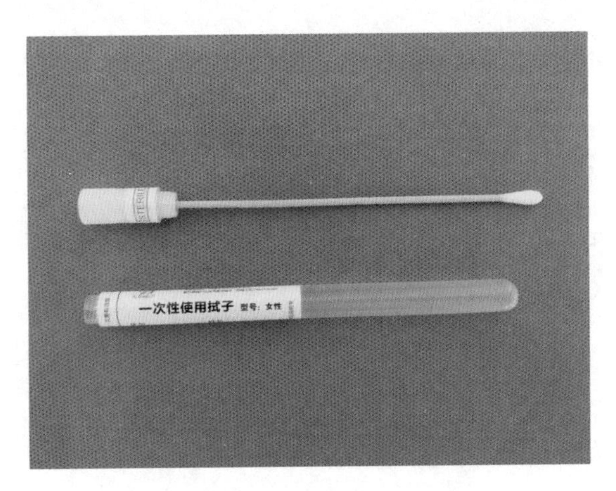

图 15-16 无菌咽拭子培养管

2)治疗车下层:生活垃圾桶、医用垃圾桶。

(4)环境准备:整洁、安全、温湿度适宜、宽敞、明亮。

3. 实施 见表 15-7。

表 15-7 咽拭子标本采集法

操作流程	操作步骤	要点说明
1. 核对解释	(1)携用物至床旁,辨识患者,核对检验申请单、标本容器及标签或条形码是否一致并作好解释	• 确认患者,取得合作
	(2)告知采集的目的和配合的方法	• 避免在进食后 2h 内进行,防止呕吐
2. 采集标本		
(1)暴露咽喉	点燃酒精灯,嘱患者张口发“啊”的音,暴露咽喉部	• 可配合使用压舌板
(2)取分泌物	用培养管内的无菌长棉签擦拭**两侧腭弓、咽、扁桃体上的分泌物**	• 动作要轻柔而敏捷
(3)消毒试管	在酒精灯火焰上消毒试管口后,将棉签插入试管后塞紧	• 防止标本污染
3. 整理记录	(1)协助患者取舒适体位	
	(2)洗手,记录	
	(3)将咽拭子连同检验单及时送检	• 确保检验结果的准确性
	(4)按常规消毒处理用物	• 避免交叉感染

4. 评价

(1)患者在留取标本过程中无不适、安全。

(2)护士操作熟练、规范,标本留取方法正确,无菌观念强。

(3)护患沟通有效,患者积极配合。

扫一扫，看总结

扫一扫，测一测

【注意事项】

1. 做真菌培养时应在**口腔溃疡面**上采取分泌物。
2. 留取标本时，棉签不可触及其他部位，防止污染标本，影响检验结果。
3. **避免进食后2h内**留取标本，防止发生呕吐。

六、呕吐物标本采集技术

当患者发生呕吐时，用弯盘接取呕吐物送检；不明原因中毒的患者，送检洗胃前抽出的内容物标本。

（王维维）

第十六章　病情观察和危重患者的抢救技术

扫一扫，
自学汇

学习目标

1. 掌握基础生命支持、氧气吸入、吸痰及洗胃的目的和注意事项；低氧血症的分度及给氧浓度的计算；洗胃溶液的选择。

2. 熟悉病情观察的内容；危重患者的支持性护理；心脏骤停的临床表现。

3. 了解抢救工作的组织管理与抢救设备的管理。

4. 能正确进行基础生命支持、氧气吸入、吸痰及自动洗胃机洗胃。

5. 具有严谨求实的工作态度和抢救意识，关爱患者，确保安全。

病情观察（observation of disease）是医护人员对患者的病史和现状进行全面系统的了解、对病情做出综合判断的过程，是临床医务人员的重要工作内容之一。及时、准确的病情观察，可为诊断、治疗、护理以及预防并发症提供必要的临床依据。

危重患者（critical clients）的特点是病情严重且变化快，随时可能出现危及生命的征象。因此护士必须熟练地掌握基础生命支持、氧气吸入、吸痰、洗胃等基本抢救技术，在护理和抢救危重患者的过程中，与医生配合保证抢救工作的有效进行。

导入情景

患者，男性，70 岁，“高血压”病史 20 年。晨起洗漱时突然晕倒，不省人事，立即被送入急诊室。查体：T 36.5℃，P 90 次/min，R 18 次/min，BP 200/104mmHg，患者意识不清，大小便失禁，双侧瞳孔等大等圆，对光反射迟钝，病理征阳性。初步诊断为脑出血。

工作任务

1. 密切观察病情变化。

2. 正确评估患者病情，提供相关的护理措施。

第一节 病情观察

观察是对事物、现象进行仔细查看的过程，是一项系统工程。护士对患者的病情观察应全面细致，从症状到体征，从生理到心理，贯穿于患者疾病诊治及护理过程的始终。

一、病情观察的方法

（一）直接观察法

直接观察是利用感觉器官或借助医疗仪器对患者进行观察。主要方法包括视诊、触诊、叩诊、听诊和嗅诊等。

1. 视诊（inspection） 是基本的检查方法之一，即护士通过视觉了解患者全身或局部状态有无异常的检查方法。包括全身和局部视诊，以及呕吐物或排泄物的观察。全身视诊如观察患者发育、营养、面容、表情、体位和步态等，可了解患者的全身状况；局部视诊如观察皮肤与黏膜的颜色、骨骼或关节外形等，可了解身体各部分的改变。

2. 触诊（palpation） 通过手接触患者被检查部位时的感觉来进行判断的一种方法，它可以进一步检查视诊发现的异常征象，也可以明确视诊所不能明确的体征，如体温、湿度、波动、压痛、摩擦感以及包块的位置、大小、轮廓、表面性质、硬度、移动度等。

3. 叩诊（percussion） 是用手指叩击或手掌拍击被检查部位体表，使之震动而产生音响，根据震动和音响的特点，来判断被检查部位脏器状态及有无异常的检查方法。如确定肺下界位置、心界大小与形状、肝脾的边界、腹腔积液有无与多少，以及子宫、膀胱有无胀大等情况。

4. 听诊（auscultation） 是用耳直接听或借助听诊器或其他仪器来听取患者身体各个部分活动时发出的声音，分析判断不同声音所代表意义的检查方法。通过耳可以直接听到患者发出的声音，如根据患者咳嗽的声音、音调、持续时间、剧烈程度来分析疾病的状态。借助听诊器可以听到患者的心音、呼吸音、肠鸣音等。

5. 嗅诊（olfactory examination） 是指通过嗅觉来判断发自患者的异常气味与疾病之间关系的检查方法。患者的气味可以来自皮肤、黏膜、呼吸道、胃肠道、分泌物、呕吐物、排泄物等。

（二）间接观察法

间接观察法是通过与医生或其他医务人员、患者及其家属的交流，以及通过阅读病历、检验报告、交接班报告、会诊报告及其他相关资料等，获得疾病相关信息，以全面了解患者的病情。

二、病情观察的内容

（一）一般情况

1. 发育与体型 成人发育正常的指标包括：头部的长度为身高的1/7～1/8，胸围约为身高的1/2，双上肢展开的长度约等于身高，坐高约等于下肢的长度。临床上把成人的体型分为三种：①正力型（匀称型）：即身体各部分匀称适中，腹上角90°左右。②无力型（瘦长型）：体高肌瘦、颈细长、肩窄下垂、胸廓扁平、腹上角小于90°。③超力型（矮胖型）：体格粗壮、颈粗短、面红、肩宽平、胸围大、腹上角大于90°。

2. 饮食与营养状态 饮食在疾病诊断、治疗中起到一定的作用。因此，需注意观察患者的食欲、食量、进食后反应、饮食习惯，有无特殊嗜好或偏食等情况。营养状态与食物的摄入、消化、吸收和代谢等因素有关，是判断机体健康状况、疾病程度的重要标准之一。营养状态通常根据皮肤、毛发、指甲、皮下脂肪，肌肉的发育情况进行综合判断。临床上一般分为良好、中等和不良三个等级。此外，在一定时间内监测体重变化亦可反映机体的营养状态，同时体重也是疾病治疗与用药的依据。

3. 面容与表情　疾病及情绪变化可引起面容与表情的变化。健康者表情自然、神态安逸。患病后，常出现痛苦、忧虑或疲惫等面容与表情。某些疾病发展到一定程度时，可出现特征性面容与表情，临床上常见的典型面容改变有：①急性病容：**表现为表情痛苦、面色潮红、兴奋不安、鼻翼扇动、口唇疱疹等**。多见于急性感染性疾病，如肺炎球菌肺炎、疟疾等患者。②慢性病容：**表现为表情忧虑、面容憔悴、面色灰暗或苍白无华、目光暗淡等**。见于慢性消耗性疾病，如恶性肿瘤、肝硬化、严重结核病等患者。③贫血面容：表现为表情疲惫、面色苍白、唇舌色淡等。见于各种原因所致的贫血患者。④肝病面容：表现为面色灰暗，额部、鼻背、双颊有褐色色素沉着。见于慢性肝脏疾病的患者。临床上常见面容还有肾病面容、甲状腺功能亢进面容、黏液性水肿面容、二尖瓣面容、苦笑面容、满月面容以及面具面容等。

4. 体位　临床常见体位有主动体位、被动体位、强迫体位（详见第三章）。患者因疾病而采取不同的体位，体位的改变对某些疾病的诊断具有一定意义。如意识丧失或极度衰竭患者不能自行调整或变换肢体位置，呈被动体位；急性胰腺炎患者，在腹痛发作时，弯腰抱膝方可减轻疼痛，呈强迫体位。

5. 姿势与步态　健康成人躯干端正，肢体动作灵活适度。患病时可以出现特殊的姿势，如腹痛时患者常有躯干制动或弯腰；颈椎疾病时出现颈部活动受限。常见的异常步态有：蹒跚步态（鸭步）、醉酒步态、共济失调步态、慌张步态、剪刀步态、跨阈步态、间歇性跛行等。

6. 皮肤与黏膜　主要观察皮肤和黏膜的颜色、湿度、温度、弹性及完整性，有无皮疹、水肿、皮下出血、皮下结节、瘢痕等情况。如皮肤黏膜苍白见于贫血、休克等患者；发绀多见于心、肺疾病导致的患者缺氧。发热性疾病，患者皮肤发红、发热；长期消耗性疾病或严重脱水者皮肤弹性减弱。当患者已出现皮肤黏膜异常改变时，应进一步了解与该异常相关的内容，如出现皮肤黏膜水肿要观察水肿出现的时间、部位，判断水肿的程度，鉴别各种不同原因的水肿；观察皮下出血情况时要了解出血面积大小及伴随症状等。长期卧床患者应观察受压部位皮肤的颜色、完整性及感觉等。

7. 呕吐　呕吐的临床表现因病因不同而异，如颅内压增高引起的呕吐可呈喷射状，上消化道大出血可大口呕吐鲜血。因此，观察患者呕吐时应注意其发生的时间、次数、方式，以及呕吐物的性状、量、色、气味和伴随症状，与进食和药物副作用的关系，是否为精神因素引起。对剧烈呕吐者，还要密切观察其心率、血压和尿量。

8. 排泄物　排泄物包括汗液、痰液、粪便和尿液等，应观察其性质、量、色、味、次数等，如有异常还需结合其全身表现、伴随症状和检验报告等进行观察。如机体大量出汗时，可导致血浆晶体渗透压升高，造成高渗性脱水。痰的性质可分为黏液性、浆液性、脓性和血性等；痰量多常见于支气管扩张、肺脓肿等；痰的颜色和气味也是某些疾病的特征性表现，如铁锈色痰为典型肺炎球菌肺炎的特征，金黄色痰提示金黄色葡萄球菌感染，粉红色泡沫痰是肺水肿的特征（粪便和尿液的观察详见第十二章）。

9. 睡眠　注意观察睡眠的型态、时间，有无睡眠异常等现象（详见第四章）。

10. 自理能力（self-care ability）　是指人们进行自我照顾的能力。观察患者的自理能力时需要观察其活动能力及活动耐力，有无医疗、疾病的限制，以及是否借助轮椅或义肢等辅助器具。患者的自理能力可以通过量表的测定来评定，如用日常生活活动（activities of daily living，ADL）能力量表可以评定患者的生活自理能力,包括基本的或躯体的ADL(basic or physical ADL,BADL or PADL)和工具性ADL(instrumental ADL,IADL)。其中标准化的PADL评定有Barthel指数(表16-1)和Katz指数等,根据评定所得分数对自理能力进行分级(表16-2)。Barthel指数评定相对简单,可信度高、灵敏度高,临床应用较为广泛。

表16-1 Barthel指数评定量表(BI)

ADL项目	评分			
	自理	稍依赖	较大依赖	完全依赖
1. 进食	10	5	0	—
2. 洗澡	5	0	—	—
3. 修饰(洗脸、梳头、刷牙、刮脸)	5	0	—	—
4. 穿衣(包括系鞋带)	10	5	0	—
5. 控制大便	10	5	0	—
6. 控制小便	10	5	0	—
7. 如厕	10	5	0	—
8. 床椅移动	15	10	5	0
9. 平地行走	15	10	5	0
10. 上下楼梯	10	5	0	—

表16-2 自理能力分级

自理能力等级	Barthel得分范围	需要照护程度
重度依赖	≤40分	全部需要他人照护
中度依赖	41~60分	大部分需他人照护
轻度依赖	61~99分	少部分需他人照护
无须依赖	100分	无须他人照护

(二)生命体征

生命体征是评价生命活动存在与否及其质量的指标。当机体患病时,生命体征变化最为敏感,因此观察生命体征的变化及了解其临床意义,在病情观察中占有重要地位,贯穿于对患者护理的全过程(详见第八章)。

(三)中心静脉压与脉搏氧饱和度

1. 中心静脉压(central venous pressure,CVP)监测对了解循环血量和右心功能具有十分重要的意义。正常值:5~12cmH_2O(0.49~1.18kPa),小于5cmH_2O表示血容量不足;大于15~20cmH_2O表示有明显心力衰竭。CVP测定主要适用于严重创伤、休克、急性循环衰竭、快速大量补液、心血管和颅脑手术的患者。

2. 脉搏氧饱和度(pulse oxygen saturation,SpO_2)监测是通过动脉脉搏波动分析来测定血液在一定氧分压下氧合血红蛋白占全部血红蛋白的百分比。SpO_2的正常值为96%~100%,SpO_2<90%时常提示有低氧血症。临床上SpO_2与动脉血氧饱和度(SaO_2)有显著相关性,常用于监测呼吸暂停、发绀和缺氧的严重程度。该监测属于无创性监测,成人多用指夹法(图16-1)。

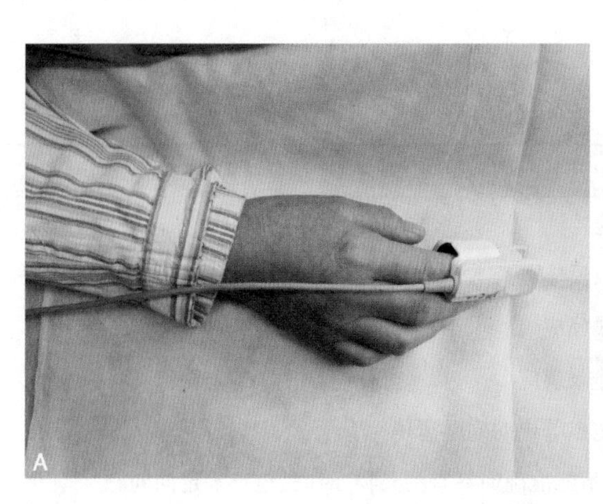
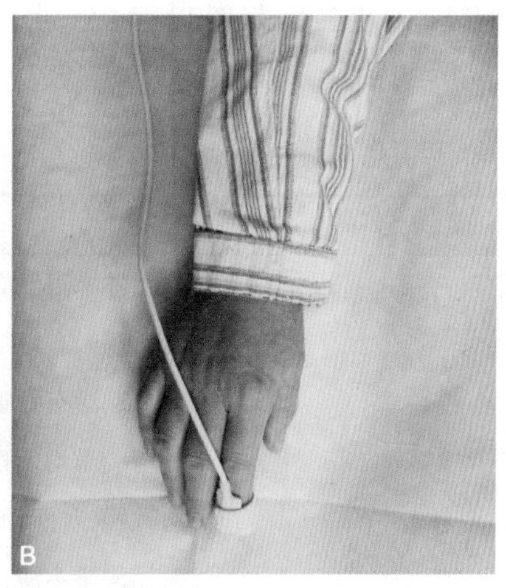

图 16-1 脉搏氧饱和度监测传感器

（四）意识状态

正常人表现为意识清晰，反应敏捷、精确，语言流畅、准确，思维合理，情感活动正常，对时间、地点、人物的判断力和定向力正常。意识障碍（disturbance of consciousness）是指人对周围环境及自身状态的识别和觉察能力出现障碍。任何原因引起大脑高级神经中枢功能损害时，都可出现意识障碍，可表现为**嗜睡、意识模糊、昏睡和昏迷**。

1. 嗜睡（somnolence） 是最轻度的意识障碍。患者陷入持续睡眠状态，可被言语或轻度刺激唤醒，醒后能正确回答问题和做出各种反应，但反应迟钝，当刺激去除后很快又再入睡。

2. 意识模糊（confusion） 意识障碍程度较嗜睡深，患者能保持简单的精神活动，但对时间、地点、人物的定向力发生障碍。

3. 昏睡（stupor） 是接近于人事不省的意识状态。患者处于熟睡状态，不易唤醒。虽在强烈刺激下（如压迫眶上神经、摇动身体等）可被唤醒，但很快又再入睡。醒时答话含糊或答非所问。

4. 昏迷（coma） 是严重的意识障碍，表现为意识持续的中断或完全丧失。按其程度可以分为三个阶段。

1）轻度昏迷：意识大部分丧失，无自主运动，对声、光刺激无反应，对疼痛刺激尚可出现痛苦表情或肢体退缩等防御反应。瞳孔对光反射、角膜反射、眼球运动、吞咽反射等可存在。

2）中度昏迷：对周围事物及各种刺激均无反应，对于剧烈刺激可出现防御反应。角膜反射减弱，瞳孔对光反射迟钝，眼球无转动。

3）深度昏迷：全身肌肉松弛，对各种刺激全无反应，深浅反射均消失。

此外，谵妄（delirium）是**一种以兴奋性增高为主的高级神经中枢急性活动失调状态**，临床上表现为意识模糊、定向力丧失、感觉错乱（幻觉、错觉）、躁动不安、言语杂乱。谵妄可发生于急性感染的发热期，也可见于某些药物中毒（如颠茄类药物中毒、急性酒精中毒）、代谢障碍（如肝性脑病）、循环障碍或中枢神经系统疾病等。由于病因不同，有些患者可以康复，有些患者可发展为昏迷状态。

护士对患者意识状态的观察，可通过与患者交谈，了解其思维、反应、情感活动、定向力等，必要时通过痛觉、角膜反射、瞳孔对光反射检查等判断意识障碍的程度，还可以使用格拉斯哥昏迷评分量表（Glasgow coma scale，GCS）对患者的意识障碍及其严重程度进行测评。GCS 评分项目包括睁眼反应、语言反应和运动反应。分测 3 个项目并予以计分，再将各项目分值相加求其总分，即可得到意识障碍程度的客观评分（表 16-3）。GCS 量表总分范围为 3~15 分，15 分表示意识清醒。按意识障碍的差异分为轻、中、重三度，轻度13~14分，中度9~12分，重度3~8分，低于8分者为昏迷，低于3分者为深度昏迷或脑死亡。

表16-3 Glasgow昏迷量表

项目	状态	分数
睁眼反应(eyes opening)	自发性睁眼反应	4
	言语刺激有睁眼反应	3
	疼痛刺激有睁眼反应	2
	任何刺激均无睁眼反应	1
语言反应(verbal response)	对人物、时间、地点等定向问题清楚	5
	对话混淆不清，不能准确回答有关人物、时间、地点等定向问题	4
	言语不当，但字意可辨	3
	言语模糊不清，字意难辨	2
	任何刺激均无语言反应	1
运动反应(motor response)	可按指令动作	6
	能确定疼痛部位	5
	对疼痛刺激有肢体退缩反应	4
	疼痛刺激时肢体过屈(去皮质强直)	3
	疼痛刺激时肢体过伸(去大脑强直)	2
	疼痛刺激时无反应	1

知识拓展

谵妄的判断

分两步进行。首先确定患者的意识水平，通常使用评估量表，包括Ramsay镇静评分(RS)、Riker镇静-躁动评分量表(SAS)和Richmond躁动-镇静评分量表(RASS)，然后使用谵妄检测工具确定是否存在谵妄。ICU内检测成年患者谵妄的最有效工具包括：ICU意识模糊评估法(confusion assessment method for the ICU，CAM-ICU)和重症监护谵妄筛查量表(intensive care delirium screening checklist，ICDSC)。CAM-ICU是供非精神科医生使用的临床谵妄评估工具。

(五)瞳孔

瞳孔(pupil)的变化是许多疾病，尤其是颅内疾病、药物中毒、昏迷等疾病病情变化的一个重要指征。观察瞳孔要注意瞳孔的形状、大小、位置、双侧是否等圆、等大，对光反射等。

1. 瞳孔的大小、对称性和形状　在自然光线下，正常瞳孔呈圆形，直径为3~4mm，位置居中，边缘整齐，两侧等大等圆，调节反射两侧相等。病理情况下，瞳孔的大小、对称性和形状可出现变化：

1)**瞳孔缩小**：常见于虹膜炎症、中毒(有机磷农药)、药物反应(毛果芸香碱、氯丙嗪、吗啡)等。

2)**瞳孔扩大**：常见于外伤、颈交感神经刺激、青光眼绝对期、视神经萎缩、药物影响(阿托品、可卡因、颠茄)等。

3)双侧瞳孔不等大：常提示有颅内病变，如脑外伤、脑肿瘤、脑疝等；双侧瞳孔大小不等且变化不定，多是中脑功能损害的表现。

4）青光眼或眼内肿瘤时可呈椭圆形；虹膜粘连时形状可不规则。

2. 对光反射　瞳孔对光反射以灵敏、迟钝、消失加以描述。正常人瞳孔对光反射灵敏；对光反射迟钝或消失，见于昏迷患者。双侧瞳孔散大并伴有对光反射消失为濒死状态的表现。

（六）特殊检查、治疗和用药的观察

1. 特殊检查和治疗的观察　在为患者诊治过程中，常需进行一些常规和特殊的检查，如冠状动脉造影、胆囊造影、胃镜检查、腹腔镜检查、腰椎穿刺、胸腔穿刺、腹腔穿刺和骨髓穿刺等。某些检查会给患者带来不同程度的创伤，护士应了解各种检查的注意事项，观察要点，倾听患者的主诉，观察生命体征变化，防止并发症的发生。如冠状动脉造影后，应注意观察患者创口局部止血情况。有些疾病的治疗需要置引流管，应注意观察引流液的性质、颜色、量等；观察引流管是否通畅，有无扭曲、受压、引流不畅等现象；安放引流袋（瓶）的位置有无改变等。实施中心静脉穿刺后的患者，应注意观察有无胸闷或呼吸困难等症状出现。吸氧患者应注意观察缺氧症状有无改善等。

2. 用药的观察　药物治疗是临床常用的治疗方法。护士应注意观察其疗效、副作用、毒性反应。如应用止痛药时，应观察患者疼痛的规律和性质，用药后的效果；服用降压药后应定时测量血压，观察血压的变化；如药物具有成瘾性还应注意使用的间隔时间；长时间使用某种药物治疗，突然停药后，观察有无反跳现象等。

（七）心理状态

患者的心理状态是一般心理状态和患病时特殊心理状态的整合，如一般心理状态中的注意力、情绪、认知、动机和意志状态，与患病的适应状态的统一。因此，应从患者对健康的理解，对疾病的认识、处理和解决问题的能力，对疾病和住院的反应，价值观和信念等方面，来观察和判断其语言和非语言行为、思维能力、认知能力、情绪状态、感知情况等，是否处于正常状态，是否出现记忆力减退、思维混乱、反应迟钝、语言或行为异常等情况。有无意志行为的主动性降低及有无焦虑、恐惧、绝望、忧郁等情绪反应。护士应仔细观察患者在疾病不同阶段的心理状态，进行心理评估，做好心理护理。

知识拓展

危重患者病情危重程度的评估

目前临床上重症监护病房中对危重患者可以依据评估工具，如急性生理与慢性健康评分Ⅱ（acute physiology and chronic health evaluation Ⅱ，APACHE-Ⅱ）、治疗干预评分系统（therapeutic intervention scoring system，TISS）、改良早期预警评分（modified early warning score，MEWS）等进行病情评定和死亡率的预测，并可以客观地制订和修正医疗护理计划，为提高医疗质量，合理利用医疗资源以及确定最佳出院时机或选择治疗时间，提供了客观、科学的依据。

扫一扫，看总结

第二节　危重患者的抢救管理和护理

危重患者病情严重而复杂，病情变化快，随时会有生命危险，因此要对其进行严密、连续地观察和全面的监护与治疗，同时做好基础护理和心理护理等工作，并随时应对病情恶化，及时进行抢救。危重患者抢救是医疗、护理的重要任务之一，系统化和科学化的组织管理是抢救成功的保证。对危

重患者,不得以任何借口推迟抢救,必须全力以赴,分秒必争,并做到严肃、认真、细致、准确,各种记录及时全面。

一、抢救工作的组织管理与抢救设备管理

(一)抢救工作的组织管理

抢救工作是一项系统化的工作,建立严密的抢救组织和管理制度,是保证抢救工作及时、准确、有效进行的必要条件之一。

1. 建立责任明确的系统组织结构　在接到抢救任务时,应立即指定抢救指挥者,组成抢救小组,一般可分为全院性和科室(病区)性抢救两种。全院性抢救常用于灾难等突发事件,由院长(医疗院长)组织实施。科室内抢救一般由现场级别和年资最高的医师主持。参与抢救的人员必须服从抢救指挥者的医嘱。

2. 制订抢救方案　根据患者情况,医生、护士共同参与抢救方案的制订,使危重患者能及时、迅速得到抢救。参与抢救工作的护士应在护士长指导下,制订护理计划,明确护理诊断与预期目标,确定护理措施,解决患者现存的或潜在的健康问题。

3. 分工明确,紧密配合　根据医院不同疾病的抢救流程或预案,开展抢救工作。参加危重患者抢救的医护人员必须明确分工,紧密合作,各司其职。护士可在医生到来之前,根据病情需要,给予及时、适当的紧急处理,如建立静脉通道、止血、吸氧、吸痰、进行基础生命支持等。参与抢救的护士要参加医生组织的查房、会诊及病例讨论,熟悉危重患者的病情、重点监测项目及抢救过程,做到心中有数。同时做好基础护理工作,保证患者安全。

4. 严格执行查对和交接班制度　做好核对工作,使用各种急救药物须经两人核对,正确无误后方可使用。执行口头医嘱时,须向医生复述一遍,双方确认无误后方可执行。抢救完毕后,由医生及时补写所下达的口头医嘱。抢救中各种药物的空安瓿、输液空瓶(袋)、输血空瓶(袋)等应集中放置,抢救结束后经二人核对无误后方可丢弃(输血空瓶或输血袋需保留24h)。危重患者必须进行床旁交接班,每班护士要对患者病情变化、抢救经过、各种用药及护理措施等详细交接。

5. 及时、准确做好各项记录　在抢救过程中要做到边抢救边记录,抢救记录要求字迹清晰、及时准确、详细全面,记录时间具体到分钟,并注明执行者。因抢救患者未能及时书写记录,有关医务人员应当在抢救结束后6h内据实补记,并加以注明。

6. 做好抢救后的整理工作　抢救物品、器械使用后应及时清洁、消毒、补充,物归原处,以备再用,并填写使用记录。抢救房间要进行终末消毒,如系感染性患者,严格按有关消毒隔离要求进行消毒、处理,防止交叉感染。

(二)抢救设备管理

急诊室和病区均应设抢救室。病区抢救室宜设在靠近护士办公室的单独房间内,要求宽敞、整洁、安静、光线充足,并设有观察窗,环形输液轨道。室内配有抢救床、抢救车及其他急救设备。严格执行“五定”制度,**即定品种数量、定点放置、定专人管理、定期消毒灭菌、定期检查维修。**抢救室内物品一律不得外借,并保证急救物品的100%完好率,护士每班交接并记录。此外,护士应熟悉各种抢救器械的性能和使用方法,并能排除一般故障;了解各种抢救药品的使用方法、作用、副作用及不良反应等。

1. 抢救床　最好为多功能床,另备按压板一块,以备作胸外心脏按压时使用。

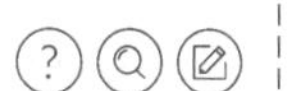

2. 抢救车　抢救车内备有抢救所需的药品与物品。抢救车内各物品存放位置应标识明显或配

备示意图。车内的药品与物品定期检查,确保抢救药品无过期、变质、失效;无菌物品在有效期内,包装完好;抢救物品性能良好,做好检查记录。使用后应及时补充所需数量并记录。抢救车也可进行封存管理,但要定期开封检查,检查后重新封存,并在封条上写明日期,有效期,检查者签名。

(1)急救药品:见表16-4。

表16-4 常用急救药品

类别	常用药物
中枢神经兴奋药	山梗菜碱(洛贝林)、尼可刹米(可拉明)
抗心律失常药	盐酸利多卡因、普罗帕酮(心律平)、盐酸胺碘酮片(可达龙)
抗休克血管活性药	盐酸多巴胺、盐酸肾上腺素、异丙肾上腺素、间羟胺(阿拉明)
强心药	去乙酰毛花苷(西地兰)
血管扩张药	硝酸甘油、硝普钠
脱水、利尿药	20%甘露醇、25%山梨醇、呋塞米(速尿)
促凝血药	6-氨基己酸(氨甲环酸)、止血芳酸(氨甲苯酸)、止血敏(酚磺乙胺)
镇痛、镇静、抗惊厥药	哌替啶、地西泮、异戊巴比妥、苯巴比妥钠、氯丙嗪、硫酸镁
平喘药	氨茶碱
抗过敏药	异丙嗪、苯海拉明
激素类药	地塞米松、氢化可的松
解毒药	盐酸阿托品、碘解磷定、氯解磷定、硫代硫酸钠、乙酰胺
其他	0.9%氯化钠、各种浓度的葡萄糖、低分子右旋糖酐、羟乙基淀粉等

(2)各种无菌急救包:气管插管包、气管切开包、静脉切开包、开胸包、各种穿刺包、导尿包、吸痰包、缝合包等。

(3)无菌用物:各种型号的注射器、输液器、输血器、各种型号的一次性静脉输液针、开口器、压舌板、舌钳、牙垫、各种型号的医用橡胶手套、各种型号及用途的导管、无菌治疗巾、无菌敷料、皮肤消毒用物等。

(4)非无菌用物:治疗盘、止血带、血压计、听诊器、夹板、宽胶布、应急灯、电源插板等。

3. 急救设备　给氧装置(氧气筒或中心供氧系统、加压给氧设备),电动吸引器或中心负压吸引装置、除颤仪、心脏起搏器、心电监护仪、简易呼吸器、呼吸机、自动洗胃机等。

二、危重患者的支持性护理

(一)严密监测病情

危重患者一般为一级护理,甚至是特级护理,护士应对其心、脑、肺、肝、肾等重要脏器的功能进行持续严密的监测,动态了解患者整体状态,疾病危险程度,各系统脏器的损害程度以及各项治疗反应与效果,及时发现病情变化,通知医生采取有效的救治措施。同时护士也要及时、准确记录观察结果及各项监测指标。对危重患者病情监测最基本的内容包括:

1. 神经系统功能监测　常需结合临床表现、神经系统检查、仪器监测结果进行综合分析。如严密观察患者意识状态、眼部体征、神经反射、肌张力及运动功能等情况,进行脑电图、颅内压及脑血流监测等。

2. 循环系统功能监测　可分无创性和有创性监测。包括心电监护、心电图监测、血流动力学监测(如无创动脉血压、无创心排血量、有创动脉血压)、中心静脉压监测、肺动脉楔压、心排血量和肺动脉压监测等。此外,尿量监测是评估心功能和心排血量及器官灌注状况的重要标志之一,而肢体温度和色泽可反映末梢血液循环灌注情况。

3. 呼吸系统功能监测　包括呼吸运动监测(如呼吸频率和深度)、呼吸容量监测(如潮气量、每分通气量等)、脉搏氧饱和度监测、呼气末二氧化碳监测、呼吸力学监测、血气分析监测等;痰液的性质、量和痰培养的结果。其中血气分析是较重要的监测手段之一,护士应了解其各项指标的正常值及其意义。

4. 肾功能监测　包括尿液监测如尿量、尿比重、尿渗透压、尿常规等;血液生化监测如血尿素氮、血肌酐、内生肌酐清除率测定等。

5. 体温监测　体温作为基本的生命体征是判断健康状况的重要指标。体温监测简便易行、有助于疾病诊断和鉴别诊断。当某种原因使体温异常升高或降低时,若超过一定界限,将危及生命,因此危重患者需动态监测体温变化,及时采取措施,防止脑温过高使脑功能严重受损,或体温过低使神经系统功能降低,出现意识障碍、神经反射消失、心室纤维颤动,甚至心脏活动停止。体温变化会影响基础代谢率,当人体发热时,基础代谢率也会升高,一般情况下,体温每升高1℃,基础代谢率将升高13%左右。

(二)保持呼吸道通畅

可通过对患者进行呼吸咳嗽训练、肺部物理治疗、吸痰、翻身叩背等护理措施保持呼吸道通畅,预防分泌物淤积、坠积性肺炎及肺不张等并发症的发生。昏迷患者常因咳嗽、吞咽反射减弱或消失,使呼吸道分泌物及唾液等聚积,从而引起呼吸困难甚至窒息,应使患者头偏向一侧,并及时吸出呼吸道分泌物。

(三)加强基础护理

1. 维持患者清洁

(1)眼的护理:用温水擦拭患者的眼部保持清洁,对眼睑不能自行闭合的患者,可盖凡士林纱布或遵医嘱涂眼药膏,防止角膜干燥而发生溃疡、结膜炎等。

(2)口腔护理:保持口腔卫生,增进食欲。根据患者病情,给予口腔护理,每日2~3次,预防口腔疾病。昏迷患者应取下活动义齿。

(3)皮肤护理:危重患者由于长期卧床、自主活动能力差、大小便失禁、大量出汗、营养不良及应激等因素,有发生皮肤完整性受损的危险,因此要重视皮肤的评估和保护,采取有效的预防和护理措施,防止与皮肤有关的并发症发生,并严格交接班。对易发生难免性压疮的患者,还要填写压疮危险因素评估表,向患者和家属说明情况,取得理解与配合。

2. 协助肢体活动　病情平稳后,应尽早协助患者进行四肢的主动或被动运动,每日2~3次,并配合进行按摩,预防肌腱及韧带退化、肌肉萎缩、关节僵直、静脉血栓形成和足下垂的发生。

3. 补充营养和水分　对能进食者,鼓励其多进食富含营养易消化吸收的饮食,并协助自理能力缺陷的患者进食;对不能进食者,可采用鼻饲或完全胃肠外营养支持,注意要做好相应的导管护理,保证导管通畅,避免脱落等情况发生。对各种原因造成体液不足的患者,应注意补充足够的水分。

4. 协助患者排泄　协助患者大、小便,必要时给予人工通便和导尿术。对留置尿管者执行留置尿管护理常规,防止泌尿系感染。对有人工造口的患者,应做好造口的护理。

5. 保持引流管通畅　对体内置有引流管的危重患者,引流管应妥善固定,安全放置,防止扭曲、受压、堵塞、脱落等情况发生,确保导管通畅。各种引流管均需贴有标识,注明导管名称和置入时间,并定时更换引流装置。同时注意严格执行无菌技术操作，防止逆行感染。

6. 确保患者安全　护士要有保护患者安全的意识，对意识丧失、烦躁不安、谵妄的患者，应合理使用保护具，防止意外；对牙关紧闭、抽搐的患者，可放置牙垫、开口器，防止舌咬伤。同时，室内光线宜暗，工作人员动作要轻，以免刺激患者而引起抽搐。正确执行医嘱，认真核对，确保患者的医疗安全。严格执行消毒隔离制度，遵守无菌技术操作原则，控制感染源，切断传播途径，保护危重症患者。

（四）做好心理护理

在救治危重患者的过程中，患者常处于强烈的应激状态当中，来自于自身严重疾病的影响、环境因素、疼痛及不适、对未来命运忧虑等各种因素会对其产生极大的心理压力。如患者身处陌生的环境，完全依赖他人照顾，不断进行检查而暴露身体，治疗仪器产生的声音、灯光，因气管插管、呼吸机治疗引起沟通障碍等而出现悲伤、多疑、绝望、恐惧等心理反应。因此，重视危重患者的心理状态，采取有效的心理护理措施，帮助患者树立战胜疾病的信心，是护士的重要职责之一。

1. 护士应关心、同情、尊重和接受患者，态度和蔼、宽容、诚恳。在护理操作检查治疗时使用隔帘，保护患者的隐私，以取得患者的信任，给患者以安全感。

2. 可恰当地利用语言和非语言功能，与患者沟通交流。如做任何操作前向患者做简单、清晰的解释，语言应易于理解；对因气管插管或呼吸机治疗等原因而出现语言沟通障碍者，应建立其他有效的沟通方式，鼓励患者表达感觉，并让其了解自己的病情和治疗情况。

3. 尽可能多采用“治疗性触摸”，以引起患者注意，传递关心、支持或被接受的信息给患者。

4. 鼓励患者参与自我护理和治疗方法的选择。

5. 鼓励家属及亲友探视患者，与患者沟通，向患者传递爱、关心与支持。

6. 保持病室安静，减少环境因素的刺激，工作人员应做到“四轻”。调节昼夜灯光，悬挂时钟，使患者有时间概念，防止睡眠剥夺。

扫一扫，看总结

第三节　危重患者的常用抢救技术

导入情景

患者，男性，50岁，自服毒药后，呼叫120。途中患者突然意识丧失，呼之不应，大动脉搏动消失，无呼吸，双侧瞳孔散大……

工作任务

1. 判断患者目前状况，立即实施抢救。
2. 入院后继续采取相应的措施救治患者。

抢救危重患者是医疗、护理工作中的一项重要任务，护士必须熟练掌握临床常用急救知识与技能，做好全面、充分的准备工作，争分夺秒、全力以赴地进行抢救，以挽救患者的生命。

一、基础生命支持

（一）概述

心肺复苏（cardiopulmonary resuscitation，CPR）是针对心脏骤停所采取的紧急医疗措施，以人工呼吸替代患者的自主呼吸，以心脏按压形成暂时的人工循环。高质量的心肺复苏能维持重要脏器的灌注，成功的心肺复苏不但要恢复自主呼吸和心跳，还要恢复中枢神经系统功能。完整的心肺复苏过程分为三个阶段：基础生命支持、高级生命支持和复苏后治疗。

基础生命支持(basic life support，BLS)又称初级心肺复苏。是心脏骤停后第一时间开始挽救患者生命的基本急救措施。成年患者 BLS 的主要内容包括尽早识别心脏骤停和启动急救医疗服务系统(emergency medical services systems，EMSS)，尽早开始 CPR，尽早除颤，见附 16-1。CPR 是基础生命支持的关键，启动 EMSS 的同时立即开始 CPR。单一施救者心肺复苏 CPR 的基本程序是 C-A-B，分别指胸外心脏按压(circulation)、开放气道(airway)和人工呼吸(breathing)，有条件时可考虑实施电除颤(defibrillation)。

（二）呼吸心脏骤停的原因及临床表现

1. 原因　心脏骤停的原因有多种，常见原因见表 16-5。

表 16-5　呼吸心脏骤停的原因

分类	原因	疾病或致病因素
心脏	心肌损伤	冠心病、心肌病、心脏结构异常、瓣膜功能不全
呼吸	通气不足	中枢神经系统疾病、神经肌肉接头疾病、中毒或代谢性脑病
	上呼吸道梗阻	中枢神经系统疾病、气道异物阻塞、感染、创伤、新生物
	呼吸衰竭	哮喘、慢性阻塞性肺病、肺水肿、肺栓塞
循环	机械性梗阻	张力性气胸、心脏压塞、肺栓塞
	有效循环血容量过低	出血、脓毒症、神经源性休克
代谢	电解质紊乱	低钾血症、高钾血症、低镁血症、高镁血症、高钙血症
中毒	药物	抗心律失常药、洋地黄类药物、受体阻滞剂、钙离子拮抗剂、三环类抗抑郁药
	毒品滥用	可卡因、海洛因
	其他	一氧化碳、氰化物
意外		雷击、触电、低/高温、溺水、自缢、窒息

2. 临床表现　心脏骤停的典型“三联征”包括：突发意识丧失、呼吸停止和大动脉搏动消失，具体表现为：

(1)突然摔倒，意识丧失，面色迅速变为苍白或青紫。

(2)大动脉搏动消失，触摸不到颈、股动脉搏动。

(3)呼吸停止或叹息样呼吸，继而停止。

(4)双侧瞳孔散大。

(5)可伴有因脑缺氧引起的抽搐和大小便失禁，随即全身松软。

(6)心电图表现为心室颤动、无脉性室性心动过速、心室静止、无脉心电活动。

抢救人员应在现场安全情况下，快速识别和判断心脏骤停，**具备意识突然丧失和大动脉搏动消失这两项临床征象即可做出心脏骤停的判断，应立即实施 CPR**。一定注意不要因听心音、测血压、做心电图，而延误宝贵的抢救时间。

（三）基础生命支持

【目的】

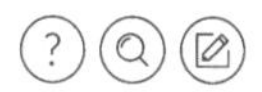

1. 通过实施基础生命支持，建立患者的自主循环和呼吸功能。

心肺复苏术
（视频）

2. 保证重要脏器的血液供应，尽快促进心跳、呼吸功能的恢复。

【操作程序】

1. 实施 见表 16-6。

表 16-6 基础生命支持

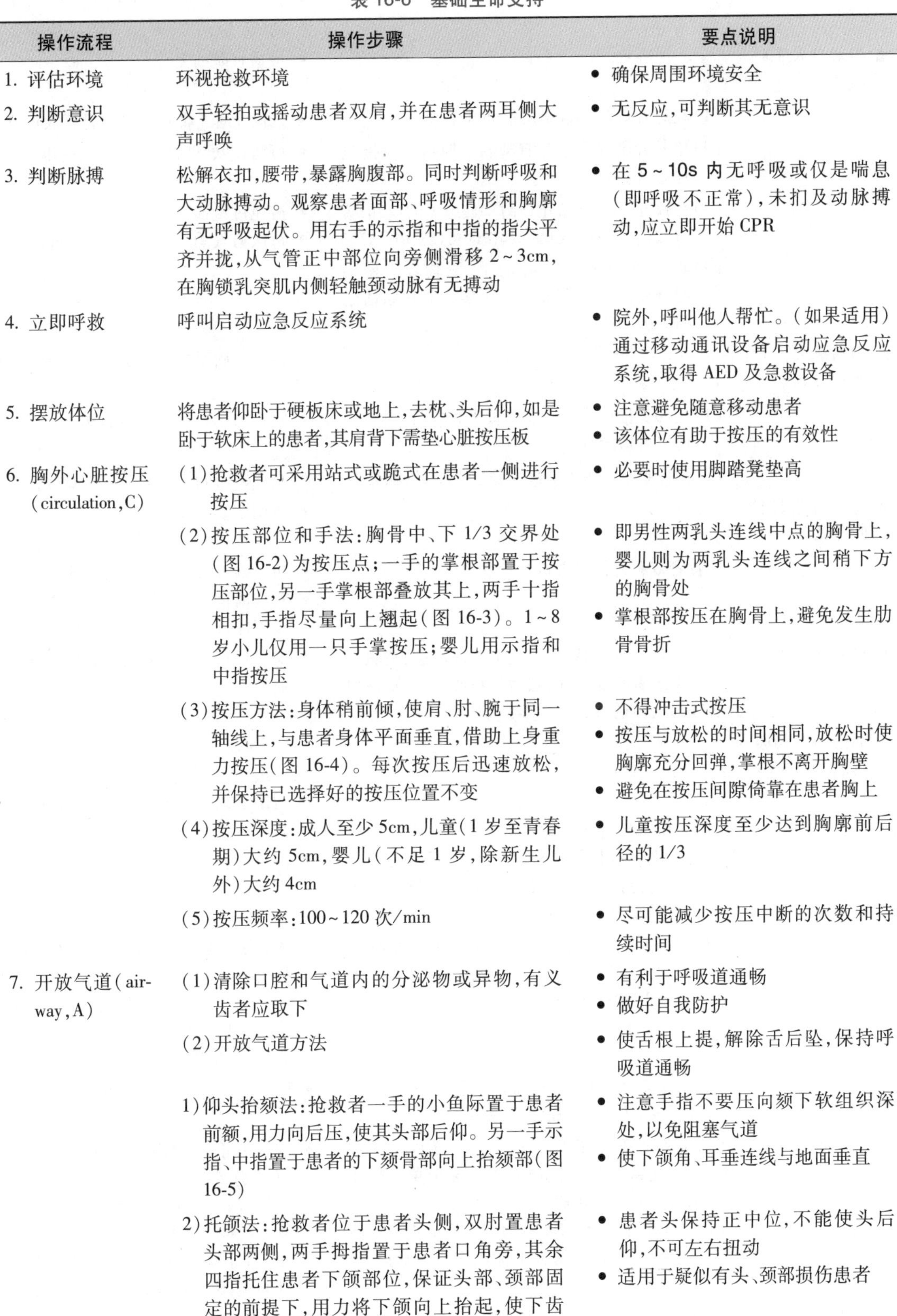

操作流程	操作步骤	要点说明
1. 评估环境	环视抢救环境	• 确保周围环境安全
2. 判断意识	双手轻拍或摇动患者双肩，并在患者两耳侧大声呼唤	• 无反应，可判断其无意识
3. 判断脉搏	松解衣扣，腰带，暴露胸腹部。同时判断呼吸和大动脉搏动。观察患者面部、呼吸情形和胸廓有无呼吸起伏。用右手的示指和中指的指尖平齐并拢，从气管正中部位向旁侧滑移 2～3cm，在胸锁乳突肌内侧轻触颈动脉有无搏动	• 在 5～10s 内无呼吸或仅是喘息（即呼吸不正常），未扪及动脉搏动，应立即开始 CPR
4. 立即呼救	呼叫启动应急反应系统	• 院外，呼叫他人帮忙。（如果适用）通过移动通讯设备启动应急反应系统，取得 AED 及急救设备
5. 摆放体位	将患者仰卧于硬板床或地上，去枕、头后仰，如是卧于软床上的患者，其肩背下需垫心脏按压板	• 注意避免随意移动患者 • 该体位有助于按压的有效性
6. 胸外心脏按压（circulation，C）	（1）抢救者可采用站式或跪式在患者一侧进行按压	• 必要时使用脚踏凳垫高
	（2）按压部位和手法：胸骨中、下 1/3 交界处（图 16-2）为按压点；一手的掌根部置于按压部位，另一手掌根部叠放其上，两手十指相扣，手指尽量向上翘起（图 16-3）。1～8 岁小儿仅用一只手掌按压；婴儿用示指和中指按压	• 即男性两乳头连线中点的胸骨上，婴儿则为两乳头连线之间稍下方的胸骨处 • 掌根部按压在胸骨上，避免发生肋骨骨折
	（3）按压方法：身体稍前倾，使肩、肘、腕于同一轴线上，与患者身体平面垂直，借助上身重力按压（图 16-4）。每次按压后迅速放松，并保持已选择好的按压位置不变	• 不得冲击式按压 • 按压与放松的时间相同，放松时使胸廓充分回弹，掌根不离开胸壁 • 避免在按压间隙倚靠在患者胸上
	（4）按压深度：成人至少 5cm，儿童（1 岁至青春期）大约 5cm，婴儿（不足 1 岁，除新生儿外）大约 4cm	• 儿童按压深度至少达到胸廓前后径的 1/3
	（5）按压频率：100～120 次/min	• 尽可能减少按压中断的次数和持续时间
7. 开放气道（airway，A）	（1）清除口腔和气道内的分泌物或异物，有义齿者应取下	• 有利于呼吸道通畅 • 做好自我防护
	（2）开放气道方法	• 使舌根上提，解除舌后坠，保持呼吸道通畅
	1）仰头抬颏法：抢救者一手的小鱼际置于患者前额，用力向后压，使其头部后仰。另一手示指、中指置于患者的下颏骨部向上抬颏部（图 16-5）	• 注意手指不要压向颏下软组织深处，以免阻塞气道 • 使下颌角、耳垂连线与地面垂直
	2）托颌法：抢救者位于患者头侧，双肘置患者头部两侧，两手拇指置于患者口角旁，其余四指托住患者下颌部位，保证头部、颈部固定的前提下，用力将下颌向上抬起，使下齿高于上齿（图 16-6）	• 患者头保持正中位，不能使头后仰，不可左右扭动 • 适用于疑似有头、颈部损伤患者

续表

操作流程	操作步骤	要点说明
8. 人工呼吸(breathing,B)	在置入高级气道之前,按压—通气比为30:2	• 始终保持气道开放状态 • 每分钟10次(每6s 1次) • 两人复苏时,可不中断按压给予通气
▲ 口对口人工呼吸法		• 最适宜院前复苏
	(1)在患者口鼻部盖单层纱布或隔离膜	• 既保证通气效果,又能进行有效防护
	(2)抢救者用置于患者前额的手拇指和示指捏住患者鼻孔	• 可防止吹气时气体从鼻孔逸出
	(3)抢救者正常吸气,用口封罩住患者的口部,缓慢吹气大于1s,见胸廓起伏即可(图16-7A)	• 避免过量通气 • 每次通气潮气量约500~600ml
	(4)吹气毕,放松捏鼻孔的手,抢救者头稍抬起,侧转换气,同时注意观察胸部复原情况(图16-7B)	
▲ 口对鼻人工呼吸法		• 用于口唇受伤或牙关紧闭患者
	(1)用仰头抬颏法,同时抢救者用抬下颏的手使患者口闭合	• 防止吹气时气体由口唇逸出
	(2)用口封罩住患者鼻部,将气体吹入患者鼻中	• 吹气的时间同口对口人工呼吸法
▲ 口对口鼻人工呼吸法		• 适用于婴幼儿
	抢救者双唇包住患者口鼻部吹气	• 防止吹气时气体由口鼻逸出 • 吹气时间要短,均匀缓缓吹气,防止气体进入胃部,引起胃膨胀
▲ 口对面罩通气	面罩封住患者口鼻,保持气道开放状态,抢救者吹气至患者胸廓抬起,然后将口离开面罩,使患者呼出气体通过面罩活瓣活动排出	• 应尽早行球囊-面罩或气管内插管通气
▲ 简易呼吸器通气法(图16-8)		• 两名抢救人员在场时应用,一人胸外按压,一人挤压球囊 • 适用于无呼吸机时,或转运途中
	(1)采用E-C手法:使患者头后仰,用左手中指、无名指和小指放在患者下颌角处托起下颌,拇指和示指将面罩紧扣于患者口鼻部,固定面罩(图16-9)	• 站在患者头顶处 • 保持气道开放状态 • 保持面罩密闭无漏气
	(2)用右手挤压气囊约1/2左右,持续1s,连续2次。当简易呼吸器连接氧气时,调节氧流量至少10~15L/min	• 成人使用1~2L的简易呼吸器,每次挤压提供约600ml的潮气量 • 给予每6s 1次的正压通气(10次/min),见胸廓起伏即可,避免过度通气,产生胃胀气
	(3)建立高级气道(气管插管)后,通气频率10次/min左右(每6s进行一次)	• 同时进行持续胸外按压
9. 循环进行	(1)胸外心脏按压与人工呼吸要反复循环进行,在高级气道建立前,成人无论单人法还是双人法,二者比均为30:2 (2)每5个循环(约2min)为一个周期进行复苏效果评估,如未成功则继续进行CPR	• 双人法可不中断胸外按压给予通气 • 复苏有效判断:①能扪及大动脉(颈、股动脉搏动);②自主呼吸恢复;③瞳孔由大变小,对光反射恢复;④口唇、面色、甲床等颜色转为红润;⑤患者出现反射或挣扎
10. 除颤	详见本套教材《急危重症护理》相关章节	• 尽早除颤

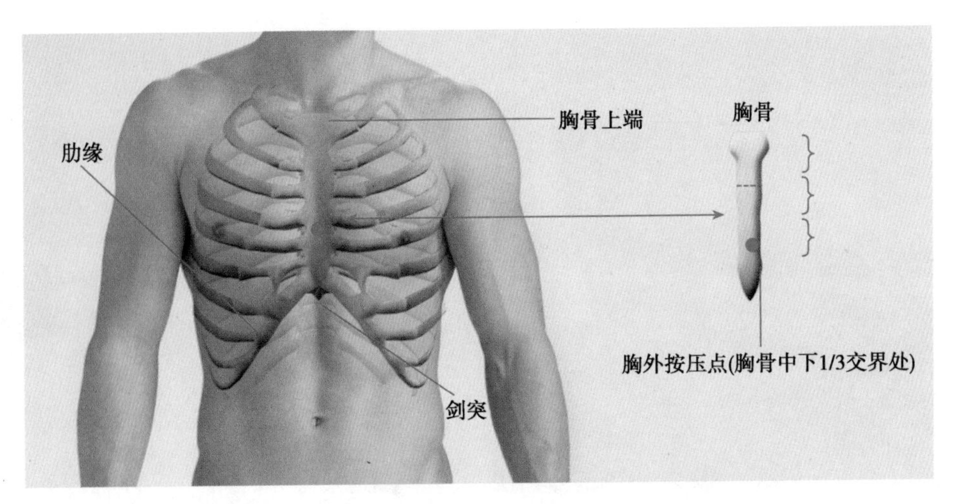

图 16-2 胸骨位置及按压部位

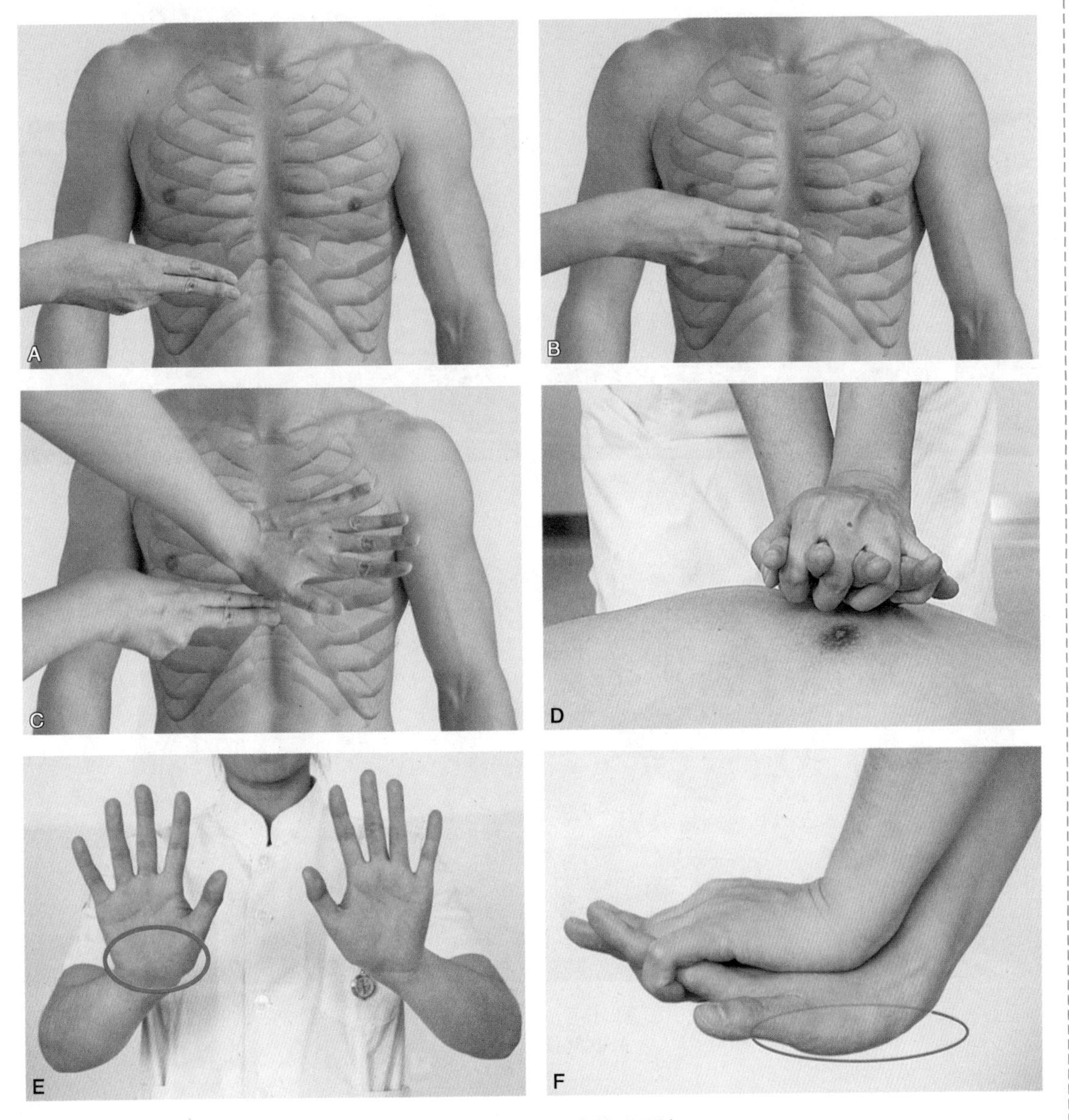

图 16-3 胸外按压定位及手法

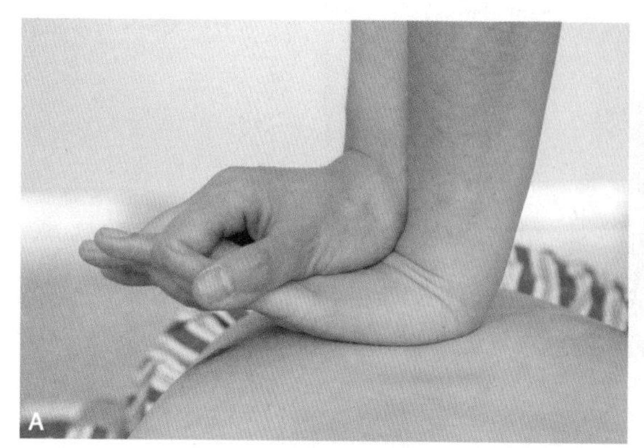

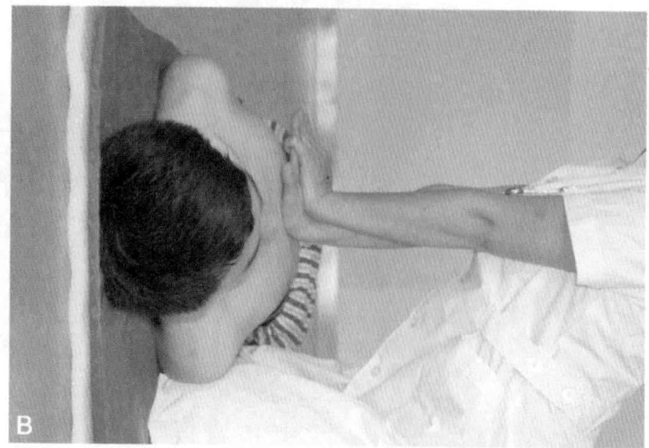

图 16-4 胸外按压姿势

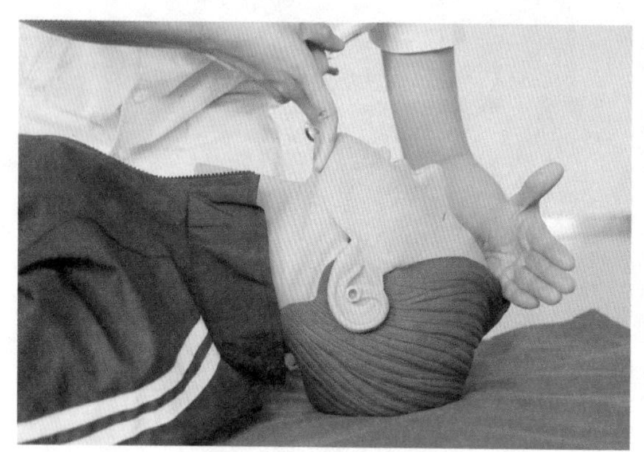

图 16-5 仰头抬颏法

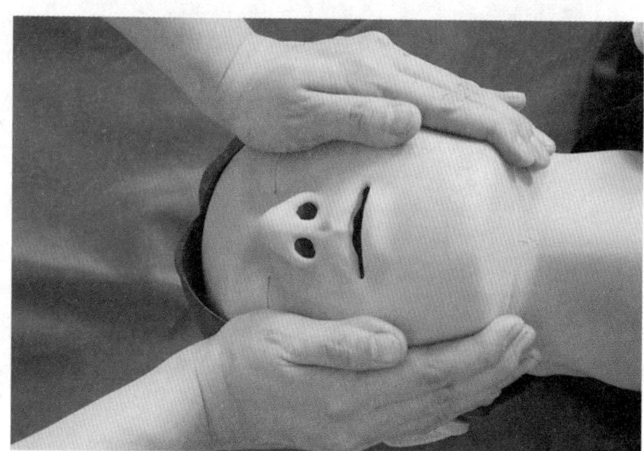

图 16-6 托颌法

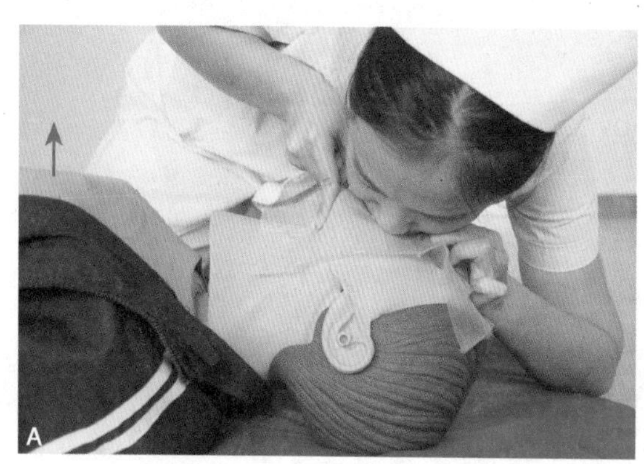

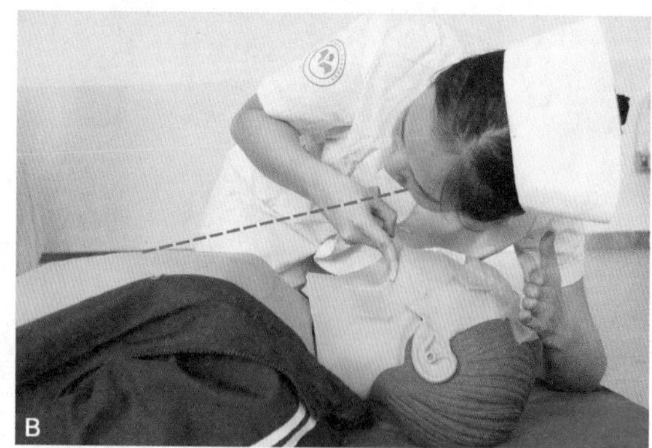

图 16-7 人工呼吸法
A. 吹气；B. 观察呼吸

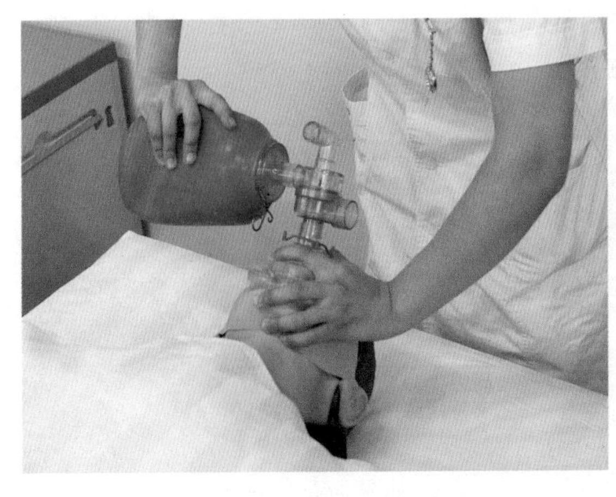

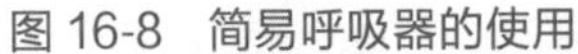

图 16-8 简易呼吸器的使用

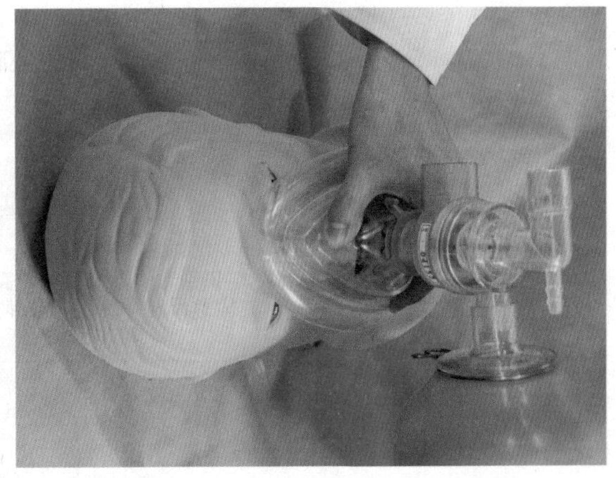

图 16-9 简易呼吸器“E-C”固定法

2. 评价

(1)患者出现有效的心肺复苏指征,无并发症发生。

(2)护士操作迅速、熟练,程序规范,手法正确,防护有效。

【注意事项】

1. 确定现场环境对施救者和患者均是安全的,方可进行施救。

2. 专业施救者应同时进行几个步骤,如同时检查呼吸和脉搏,以缩短首次按压的时间。

3. 按压部位要准确,用力要适度,严禁按压胸骨角、剑突下及左右胸部。每次按压后使胸廓充分回弹,不可倚靠在患者胸壁上。为避免心脏按压时呕吐物逆流至气管,患者头部应适当放低并略偏向一侧。

4. 清除口咽分泌物、异物,保证气道通畅。**呼吸道阻塞和口对口接触不严密是心肺复苏失败最常见的原因**。避免给予患者过度通气,即施救者给予呼吸次数太多,或呼吸用力过度。

5. 对于未置入高级气道前,不论单人与双人心肺复苏,按压—通气之比均为30∶2。对于儿童和婴儿,单人心肺复苏时,按压—通气比例同成人,但当双人心肺复苏时,按压—通气比例为15∶2,因为儿童和婴儿心脏骤停多是由于呼吸因素所致。

6. 有两名或多名施救者时,应每隔2min更换一次按压者,如感觉疲劳可提早更换,以免因疲劳而降低按压质量和频率。轮换要迅速,尽量减少中断,因检查脉搏、分析心律等**中断按压应不超过10s**。判断减少按压中断的标准是以胸外按压在整体心肺复苏中占的比例确定的,所占比例越高越好,目标比例为至少60%。

7. 胸外按压的并发症主要包括:肋骨骨折、心包积血或心脏压塞、气胸、血胸、肺挫伤、肝脾破裂等。应遵循正确的操作方法,尽量避免并发症的发生。

知识拓展

成人生存链

1992年10月,美国心脏协会(American Heart Association,AHA)正式提出“生存链”(chain of survival)概念。成人生存链(adult chain of survival)是指对突发心脏骤停的成人患者所采取的一系列规律有序的步骤、规范有效的救护措施,将这些抢救环节以环链形式连接起来,就构成了一个挽救生命的“生命链”。《2015年AHA心肺复苏及心血管急救指南更新》将成人生存链,按院内和院外出现心脏骤停的患者进行划分,以明确患者获得救治的不同途径(图16-10)。

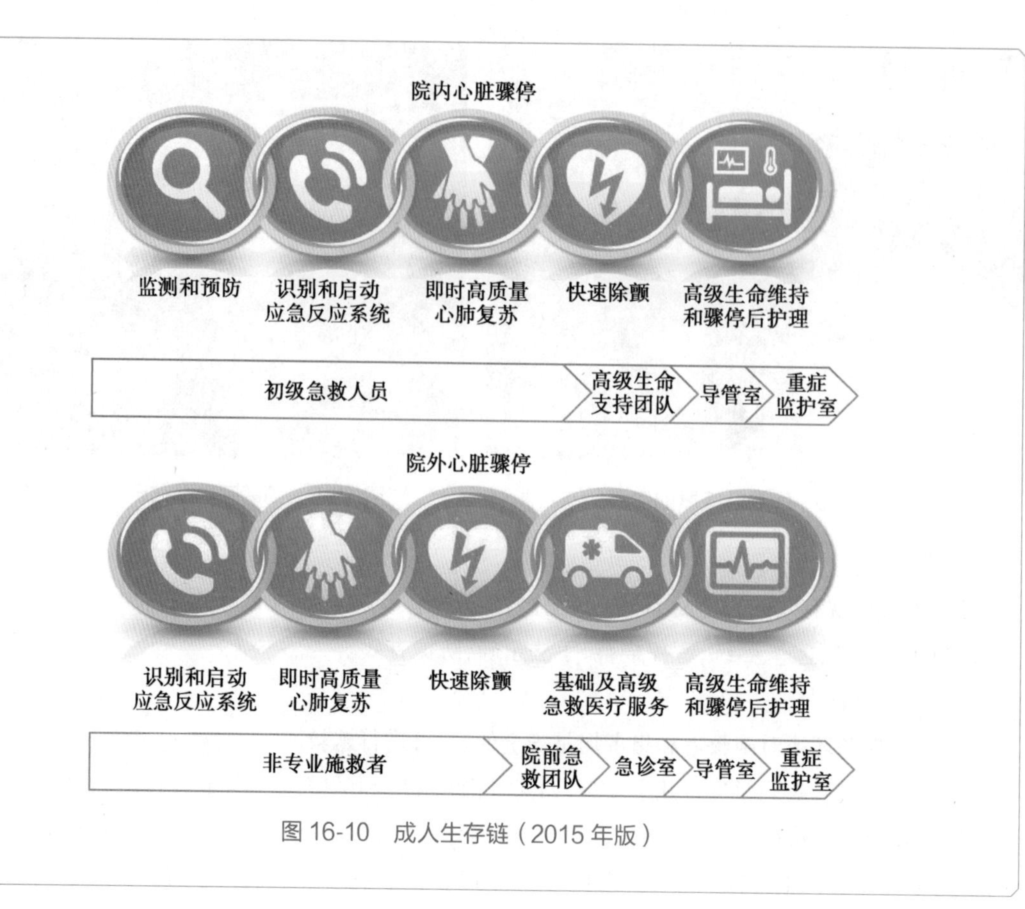

图 16-10 成人生存链（2015 年版）

知识拓展

高级心血管生命支持

高级心血管生命支持(advanced cardiovascular life support,ACLS)通常由专业急救人员到达发病现场或在医院内进行,通过应用辅助设备、特殊技术和药物等,进一步提供更有效的呼吸、循环支持,以恢复自主循环或维持循环和呼吸功能。可归纳为高级 A、B、C、D,即 A(airway)——开放气道;B(breathing)——氧疗和人工通气;C(circulation)——循环支持:建立静脉通道,使用血管加压药物及抗心律失常药;D(differential diagnosis)——寻找心脏骤停的原因。

二、氧气吸入

氧气是生命活动所必需的物质,如机体得不到足够的氧或不能充分利用氧,组织的代谢功能甚至形态结构,就可能发生异常改变。氧气吸入(oxygen inhalation)是指通过给氧,提高动脉血氧分压(PaO_2)和动脉血氧饱和度(SaO_2),增加动脉血的氧含量(CaO_2),纠正各种原因造成的缺氧状态,促进组织的新陈代谢,维持机体生命活动的一种治疗方法。吸氧对于 PaO_2 和 SaO_2 明显低于正常的患者疗效最好,对于心功能不全、心排血量严重下降、大量失血、严重贫血和一氧化碳中毒等患者,也有一定的治疗作用。

【目的】

1. 纠正各种原因造成的缺氧状态,提高动脉血氧分压(PaO_2)、动脉血氧饱和度(SaO_2),增加动脉血氧含量(CaO_2)。

2. 促进组织的新陈代谢,维持机体生命活动。

【操作程序】

1. 评估

(1)辨识患者。

(2)患者年龄、病情、治疗情况、意识状态、生命体征、呼吸状况和缺氧程度。低氧血症分轻、中、重三度,轻度 PaO_2 80~60mmHg(10.7~8.0kPa);中度 PaO_2 60~40mmHg(8.0~5.3kPa);重度 PaO_2<40mmHg(5.3kPa),可通过动脉血气分析测定。血气分析检查是监测用氧效果的客观指标,对于成年患者,特别是慢性呼吸衰竭者当 PaO_2<60mmHg(8.0kPa)时,是比较公认的氧疗指征。

(3)患者鼻腔状况,有无鼻息肉、鼻中隔偏曲或分泌物阻塞等。

(4)患者心理状态及合作程度。

2. 计划

(1)患者准备:取舒适卧位,情绪稳定,了解吸氧的目的、方法、注意事项及配合要点,并愿意接受。

(2)护士准备:着装整洁,洗手,戴口罩。

(3)用物准备:

1)治疗车上层:治疗盘内备小药杯(内盛冷开水)、纱布、弯盘、一次性鼻导管、棉签、扳手。治疗盘外备用氧记录单、笔、用氧标识,手消毒液。

2)治疗车下层:生活垃圾桶、医用垃圾桶。

3)供氧装置:有氧气筒及氧气压力表和管道氧气装置(中心供氧装置)两种。

A. 氧气筒及氧气压力表装置(图 16-11):氧气筒是一圆柱形无缝钢筒,筒内可耐高压达14.7MPa(150kg/cm^2)的氧,容纳氧气约 6 000L。氧气筒的顶部有一总开关,控制氧气的进出。氧气筒颈部的侧面,有一气门与氧气表相连,是氧气自筒中输出的途径。

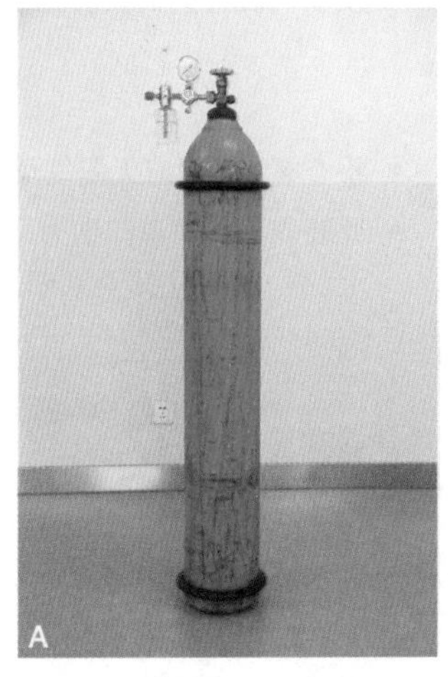

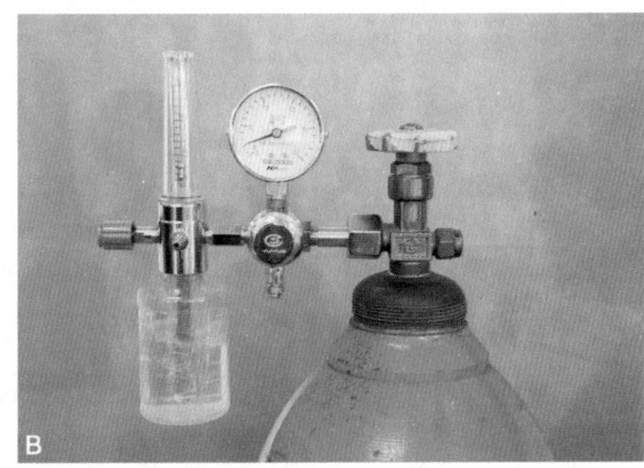

图 16-11 氧气筒及氧气压力表装置

氧气表由压力表、减压器、流量表、湿化瓶及安全阀组成。压力表可测知氧气筒内的压力,压力越大,表明氧气筒内氧气越多。减压器是一种弹簧自动减压装置,可将氧气筒内的压力减至 0.2~0.3MPa(2~3kg/cm^2),使流量保持平稳,保证安全。流量表内的浮标用来显示每分钟氧气的流出量。湿化瓶具有湿化氧气及观察氧气流量的作用,可选用一次性或内装 1/3~1/2 灭菌蒸馏水的湿化瓶，通气管浸入水中，湿化瓶出口和鼻导管相连。安全阀的作用是当氧气流量过大、压力过高时，安全阀内部活塞自行上推，过多的氧气由四周小孔流出，以确保安全。

氧气筒内的氧气供应时间可按下列公式计算：

$$可供时间=\frac{[压力表压力-5(kg/cm^2)]\times 氧气筒的容积(L)}{1kg/cm^2\times 氧流量(L/min)\times 60min}$$

氧气浓度与流量的关系：吸氧浓度（%）= 21+4×氧流量（L/min）

B. 中心供氧装置：氧气由医院氧气集中供应站负责供给，通过管道将氧气输送到门诊部、急诊科、手术室、各个病区等。供应站设总开关控制，各用氧单位有固定在墙上的氧气插孔，连接特制的流量表，打开流量表即可使用。此法迅速、方便（图 16-12）。

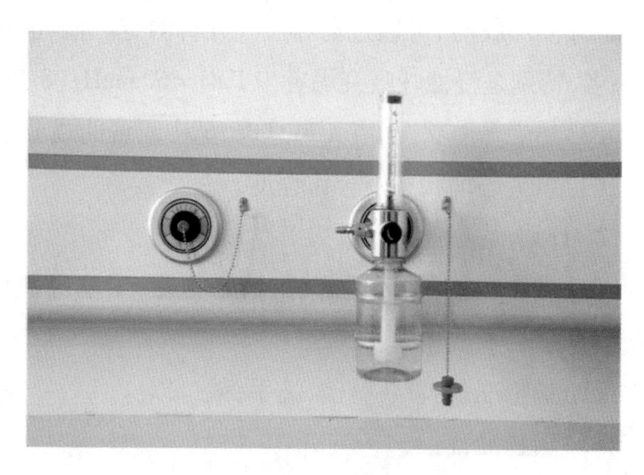

图 16-12 中心供氧装置

氧气吸入（视频）

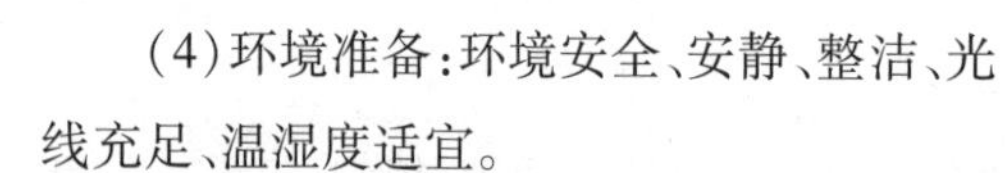

（4）环境准备：环境安全、安静、整洁、光线充足、温湿度适宜。

3. 实施 见表 16-7。

表 16-7 氧气吸入

操作流程	操作步骤	要点说明
1. 正确装表		
▲ 氧气筒装表法	（1）将氧气筒置于氧气架上，打开总开关（逆时针转 1/4 周），随即迅速关好总开关（顺时针）	• 使少量气体从气门处流出，达到避免灰尘吹入氧气表和清洁气门的目的
	（2）将氧气表稍向后倾置于氧气筒的气门上，用手初步旋紧，再用扳手拧紧	• 使氧气表直立于氧气筒旁
	（3）连接湿化瓶，确认流量开关处于关闭状态	
	（4）打开总开关，再打开流量开关	• 检查氧气装置有无漏气及筒内压力值
	（5）关闭流量开关	• 此装表法可简单归纳为一吹（尘）、二上（表）、三紧（拧紧）、四查（检查）
▲ 中心供氧装表法	（1）将流量表直接与中心供氧装置连接	
	（2）连接湿化瓶	• 检查是否漏气
	（3）打开流量开关	• 检查浮标能达到既定流量
2. 核对解释	携用物至患者床旁，辨识患者并做好解释，协助患者取舒适卧位	• 确认患者，取得配合
3. 清洁检查	用湿棉签清洁双侧鼻腔并检查	• 保持呼吸道通畅
4. 连接导管	将鼻导管与湿化瓶的出口相连接	• 导管无打结，扭曲
5. 调节流量	打开流量开关，调节所需氧流量	• 根据病情遵医嘱调节氧流量
6. 湿润检查	将鼻导管前端放入小药杯冷开水中湿润，并检查鼻导管是否通畅	
7. 插鼻导管	将鼻导管插入患者鼻孔	• 动作轻柔，以免引起黏膜损伤，询问患者感觉

续表

操作流程	操作步骤	要点说明
8. 固定导管	将导管环绕患者耳部向下放置,并调节松紧度(图 16-13)	• 松紧适宜,防止因导管太紧引起皮肤受损 • 保持吸氧管路通畅
9. 核对记录	(1)核对并告知注意事项	• 勿随意调节,注意用氧安全
	(2)洗手	
	(3)记录给氧时间、氧流量和患者反应,贴用氧标识于湿化瓶上	• 便于对照与交接班
10. 观察疗效	观察患者呼吸、神志、氧饱和度及缺氧程度改善情况,氧气装置有无漏气,是否通畅,有无氧疗不良反应	• 有异常及时处理
11. 停止用氧	(1)核对解释	
	(2)取下鼻导管,纱布擦净鼻部	• 防止操作不当,引起组织损伤
12. 安置患者	体位舒适,整理床单位	
13. 卸表	(1)氧气筒:关闭总开关,放出余气后关闭流量开关,再卸表	• 卸表口诀:一关(总开关及流量开关),二扶(压力表),三松(氧气筒气门与氧气表连接处),四卸(表)
	(2)中心供氧:关流量开关,取下流量表	
14. 用物处理	清理用物	• 垃圾分类处置
15. 准确记录	洗手,记录	• 记录停止时间及用氧效果
▲ 鼻塞法	将鼻塞直接塞入患者一侧鼻孔鼻前庭内给氧(图 16-14)	• 此法刺激性小,患者较为舒适,且两侧鼻孔可交替使用。适用于长期用氧的患者
▲ 面罩法	将面罩置于患者口鼻部供氧,氧气自下端输入,呼出的气体从面罩两侧孔排出(图 16-15),氧流量成人 6~8L/min	• 适用于张口呼吸且病情较重、躁动不安的患者
▲ 氧气头罩法	将患者的头部置于头罩里,罩面上有多个孔,可以保持罩内一定的氧浓度、温度和湿度(图 16-16)	• 头罩与颈部之间要保持适当的空隙,防止二氧化碳潴留及重复吸入 • 主要用于小儿
▲ 氧气袋法	氧气袋上有调节器可调节氧流量,充入氧气,接上湿化瓶即可使用(图 16-17)	• 可用于家庭氧疗、危重患者的抢救或转运途中

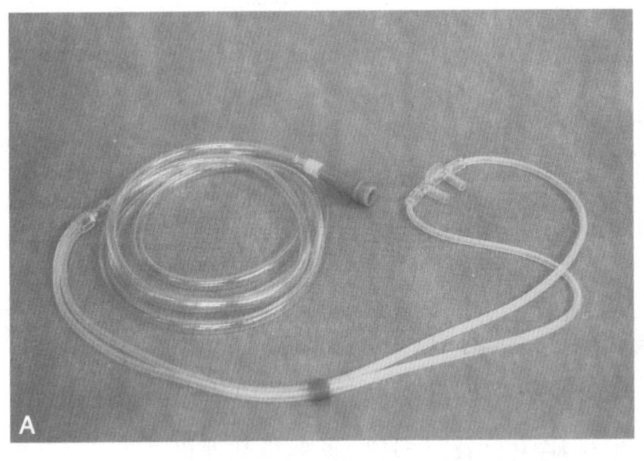

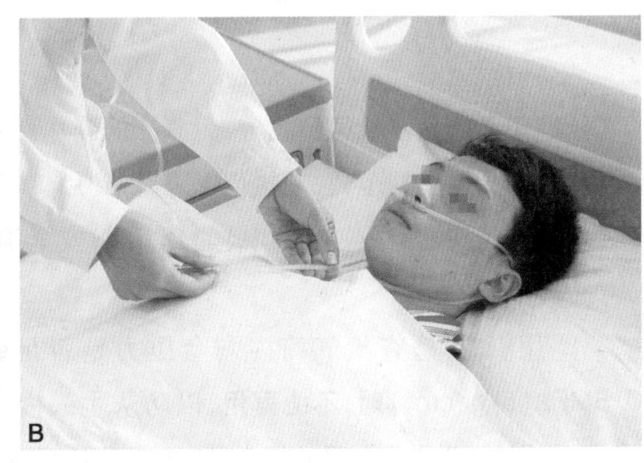

图 16-13 双侧鼻导管给氧

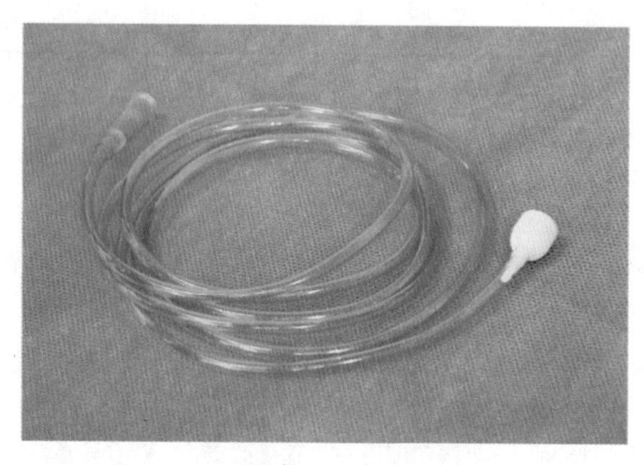

图 16-14 鼻塞

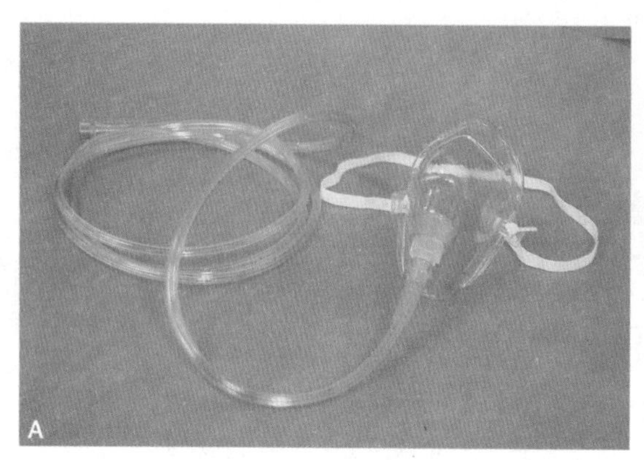

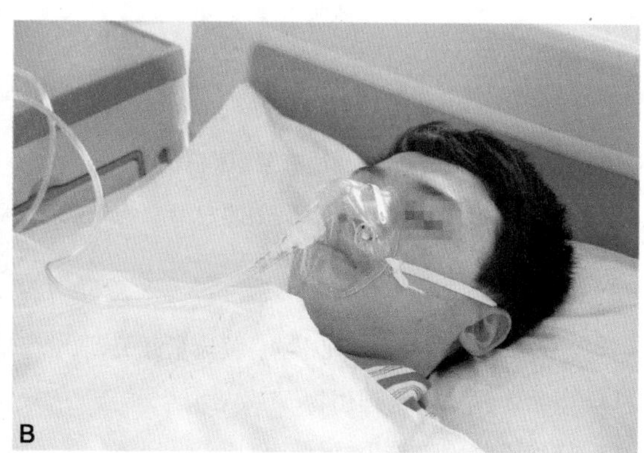

图 16-15 面罩给氧

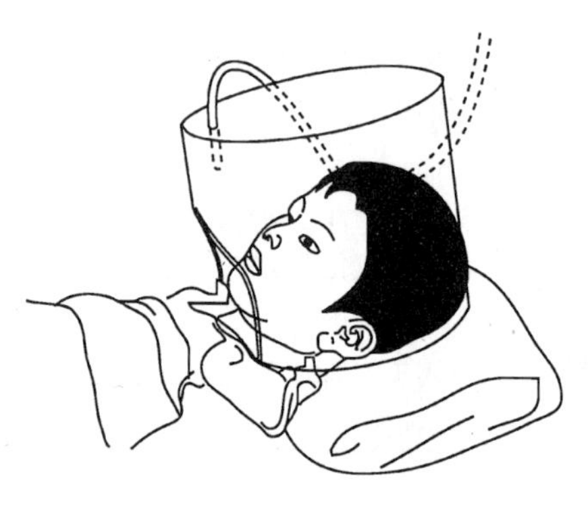

图 16-16 氧气头罩给氧

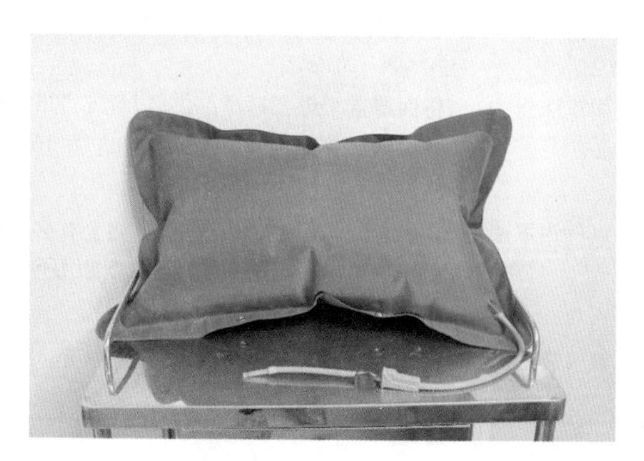

图 16-17 氧气枕

4. 评价

(1)患者缺氧症状得到改善,无氧疗的副作用及其他意外发生。

(2)护士操作规范,医嘱执行正确,做到用氧安全。

(3)护患沟通有效,患者积极配合,了解安全用氧的相关知识,彼此需要得到满足。

【注意事项】

1. 用氧前,检查氧气筒内剩余压力是否足够。氧气筒内氧气不能用尽,当压力表指针至 **0.5MPa(5kg/cm²)时,不能再用**,以防灰尘入内,再次充气时引起爆炸。对未用或已用空的氧气筒,应分别标**“满”或“空”的标志**,既便于及时调换,也可避免急救时搬错,影响抢救速度。

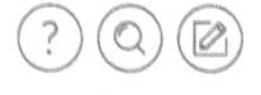

2. 严格遵守操作规程,做到用氧安全。**做好“四防”,即防火、防震、防油、防热**。氧气筒应放在

阴凉处，**距暖气至少 1m，离明火至少 5m**；筒上应标有“严禁烟火”标志；搬运时，避免倾倒撞击；氧气表及螺旋口上勿涂油，也不用带油的手装卸。

3. 使用氧气时，应**先调节好流量再给患者用氧；停用氧气时，先取下导管**，再关闭氧流量开关；**中途改变吸氧流量时，先分离导管**与湿化瓶连接处，调好流量后再接上，以免一旦开关出错，大量氧气进入呼吸道而损伤肺组织。

4. 长时间面罩吸氧时，应检查面部，耳郭皮肤受压情况，预防压疮。

5. 若使用非一次性湿化瓶，每日更换湿化瓶和湿化液，并按消毒管理规范做好消毒处理。一次性湿化瓶应按使用说明，及时更换。

6. 氧疗的副作用及预防　**当氧浓度高于 60%，吸氧持续时间超过 24h，会出现氧疗副作用**。常见的副作用有：

(1) 氧中毒：表现为胸骨下不适、疼痛、灼热感，继而出现呼吸增快，恶心、呕吐，烦躁，断续的干咳。预防措施是避免长时间、高浓度氧疗，监测血气分析，动态观察氧疗的治疗效果。

(2) 肺不张：表现为烦躁，呼吸、心率加快，血压上升，继而出现呼吸困难、发绀、昏迷。预防措施是控制吸氧浓度，鼓励患者做深呼吸，多咳嗽和经常更换体位，防止分泌物阻塞。

(3) 呼吸道分泌物干燥：氧气为干燥气体，吸入后可导致呼吸道黏膜干燥，分泌物黏稠、结痂，不易咳出。因此，氧气吸入前一定先湿化再吸入，以此减轻刺激作用，并定期雾化吸入。

(4) 晶状体后纤维组织增生：仅见于新生儿，以早产儿多见。因此新生儿应严格控制吸氧浓度和吸氧时间，否则可导致视网膜血管收缩、视网膜纤维化，最后出现不可逆的失明。

(5) 呼吸抑制：见于缺氧伴二氧化碳潴留的患者，呼吸调节主要依靠缺氧对颈动脉体、主动脉体化学感受器的刺激来维持。若吸入高浓度的氧气，使血氧迅速上升，解除了缺氧对外周化学感觉器的刺激作用，便会抑制患者呼吸，甚至导致呼吸停止。预防措施是**对缺氧伴二氧化碳潴留的患者应给予低浓度（<35%）、低流量，持续吸氧**，控制 PaO_2 在 60mmHg（8kPa）或 SaO_2 于 90% 或略高。

知识拓展

高压氧治疗

高压氧疗法（hyperbaric oxygen therapy，HBOT）是指在高气压（大于一个标准大气压）环境下呼吸纯氧或混合氧以达到治疗各种疾病的方法。临床上，凡是机体全身性或局部性缺氧、急性或慢性缺氧引起的缺氧性疾病都属于高压氧治疗的对象。如急性 CO 中毒及其迟发性脑病、各种意外事故造成的急性缺氧（溺水、窒息、自缢、触电等）、高原反应等。它具有治疗范围广、治疗病种多及疗效可靠等特点。目前已向康复医学、高原医学、潜水医学、航空医学、保健医学、运动医学及军事医学等方面发展。

三、吸痰

吸痰（aspiration of sputum）指经由口、鼻腔、人工气道将呼吸道的分泌物吸出，以保持呼吸道通畅，预防吸入性肺炎、肺不张、窒息等并发症的一种方法。主要用于年老体弱、危重、昏迷、麻醉未清醒前等原因导致的不能有效咳嗽、排痰的患者。

吸痰装置有中心吸引器（中心负压装置）、电动吸引器和便携式吸痰器，它们利用负压吸引原理，连接导管吸出痰液。医院设有中心负压装置，吸引器管道连接到各病区床单位，使用时只需连接贮液瓶和吸痰导管，开启开关，即可吸痰，十分便利（图 16-18）。电动吸引器由马达、偏心轮、气体过滤器、负压表、安全瓶、贮液瓶组成（图 16-19），安全瓶和贮液瓶通过橡胶管相互连接，接通电源后马达带动偏心轮，使瓶内产生负压，将痰液吸出。便携式吸痰器主要由真空泵、真空表、负压调节阀、空气过滤器、贮液瓶组成（图 16-20），体积小、噪音低，不仅能满足临床应用，而且非常适合家庭护理等多种场合的吸引需求。

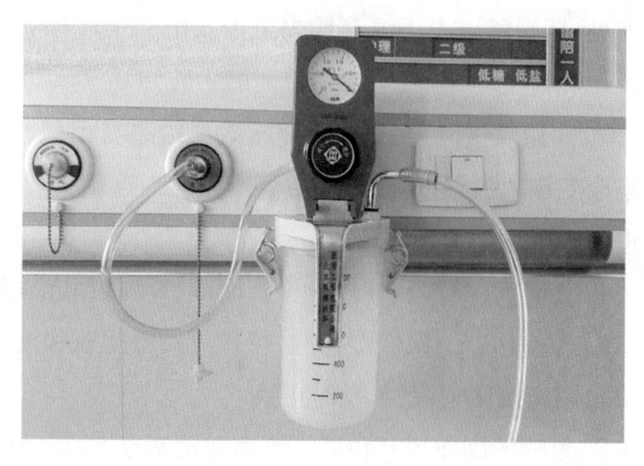

图 16-18 中心负压吸引装置

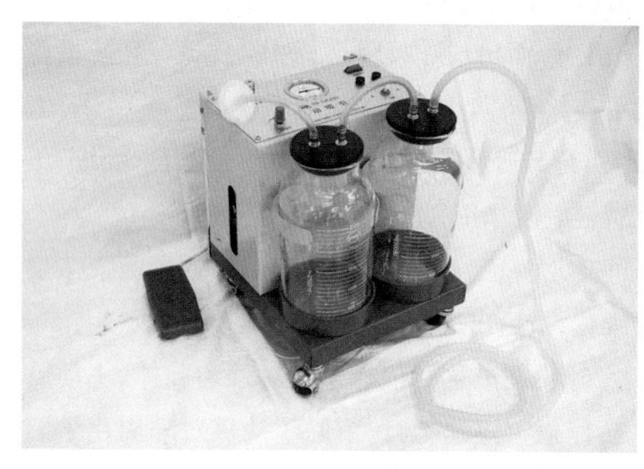
图 16-19 电动吸引器

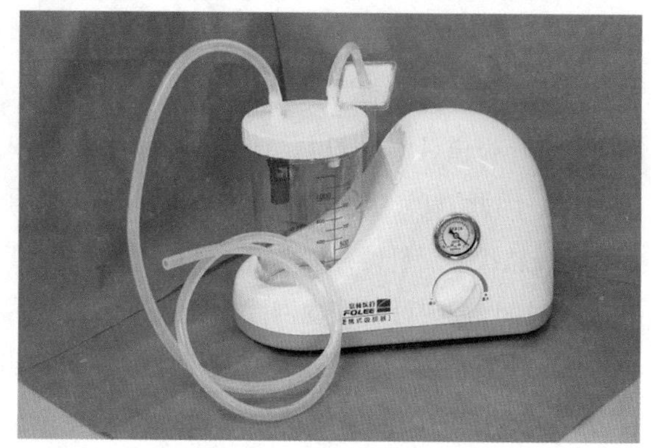
图 16-20 便携式吸痰器

在紧急且无吸引设备情况下，可采用 50～100ml 注射器连接导管进行抽吸痰液；也可口对口吸痰，操作者托起患者下颌，使其头后仰并捏住患者鼻孔，口对口吸出呼吸道分泌物，解除呼吸道梗阻症状。

【目的】

1. 清除呼吸道分泌物，保持呼吸道通畅。

2. 促进呼吸功能，改善肺通气。

3. 预防并发症发生。

【操作程序】

1. 评估

（1）辨识患者。

（2）患者的年龄、病情、意识状态、生命体征、SpO_2 和治疗情况等。

（3）听诊判断患者气道分泌物的量。

（4）患者的口鼻腔黏膜有无损伤。

（5）患者的心理状况及合作程度，有否具有效咳嗽及排痰能力。

2. 计划

（1）患者准备：了解吸痰的目的、方法、注意事项及配合要点，体位舒适，情绪稳定。

（2）护士准备：着装整洁，洗手，戴口罩，必要时戴护目镜，穿防护衣。

(3)用物准备

1)治疗车上层:治疗盘内备一次性无菌吸痰管数根(根据患者情况选择吸痰管型号)、纱布、弯盘、冲洗罐、一次性治疗巾、无菌生理盐水溶液1瓶,必要时备压舌板、开口器(或口咽通气道)、舌钳、听诊器。治疗盘外备手消毒液,必要时备电插板等。

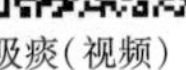

吸痰(视频)

2)治疗车下层:生活垃圾桶、医用垃圾桶。

3)负压吸引装置,必要时评估呼吸机参数。

(4)环境准备:环境安静、整洁、光线充足、温湿度适宜。

3. 实施　见表16-8。

表16-8　吸痰

操作流程	操作步骤	要点说明
1. 核对解释	携用物至患者床旁,辨识患者并做好解释	• 取得配合
2. 调节负压	接通电源,打开开关,检查吸引器性能,调节负压	• 一般成人负压为0.02~0.04MPa
3. 准备溶液	开启生理盐水溶液,将液体倒入冲洗罐	• 检查溶液质量可靠,注明开启时间
4. 检查口鼻	检查口腔、鼻腔,取下活动义齿	• 经口腔吸痰有困难者,可由鼻腔吸引;昏迷患者可用开口器(或口咽通气道)帮助张口
5. 安置体位	协助患者取舒适体位,头部转向操作者一侧,颌下铺治疗巾	• 防止舌后坠,便于吸痰
6. 连接导管	戴无菌手套,连接吸痰管	• 选择型号适宜的吸痰管,保证吸痰管无菌 • 做好自我防护
7. 按序吸痰	一手持吸痰管末端阻断负压,用戴无菌手套的手持吸痰管前端,经口腔或鼻腔插入气道,遇有阻力,不能插入时,后退导管0.5~1cm,然后恢复负压,**自深部,边左右旋转,边向上提拉**,吸净痰液。	• 插管时不可有负压,快速、轻柔地送入导管,以免损伤呼吸道黏膜 • 每次吸痰时间**不超过15s** • 若为气管插管或气管切开患者吸痰,应先吸尽气管内分泌物,再吸口(鼻)部 • 注意无菌操作
8. 抽吸冲洗	吸痰完毕,取下吸痰管,弃于医用垃圾桶内,吸引器接头抽吸冲洗罐内生理盐水溶液冲洗连接管,关闭吸引器	• 以免分泌物阻塞吸引器连接管 • 一根吸痰管只使用一次
9. 观察病情	气道是否通畅;患者的反应,如面色、呼吸、心率、血压、SpO_2及双肺啰音等情况;吸出液的色、质、量	• 动态评估患者 • 必要时重复吸引
10. 安置患者	拭净口鼻周围的分泌物,取舒适卧位,整理床单位	• 使患者舒适,利于排痰
11. 整理用物	用物分类处置	• 依据消毒隔离规范做相应处理 • 及时更换生理盐水溶液
12. 准确记录	洗手,记录	• 做好自我防护 • 记录吸痰时间,吸出液量、颜色、性质、黏稠度等,吸痰后患者的情况等

4. 评价

(1)患者呼吸道分泌物及时吸出,气道通畅,呼吸功能改善,无呼吸道黏膜损伤。

(2)护士操作轻稳,手法正确,程序规范,无菌观念强,防护有效。

(3)护患沟通有效,患者积极配合操作,彼此需要得到满足。

【注意事项】

1. 遵循无菌原则,按需吸痰,**每次吸痰时均须更换吸痰管**。对机械通气的患者,应严格做好口腔护理。

2. 吸痰过程中,鼓励并指导患者深呼吸,进行有效咳嗽和咳痰。

3. 吸痰动作轻稳,吸痰管到达适宜深度前避免负压,逐渐退出的过程中提供负压,避免反复抽吸。遇有阻力时,应分析原因,不得粗暴操作。

4. 选择型号适宜的吸痰管,建议成人和儿童使用的**吸痰管直径要小于气管插管直径的50%**。

5. 在吸痰操作前后短时给患者吸入高浓度的氧气,可减少吸痰过程中氧合降低以及由低氧导致的相关并发症。最常用的高浓度氧是100%纯氧,维持30~60s,同时观察血氧饱和度。

6. 当患者痰液黏稠时,吸痰前可先翻身、叩背使痰液松动;也可雾化吸入稀释痰液,以利于痰液吸出。

7. 贮液瓶内的液体应及时倾倒,**不得超过容积的2/3**。贮液瓶内应放少量消毒液,便于清洗消毒。

8. 在为患者吸痰时,护士应做好自我防护,避免直接接触分泌物,必要时戴护目镜,穿防护衣。

知识拓展

密闭式吸痰

密闭式吸痰是在20世纪80年代研发成功,开始在美国临床使用,20世纪末引入我国,并首先在重症监护室使用。与开放式吸痰相比,其优点为:①因操作时无须断开呼吸机,在吸痰过程中保证了持续的通气和氧合,降低肺塌陷和低氧的程度,降低吸痰所致心律失常的发生率。②密闭式吸痰管由呼吸机接头,吸痰管,外护套,连接头,二通阀门组成。其中吸痰管的吸痰端封装在呼吸机的接头内,使吸痰端成为一根口径较粗的密闭式吸痰管。患者在使用呼吸机时,可以同时使用本装置抽吸痰液。此时,当气道受到刺激而发生呛咳时,大部分的痰液通过吸痰管经一阀门后排到储痰器内,而喷溅的痰液、飞沫将留存在呼吸机的接头内,不会发生外溅到医务人员面上和污染周围空气的现象,避免了交叉感染,保护了医护人员的安全。③密闭式吸痰简化了吸痰过程,节省了时间和人力,提高了护理人员的工作效率。

四、洗胃

洗胃(gastric lavage)是将胃管插入患者胃内,反复注入和吸出一定量的溶液,以达到冲洗并清除胃内容物,避免或减轻吸收中毒的胃灌洗方法。

【目的】

1. 解毒　清除胃内毒物或刺激物,减少毒物吸收,还可利用不同灌洗液进行中和解毒。服毒后6h内洗胃效果最好。

2. 减轻胃黏膜水肿　幽门梗阻患者通过洗胃,可减轻胃潴留物对胃黏膜的刺激,从而减轻胃黏膜水肿和炎症。

【操作程序】

1. 评估

(1)辨识患者。

(2)患者的年龄、病情、诊断、意识状态、生命体征等,口鼻腔黏膜有无损伤,有无活动义齿,有无洗胃禁忌证等。

(3)患者的中毒情况,包括毒物种类、剂量、浓度、时间,是否曾经呕吐,以及入院前是否采取其他处理措施等。

(4)患者的心理状态及合作程度,对洗胃的耐受能力,既往经验等。

2. 计划

(1)患者准备:了解洗胃的目的、方法、注意事项及配合要点,愿意接受此项操作,并取舒适体位。

(2)护士准备:着装整洁,洗手,戴口罩,戴手套。

(3)用物准备

1)口服催吐法:①治疗盘内备量杯(或水杯)、水温计、防水布、压舌板、一次性手套1副、漱口杯。②水桶2只:分别盛洗胃液、污水。③洗漱用物(可取自患者处)。④洗胃溶液:遵医嘱根据毒物性质准备适量的洗胃溶液(表16-9),温度35~38℃为宜。

表16-9 洗胃液的选择及注意事项

洗胃液	常见毒物	注意事项
清水或生理盐水	砷、硝酸银[①]、溴化物及不明原因中毒	
1:5 000高锰酸钾	镇静催眠药[②]、阿片类、烟碱、生物碱、氰或砷化物、无机磷或士的宁等	1605、1059等硫代类有机磷[③]中毒禁用
2%碳酸氢钠	有机磷杀虫药、氨基甲酸酯类、拟菊酯类、苯、汞、硫酸亚铁等	美曲膦酯(敌百虫)[④]或强酸[⑤](硫酸、硝酸或盐酸)中毒禁用
0.3%过氧化氢	阿片类、士的宁、氰化物或高锰酸钾等	
10%氢氧化镁悬液	硝酸、盐酸、硫酸等	
1%~3%鞣酸	吗啡类、辛可芬、洋地黄、阿托品、颠茄、发芽马铃薯或毒蕈	
3%~5%醋酸、食醋[⑥]	氢氧化钠、氢氧化钾等	
0.3%氧化镁	阿司匹林或草酸	
5%硫酸钠	氯化钡或碳酸钡[⑦]	
5%~10%硫代硫酸钠	氰化物、汞、砷等	
石灰水上清液	氟化物、氟乙酰胺(敌蚜胺)等	
10%活性炭悬浮液	河豚或生物碱及其他多种毒物	
蛋清、牛奶、植物油[⑧]	腐蚀性毒物	磷化锌[⑨]中毒禁用
液状石蜡	汽油、煤油、甲醇等	口服液体石蜡后再用清水洗胃
0.5%硫酸铜	磷化锌[⑩]	

注:[①]生理盐水与硝酸银生成氯化银沉淀,减轻腐蚀。[②]镇静催眠药采用高锰酸钾洗胃,并可采用活性炭吸附。[③]高锰酸钾可将对硫磷氧化为对氧磷,使毒性显著增强。[④]美曲膦酯遇碱性药物可分解出毒性更强的敌敌畏。[⑤]强酸用弱碱中和,不用碳酸氢钠,因其遇酸后可生成二氧化碳,使胃肠充气膨胀,有造成穿孔危险。[⑥]强碱用弱酸类物质中和。[⑦]5%硫酸钠与可溶性钡盐作用,生成不溶性硫酸钡。[⑧]可黏附于黏膜表面或创面上,起到保护胃肠黏膜,并可减轻患者疼痛。[⑨]磷化锌易溶于油类物质,禁用牛奶、蛋清、油类或高脂食物,以免促使其吸收。[⑩]硫酸铜可使磷化锌转化为无毒的磷化铜沉淀,阻止吸收,并促使其排出。

2）洗胃机洗胃法：①治疗车上层：治疗盘内备无菌胃管包（内有胃管、镊子、纱布，或使用一次性胃管）、防水布、治疗巾、检验标本容器或试管、水温计、量杯、压舌板、弯盘、棉签、胶布、50ml 注射器、听诊器、手电筒、一次性手套、液状石蜡，必要时备牙垫、开口器、舌钳放于治疗碗内。治疗盘外备手消毒液。②治疗车下层：水桶 2 个（分别盛洗胃溶液和污水）、生活垃圾桶、医用垃圾桶。③洗胃溶液：同口服催吐法。④洗胃设备：全自动洗胃机。

（4）环境准备：环境安静、整洁、光线充足、温湿度适宜。

3. 实施　见表 16-10。

表 16-10　洗胃

操作流程	操作步骤	要点说明
1. 核对解释	携用物至患者床旁，辨识患者并做好解释	
2. 反复洗胃		
▲ 口服催吐法		• 用于意外急性中毒，不能洗胃的清醒合作者
（1）体位准备	协助患者取坐位，围好防水布、取下义齿、置污物桶于患者座位前或床旁	
（2）饮灌洗液	指导患者每次饮灌洗液约 300~500ml	
（3）进行催吐	自呕和/或用压舌板刺激舌根催吐	
（4）反复进行	反复自饮、催吐，直至吐出的灌洗液澄清无味	• 表示毒物已基本清除干净
▲ 全自动洗胃机洗胃（图 16-21）		• 能自动、迅速、彻底清除胃内毒物；通过自控电路的控制使电磁阀自动转换动作，分别完成向胃内冲洗药液和吸出胃内容物的过程
（1）检查安装	通电，检查仪器功能完好，并连接各种管道	
（2）体位准备	头稍低，并转向一侧或左侧卧位	
（3）插洗胃管	用液状石蜡润滑胃管，经口腔插入，证实胃管在胃内后，用胶布固定	• 选用较大口径胃管
（4）连接各管	将已配好的洗胃溶液倒入水桶内，将药管的另一端放入洗胃液桶内，污水管的另一端放入空水桶内，胃管的另一端与已插好的患者胃管相连，调节药量流速	• 药管口必须始终浸没在洗胃液的液面下
（5）反复灌洗	按“手吸”键，吸出全部胃内容物。再按“自动”键，机器开始对胃进行自动冲洗，直至洗出液澄清无味为止	• 留送毒物分析
3. 观察情况	洗胃过程中，随时观察洗出液的性质、颜色、气味、洗出量及患者面色、脉搏、呼吸和血压等变化	• 如患者有腹痛或休克表现，洗出液呈血性等，应立即停止洗胃，采取相应的急救措施
4. 反折拔管	洗胃完毕，反折胃管，拔出	• 防止管内液体误入气管 • 有机磷中毒洗胃后，拔出洗胃管后留置普通胃管反复洗胃
5. 整理用物	协助患者漱口、洗脸，取舒适卧位，整理床单位、清理用物	• 促进患者舒适

续表

操作流程	操作步骤	要点说明
6. 清洗管腔	全自动洗胃机三管（药管、胃管、污水管）同时放入清水中，按“清洗”键，清洗各管腔后，将各管同时取出，待机器内水完全排尽后，按“停机”键关机	• 以免各管道被污物堵塞或腐蚀
7. 洗手记录	洗手，记录灌洗液的名称、量，洗出液的颜色、气味、性质、量，患者的全身反应	• 灌入量与洗出量应平衡 • **幽门梗阻患者洗胃宜在饭后4~6h或空腹时进行**，需记录胃内潴留量，便于了解梗阻程度，**胃内潴留量=洗出量-灌入量**

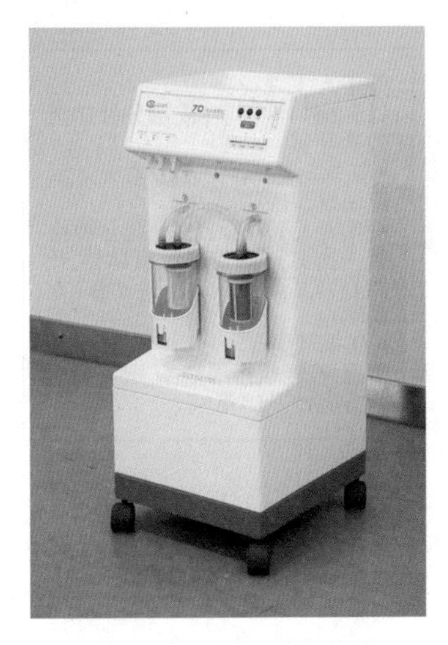
图16-21 全自动洗胃机

4. 评价

（1）洗胃过程顺利，彻底有效，灌入量与洗出量基本平衡，无并发症发生。

（2）护士操作熟练、迅速、程序规范，防护有效，洗胃过程中能及时发现患者病情变化。

（3）护患沟通有效，患者积极配合，彼此需要得到满足。

【注意事项】

1. 洗胃前应检查生命体征，如有呼吸道分泌物增多或缺氧，应先吸痰，再插胃管洗胃；呼吸心跳骤停者，应先复苏，后洗胃。

2. 催吐用于意外中毒不能洗胃者，对清醒、合作的经口摄入的**急性中毒者，可考虑催吐法**。有物理刺激催吐和药物催吐两种方法。但催吐易引起误吸和延迟活性炭应用，还可能引起食管撕裂、胃穿孔、出血等，临床上已不常规应用。昏迷、惊厥、休克、腐蚀性毒物中毒、无呕吐反射、近期上消化道出血或食管胃底静脉曲张者和孕妇禁用。

3. 洗胃的适应证和禁忌证

（1）适应证：口服毒物1h内，吸收缓慢的毒物、胃蠕动功能减弱或消失者，可延长至4~6h。对无特效解毒治疗的急性重度中毒，患者就诊即使超过6h，仍可酌情考虑洗胃。

（2）禁忌证：**吞服强腐蚀性毒物（如强酸、强碱）、食管胃底静脉曲张、上消化道大出血、胃穿孔的患者等。对吞服腐蚀性毒物的患者，洗胃可引起消化道穿孔，可按医嘱给予药物或物理性对抗剂，如牛奶、豆浆、米汤、蛋清水等**，以保护胃黏膜。昏迷和惊厥患者不宜洗胃。如**昏迷患者洗胃应谨慎，可采用去枕平卧位，头偏向一侧，以防窒息。**

4. 插管时，动作要轻、快，切勿损伤食管黏膜或误入气管。

5. 对不明原因的中毒，**应先抽出全部胃内容物留作毒物分析**，洗胃溶液可先选用**温开水或0.9%氯化钠溶液**，待毒物性质明确后，再选用对抗剂洗胃。

6. 洗胃过程中应随时观察患者的意识、生命体征、面色、瞳孔变化、口鼻腔黏膜情况及口中气味等。洗胃并发症包括急性胃扩张、胃穿孔、急性水中毒、低钾血症、上消化道出血、窒息、心脏骤停、吸入性肺炎、胃肠道感染、虚脱及寒冷反应等。应注意观察，做好相应的急救措施，并做好记录。

7. 了解患者的心理状态、合作程度及对康复的信心。做好解释工作，取得患者同意与配合。告知患者和家属有误吸的可能与风险，取得理解，并向其介绍洗胃后的注意事项。对自服毒物者，耐心劝导，做针对性心理护理，帮助其改变认识。要为患者保守秘密和隐私，减轻其心理负担。

8. 洗胃后注意患者胃内毒物清除状况，中毒症状有无得到缓解或控制。

附 16-1 成人 BLS 流程（附图 16-1）。

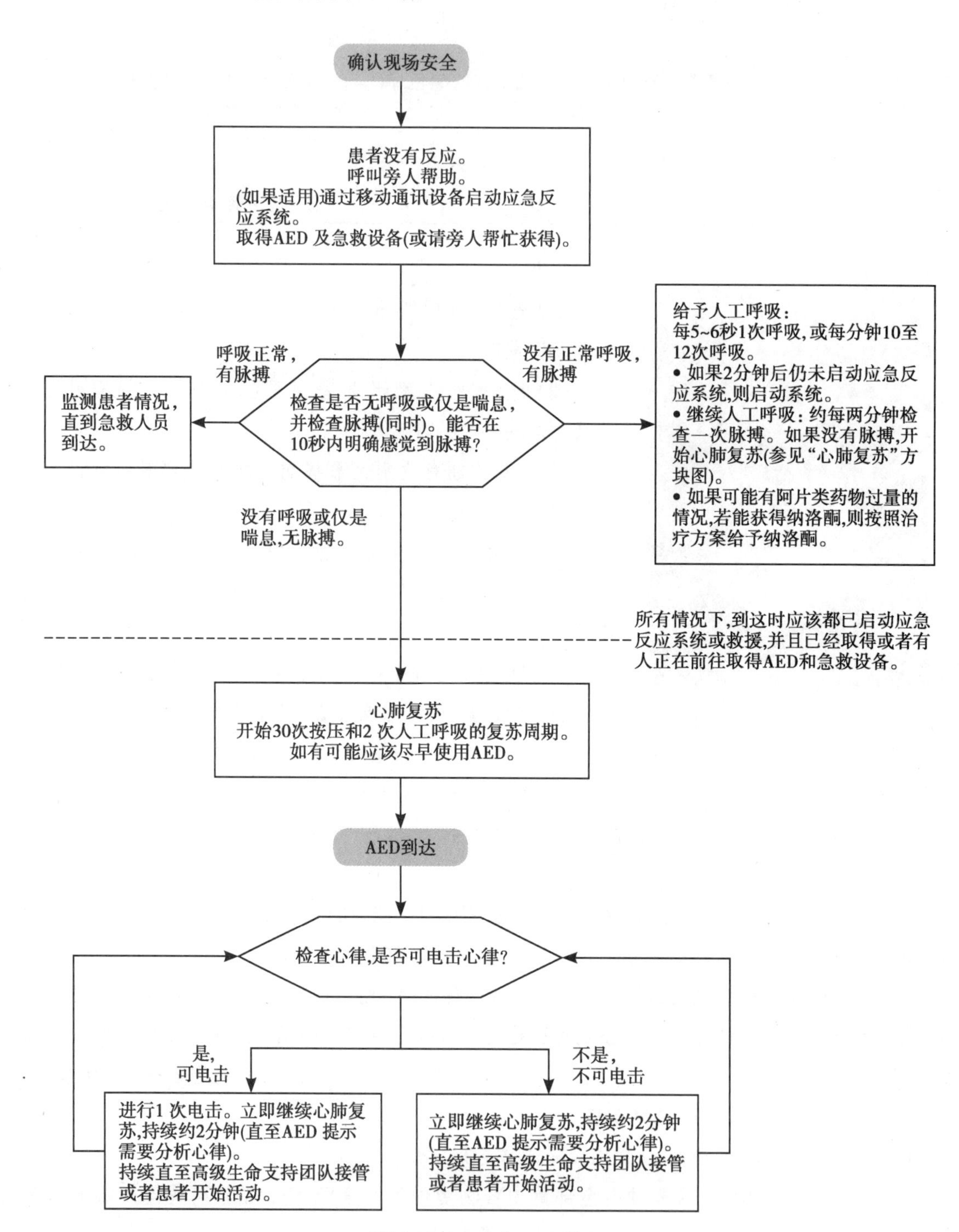

附图 16-1 成人 BLS 流程

（周静怡 孙伟）

扫一扫，看总结

扫一扫，测一测

第十七章 临终护理

学习目标

1. 掌握脑死亡的判断标准；临终患者生理、心理变化和护理；尸体护理的注意事项。
2. 熟悉临终关怀、濒死、死亡的概念；死亡过程的分期；临终患者家属及丧亲者的护理。
3. 了解临终关怀的理念、意义。
4. 能认真、规范的完成尸体护理。
5. 具有严谨求实的工作态度，树立唯物主义死亡观，维护患者及家属的尊严和权利。

扫一扫，
自学汇

护理工作的实质就是按照护理程序的工作方法贯穿于人的整个生命过程的始终。从新生命的迎接到人生终站的陪伴，每一个过程都需要我们认真的照护。从某种意义上说死亡只是生命过程的节点但绝不是护理工作的终点，面对死亡我们要做的不仅是让每个生命带着尊严谢幕，更要用我们的专业知识与技能让临终者家属积极面对并陪伴临终者共同享受生命的最后一缕阳光。

导入情景

患者张爷爷，男，84岁，以“肝癌晚期”收入某三级甲等医院的宁养病房。家属希望患者在临终阶段能得到较好的照顾，让其舒适、安宁、无痛苦的走完人生最后的旅程。

工作任务

1. 临终关怀团队内部达成共识，用临终关怀的理念，为患者及家属提供临终护理服务。
2. 正确判断死亡分期。

第一节 概 述

临终期又叫围终期，与围生期遥相呼应，是生命本质不可逆转地退化到临床死亡，并可以延伸至安葬这一期间。北京松堂关怀医院对8 246个病历观察分析，有90%左右的患者生命本质发生无法复原的退化时间为10个月左右。人生命的诞生必须在母体子宫经过10个月围生期的母体呵护。当生命即将终结的时候,同样需要社会子宫经过10个月围终期的社会关怀。由此产生了为临终患者及其家属提供全面照料的新兴学科——临终关怀。

一、临终关怀

(一)临终关怀的概念

临终关怀(hospice care)一词源于中世纪,又称善终服务、安宁照顾等。它是指由护士、医生、社会工作者、志愿者以及政府和慈善团体人士等人员组成的团队向临终患者及其家属提供的包括生理、心理和社会等方面的全面性支持与照护,使临终患者**生命得到尊重,生命质量得到提高,能够舒适、安宁、无痛苦的**走完人生的最后旅程,并同时使家属的身心健康得到维护和增强。

(二)临终关怀的理念及意义

1. 临终关怀的理念

(1)以照料为中心:临终关怀是针对各种疾病晚期、治疗不再生效、生命即将结束者进行照护,一般在死亡前3~6个月实施临终关怀。对这些患者不应追求猛烈、使其痛苦的无意义治疗,而是应该提供姑息性医疗照护,控制症状,解除痛苦,消除焦虑、恐惧,获得心理、社会上的支持,使其在最后的旅程上得到安宁。因此,**临终关怀是从以治愈为主的治疗转变为以对症为主的照料**。

(2)维护人的尊严和权利:对临终患者,医护人员要注意维护和保持患者的尊严和权利,允许临终者从无望的机械性救治中解放出来,保持原有的生活方式,满足其合理需求,鼓励其参与医护方案的制订,赋予其自由支配生命的权利,不让生命留下遗憾,维护临终患者的尊严和权利。

(3)提高临终患者生命质量:**临终关怀不以延长临终患者生存时间为目的,而以提高患者生命质量为宗旨**。医护人员应该给临终患者提供一个舒适、安宁、有意义、有希望的生存环境,在可控制的病痛下与家人共度温暖时光,使患者在人生的最后阶段能够体验到人间的温情。

2. 临终关怀的意义　临终关怀是为了让患者舒适、安宁、有尊严的到达人生彼岸,使家属的权利和尊严得到保护,获得情感支持而开展的一项社会公共事业。临终关怀事业的发展是人类追求高生命质量的客观要求,充分体现了以提高生命质量为服务宗旨的医学人道主义精神,是社会文明的标志。

(三)临终关怀的发展

古代的临终关怀,在西方可以追溯到中世纪西欧的修道院和济贫院。当时,那里可以作为危重患者及濒死的朝圣者、旅游者得到照料的场所,使其得到最后的安宁。在中国可以追溯到两千多年前的春秋战国时期祖国医学中的临终关怀思想。现代临终关怀创始于20世纪60年代。

1. 国外临终关怀　1967年7月,英国女医生**西塞莉·桑德斯博士**(D. C. Saunders)在伦敦创建了世界上第一所现代临终关怀医院——**圣克里斯多弗临终关怀院**,被赞誉为**"点燃了世界临终关怀运动的灯塔"**,标志着现代临终关怀运动开始兴起。到目前为止,美国、日本、阿根廷、法国、巴西、加拿大、德国、挪威等70多个国家和地区先后建立了临终关怀的医疗机构。

2. 国内临终关怀　天津医科大学在美国俄克拉何马大学美籍华人黄中天博士的资助下,于1988年7月18日联合建立了临终关怀中心,中心研究主任崔以泰被誉"中国临终关怀之父"。**1988年10月,上海诞生了第一所临终关怀医院——南汇护理院**。2001年开始,由李嘉诚基金会捐资的专门对晚期癌症患者施以“临终关怀”的全国20多家宁养院相继成立。目前，我国约有百余家临终关怀医院。

（四）临终关怀的工作内容

1. 死亡教育　又称优死教育，是指通过向社会大众进行死亡相关知识教育，并使其在态度和行为上有所转变的一种持续的过程。医护人员可以通过死亡基本知识教育、死亡与生命辩证关系教育、死亡心理教育等相关内容的学习，帮助临终患者及家属树立科学的死亡观、正确地面对自我之死和他人之死，理解生与死是人类自然生命历程的必然组成部分，消除对死亡的恐惧、焦虑等心理现象，使其坦然面对死亡，为处理自我之死、亲人之死做好心理上的准备。

2. 临终患者“身、心、灵”全面照护　通过医护人员及家属的照顾使患者减轻病痛，再配合天然健康饮食提升身体能量；通过临终关怀理念的建立减轻恐惧、不安、焦虑、埋怨、牵挂等心理，令其安心、宽心，并对未来世界充满希望及信心；通过交谈让患者回顾人生，寻求生命意义，建立生命价值观。

3. 临终患者家属及丧亲者关怀　在照料患者的同时，提供临终患者家属及丧亲者生理、心理、社会支持，使其获得接受亲人死亡事实的力量，坦然地面对亲人的死亡，顺利做好患者生前各种服务，并协助家属及时施行殡丧事宜。

4. 临终关怀团队的构成与培训　临终关怀工作团队从工作理念到工作方法都有一整套特殊的规范，要求成员熟知临终关怀方面的各种知识，热衷临终关怀事业。因此，对临终关怀团队进行全方位的专业培训，培养一支有爱心、诚心、精心、耐心的工作团队尤为重要。

5. 选择临终关怀的具体形式　没有一个理论或模式能够完全吻合任何一个人，因为无论生存还是死亡，每个人都是与众不同的。不同的个体在不同阶段有不同的体验，即使在同一阶段也有不同的体验。所以，应根据个人的家庭背景、文化程度、民族习惯、宗教信仰为患者选择最适合个体的临终关怀具体形式。

（五）临终关怀的组织形式

1. 独立的临终关怀医院　是指不隶属于任何服务机构的独立的临终关怀医院，它可以集中配备专业的设备和医护人员，主要接收患有癌症、即使全力治疗也无法治愈的患者，也包括那些备受折磨的家属。目前，世界上比较有名的有威林关怀院、拉合塔关怀院和我国的松堂医院等。

2. 附设的临终关怀机构　又称机构内设的临终关怀项目，属于非独立性临终关怀机构，是指在医院、养老院、护理院、社区卫生保健中心等机构中设置的“临终关怀病区”、“临终关怀病房”、“临终关怀单元”或“附属临终关怀院”等。附设的临终关怀机构是最常见的临终关怀服务机构类型。主要为临终患者提供医疗、护理及生活照料。如北京中国医学科学院肿瘤医院的“温馨病房”、天津医科大学肿瘤医院关怀科、四川大学华西第四医院姑息关怀科等。

3. 居家式临终关怀　也称为居家照护（home care），是临终关怀基本服务方式之一，指不愿意离开自己家的临终患者，也可以得到临终关怀服务。医护人员根据临终患者的病情每日或每周进行数次访视，并提供临终照料。在医护人员的指导下，由患者家属做基本的日常照料，在家里照顾患者，使他们能感受到亲人的关心和体贴，从而减轻生理上和心理上的痛苦，最后安宁舒适地离开人间。

4. 癌症患者俱乐部　这是一个具有临终关怀性质的群众性自发组织，而不是医疗机构。其宗旨是促进癌症患者互相关怀、互相帮助，愉快地度过生命的最后旅程。

知识拓展

上海市癌症患者俱乐部

上海市癌症患者俱乐部于1989年11月7日成立，1993年正式成为全国第一家以病种分类，由癌症患者组成的非政府自救互助式社会组织。该俱乐部现拥有13 000多会员、20个成员分支机构、167个社区块组、300多个活动小组、11个按病种康复指导中心的民间法人社团，以及由康复后的患者组成的“展望生命艺术团”“生命阳光骑游队”“乳腺癌患者龙舟队”。多年来，俱乐部坚定“群体抗癌、超越生命”的宗旨，举办丰富多彩的康复活动，通过心理治疗、体能训练、康复培训、健康教育等一系列手段，使癌症患者五年生存率超过70%，为5 000多名患者重塑了生命的希望。

二、濒死及死亡的定义

（一）濒死的定义

濒死（dying）是临终的一种状态，指患者接受治疗性或缓和性治疗后，虽意识清醒，但病情迅速恶化，各种现象显示生命即将终结。

（二）死亡的定义

传统的死亡（death）是指个体生命功能的永久性终止。**呼吸、心跳停止是传统判断死亡的标准。**但随着现代人工心脏、人工肾的使用和移植，又使得延迟死亡成为可能。因此，传统的死亡标准被摒弃，医学界人士提出新的较为客观的判断标准，就是脑死亡标准。

脑死亡（brain death）又称全脑死亡，包括大脑、中脑、小脑和脑干的不可逆死亡。1968年，在世界第22次医学大会上，美国哈佛医学院脑死亡定义审查特别委员会提出将“脑功能不可逆性丧失”作为新的死亡标准，并制定了**世界上第一个脑死亡（brain death）诊断标准：**

1. **不可逆的深度昏迷** 对刺激完全无反应，即使剧痛刺激也不能引出反应。
2. **自主呼吸停止** 观察1h后撤去人工呼吸机3min仍无自主呼吸。
3. **脑干反射消失** 瞳孔散大、固定，对光反射消失；无吞咽反射；无角膜反射；无咽反射和跟腱反射。
4. **脑电波消失（平坦）**。

凡符合以上标准，并在24h内反复测试，多次检查，结果无变化，即可宣告死亡。但需排除体温过低（<32.2℃）或刚使用过中枢神经系统抑制剂两种情况，即可作出脑死亡的诊断。

目前，虽然我国鉴于伦理问题尚未对脑死亡做出立法，但是在2013年国家卫计委脑损伤质控评价中心出台了《脑死亡判定标准与技术规范（成人质控版）》，从而能够更加准确的判定死亡，更大限度地保护患者的个人生命权。

三、死亡过程的分期

死亡不是骤然降临的，而是一个由量变到质变的过程。一般分为三个阶段。

（一）濒死期

濒死期（agonal stage）**又称临终期，是死亡过程的开始阶段**，各种迹象显示生命即将终结。此期脑干以上神经中枢功能抑制，脑干以下功能尚存，表现为意识模糊或丧失，肌张力减退或消失，排尿、排便失禁，各种反射减弱或迟钝，心搏减弱，血压降低，出现潮式呼吸或间断呼吸。此期生命处于可逆阶段，若得到及时的救治生命可复苏。反之，则进入下一阶段临床死亡期。

（二）临床死亡期

临床死亡期（clinical death stage）是中枢神经系统的抑制过程由大脑皮质扩散至皮层下，延髓处于深度抑制状态。表现为**心跳、呼吸完全停止，瞳孔散大**，但组织细胞仍有微弱、短暂的代谢活动。此期维持时间一般为5~6min，若得到及时、有效的抢救，生命仍有复苏的可能。但在低温条件下，此期可延长达1h或更久。

（三）生物学死亡期

生物学死亡期（biological death stage）又称细胞死亡，**是死亡过程的最后阶段**。此期整个中枢神经系统及机体各个器官的新陈代谢相继停止，并**出现不可逆的变化**，机体已不可能复苏。随着时间的进展，尸体相继出现以下变化：

1. 尸冷　**最先发生的尸体现象**，死亡后因体内产热停止，散热继续，尸体温度逐渐降低称尸冷。一般死亡后24h接近环境温度，**测温以直肠温度为标准**。

2. 尸斑　指死亡后血液循环停止，由于地心引力的作用，导致坠积性充血而使尸体最低部位的皮肤出现暗红色斑块或条纹。尸斑出现时间是**死亡后2~4h**。

3. 尸僵　ATP酶缺乏，肌肉收缩，而使尸体肌肉僵硬，并使关节固定的现象。尸僵从咬肌、颈肌开始，向下至躯干、上肢和下肢。死后1~3h开始出现，4~6h扩展至全身，12~16h发展至高峰，24h后开始缓解，3~7d后完全缓解。

4. 尸体腐败　死亡后机体的组织蛋白、脂肪和糖类因腐败细菌的作用而分解自溶称尸体腐败。常见的表现有尸臭、尸绿等，一般在死后24h先**从右下腹出现**，逐渐扩展至全腹，最后波及全身。天气炎热时可提前出现。

知识拓展

安　乐　死

安乐死（euthanasia）是指医务人员应濒死患者或其家属的自愿请求，通过作为或不作为，消除患者的痛苦或缩短痛苦的时间，使其安详地度过死亡阶段而结束生命。包括两层含义：一是无痛苦的死亡；二是无痛致死术。

对于安乐死的合法化问题，各国持有不同态度。荷兰是世界上第一个把安乐死合法化的国家，通过立法确立了允许医生对患者实行安乐死的三个必要条件。奥地利、丹麦、法国、德国、匈牙利、挪威、斯洛伐克、西班牙、瑞典和瑞士10国，允许“被动”安乐死，只准终止为延续个人生命而治疗的做法。英国、意大利及葡萄牙三国对这个问题有激辩；希腊和波兰两国禁止安乐死。在我国，由于安乐死涉及道德、伦理及法律等诸多方面，至今尚未立法。

扫一扫，看总结

第二节 临终患者及家属的护理

导入情景

赵女士，56岁，肺癌骨转移第二次入院。入院后治疗效果不佳，患者近日出现呼吸困难显著、疼痛剧烈等表现，时常感到痛苦、悲哀，并试图自杀。

工作任务

1. 正确评估患者的心理反应阶段。
2. 对该患者实施相应的护理措施。

就整体护理而言，由于生命是身心统一的整体，患者应该从生理到心理层面受到重视。医护人员要真正地体会并"移情"临终者及家属的感受，动态观察患者不同时期反应，对症处理。

一、临终患者的生理变化和护理

（一）生理变化

1. 呼吸功能减退　表现为呼吸频率不规则，呼吸深度由深变浅，出现潮式呼吸、张口呼吸；由于分泌物在支气管中潴留，出现痰鸣音及鼾声呼吸。

2. 循环功能减退　表现为心律失常、心音低钝，脉搏弱而快、不规律或测不出，血压下降或测不出，皮肤苍白、湿冷，大量出汗、少尿，四肢发绀、出现斑点。

3. 肌肉张力丧失　表现为大小便失禁、吞咽困难，无法维持良好舒适的功能体位，全身肌肉软瘫、不能进行自主躯体活动，脸部外观改变呈现希氏面容（面部呈铅灰色、眼眶凹陷、双眼半睁呆滞、下颌下垂、嘴微张）。

4. 胃肠功能减退　表现为恶心、呕吐、食欲缺乏、腹胀、便秘或腹泻、脱水、口干、体重减轻。

5. 感知觉改变　表现为视觉逐渐减退，由视觉模糊发展到只有光感，最后视力消失；眼睑干燥，分泌物增多。**听觉常是人体最后消失的一个感觉**。

6. 意识改变　若病变未侵犯中枢神经系统，患者可保持神志清醒；若病变在脑部，患者可表现为嗜睡、意识模糊、昏睡、昏迷，有的患者表现为谵妄及定向障碍。

7. 疼痛　表现为烦躁不安，血压及心率改变，呼吸变快或减慢，瞳孔散大，大声呻吟，出现疼痛面容（五官扭曲、眉头紧锁、眼睛睁大或紧闭、神情呆滞、咬牙）。

（二）护理

1. 密切观察病情变化　密切观察患者生命体征、疼痛、瞳孔、意识等变化，监测重要脏器的功能，及时观察评估治疗效果与反应。

2. 提供舒适环境　保持室内空气清新，温、湿度适宜，定时通风换气。

3. 保持呼吸道通畅，改善呼吸功能

（1）体位：神志清醒者，采用半坐卧位；昏迷者，采用仰卧位头偏向一侧或侧卧位，防止呼吸道分泌物误入气管引起窒息或肺部并发症。

（2）视病情给予患者叩背排痰、雾化吸入、吸痰以保持呼吸道通畅。

(3)呼吸困难者,遵医嘱根据呼吸困难程度给予氧气吸入以改善呼吸功能。

4. 加强基础护理

(1)口腔护理:护士每天应协助患者做好口腔护理,并仔细检查患者口腔黏膜情况,及时采取相应措施。口唇干裂者可涂石蜡油,也可用湿棉签湿润口唇;有溃疡或真菌感染者应酌情涂药。

(2)皮肤护理:密切观察患者皮肤色泽、温度。保持皮肤清洁干燥,大量出汗时应及时为其擦洗干净;大小便失禁者,注意保持会阴、肛门附近皮肤的清洁、干燥,必要时留置导尿。保持床单位清洁、干燥、平整、无碎屑。定时翻身,协助更换卧位、被动按摩,以防压疮发生。加强保暖,四肢冰冷时给予热水袋或加温毯,注意防止烫伤。

(3)饮食护理:向患者和家属解释恶心、呕吐的原因,以减少焦虑。依据患者的饮食习惯调整饮食,尽量创造条件增加患者的食欲。鼓励患者少食多餐,给予高蛋白、富含维生素、易于消化的饮食;对于吞咽困难者,给予流质或半流质饮食,必要时采用鼻饲法或完全胃肠外营养,保证患者营养供给。

5. 减轻感知觉改变的影响

(1)提供适当的照明,消除患者因视觉模糊而产生的恐惧心理。

(2)对患者进行眼部护理时,应用温湿的纱布或棉签拭去分泌物,禁忌用肥皂水洗眼。如患者眼睑不能闭合,可涂金霉素、红霉素眼膏或覆盖凡士林纱布,以保护角膜,防止角膜干燥发生溃疡或结膜炎。

(3)由于听觉是人体最后消失的感觉,因此,护士在与患者交谈时应语言清晰、语调柔和,避免在患者周围窃窃私语;同时,也可采用触摸的非语言交流方式,使临终患者即使在生命的最后一刻,也不孤单。

6. 安全护理　对于意识状态异常的患者要加强安全护理,防止窒息、坠床等不良事件。

7. 减轻疼痛　疼痛是临终患者特别是癌症晚期患者最严重的症状。

(1)护理中应注意观察疼痛的性质、部位、程度、持续时间及发作规律。

(2)协助患者减轻疼痛:**最有效的方法是药物止痛,可采用 WHO 推荐的三步阶梯疗法,**把握好用药的阶段,选择恰当的剂量和给药方式,及时观察用药后效果及反应;同时,还可以结合运用松弛术、音乐疗法、催眠意象疗法、外周神经阻断术、针灸疗法、生物反馈法等非药物疗法减轻疼痛。

(3)护士与患者交流中可采用同情、安慰、鼓励的方法,稳定患者情绪,并适当引导使其注意力转移,以减轻疼痛。

二、临终患者的心理变化和护理

临终阶段,患者除了生理上的痛苦之外,更重要的是对死亡恐惧。心理学家罗斯博士提出“人在临死前精神上的痛苦大于肉体上的痛苦”,因此,一定要在控制和减轻患者机体上痛苦的同时,做好心理关怀。他观察了数百位临终患者,提出**临终患者通常经历五个心理反应阶段,即否认期、愤怒期、协议期、忧郁期、接受期。**

(一)否认期(denial)

1. 心理变化　当患者间接或直接获知患不治之症时,第一个心理反应是“不,不可能是我,他们一定搞错了”。对死亡常常会感到震惊和否认,患者往往怀着侥幸的心理四处求医,希望是误诊。这个阶段为期短暂,可能持续数小时或几天,是为了暂时逃避现实的压力,每个人经历否认期的时间有所不同。否认是患者应对突然降临的不幸的一种正常心理防御机制。

2. 护理　此期护士应与患者坦诚沟通，既不要揭穿心理防卫，也不要对患者撒谎，耐心倾听患者的诉说，维持患者适当的希望，顺势诱导，给予关心和支持，坦诚温和地回答患者对病情的询问，注意与其他医护人员及家属言语的一致性。患者对医护人员持信任和依赖的态度，对医护人员的一句话，一个动作，一个眼神和表情很敏感。医护人员要热情安慰，进行周到的治疗护理，充分发挥患者社会关系，使其心情处于轻松状态。

（二）愤怒期（anger）

1. 心理变化　当患者经过短暂的否认而确认无望时，随之而来的心理反应是怨恨、暴怒和嫉妒，这一阶段患者会产生“为什么是我，这太不公平了”的心理，此期的患者常常表现出生气与易激怒，事事处处不合心意，甚至将怒气转移到医护人员和家属身上，以此发泄自己的苦闷与无奈，甚至拒绝治疗。

2. 护理　此期护士应把愤怒看作是一种健康的适应性反应，是一种求生无望的表现，对患者是有益的，千万不要把患者的攻击看做是针对某一个人的并予以还击，对患者不礼貌的行为应当忍让，同时也应作好患者家属的工作，共同给予患者关爱、宽容和理解，使他们能宣泄自己的感情，并在必要时辅以药物稳定他们的情绪，同时注意预防意外事件的发生，并取得家属的配合。

（三）协议期（bargaining）

1. 心理变化　患者愤怒的心理消失，开始接受自己临终的事实，不再怨天尤人，而是请求医生想尽办法治疗疾病并期望奇迹出现。为了延长生命，有的患者会做出各种承诺以换取生命的延续。出现“请让我好起来，我一定……”的心理，此期患者变得和善，对自己的病情抱有希望，能配合治疗。

2. 护理　此期患者尽量用合作和友好的态度来试图推迟和扭转死亡的命运。处于这一时期的患者对治疗是积极的，护士应当给予指导和关心，加强护理，尽量满足患者的要求，使其更好地配合治疗，以减轻痛苦，控制症状，并加强安全防护。

（四）忧郁期（depression）

1. 心理变化　尽管采取多方努力，但病情日益恶化，患者已充分认识到自己接近死亡，因此产生很强的失落感，表现为“好吧，不幸的人就是我”，心情极度伤感，抑郁寡欢甚至有自杀的想法。此期患者很关心家人和自己的身后事，并急于做出安排，要求与亲朋好友见面，希望由他喜爱的人陪伴照顾。

2. 护理　忧郁和悲伤对此期患者而言都是正常的，护士应允许临终患者用自己的方式表达，并耐心倾听，不断鼓励与支持患者增加和疾病做斗争的信心和勇气。允许家属陪伴，让患者有更多的时间和亲人及喜欢的人待在一起，并尽量帮助其完成未尽事宜。虽然患者会有独自静静的想法，但不可误解为喜欢独处，注意心理疏导，预防意外发生。若患者因心情忧郁忽视个人清洁卫生，护士应协助并鼓励患者保持良好的自我形象。

（五）接受期（acceptance）

1. 心理变化　经历了强烈的心理痛苦与挣扎后，患者对病情已不再有侥幸心理，已作好接受死亡降临的准备，变得平和、安静，产生“好吧，既然是我，那就去面对吧”的心理，已看不出恐惧、焦虑和悲哀，精神和肉体均极度疲劳，常处于嗜睡状态，对外界反应淡漠。

2. 护理　此期护士应让患者宁静、安详地告别人间，不应过多打搅患者，不要勉强与之交谈，但要保持适度的陪伴。护士应尊重患者的信仰、意愿，通过一些非语言行为传递关怀、安抚的信息，使其安静地离开人间。

临终患者心理发展的个体差异很大，并不是所有的临终患者的心理发展都表现为上述的五个阶段，即使有些患者五种心理状态都存在，但其表现也不一定按照上述顺序进行，可能会有所颠倒。

三、临终患者家属的心理反应及护理

在临终关怀中，患者家属不仅承担着照顾者的角色，同时也是医护人员需要提供照护服务的对象。对患者家属进行照顾护理，是实施医院“人文关怀”的良好切入点，对患者本人、家庭及社会具有重要的意义。

（一）心理反应

1. 个人需要的推迟或放弃　随着临终患者的治疗支出，患者及家属所在的家庭会出现经济负担加重、平静的生活被冲击等影响。对患者实施照顾的家属会在考虑整个家庭的状况后，对自我角色和承担的责任进行调整（如升学、就业等），以满足照顾患者的需要。

2. 家庭中角色、职务的调整与再适应　患者的临终对家庭是一个巨大的冲击，由于患者原有家庭角色的消失，家庭中需要其他成员重新调整角色，如慈母兼严父，长姐如母、长兄如父等以保持家庭的相对稳定。

3. 压力增加、社会交往减少　家属在照料临终患者期间，体力财力消耗增加、照顾患者心力交瘁，压力增大会导致焦虑、忧伤、悲痛等不良心理反应；同时，受传统文化和长期照顾患者的影响，家属减少与其他亲人和朋友间的交往，过度压抑悲伤、努力隐瞒病情都会加重身心压力。

（二）护理

1. 满足家属照顾临终患者的需要　对家属多关心、理解，尽量满足其对患者的陪伴和照顾的需求。

2. 鼓励家属表达内心感受　与临终患者面临的心理反应一样，家属也同样面临着从震惊否认、愤怒怨恨、悲伤忧郁到最后理智复原的复杂心理过程。护士应注意与家属沟通，建立良好的关系，取得家属的信任。与家属会谈时，提供安静的环境，鼓励其说出内心感受，解释临终患者各种变化产生的原因，减少家属疑虑。

扫一扫，看总结

3. 注重家属自身需要　注重家属本身的生理和心理需要，提供必要的技术支持。指导患者家属在陪伴患者期间的生活、饮食等，提高自身的营养，改变影响健康的身心因素。维持患者家属生命健康与完好状态，确保自身功能健全以应对临终患者将出现的各种问题。

4. 建立社会支持系统，协助维持家庭的完整性　调动亲朋好友、单位同事等社会支持系统，使家属获得支持、理解，为家属分忧并解决他们的实际困难，增进其心理调适能力，保持家庭功能的完整性。

第三节　死亡后的护理

尸体护理是对临终患者实施完整护理的最后步骤，是临终关怀整体护理的重要内容。死亡后的护理是对死者生前护理的延续，不仅是对死者人格的尊重，也是对死者家属心灵的慰藉。护士应以唯物主义死亡观和严肃认真的态度做好所有步骤。

一、尸体护理

【目的】

1. 尊重死者,使尸体整洁、姿势良好,易于辨认。

2. 安慰家属,减轻哀痛。

【操作程序】

1. 评估

(1)辨识患者,了解患者生前遗愿、民族及宗教信仰。

(2)患者的诊断、治疗、抢救过程、死亡原因及时间。

(3)尸体清洁程度、有无伤口及引流管等。

(4)患者家属心理状况、对尸体护理的认知及配合程度。

2. 计划

(1)环境准备:安静、肃穆,安排单独房间或屏风遮挡。

(2)护士准备:着装整洁,洗手,戴口罩。传染病患者穿隔离衣。

(3)用物准备

1)治疗车上层:治疗盘内备尸单、衣裤、尸体识别卡3张(表17-1)、血管钳、不脱脂棉花、绷带、剪刀、梳子、松节油。治疗盘外备擦洗用物、手消毒液,有伤口者需备敷料、胶布;若为传染病患者另备隔离衣和手套。

2)治疗车下层:医用垃圾桶、生活垃圾桶。

表17-1 尸体识别卡

姓名	住院号	年龄	性别
病室	床号	籍贯	诊断
住址			
死亡时间 年 月 日 时 分			
			护士签名:
			____________医院

尸体护理(微课)

3. 实施 见表17-2。

表17-2 尸体护理

操作流程	操作步骤	要点说明
1. 填卡备物	填写尸体识别卡,洗手、戴口罩	• 物品要齐全,注意维护死者隐私
2. 劝慰家属	劝慰家属节哀,请其暂时离开病室;携用物至床旁,屏风遮挡	• 若家属不在,应尽快通知家属来院料理后事
3. 停止治疗	撤去所有治疗用物,如输液管、氧气管、导尿管、气管套管或插管等	• 便于尸体护理,防止尸体受压、皮肤损伤
4. 安置体位	将尸体放平使尸体仰卧,**头下放置一枕头**,脱去衣裤,双臂放于身体两侧,用被套遮盖尸体	• **防止面部淤血** • 维护死者隐私
5. 处理伤口	有伤口者更换敷料	• 有引流管应拔出后缝合创口或用蝶形胶布封闭,再用纱布盖上包扎好

续表

操作流程	操作步骤	要点说明
6. 整理面部	洗脸，如**有义齿代为装上**；协助闭上口眼，眼不能闭合者可用毛巾湿敷或于上眼睑下垫少许棉花，使上眼睑下垂闭合；口不能闭合者，轻揉下颌，或用绷带托住	• 装上义齿可避免脸形改变，使脸部稍显丰满 • 口、眼闭合维持尸体外观
7. 填塞孔道	用血管钳将不脱脂棉花塞于口、鼻、耳、肛门、阴道等孔道	• 防止体液外溢，注意棉花不要外露
8. 清洁尸体	擦净全身，依次擦洗上肢、胸、腹、背、臀及下肢，更衣梳发，用松节油擦净胶布痕迹	• 保持身体清洁，无渗液，维持良好外观
9. 包裹尸体	穿上尸体衣裤，将**第一张尸体识别卡**系在尸体右手腕部；撤去被套，用尸单包裹尸体，用绷带在胸部、腰部、踝部固定，将**第二张尸体识别卡**系在尸体腰前的尸单上	• 便于尸体的运送与识别 • 用尸单上端遮盖头部
10. 运送尸体	移尸体于平车上，盖上大单送往太平间，置于尸屉内，将**第三张尸体识别卡**系于尸屉外面；带回大单放入污衣袋内	• 便于尸体认领
11. 物品处理	清洁、消毒死者用过的一切物品	• 非传染病患者按一般出院患者办法处理，传染病患者按传染病患者终末消毒方法处理
12. 移交遗物	整理患者遗物交给家属	• 若家属不在，应由两人清点后，贵重物品列清单，交护士长保管
13. 处理文件	洗手；整理病历，完成各项记录；按出院手续办理结账	• **体温单上 40～42℃记录死亡时间**，注销各种执行单 • 完整的出院护理记录，具有法律证明的作用

4. 评价

(1)尸体清洁，外观良好。

(2)护士操作方法正确、规范。

(3)护士与家属沟通有效，家属对尸体护理表示满意。

【注意事项】

1. 患者经抢救无效，**医生开具死亡证明确定死亡**后，方可进行尸体护理。

2. 尸体护理应及时进行，防止僵硬。

3. 做尸体护理时，应以高尚的职业道德和情感，尊重死者及家属，满足家属合理要求。

4. 保护死者隐私及自尊，用屏风遮挡尸体，避免影响其他患者及家属情绪。

5. 认真填写尸体识别卡，防止尸体被错认。

6. **传染病患者**的尸体，应用**1%氯胺消毒液**擦拭，并用浸湿的棉球填塞各孔道，将尸体包裹在不透水的袋子中，并在袋外作出传染标识。

尸体护理
（视频）

二、丧亲者的护理

死亡是一自然规律，而丧亲者为此出现的身心疾患同样应引起足够的关注。护士应重视对丧亲者的心理护理，减轻他们的悲痛，识别可能发生不良后果的高危人群，帮助他们积极、正确地面对现实，顺利度过沮丧期，尽快恢复自己的正常生活。

（一）丧亲者的概念

丧亲者通常称为死者家属，主要指失去父母、配偶、子女等直系亲属者。失去最亲近的亲人是一个重大的生活事件，也是最强烈的生活应激事件，直接影响丧亲者的身心健康。

（二）丧亲者的心理反应及影响因素

1. 丧亲者的心理反应　丧亲者主要会产生悲伤的心理。1964 年安格乐（Engl）提出了悲伤过程的六个阶段。

（1）冲击与怀疑期：本阶段的特点是拒绝接受丧失，感觉麻木、震惊、否认，暂时拒绝接受死亡事件，让自己有充分的时间加以调整，此期在意外死亡事件中表现得最为明显。

（2）逐渐承认期：意识到亲人确已死亡，家属会出现空虚、发怒、自责等痛苦表现，哭泣常是此期的典型特征。

（3）恢复常态期：家属带着悲痛的心情着手处理死者的后事，准备丧礼。

（4）克服失落感期：此期是设法克服痛苦和空虚感，但仍不能以新人代替逝去的、可依赖的人，常常回忆过去的事情。

（5）理想化期：此期死者家属产生想象，认为逝去的人是完美的，为过去对已故者不好的行为感到自责。

（6）恢复期：此阶段虽然悲哀的感觉不会简单消失，但机体大部分功能恢复。据观察，丧亲者一般会经历上述六个阶段大约需要一年的时间，但丧偶者可能要经历两年或更久的时间。

2. 影响丧亲者心理反应的因素

（1）死者在家庭中的角色地位：死者在家庭、社会和朋友关系网中越被重视、被依赖，对丧亲者今后的生活方式带来的改变越大，在感情上造成的失落感越强烈。通常以配偶、子女的死亡对丧亲者的心理最具破坏性。

（2）死亡的性质：死亡的性质和死后的状态都对丧亲者有较大影响。

（3）死者的年龄：死者的年龄越轻，对死者家属的心理冲击越大，越不容易接受。

（4）病程的长短：急性病死亡，家属对突发的事件无任何准备，易产生无法接受的心理。慢性病死亡，家属有预期的心理准备，较能调适。

（5）丧亲者自身特征：丧亲者个体的年龄、个性、生理及精神状况都会影响丧亲后心理反应。

（三）丧亲者关怀

扫一扫，看总结

1. 做好尸体护理　体现对死者的尊重，对家属的抚慰。

2. 强调死亡后的悲伤辅导　死亡是患者痛苦的结束，而对丧亲者则是悲哀的高峰，必将影响其身心健康和生存质量，护士应认真倾听其诉说，作出全面评估，针对不同心理反应阶段实施护理措施。

3. 帮助丧亲者重新建立生活　安慰其面对现实，鼓励丧亲者只有积极正确地面对今后的生活

扫一扫，测一测

才是对死者最好的慰藉，可以通过让丧亲者完成死者生前未完成之事为契机，建立重新生活的信心与勇气。

4. 建立丧亲者随访制度　目前在国外，临终关怀机构通过信件、电话、访视对死者家属分别进行两周、两个月、半年，甚至一年的追踪随访。

（张　巍）

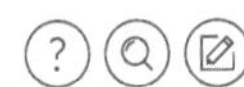

实训1　铺备用床法

【实训目的】

1. 遵循铺备用床的目的及节力原则。

2. 能熟练完成铺备用床操作。

3. 操作认真,动作规范、轻巧,方法正确。

【实训学时】

4学时。

【实训方法与考核标准】

（一）实训方法

1. 根据课时安排,教师示教铺备用床的操作程序,动作规范,强调细节。

2. 学生2人一组,每组一套操作用物。

3. 教师个别指导或集中辅导,纠正不足,强调规范动作要领。

4. 采取角色互换的形式,分别扮演护士长与护士,真实演练,互相考核,达到操作细节清晰,手法正确的目的。在互相评价、指导、修正的过程中,提高自身的职业能力。

（二）考核标准

铺备用床法考核标准

项目	操作标准	分值	扣分标准	扣分
素质要求（2分）	1. 报告姓名,操作项目,语言流畅,仪表大方,轻盈矫健	1	• 紧张、不自然,语言不流畅	1
	2. 衣帽整洁,着装符合要求	1	• 衣、帽、鞋不整洁	1
评估要求（10分）	1. 环境评估:病室内无其他患者进餐及治疗,适合操作	2	• 未评估	2
	2. 护士评估 （1）七步洗手法洗手,戴口罩 （2）了解铺备用床的目的	3	• 不洗手或洗手不规范 • 未戴口罩 • 不清楚铺备用床的目的	1 1 1
	3. 用物评估:床、床垫、床褥、大单、棉胎、被套、枕芯、枕套、床刷及套。准备齐全,折叠方法正确,按顺序放置于护理车上	5	• 少一样用物 • 顺序放错一样	1 1

续表

项目	操作标准	分值	扣分标准	扣分
实施步骤(80分)	1. 携用物至床旁,评估环境。检查床及床垫(口述:病床及床垫完好)	2	• 少一步	1
	2. 移开床旁桌距床20cm,椅距床尾正中15cm(椅背朝外),将用物放于椅子上或护理车上	5	• 移桌椅位置不正确 • 拖拉、响声大 • 用物放置不当、落地	2 1 2
	3. 翻转床垫(纵翻或横翻),上缘紧靠床头。由上而下铺床褥	3	• 未翻转或者未整理 • 床褥铺法错误	2 1
	4. 铺床单(包角法) (1)将大单横、纵中线对齐床头中线,放于床褥上,向床尾依次打开,再向两侧打开 (2)先铺近侧床头大单:一手托起床垫一角,一手伸过床头中线将大单塞入床垫下。在距床头约30cm处,向上提起大单边缘,使其同床边垂直,呈一等腰三角形,以床沿为界将三角形分为上下两部分,将上半部分置于床垫上,下半部分平整塞入床垫下;再将上半部分翻下平整塞入床垫下 (3)同法铺床尾大单 (4)两手将大单中部边缘拉紧,平整塞入床垫下 (5)转至对侧,同法铺好对侧大单	25	• 大单折错、放错或面反 • 折角手法不正确 • 每角松散不平整 • 大单不平整有皱褶 • 中线不正	2 2 2 5 2
	5. 套被套("S"式) (1)将被套横、纵中线对齐床头中线放置,分别向床尾、床两侧打开,开口向床尾,中缝与床中线对齐 (2)将被套尾部开口端的上层打开至1/3处 (3)再将"S"形折叠的棉胎放入被套尾端的开口处,底边与被套开口边缘平齐 (4)拉棉胎上缘至被套封口端,按照先远侧后近侧的顺序对好两上角,展开棉胎,平铺于被套内,至床尾逐层拉平盖被,尾端开口用系带系好 (5)盖被上端与床头平齐,两侧边缘向内折和床沿平齐,尾端内折与床尾平齐	30	• 被套折错、放错 • 中线不齐 • 被头不充实 • 被角内陷 • 不齐床头 • 未系带 • 未系完 • 被筒与床沿不齐 • 床尾不齐 • 不平整	2 2 2 2 2 2 1 2 2 5
	6. 套枕套:将枕套套于枕芯上,系带,四角充实,放于床头盖被上,开口端背门	6	• 枕头放置不对 • 枕套未系好带子 • 顺序错 • 四角不充实	2 1 1 2
	7. 将床旁桌、椅移回原处	4	• 未移回	4
	8. 整理用物,洗手	5	• 未整理 • 未洗手	3 2
评价质量(8分)	1. 程序正确,动作规范,操作熟练	2	• 程序不正确,动作不规范	2
	2. 床铺做到平、整、紧、实、美	2	• 不平整、不美观、不紧实	2
	3. 操作动作熟练、敏捷、轻稳,应符合节力原则	2	• 不符合节力原则	1
	4. 完成时间:7min(从推车到床旁开始至将床旁桌、椅移回原处结束)	2	• 每超过1min	2

(谢朝霞)

实训2 铺麻醉床法

【实训目的】

1. 遵循铺麻醉床的目的及节力原则。

2. 能熟练完成铺麻醉床操作。

3. 操作认真，动作规范、轻巧，方法正确。

【实训学时】

2学时。

【实训方法与考核标准】

（一）实训方法

1. 根据课时安排，教师示教铺麻醉床的操作程序，动作规范，强调细节。

2. 学生2人一组，每组一套操作用物。

3. 教师个别指导或集中辅导，纠正不足，强调规范动作要领。

4. 采取角色互换的形式，分别扮演护士长与护士，真实演练，互相考核，达到操作细节清晰，手法正确的目的。在互相评价、指导、修正的过程中，提高自身的职业能力。

（二）考核标准

铺麻醉床考评标准

项目	操作标准	分值	扣分标准	扣分
素质要求（2分）	1. 报告姓名，操作项目，语言流畅仪表大方，轻盈矫健	1	• 紧张、不自然，语言不流畅	1
	2. 衣帽整洁，着装符合要求	1	• 衣、帽、鞋不整洁	1
评估要求（10分）	1. 环境评估：病室内无其他患者进餐及治疗，适合操作	2	• 未评估	2
	2. 护士评估 （1）七步洗手法洗手，戴口罩 （2）了解铺备用床的目的	2 1	• 不洗手或洗手不规范 • 未戴口罩 • 不清楚铺麻醉床的目的	1 1 1
	3. 用物评估：床、床垫、床褥、大单、棉胎、被套、枕芯、枕套、中单、橡胶中单、麻醉护理盘，输液架。用物准备齐全，折叠方法正确，按顺序放置于护理车上	5	• 少一样用物 • 顺序放错一样	1 1
实施步骤（80分）	1. 携用物至床旁，评估环境。检查床及床垫（口述：病床及床垫完好）	2	• 每少一项	1
	2. 移开床旁桌距床20cm，椅距床尾正中15cm（椅背朝外），将用物放于椅子上或护理车上	3	• 移桌椅位置不正确 • 拖拉、响声大 • 用物放置不当、落地	1 1 1
	3. 翻转床垫（纵翻或横翻），上缘紧靠床头。由上而下铺床褥	4	• 未翻转或者未整理 • 铺床褥法错误	2 2
	4. 铺床单（包角法） （1）将大单横、纵中线对齐床头中线，放于床褥上，向床尾依次打开，再向两侧打开			

续表

项目	操作标准	分值	扣分标准	扣分
实施步骤（80分）	(2)先铺近侧床头大单：一手托起床垫一角，一手伸过床头中线将大单塞入床垫下。在距床头约30cm处，向上提起大单边缘，使其同床边垂直，呈一等腰三角形，以床沿为界将三角形分为上下两部分，将上半部分置于床垫上，下半部分平整塞入床垫下；再将上半部分翻下平整塞入床垫下 (3)同法铺床尾大单 (4)两手将大单中部边缘拉紧，平整塞入床垫下 (5)根据患者的麻醉方式和手术部位铺橡胶中单和中单，将橡胶中单和中单边缘下垂部分一并塞于床垫下 (6)转至对侧，分层铺好对侧大单、橡胶中单和中单	30	• 大单折错、放错或面反 • 折角手法不正确 • 每角松散不平整 • 大单不平整有皱褶 • 中线不正 • 橡胶中单及中单不平整、有皱褶 • 中线不正	2 2 2 5 2 2 2
	5. 套被套（"S"式） (1)将被套横、纵中线对齐床头中线放置，分别向床尾、床两侧打开，开口向床尾，中缝与床中线对齐 (2)将被套尾部开口端的上层打开至1/3处 (3)再将"S"形折叠的棉胎放入被套尾端的开口处，底边与被套开口边缘平齐 (4)拉棉胎上缘至被套封口端，按照先远侧后近侧的顺序对好两上角，展开棉胎，平铺于被套内，至床尾逐层拉平盖被，尾端开口用系带系好 (5)将盖被两侧边缘向内折叠与床沿齐，尾端向内折叠与床尾齐，再将盖被三折叠于一侧床边，开口处向门	30	• 被套折错、放错 • 中线不齐 • 被头不充实 • 被角内陷 • 不齐床头 • 未系带 • 未系完 • 被筒与床沿不齐 • 床尾不齐 • 不平整 • 盖被折叠方法不正确	2 2 2 2 2 2 1 2 2 5 3
	6. 套枕套：将枕套套于枕芯上，系带，四角充实，横立于床头，开口端背门	5	• 顺序错 • 位置不对 • 枕头放置不对 • 枕套未系好带子	1 1 2 1
	7. 将床旁桌移回原处，床旁椅移至盖被折叠侧	2	• 未移回 • 椅子放置错误	1 1
	8. 将麻醉护理盘放于床旁桌上，其余用物放于合适位置	2	• 未放置麻醉护理盘	2
	9. 整理用物，洗手	2	• 未整理 • 未洗手	1 1
评价质量（8分）	1. 程序正确，动作规范，操作熟练	2	• 程序不正确，动作不规范	2
	2. 铺床做到平、整、紧、实、美	2	• 不平整、不美观、不紧实	2
	3. 操作动作熟练、敏捷、轻稳，应用节力原则	2	• 不符合节力原则	2
	4. 完成时间：9min（从推车到床旁开始至将床旁桌移回原处，椅移至盖被折叠侧结束）	2	• 每超过1min	2

（谢朝霞）

实训3　平车运送患者法

【实训目的】

1. 掌握平车运送法的目的及注意事项。

2. 正确评估患者病情,熟练使用平车安全运送患者的方法。

3. 与患者进行有效沟通,操作中尊重、关心、体贴患者。

【实训学时】

2学时。

【实训方法与考核标准】

(一)实训方法

1. 根据课时安排,教师示教平车运送法操作程序,动作规范,强调细节。

2. 学生5人一组,每组一套操作用物。

3. 采取角色互换的形式,分别扮演护士与患者,真实演练,互相考核,达到操作细节清晰,手法正确的目的。在互相评价、指导、修正的过程中,提高自身的职业能力。

(二)考核标准

平车运送患者法考核标准

项目	操作标准	分值	扣分标准	扣分
素质要求(2分)	1. 报告姓名、操作项目,语言流畅,仪表大方,轻盈矫健	1	• 紧张、不自然,语言不流畅	1
	2. 衣帽整洁,着装符合要求	1	• 衣、帽、鞋不整洁	1
评估要求(13分)	1. 环境评估:安全、地面无湿滑,无障碍物	2	• 未评估 • 评估不全,缺一项	2 1
	2. 患者评估 (1)患者的病情、意识状态、肢体活动情况、肢体肌力 (2)患者对平车运送法的认知、配合程度 (3)患者有无约束、各种管路情况	6	• 未评估 • 评估不全,缺一项	6 2
	3. 护士评估 (1)七步洗手法洗手 (2)了解平车运送法目的及方法	2	• 不洗手或洗手不规范 • 不清楚平车运送法目的及方法	1 1
	4. 用物评估:平车(车上置以垫单和枕头),带套的毛毯或棉被,必要时备木板和中单	3	• 物品准备不全,缺一项	1
实施步骤(75分)	1. 携用物至患者床旁,认真辨识患者	2	• 未辨识患者	2
	2. 向患者介绍平车运送的方法及注意事项,取得患者合作	4	• 未解释 • 解释不全	4 2
	3. 检查病床、平车(车轮、制动闸、护栏等),制动闸制动	6	• 未检查 • 检查缺一项 • 制动闸未制动	6 1 2
	4. 安置好患者身上的各种管路	2	• 未安置	2
	5. 移开床旁桌、椅,松开盖被,协助患者穿衣	2	• 未移开床旁桌、椅 • 未松开盖被	1 1

续表

项目	操作标准	分值	扣分标准	扣分
实施步骤(75分)	▲ 挪动法 (1)协助患者移向床边 (2)将平车与床平行并紧靠床边,调整平车高度与床同高或稍低,搬运者抵住平车,大轮靠床头,将闸制动 (3)协助患者将上半身、臀部、下肢依次向平车挪动(下车回床时,先助其移动下肢,再移动臀部、上半身),使患者头部卧于大轮端,协助患者平卧于平车中央	1 3 4	• 未协助患者 • 平车未紧靠床边 • 制动闸未制动 • 移动顺序不对 • 患者头部方向错误	1 1 2 2 2
	▲ 一人搬运法 (1)将平车推至床尾,使平车头端与床尾成钝角,将闸制动 (2)协助患者移至床边 (3)协助患者屈膝,搬运者一手臂自患者近侧腋下伸至对侧肩部,另一手臂伸入患者大腿下 (4)嘱患者双臂环绕搬运者颈肩部 (5)抱住患者并移步轻放于平车上,使之平卧于平车中央	2 1 2 2 1	• 角度不对 • 未协助 • 手放置位置不对 • 未嘱患者 • 方法不对	2 1 2 2 1
	▲ 两人搬运法 (1)将平车推至床尾,使平车头端与床尾成钝角,将闸制动 (2)二人站于床同侧,将患者上肢交叉于胸前 (3)甲一手托住患者头、颈、肩部,另一手托住患者腰部;乙一手托住患者臀部,另一手托住患者腘窝处 (4)两人同时合力抬起患者,使患者身体稍向操作者倾斜,移步转向平车,将患者轻放于平车中央	2 2 4 2	• 角度不对 • 患者姿势不对 • 一人手放置位置不对 • 未同步	2 2 2 2
	▲ 三人搬运法 (1)将平车推至床尾,使平车头端与床尾成钝角,将闸制动 (2)三人站于床同侧,将患者上肢交叉于胸前 (3)甲托住患者头、颈、肩及背部;乙托住患者背腰部、臀部;丙托住患者腘窝及小腿处 (4)三人同时抬起,使患者身体稍向搬运者倾斜,同时移步转向平车,将患者轻放于平车中央	2 2 6 2	• 角度不对 • 患者姿势不对 • 一人手放置位置不对 • 未同步	2 2 2 2
	▲ 四人搬运法 (1)将平车与床平行并紧靠床边,调整平车高度与床同高或稍低,搬运者抵住平车,大轮靠床头,将闸制动 (2)在患者腰、臀下铺中单 (3)甲站于床头,托住患者头及颈肩部;乙站于床尾,托住患者两足;丙和丁各站于床及平车两侧,分别抓住帆布兜或中单的四角 (4)一人喊口令,合力同时抬起患者,轻放于平车中央,有骨折者固定好骨折部位	3 1 8 2	• 平车未紧靠床边 • 未调整高度 • 制动闸未制动 • 未铺中单 • 一人手放置位置不对 • 未同步	1 1 1 1 2 2
	6. 根据病情协助患者取舒适体位,重新检查各种导管,拉好护栏,盖好盖被	3	• 体位不当 • 未检查导管 • 未拉护栏	1 1 1
	7. 整理好床单位,铺暂空床	2	• 未整理	2
	8. 松闸,推至指定地点	2	• 未及时松闸	2
评价质量(10分)	1. 关心尊重患者,注意患者感受	2	• 未体现	2
	2. 护患沟通良好	2	• 沟通不良	2
	3. 动作轻稳协调一致,确保患者安全舒适操作熟练,程序规范	4	• 动作不协调、不熟练	4
	4. 注意遵循节力原则	2	• 未节力	2

(李　云)

实训4　无菌技术基本操作

【实训目的】

1. 遵循无菌技术操作原则。

2. 能正确完成各项无菌技术操作，保证无菌物品及无菌区域不被污染。

3. 形成慎独的护理工作作风，规范操作，方法正确，动作轻巧。

【实训学时】

4学时。

【实训方法与考核标准】

（一）实训方法

1. 根据课时安排，教师示教无菌技术基本操作程序，动作规范，强调细节。

2. 学生2人一组，每组一套操作用物。

3. 扮演护士角色，真实演练，互相考核，达到操作细节清晰，手法正确的目的。在互相评价、指导、修正的过程中，提高自身的职业能力。

（二）考核标准

无菌技术操作考核标准

项目	操作标准	分值	扣分标准	扣分
素质要求（2分）	1. 报告姓名、操作项目，语言流畅，仪表大方，轻盈矫健	1	• 紧张、不自然，语言不流畅	1
	2. 衣帽整洁，着装符合要求	1	• 衣、帽、鞋不整洁	1
评估要求（11分）	1. 评估：清洁、干燥、平坦、宽阔的操作环境	2	• 未评估环境 • 未擦操作台	1 1
	2. 七步洗手法洗手，戴口罩	3	• 未洗手或洗手不规范 • 未戴口罩 • 操作者戴首饰	1 1 1
	3. 评估并备物：治疗盘、无菌持物钳包、无菌持物镊包、无菌溶液（玻璃瓶装或塑料瓶装均可）、无菌治疗巾包（两块治疗巾）、无菌纱布罐、无菌治疗碗包2个、弯盘、纱布数块、一次性无菌手套、笔、纸	6	• 未评估无菌物品 • 少或多一项用物	2 1
实施步骤（82分）	1. 将治疗盘放在操作台上，取纱布擦净治疗盘，将纱布放在弯盘内	1	• 未擦治疗盘	1
	2. 按要求检查无菌持物钳包和无菌持物镊包后打开，将钳罐、镊罐放于操作台上，记录打开日期及时间	3	• 打包时未遵循无菌技术操作原则 • 未记录打开日期及时间	2 1
	3. 按要求检查核对无菌治疗巾包，逐层打开	4	• 打开无菌包方法不正确 • 污染包皮	1 3
	4. 用无菌持物钳夹取无菌治疗巾一块放入治疗盘内	5	• 取无菌持物钳方法不正确 • 持物钳前端不闭合 • 手臂跨越无菌区	1 1 3

续表

项目	操作标准	分值	扣分标准	扣分
实施步骤（82分）	5. 取放无菌持物钳时，钳端应闭合，不可触及容器口缘及外壁，使用无菌持物钳时保持钳端向下，用后立即放回，及时封盖	4	• 钳端倒置 • 钳端触及容器边缘 • 用后未及时封盖	1 2 1
	6. 包内用物未用完，应按原折包好，注明开包日期与时间（口述：有效期24h）	6	• 包包顺序不正确 • 未注明开包日期及时间或记录错误 • 包包过程污染 • 未口述	1 1 3 1
	7. 双手握住治疗巾上层两角外面，轻轻抖开，由近向对侧方向铺于治疗盘上，内面为无菌面（横折治疗巾两手分别捏住外面两层呈半铺半盖状直接放于治疗盘内也可）	4	• 打开无菌巾手法不正确 • 污染一次	1 3
	8. 将上层向远端呈扇形4折于一侧，开口缘向外，露出无菌区	2	• 治疗巾扇形折叠不规范 • 开口未向外	1 1
	9. 按要求检查无菌治疗碗包，逐层打开，将无菌治疗碗放入已铺好的无菌盘内（不能触碰包布内）	6	• 污染无菌治疗碗 • 放入无菌盘污染	3 3
	10. 打开无菌纱布罐，将盖内面向上平放桌上，用无菌持物镊夹出数块纱布后立即盖严	7	• 有盖容器开盖、放置方法错误 • 容器盖未盖严 • 跨越无菌区	2 2 3
	11. 取放无菌持物镊时，前端应闭合，不可触及容器口缘及外壁，使用无菌持物镊时保持钳端向下，用后立即放回	3	• 持物镊使用手法不正确 • 触及容器边缘	2 1
	12. 纱布放入无菌治疗碗内后，将上层无菌巾盖好，边缘对齐，并将开口处向上翻折两次，两侧边缘向下翻折一次，注明铺盘时间（口述：有效期4h）	4	• 折叠无菌巾方法不正确 • 各边缘未对齐 • 未注明铺盘时间或记录时间错误 • 未口述	1 1 1 1
	13. 按要求检查无菌治疗碗包，逐层打开，将无菌治疗碗放在操作台上	4	• 打开无菌包方法不正确 • 污染无菌治疗碗	1 3
	14. 取用无菌溶液时，擦去尘土（或拆掉外包装），按要求仔细检查核对溶液后，旋转打开瓶盖，手不能触及瓶口及盖的内面（如为拉环瓶塞，示指勾住拉环打开，手不能触及瓶口及内面）	6	• 未擦尘土 • 未检查瓶塞 • 未检查瓶签 • 未检查药物质量 • 开瓶方法不正确 • 手触及瓶口及瓶盖内面	1 1 1 1 1 1
	15. 瓶签握于手掌心，先倒出少许溶液冲洗瓶口（倒入弯盘内），再由原处将溶液倒入无菌治疗碗内	4	• 瓶签沾湿 • 未冲洗瓶口或范围小 • 未在冲洗处倒液 • 冲洗瓶口的液体未倒弯盘内	1 1 1 1
	16. 持无菌治疗碗时，应托其底部，手不能触及容器的内面及边缘	2	• 触及内面及边缘	2
	17. 检查一次性无菌手套的号码及灭菌日期，是否潮湿破损	1	• 未检查、核对	1

续表

项目	操作标准	分值	扣分标准	扣分
实施步骤（82分）	18. 一手掀起口袋开口处，另一手捏住手套翻折部分（手套内面），取出手套对准五指戴好。未戴手套的手掀起另一开口处，用已戴好手套的手，插入另一手套的翻边内面（手套外面），对准五指戴好（双手不得低于腰部、高于肩部。也可两只同时取出，分别按操作要求戴好）	9	• 戴手套方法不规范 • 戴不好（卷边） • 污染一次 • 撕破手套 • 双手低于腰部、高于肩部	1 2 3 1 2
	19. 将手套的翻转处套在工作服袖上（口述：擦去手套上的滑石粉）	2	• 手套未套在工作服上 • 未口述	1 1
	20. 操作完毕，然后用戴手套手捏住另一手套的外面翻转脱下，已脱下手套的手指插入另一手套口内，将其翻转脱下	2	• 脱手套方法不规范	2
	21. 清理用物及环境，应消毒物品分类处理，洗手，继续使用的放回无菌柜	3	• 清理用物不符合要求 • 物品未分类处理 • 未洗手	1 1 1
评价质量（5分）	1. 用物摆放及操作有序。无菌观念强	3	• 用物摆放不方便操作 • 无菌观念极差，多次污染	1 2
	2. 时间：10min（从取纱布擦净治疗盘开始至整理用物止）	2	• 超过1min	2

（田芬霞）

实训5　穿脱隔离衣

【实训目的】

1. 遵循隔离消毒的原则。
2. 熟练掌握穿、脱隔离衣的方法及刷手法。
3. 形成慎独的护理工作作风，规范操作，方法正确，动作轻巧。

【实训学时】

2学时。

【实训方法与考核标准】

（一）实训方法

1. 根据课时安排，教师示教穿脱隔离衣技术基本操作程序，动作规范，强调细节。
2. 学生2人一组，每组一套操作用物。
3. 扮演护士角色，真实演练，互相考核，达到操作细节清晰，手法正确的目的。在互相评价、指导、修正的过程中，提高自身的职业能力。

（二）考核标准

穿脱隔离衣考核标准

项目	操作标准	分值	扣分标准	扣分
素质要求（2分）	1. 报告姓名、操作项目，语言流畅，仪表大方，轻盈矫健	1	• 紧张、不自然，语言不流畅	1
	2. 衣帽整洁，着装符合要求	1	• 衣、帽、鞋不整洁	1

续表

项目	操作标准	分值	扣分标准	扣分
评估要求(11分)	1. 环境评估：病室整洁、宽敞、光线明亮、温湿度适宜	2	• 未评估 • 评估不全	2 1
	2. 患者评估 (1)患者病情、临床表现、治疗及护理情况 (2)患者目前采取的隔离种类，隔离措施 (3)患者及家属对所患疾病防治、消毒隔离知识了解及掌握情况	4	• 未评估不给分 • 评估不全	4 1
	3. 用物评估：刷手及洗手设备、消毒的擦手毛巾、清洁隔离衣(挂于输液架上)、污物袋	5	• 未检查隔离衣大小及有无破损 • 物品准备不全，缺一项	3 2
实施步骤(77分)	1. 取下手表、七步洗手法洗手，戴口罩，根据操作目的准备用物，卷袖过肘	5	• 未洗手或洗手不规范 • 未戴口罩或不规范 • 未取下饰物、未卷袖	2 2 1
	2. 取出隔离衣，手持衣领，将隔离衣污染面向外	4	• 污染面未向外	2
	3. 将衣领向外反折，对齐肩缝，露出袖笼	3	• 手碰触清洁面 • 肩缝未对齐	2 1
	4. 左手伸入袖内向上抖，右手将衣领向上拉露出全手	4	• 清洁面疑似污染 • 清洁面污染	2 2
	5. 依上法穿好另一袖	4	• 清洁面疑似污染 • 清洁面污染	2 2
	6. 两手上举，将衣袖尽量展开	2	• 抖动衣袖时碰触到周围物品	2
	7. 两手持衣领由领子中央顺边缘向后，系好领扣	4	• 持衣领由中央顺边缘向后时污染 • 未系好领扣	2 2
	8. 系好袖口	2	• 未系好袖口	2
	9. 用手将隔离衣的两边向前拉，直到看到两侧边缘	4	• 每污染一处	2
	10. 捏住两侧边缘面在背后对齐，向一侧方向按压折叠	4	• 捏住两侧边缘面未对齐 • 折叠时污染	2 2
	11. 系好腰带。两臂屈肘。进行隔离技术操作	4	• 未系好腰带 • 两臂未屈肘	2 2
	12. 操作完毕脱隔离衣时，解开腰带在前面打一活结	4	• 腰带落地	4
	13. 解开袖口，在肘部将部分衣袖塞入工作服衣袖下，暴露双手及前臂	4	• 未暴露双手及前臂	4
	14. 刷手一遍。刷手时间 1min(口述：两遍刷手)用小毛巾擦干手	6	• 每遍刷手时间少于 1min • 隔离衣溅湿 • 未口述	2 2 2
	15. 解开衣领	3	• 手触及隔离衣的污染面	3
	16. 一手伸入另一袖内拉下衣袖过手	4	• 未用清洁手拉袖口内的清洁面	4
	17. 用衣袖遮盖的手握另一衣袖的外面将袖子拉下	4	• 未用遮盖住的手，拿取另一袖外面拉下包住手	4
	18. 两手于袖内退出	4	• 手碰触到隔离衣污染面	4
	19. 手持衣领，污染面向内卷好，投入污衣袋内。将帽子、口罩放于指定位置	8	• 污染面未向内卷 • 未放入指定位置	4 4

续表

项目	操作标准	分值	扣分标准	扣分
评价质量(10分)	1. 程序正确,动作规范,操作熟练	3	• 程序错误,动作不规范	3
	2. 完成时间:5min(从卷袖过肘开始到整理用物结束)	2	• 超时 1min	1
	3. 隔离观念强	2	• 隔离观念不强	2
	4. 操作无污染	3	• 无菌物品污染	3

(田芬霞)

实训 6 特殊口腔护理

【实训目的】

1. 说出 7 种常用漱口液的浓度、名称及作用。

2. 遵医嘱正确实施口腔护理。

3. 形成慎独的护理工作作风,规范操作,方法正确,动作轻巧。

【实训学时】

2 学时。

【实训方法与考核标准】

(一)实训方法

1. 根据课时安排,带教老师演示口腔护理的基本步骤。

2. 学生分组进行练习,教师各组巡视并随时纠错。

3. 采取角色互换的形式,分别扮演患者与护士,真实演练,注意护患沟通技巧,互相考核,达到操作细节清晰,手法正确的目的。在互相评价、指导、修正的过程中,提高自身的职业能力。

(二)考核标准

特殊口腔护理考核标准

项目	操作标准	分值	扣分标准	扣分
素质要求(2分)	1. 报告姓名,操作项目,语言流畅,仪表大方,轻盈矫健	1	• 紧张不自然,语言不流畅	1
	2. 衣帽整洁,着装符合要求	1	• 衣、帽、鞋不整洁	1
评估要求(15分)	1. 环境评估:病室整洁,宽敞光线明亮,温湿度适宜	1	• 未评估	1
	2. 患者评估:确认医嘱。核对床号、姓名、腕带,向患者做好解释工作,评估病情,口腔情况,自理能力	3	• 未核对 • 未询问患者 • 未检查口腔	1 1 1
	3. 护士评估 (1)七步洗手法洗手,戴口罩 (2)了解口腔护理的目的	3	• 未洗手或洗手不规范 • 未戴口罩 • 口腔护理的目的不熟悉	1 1 1
	4. 用物评估 备物:一次性口护包或无菌口护包。无菌口护包内放:内有棉球盛放于弯盘或治疗碗内,弯盘、镊子、血管钳、纱布、压舌板、一次性治疗巾;无菌口护包外放:口腔护理溶液、漱口液、吸水管、棉签、石蜡油(或润唇膏)、手电筒、口腔外用药;必要时备开口器(口述)	8	• 缺或多一项用物	1

续表

项目	操作标准	分值	扣分标准	扣分
实施步骤(68分)	1. 将用物携至床旁桌上,辨识患者并解释	4	• 未辨识患者 • 解释不合理,态度欠妥	2 2
	2. 打开口护包,湿润棉球,清点棉球,准备漱口液	4	• 棉球湿度不适宜 • 未准备漱口水 • 未清点棉球	2 1 1
	3. 患者取侧卧位或仰卧头偏向护士侧。取治疗巾围于颌下及枕上(双层保护枕头),弯盘放于口角旁	3	• 卧位不舒适 • 治疗巾放置不合理 • 弯盘放置不正确	1 1 1
	4. 湿润口唇,清醒者用吸水管漱口,无吸吮能力者用注射器接软管帮助其漱口(口述),擦口角	3	• 未湿润口唇 • 未漱口或未口述 • 未擦口角	1 1 1
	5. 用手电筒、压舌板检查口腔有无出血、溃疡及活动牙齿(口述取出义齿)	2	• 未检查口腔各部 • 未口述取出义齿	1 1
	6. 嘱患者张口,用压舌板撑开左侧颊部,咬合上下齿	3	• 未正确使用压舌板、止血钳	3
	7. 用血管钳夹取棉球(棉球拧至不滴水),由臼齿向门齿纵向擦洗牙齿左外侧面	4	• 夹取棉球方法不正确 • 动作不准确、轻巧	2 2
	8. 同法擦洗右外侧面	4	• 同上	4
	9.(不用压舌板)嘱患者张口,按顺序擦洗牙齿左上内侧、左上咬合面、左下内侧、左下咬合面,均由内洗向门齿(其中左内侧,左下内侧应沿牙缝纵向擦洗,咬合面应螺旋擦洗)	6	• 与患者交流欠佳 • 操作方法不正确 • 顺序不正确	2 2 2
	10. 以弧形擦洗左侧颊部(用压舌板)	4	• 擦洗方法不正确	4
	11. 用同法擦洗右侧	3	• 擦洗方法不正确	3
	12. 擦洗硬腭部、舌面及舌下(口述勿触及咽部,以免引起恶心)	8	• 漏擦一处 • 未口述	2 2
	13. 擦洗完毕,协助患者用吸水管吸漱口水漱口,用纱布拭去患者口角处的水渍	4	• 未漱口 • 未及时用纱布拭干口角	2 2
	14. 用手电筒检查口腔(口述:观察口腔是否擦洗干净,有无炎症、溃疡等,有溃疡涂口腔溃疡用药)	4	• 检查不到位 • 口述不正确	2 2
	15. 口唇干燥涂石蜡油或润唇膏(口述)	2	• 未口述	2
	16. 撤弯盘并清点棉球,撤去治疗巾	4	• 未及时撤去治疗巾 • 未及时撤去弯盘 • 未清点棉球	2 1 1
	17. 安置患者躺卧舒适,整理床单位。分类整理用物(如为非一次性口护包,棉球倒掉,其中包内物品回包),洗手后放回保留物品	6	• 未安置患者躺卧舒适 • 未整理床单位 • 未分类整理物品 • 未洗手放回物品	1 2 2 1

续表

项目	操作标准	分值	扣分标准	扣分
评价质量（15分）	1. 操作中所用棉签、棉球均放于弯盘内	2	• 污物放置不合理	2
	2. 每个棉球只用1次	1	• 未按要求换棉球	1
	3. 程序、手法正确、操作熟练，动作轻巧	7	• 顺序颠倒 • 动作粗暴 • 物品掉地 • 手法不正确 • 口腔未清洁	1 1 1 2 2
	4. 沟通恰当，指导正确，态度和蔼	3	• 指导不到位	3
	5. 时间：10min	2	• 每超时1min	1

（曾　伟）

实训7　卧有患者床更换床单法

【实训目的】

1. 遵循节力原则，保持床铺的平整、舒适，预防压疮的发生。

2. 能规范、熟练地完成卧有患者床更换床单操作。

3. 能够运用沟通技巧与患者进行有效的沟通，操作中体现尊重、关爱和体贴。

【实训学时】

2学时。

【实训方法与考核标准】

（一）实训方法

1. 根据课时安排，教师示教卧有患者床更换床单法，动作规范。

2. 学生分组进行练习，教师各组巡视并随时纠错。

3. 采取角色互换的形式，分别扮演患者与护士，真实演练，注意护患沟通，互相考核，达到操作细节清晰，手法正确的目的。在互相评价、指导、修正的过程中，提高自身的职业能力。

（二）考核标准

卧床患者床更换床单法操作标准

项目	操作标准	分值	扣分标准	扣分
素质要求（2分）	1. 报告姓名，操作项目，语言流畅，仪表大方，轻盈矫健	1	• 语言不流畅	1
	2. 衣帽整洁，着装符合要求	1	• 衣、帽、鞋不整洁	1
评估要求（13分）	1. 环境评估：病室整洁，宽敞	1	• 未评估	1
	2. 患者评估：确认医嘱。核对床号、姓名、腕带，向患者做好解释工作，评估病情、皮肤状况、引流管情况、是否需要便器，合作程度	6	• 未评估皮肤 • 未检查 • 每缺一项	3 3 1
	3. 护士评估 （1）七步洗手法洗手，戴口罩 （2）了解床上更单的目的	4	• 未洗手或洗手不规范 • 未戴口罩 • 不了解目的	2 1 1
	4. 用物评估 备齐所需要的用物：护理车、大单、中单、被套、枕套、床刷及套（略湿）、污物袋、手消毒液，需要时备清洁衣裤。（必要时备屏风、便盆）	2	• 缺或多一项用物	2

续表

项目	操作标准	分值	扣分标准	扣分
实施步骤（75分）	1. 将用物携至患者床旁，辨识患者并向患者解释，取得合作	4	• 未核对 • 解释欠妥	2 2
	2. 移开床旁桌离床20cm，移开床旁椅至床尾15cm	2	• 未移桌椅 • 距离不准确	1 1
	3. 将清洁的用物放置床尾椅上或放于治疗车上，口述（酌情拉起床挡）	1	• 未口述	1
	4. 松开床尾盖被，移枕头至对侧，协助患者侧卧，使一侧床面空出，观察皮肤情况	4	• 未协助翻身 • 未移枕 • 未评估皮肤	1 1 2
	5. 松开近侧各层床单，将污中单向上卷塞入患者身下，扫净橡胶中单，搭于患者身上，由床头向床尾扫净床褥上渣屑，并拉平	6	• 卷单方法不正确 • 未扫橡胶中单 • 未扫床褥 • 床褥不平	2 1 2 1
	6. 将清洁的大单中线与床中线对齐展开，将对侧大单向下卷塞入患者身下，近侧大单按床头、床尾、中间的顺序拉紧铺平	11	• 大单中线偏>3cm • 卷单方法不正确 • 对侧单未塞患者身下 • 未铺平大单 • 未包紧床头、床尾 • 角松 • 未出斜角	2 1 1 2 1 2 2
	7. 放下橡胶中单，将清洁的中单对齐中线铺于橡胶中单上，对侧中单向下卷塞入患者身下，将近侧中单和橡胶中单一同拉紧，塞入床垫下	5	• 中单中线偏>3cm • 橡胶中单外露 • 橡胶中单未铺平	2 2 1
	8. 协助患者平卧，护士转至对侧，口述（酌情拉起近侧床挡）	4	• 未协助卧位 • 未口述	2 2
	9. 移枕至对侧，协助患者翻身，侧卧于已铺好的一侧，观察患者皮肤情况	3	• 未协助翻身 • 未移枕 • 未评估皮肤	1 1 1
	10. 松开各层床单，将污中单向上卷后取出，放于污物袋内	1	• 卷单方法不正确	1
	11. 扫净橡胶中单搭于患者身上，将污大单由床头卷向床尾，放于污物袋内	2	• 未扫橡胶中单 • 卷单方法不正确	1 1
	12. 扫净床褥，从患者身下将清洁的大单展开，并拉紧铺平	7	• 扫床顺序错误 • 未拉平床褥 • 未铺平大单 • 未包紧床头、床尾 • 角松 • 未出斜角 • 中单中线偏>3cm	1 1 1 1 1 1 1
	13. 将橡胶中单与中单一同拉紧，塞入床垫下	2	• 橡胶中单外露 • 橡胶单中单未铺平	1 1
	14. 移枕于床正中，协助患者平卧	1	• 未协助卧位	1
	15. 松开被筒，解开系带。将清洁的被套平铺于原盖被上，并打开床尾1/3，将污被套内的棉胎由床尾竖叠三折后，再按S形折叠拉出	4	• 未松开被筒 • 棉胎接触污被套 • 暴露患者	1 1 2

续表

项目	操作标准	分值	扣分标准	扣分
实施步骤（75分）	16. 取出的棉胎放入清洁的被套内，对好两上角将棉被两角压在患者的肩下或请患者抓住棉被上端拉平，铺好棉胎并系带	10	• 未充实被头 • 遮住患者口鼻 • 未拉平 • 被套中线偏>3cm • 被筒未齐床沿 • 被尾未齐床尾	1 1 2 2 2 2
	17. 由床头向床尾撤出污被套，放于污物袋内	1	• 未撤出污被套	1
	18. 将被盖齐床沿折成被筒，床尾向内折齐床尾，推车转向对侧，同法折好对侧被筒，一手托起患者头颈部，一手取出枕头，更换清洁枕套，四角充实，拍松后开口背门放于患者头下	3	• 未充实四角 • 开口方向错	2 1
	19. 移回床旁桌、床尾椅，协助患者取舒适卧位。清理用物，污单送洗，洗手	4	• 未移桌椅 • 未协助卧位 • 未处理用物 • 未洗手	1 1 1 1
评价质量（10分）	1. 护患沟通到位	4	• 沟通不到位	4
	2. 操作熟练，手法轻稳	4	• 手法不正确	4
	3. 时间：15min（从移开床旁桌至整理床单位结束）	2	• 每超过 1min	1

（卢玉珍）

实训8　生命体征测量技术

【实训目的】

1. 掌握生命体征的正常范围，异常生命体征的评估及护理。

2. 能正确地测量和记录生命体征。

3. 形成慎独的护理工作作风，规范操作，方法正确，动作轻巧，能与患者有效沟通。

【实训学时】

2 学时。

【实训方法与考核标准】

（一）实训方法

1. 根据教学课时安排，教师示教生命体征测量的操作程序，动作规范，强调细节。

2. 学生分组练习，每 2 人一组，每组一套实训用物。

3. 采取角色互换的形式，分别扮演患者与护士，真实演练，互相考核，达到操作细节清晰，手法正确的目的。在互相评价、指导、修正的过程中，学会与患者的有效沟通，掌握生命体征的测量方法，提高自身的职业能力。

（二）考核标准

生命体征测量技术考核标准

项目	操作标准	分值	扣分标准	扣分
素质要求（2分）	1. 报告姓名、操作项目，语言流畅，仪表大方，轻盈矫健	1	• 紧张、不自然，语言不流畅	1
	2. 衣帽整洁，着装符合要求	1	• 衣、帽、鞋不整洁	1
评估要求（13分）	1. 环境评估：病室整洁、宽敞、光线明亮、温湿度适宜	2	• 未评估 • 评估不全，每缺一项	2 1
	2. 患者评估 （1）患者的病情、意识状态、治疗情况、心理状态 （2）患者对体温、脉搏、呼吸、血压测量的认知、合作程度 （3）测量前30min，无影响生命体征变化的因素。如运动、情绪激动、进食、等影响因素	4	• 未评估 • 评估不全，每缺一项	4 1
	3. 护士评估 （1）七步洗手法洗手，戴口罩 （2）熟悉测量生命体征的方法及注意事项	3	• 未洗手或洗手不规范 • 未戴口罩 • 不熟悉测量方法及注意事项	1 1 1
	4. 用物评估 （1）治疗车上层：治疗盘内备容器2个（一个盛放已消毒的体温计、另一个盛放消毒液）、血压计、听诊器、消毒纱布、秒表、记录本、笔。清点体温计，检查有无破损，将体温计刻度甩至35℃以下；检查血压计 （2）治疗车下层：医用垃圾桶	4	• 物品准备不全，每缺一项	1
实施步骤（76分）	1. 携用物至患者床旁，辨识患者	2	• 未辨识患者	2
	2. 向患者介绍体温、脉搏、呼吸、血压测量的方法及注意事项，取得患者合作	4	• 未介绍 • 介绍不全	4 2
	3. 患者取仰卧位或坐位，保持舒适卧位	2	• 未采取合适卧位	1
	4. 暴露腋下，有汗液者，擦干汗液	2	• 暴露过多 • 未擦汗液	1 1
	5. 将腋表水银端放于患者一侧腋窝处，紧贴皮肤，嘱患者屈臂过胸夹紧体温计	6	• 位置不正确 • 方法不正确	3 3
	6. 测量10min	2	• 时间不准确	2
	7. 取患者另一侧手臂，手腕伸展，手臂置于舒适位置	4	• 手腕未伸展 • 手臂位置不舒适	2 2
	8. 护士将示指、中指、无名指的指端触按于患者的桡动脉上，力度适中	6	• 触按手法不正确 • 测量部位不准确	3 3
	9. 计数30s，测得数值乘以2，即为脉率，计数准确	3	• 时间不准确 • 计数不准确	2 1
	10. 异常脉搏、危重患者应测1min（口述）；脉搏短绌患者，应由2名护士同时测量（口述）	2	• 未口述 • 口述不全	2 1
	11. 护士在诊脉后手仍保持诊脉状态，观察患者胸部或腹部，一起一伏为一次	4	• 观察方法不正确 • 观察部位不正确	1 3

续表

项目	操作标准	分值	扣分标准	扣分
实施步骤(76分)	12. 计数30s,测得数值乘2,即为呼吸频率,计数准确	3	• 时间不准确 • 计数不准确	2 1
	13. 危重患者、小儿及呼吸异常患者,应测1min(口述);呼吸微弱患者,用棉花置于鼻孔前,观察棉花纤维吹动的次数(口述)	2	• 未口述 • 口述不全	2 1
	14. 记录脉率和呼吸测量数值	2	• 未记录 • 记录方法不正确	2 1
	15. 卷起衣袖,露出一侧上臂,肘部伸直并外展,掌心向上	1	• 肘部未伸直外展,掌心向下	1
	16. 仰卧位,肱动脉平腋中线	2	• 血压计未平腋中线	2
	17. 放好血压计,打开水银槽开关	1	• 未开水银槽开关	1
	18. 驱尽袖带内空气,将袖带平整缠于上臂中部,袖带下缘距肘窝2~3cm,松紧以能插入一指为宜	4	• 袖带缠绕位置不正确 • 袖带缠绕过紧、过松	2 2
	19. 将听诊器胸件置于肱动脉搏动最明显处	2	• 位置不正确	2
	20. 一手固定,另一手关气门握加压气球加压,充气至肱动脉搏动消失后,再升高20~30mmHg	2	• 充气速度过快、过猛	2
	21. 缓慢放气,以每秒下降4mmHg为宜	2	• 放气速度过慢、过快	2
	22. 当听诊器听到第一声搏动音时,汞柱所指刻度为收缩压;当搏动突然变弱或消失,汞柱所指刻度为舒张压	6	• 收缩压不准确 • 舒张压不准确	3 3
	23. 测量结束,排尽袖带内空气,卷好袖带,将袖带和输气球放于盒内	2	• 未排尽袖带内空气 • 未正确放置	1 1
	24. 血压计盒盖右倾45°,关闭水银槽开关,盖好盒盖	2	• 未右倾血压计 • 未关闭水银槽	1 1
	25. 取出体温计,用纱布擦拭,读数后,将体温计放于消毒液中浸泡,记录测量体温数值	4	• 未擦拭体温计 • 未消毒浸泡体温计 • 体温计读数不准确	1 1 2
	26. 整理床单位,洗手,放回用物	3	• 未洗手或洗手方法不规范 • 未分类回归用物	2 1
	27. 将测得体温、脉搏、呼吸、血压数值记录在体温单上(口述)	1	• 未口述	1
评价质量(9分)	1. 流程正确,动作规范,操作熟练	3	• 流程错误 • 动作不规范	2 1
	2. 完成时间:15min(从取卧位开始到整理床单位结束)	2	• 每超时1min	1
	3. 语言沟通恰当,指导正确,满足需要	4	• 语言沟通不畅 • 指导不到位	2 2

(龚海蓉　徐婷)

实训9　乙醇(或温水)拭浴技术

【实训目的】

1. 准备乙醇(或温水)拭浴用物,正确实施乙醇(或温水)拭浴。
2. 形成慎独的护理工作作风,严格遵照医嘱,规范操作,方法正确,动作轻巧。

【实训学时】

2 学时。

【实训方法与考核标准】

(一)实训方法

1. 根据课时安排,教师示教乙醇(或温水)操作程序,动作规范,强调细节。

2. 学生 2 人一组,每组一套操作用物。

3. 采取角色互换的形式,分别扮演患者与护士,真实演练,互相考核,达到操作细节清晰,方法正确的目的。在互相评价、指导、修正的过程中,提高自身的职业能力。

(二)考核标准

乙醇(或温水)拭浴技术考核标准

项目	操作标准	分值	扣分标准	扣分
素质要求(2分)	1. 报告姓名、操作项目,语言流畅,仪表大方,轻盈矫健	1	• 紧张、不自然,语言不流畅	1
	2. 衣帽整洁,着装符合要求	1	• 衣、帽、鞋不整洁	1
评估要求(13分)	1. 环境评估:病室整洁、宽敞、光线明亮、温湿度适宜,必要时用屏风或床帘遮挡	2	• 未评估 • 评估不全,每缺一项	2 1
	2. 患者评估 (1)患者的病情、临床诊断、治疗情况、过敏史 (2)拭浴前体温及皮肤状况,循环状况,对冷的耐受度,有无感觉障碍等 (3)患者的意识状态、心理状态及合作程度	3	• 未评估 • 评估不全,每缺一项	3 1
	3. 护士评估 (1)七步洗手法洗手,戴口罩 (2)了解乙醇拭浴的目的	2	• 未洗手或洗手不规范 • 不清楚乙醇拭浴的目的	1 1
	4. 用物评估 (1)治疗车上层:治疗盘内备大浴巾、小毛巾 2 块、热水袋及套、冰袋及套。治疗盘外备小盆(内盛 30℃、25%~35%乙醇 200~300ml 或温水 2/3 满,水温 32~34℃)、手消毒液 (2)治疗车下层:便盆及便盆巾、生活垃圾桶、医用垃圾桶 (3)其他:必要时备干净衣裤、大单、被套、屏风	6	• 物品准备不全,每缺一项	1
实施步骤(75分)	1. 携用物至患者床旁,认真辨识患者	2	• 未辨识患者	2
	2. 向患者介绍乙醇(或温水)拭浴方法及注意事项,取得患者合作	4	• 未解释 • 解释不全	4 2
	3. 松开床尾盖被,协助患者脱去上衣	5	• 未松开床尾盖被 • 脱衣服顺序不正确	2 3
	4. 冰袋置于头部,热水袋置于足底	6	• 未置冰袋 • 未置热水袋	3 3
	5. 再次核对患者	2	• 未核对	2

续表

项目	操作标准	分值	扣分标准	扣分
实施步骤(75分)	6. 拍拭上肢 (1)将浴巾垫于拭浴部位下,小毛巾浸入温水或乙醇中,拧至半干,缠于手上,以离心方向拍拭 (2)侧颈→肩→上臂外侧→前臂外侧→手背 (3)侧胸→腋窝→上臂内侧→肘窝→前臂内侧→手心 (4)用浴巾擦干皮肤 (5)同法拍拭对侧上肢	15	• 拍拭方法不正确 • 拍拭顺序不正确,每个部位	5 2
	7. 拍拭背部 (1)协助患者侧卧 (2)将浴巾垫于拭浴部位下,小毛巾浸入温水或乙醇中,拧至半干 (3)颈肩部→背部→臀部 (4)用浴巾擦干皮肤 (5)协助患者穿衣、仰卧	14	• 未协助患者摆放体位 • 拍拭顺序不正确,每个部位 • 穿衣服方法不正确	4 2 5
	8. 拍拭下肢 (1)协助患者脱裤 (2)将浴巾垫于拭浴部位下,小毛巾浸入温水或乙醇中,拧至半干 (3)髋部→大腿外侧→足背 (4)腹股沟→大腿内侧→内踝 (5)臀下→大腿后侧→腘窝→足跟 (6)用浴巾擦干皮肤 (7)同法拍拭对侧下肢 (8)协助患者穿好裤子	15	• 拍拭顺序不正确,每个部位 • 穿裤子方法不正确	2 5
	9. 取下热水袋	3	• 未取下热水袋	3
	10. 协助患者卧于舒适卧位,整理床单位,再次核对,处理用物	3	• 未协助舒适体位 • 未核对	1 2
	11. 口述:拭浴后30min测量体温,若低于39℃,取下头部冰袋	3	• 未口述 • 未取下冰袋	3 1
	12. 洗手,记录	3	• 未洗手或洗手不规范 • 记录不全	1 2
评价质量(10分)	1. 程序正确,动作规范,操作熟练	3	• 程序错误,动作不规范	3
	2. 完成时间:10min(从松床尾开始至整理床单位结束)	2	• 超时1min	1
	3. 患者无不良反应	2	• 患者出现畏寒、寒战、不适等不良反应	2
	4. 沟通恰当,指导正确,观察反应,满足需要	3	• 指导不正确 • 指导不到位 • 未及时观察反应	1 1 1

(卢思英)

实训 10　体温单绘制技术

【实训目的】

1. 遵循护理文件书写要求。

2. 正确记录患者生命体征和其他情况。

3. 培养严谨的工作态度，书写规范，记录准确。

【实训学时】

2 学时。

【实训方法与考核标准】

（一）实训方法

1. 根据课时安排，教师示教体温单绘制的方法，绘制正确规范，强调细节。

2. 学生一人一套用物，准备齐全。

3. 采取“教、学、做”一体化的形式，指导学生将患者的信息绘制在体温单上，达到绘制正确清楚。在互相评价、指导、修正的过程中，提高学生的职业能力。

（二）考核标准

体温单绘制技术考核标准

项目		操作标准	分值	扣分标准	扣分
素质要求（2分）		1. 报告姓名、操作项目，语言流畅，仪表大方，轻盈矫健	1	• 语言不流畅	1
		2. 衣帽整洁，着装符合要求	1	• 衣、帽、鞋不整洁	1
评估要求（10分）		1. 环境评估：整洁、宽敞、光线明亮	2	• 未评估	2
		2. 患者评估 （1）患者的病情、年龄 （2）生命体征测量是否异常，其他测量内容是否完整	 1 1	 • 未评估 • 未评估	 1 1
		3. 护士评估：熟悉体温单绘制的方法	1	• 未评估	1
		4. 用物评估：体温单，红、蓝（黑）色墨水笔，红、蓝铅笔，尺子，记录本、橡皮	5	• 用物缺一项	1
实施步骤（76分）	眉栏（16分）	1. 用红色墨水笔填写手术（分娩）后日数，用蓝（黑）色墨水笔填写其他内容	2	• 用笔错误	2
		2. 入院日期：第一日写年、月、日，其余 6 日只写日，如遇新的年、月，应填写年、月、日或月、日	4	• 第 1 日没填写年、月 • 遇新的年、月时，填写错误	2 2
		3. 住院日数：以阿拉伯数字填写，从住院日起连续填写至出院	2	• 未用阿拉伯数字 • 未连续填写至出院	1 1
		4. 手术（分娩）后日数：自次日开始，以阿拉伯数字填写至第 14 日	4	• 没有从次日填写 • 未填写至 14 日	2 2
		5. 14 日内行第二次手术，则第一次手术日数作为分母，第二次手术日数作为分子，依次填写至第二次手术 14 日为止	4	• 填写错误	4

续表

项目		操作标准	分值	扣分标准	扣分
实施步骤（76分）	40～42℃之间（12分）	6. 用红色墨水笔在40～42℃之间，顶格纵行填写入院、转入、手术、分娩、出院、死亡，下写“于”或画一竖线，竖线占2小格，后面写时间，按24h制，精确到分钟（手术不写具体时间）	10	• 用笔错误 • 位置错误 • 竖线未占2小格 • 时间没有按24h制 • 没有精确到分钟	2 2 2 2 2
		7. 时间与体温单上的整点时间不一致时，填在靠近的时间栏	2	• 未靠近	2
	体温、脉搏曲线的绘制和呼吸的记录（29分）	8. 体温用蓝铅笔绘制，口温“●”、肛温“○”、腋温“×”，相邻两次温度用蓝线相连	6	• 用笔错误 • 符号错误 • 相邻温度未连接	2 2 2
		9. 物理降温后30min，所测温度用红“○”表示，划在降温前温度同一纵格内，用红虚线与降温前温度相连	8	• 用笔错误 • 符号错误 • 未与降温前温度相连 • 未用红虚线	2 2 2 2
		10. 脉搏用红铅笔绘制，脉率“●”、心率“○”，相邻两次脉率（心率）用红线相连	6	• 用笔错误 • 符号错误 • 相邻脉率（心率）未连接	2 2 2
		11. 脉搏短绌时，脉率和心率之间用红线填满	2	• 脉率和心率之间未填满	2
		12. 脉搏和体温重叠，先绘制体温，在其外画一红圈表示脉搏	2	• 绘制错误	2
		13. 用蓝（黑）色墨水笔将呼吸以阿拉伯数字填写在相应呼吸栏内，上下错开，首次记录从上开始	4	• 用笔错误 • 上下未错开或未从上开始	2 2
		14. 使用呼吸机的患者用黑色墨水笔写Ⓡ	1	• 绘制错误	1
	底栏（19分）	15. 用蓝（黑）色墨水笔填写，以阿拉伯数字记录；不写计量单位	2	• 用笔错误 • 未用阿拉伯数字	1 1
		16. 血压：收缩压/舒张压	2	• 书写不规范	2
		17. 入量：记录前一日24h的总入量，以ml为单位，用阿拉伯数字记录	2	• 未以ml为单位 • 未用阿拉伯数字	1 1
		18. 出量：记录前一日24h的总出量，以ml为单位，用阿拉伯数字记录	2	• 未以ml为单位 • 未用阿拉伯数字	1 1
		19. 大便次数：正确记录前一日大便次数。未解大便“0”，大便失禁“※”，人工肛门“☆”，灌肠“E”表示。灌肠排便以E作分母，灌肠后排便次数为分子记录	2	• 记录错误	2
		20. 小便：以次/d或ml/d，记录前一日24h小便次数或尿量；导尿以“C”、尿失禁以“※”表示	4	• 计量单位错误 • 符号错误	2 2
		21. 体重：以kg为单位，用阿拉伯数字记录	2	• 未以kg为单位 • 未用阿拉伯数字	1 1
		22. 身高：以cm为单位，用阿拉伯数记录	2	• 未以cm为单位 • 未用阿拉伯数字	1 1
		23. 过敏药物：用红色墨水笔写明药物名称。药物过敏试验阳性者，用蓝（黑）色墨水笔写明药物名称，再用红色墨水笔注明皮试结果（+）	1	• 用笔错误	1

续表

项目	操作标准	分值	扣分标准	扣分
评价质量（12分）	1. 记录准确，清楚	4	• 记录错误1项	1
	2. 点圆、线直、点线分明	4	• 点不圆 • 线不直	2 2
	3. 卷面整洁	2	• 卷面不整洁	2
	4. 完成时间：20min（从填写眉栏开始至填写底栏结束）	2	• 超1min	1

（王海芳）

实训11　鼻饲技术

【实训目的】

1. 明确鼻饲饮食的目的和注意事项，遵循查对制度，严格执行标准预防和安全原则。

2. 用物准备齐全，放置合理有序，能规范熟练的实施鼻饲技术，动作轻稳，患者无严重不适，未发生食管黏膜损伤。

3. 能准确观察患者病情的变化，及时有效的处理患者插管时出现的各种不良反应。

4. 具有慎独的工作作风，关爱患者，护患沟通有效，维护患者自尊，满足患者身心的需要。

【实训学时】

2学时。

【实训方法与考核标准】

（一）实训方法

1. 根据课时安排，教师示教鼻饲技术操作程序，动作规范，强调细节。

2. 学生2人一组，每组一套操作用物。

3. 采用角色扮演的方式，分别扮演患者与护士，在模型人身上完成鼻饲饮食操作，互相考核，达到操作细节清晰，手法正确的目的。在互相评价、指导、修正的过程中，提高自身的职业能力。

（二）考核标准

鼻饲技术考核标准

项目	操作标准	分值	扣分标准	扣分
素质要求（2分）	1. 报告姓名、操作项目，语言流畅，仪表大方，轻盈矫健	1	• 紧张、不自然，语言不流畅	1
	2. 衣帽整洁，着装符合要求	1	• 衣、帽、鞋不整洁	1
评估要求（13分）	1. 环境评估：病室整洁、宽敞、光线明亮、温湿度适宜，必要时用屏风或围帘遮挡	2	• 未评估 • 评估不全，缺一项	2 1
	2. 患者评估 （1）辨识患者 （2）患者的意识、病情、治疗情况 （3）患者的心理状态与合作程度，有无鼻饲的经历 （4）患者鼻腔黏膜状况，有无炎症、破溃、肿胀、充血等，有无鼻中隔偏曲	3	• 未评估 • 评估不全，缺一项	3 1

续表

项目	操作标准	分值	扣分标准	扣分
评估要求（13分）	3. 护士评估 （1）七步洗手法洗手，戴口罩 （2）了解鼻饲操作目的	3	• 未洗手或洗手不规范 • 未戴口罩 • 不清楚鼻饲操作目的	1 1 1
	4. 用物评估： （1）治疗车上层：无菌鼻饲包（内含：治疗碗、镊子、压舌板、纱布、胃管、50ml 注射器、治疗巾）。另需准备液状石蜡、棉签、胶布、安全别针、橡皮圈、听诊器、手电筒、弯盘、手消毒液、流质饮食（38～40℃）、温开水适量、无菌手套。拔管时备：治疗碗（内有纱布）、松节油、乙醇、棉签、弯盘、治疗巾、漱口杯（内盛温开水）、无菌手套 （2）治疗车下层：生活垃圾桶、医用垃圾桶	5	• 未检查胃管消毒日期、消毒效果 • 鼻饲饮食温度、量不合适 • 物品准备不全，缺一项	1 1 1
实施步骤（75分）	1. 携用物至患者床旁，辨识患者	2	• 未辨识患者	2
	2. 向患者解释鼻饲操作方法及注意事项，取得患者合作	4	• 未解释 • 解释不全	2 2
	3. 协助患者采取舒适卧位，铺治疗巾，将弯盘置于方便取用处	5	• 未采取合适卧位 • 未铺置治疗巾 • 弯盘放置位置不妥	1 2 2
	4. 检查患者鼻腔并清洁一侧鼻孔，准备好胶布，戴无菌手套	4	• 未检查 • 未清洁 • 戴无菌手套方法有误	1 1 2
	5. 检查胃管是否通畅，测量插管长度、标识，并润滑胃管前端	4	• 未检查胃管是否通畅 • 测量方法有误 • 未标识 • 未润滑	1 1 1 1
	6. 再次辨识患者，左手用纱布托住胃管，右手持镊子夹持胃管插管，插至 10～15cm 时，嘱患者做吞咽动作，顺势将胃管插入标记位置	10	• 未辨识患者 • 插管手法及动作有误 • 插入 10～15cm 时未嘱患者做吞咽动作 • 插管时，患者出现呛咳、恶心等不适时未检查处理	2 2 2 4
	7. 确定胃管在胃内，脱手套并妥善固定胃管	7	• 检测方法有误（要求三种方法均使用，一种有误扣 2 分） • 胶布固定位置不妥	6 1
	8. 灌注鼻饲饮食，先注入少量温开水，接着注入流质饮食，最后再注入少量温开水冲管	6	• 灌注饮食前后未注入温开水冲管 • 流质饮食灌注前未排气，灌注速度不妥 • 流质食物温度不合适	2 2 2
	9. 灌注结束后，将胃管塞封住末端开口处并反折末端，用纱布包裹橡胶圈扎紧，贴胃管标识，安全别针妥善固定于患者上衣一侧肩部或枕旁	5	• 末端未反折 • 未用纱布包扎 • 未用橡胶圈扎紧 • 固定位置不妥	1 1 1 2
	10. 观察患者操作后反应，再次辨识患者	3	• 未观察患者反应 • 未辨识患者	1 2

续表

项目	操作标准	分值	扣分标准	扣分
实施步骤（75分）	11. 清洁患者鼻面部，整理用物及床单位，嘱患者维持原卧位20~30min	3	• 未清洁患者面部 • 未按规定分类处理用物 • 未嘱咐患者	1 1 1
	12. 洗手，记录插管时间、患者反应、鼻饲液种类和量	2	• 未洗手或洗手不规范 • 未记录或记录不全	1 1
	13. 携带用物至床边，辨识患者并做好解释	2	• 未核对患者 • 未解释操作目的	1 1
	14. 安置患者舒适体位，铺治疗巾于患者颌下，弯盘放于患者口角边，撕去胶布，反折胃管末端	4	• 未安置舒适体位 • 弯盘放置位置不妥 • 胃管末端未反折	1 1 2
	15. 戴无菌手套，纱布包裹近鼻孔端胃管，再次辨识患者，嘱患者深呼吸，在患者呼气时拔管，拔出后置胃管于弯盘中	5	• 未用纱布包裹 • 未辨识患者 • 未嘱咐患者深呼吸 • 拔管手法不对，未在患者呼气时拔出 • 拔出后胃管未放入弯盘中	1 1 1 1 1
	16. 观察患者拔管后的反应，协助患者漱口，再次辨识患者，脱手套	3	• 未观察患者拔管后反应 • 未协助患者漱口 • 未辨识患者	1 1 1
	17. 整理用物，去除患者面部胶布痕迹，分类处理用物，协助患者取舒适体位	4	• 未清洁患者面部，未擦去胶布痕迹 • 未分类处理用物或用物处理不当 • 未安置体位	1 1 2
	18. 洗手，记录拔管时间、患者反应	2	• 未洗手或洗手不规范 • 未记录或记录不全	1 1
评价质量（10分）	1. 程序正确，动作规范，操作熟练	3	• 程序错误 • 动作不规范 • 操作不熟练	1 1 1
	2. 完成时间：15min	2	• 超时1min	1
	3. 严格遵循查对制度，保证患者安全	2	• 查对不到位	2
	4. 沟通恰当，指导正确，及时观察反应，满足需要	3	• 沟通无效 • 指导不到位 • 未及时观察反应	1 1 1

（李　清）

实训12　女患者留置导尿技术

【实训目的】

1. 遵循无菌技术操作原则，正确实施女患者留置导尿术。
2. 具有人文关怀理念，程序正确、动作规范、操作轻稳。

【实训学时】

4学时。

【实训方法与考核标准】

（一）实训方法

1. 根据课时安排，教师示教女患者留置导尿术，动作规范，强调无菌技术操作原则、导尿程序及操作细节。

2. 学生 2 人一组，每组一套操作用物。

3. 采取情景模拟形式，在模拟人上进行仿真演练，互相考核，达到培养爱伤理念、强化无菌观念、程序正确、动作规范、手法正确的目的。在评价、指导、修正的教学过程中，提高自身的职业能力。

（二）考核标准

女患者留置导尿技术考核标准

项目	操作标准	分值	扣分标准	扣分
素质要求（2 分）	1. 报告姓名、操作项目，语言流畅，仪表大方，轻盈矫健	1	• 紧张、不自然，语言不流畅	1
	2. 衣帽整洁，着装符合要求	1	• 衣、帽、鞋不整洁	1
评估要求（13 分）	1. 环境评估：病室整洁、宽敞、光线明亮、温湿度适宜，必要时用屏风或围帘遮挡	2	• 未评估 • 评估不全，缺一项	2 1
	2. 患者评估 （1）辨识患者 （2）临床诊断、病情、治疗情况等 （3）心理状态、自理能力及合作程度 （4）膀胱充盈度及会阴部皮肤黏膜情况及清洁程度	4	• 未评估 • 评估不全，缺一项	4 1
	3. 护士评估 （1）七步洗手法洗手，戴口罩 （2）了解留置导尿目的	3	• 未洗手或洗手不规范 • 未戴口罩 • 不了解操作目的	1 1 1
	4. 用物评估 （1）治疗车上层：一次性导尿包，手消毒液，弯盘，一次性垫巾或小橡胶单及治疗巾 1 套，浴巾 （2）治疗车下层：便盆及便盆巾，生活垃圾桶、医用垃圾桶	4	• 未检查导尿用物的灭菌时间、灭菌效果 • 物品准备不全，缺一项	2 1
实施步骤（75 分）	1. 携用物至床旁，辨识患者	2	• 未辨识患者	2
	2. 解释留置导尿目的、方法和配合事项	3	• 未解释 • 解释不全，缺一项	3 1
	3. 摆位垫巾 （1）移床旁椅于同侧床尾，便盆放床旁椅上 （2）松床尾盖被；脱对侧裤腿盖近侧腿上，近侧腿盖浴巾，对侧腿用盖被遮盖 （3）一次性垫巾垫患者臀下 （4）协助患者取屈膝仰卧位，两腿略外展，暴露外阴	8	• 放置不当 • 未保暖 • 床单被污染 • 未取合适卧位	2 2 2 2
	4. 初步消毒 （1）核对检查并打开导尿包，取初步消毒用物，弯盘置于近外阴处 （2）左手戴手套，将消毒液棉球倒入小方盘内 （3）右手持镊子夹取消毒棉球按顺序依次消毒阴阜、大阴唇、小阴唇和尿道口 （4）消毒完毕，脱下手套置弯盘内，将弯盘及小方盘移至床尾	10	• 用物放置不当 • 消毒顺序错误或不规范 • 手或物污染 • 污物未撤	2 2 2 2

续表

项目	操作标准	分值	扣分标准	扣分
实施步骤（75分）	5. 打开导尿包 （1）检查导尿包有效期 （2）在患者两腿之间打开导尿包外层，按无菌要求打开内层治疗巾	5	• 未检查 • 用物污染	2 3
	6. 戴无菌手套	4	• 每污染一次	1
	7. 铺洞巾于外阴处，暴露会阴部，使洞巾和治疗巾内层形成一无菌区	2	• 无菌区污染	2
	8. 按操作顺序排列用物	2	• 排列用物不合理	2
	9. 选择合适导尿管，用石蜡油棉球润滑导尿管前端	4	• 未润滑 • 润滑不充分	4 2
	10. 再次消毒 （1）取消毒液棉球放于弯盘内，弯盘置于外阴处 （2）左手拇指和示指分开并固定小阴唇，右手持镊子夹取消毒液棉球，依次消毒尿道口、两侧小阴唇、尿道口 （3）污棉球、弯盘和镊子放于床尾	10	• 消毒顺序错误 • 手法错误 • 松开左手 • 污物未撤	3 3 3 1
	11. 插导尿管 （1）左手继续固定小阴唇，右手将方盘移至洞巾旁 （2）嘱患者张口呼吸，用另一镊子夹持导尿管对准尿道口轻轻插入4~6cm，见尿液流出后再插入7~10cm，夹住导尿管尾端	6	• 松开左手 • 插入方法错误 • 插入深度错误	2 2 2
	12. 固定尿管：连接注射器根据导尿管上注明的气囊容积向气囊内注入等量无菌溶液	5	• 注入错误 • 固定未到位	2 3
	13. 引流观察 （1）移开洞巾，将导尿管末端与集尿袋引流管接头处相连接 （2）用橡皮圈和别针将集尿袋的引流管固定在床单上，集尿袋低于膀胱高度位置固定 （3）询问感受，指导注意事项	8	• 接头污染或连接不紧 • 固定方式错误 • 放置位置错误 • 未观察 • 未指导	2 2 2 1 1
	14. 整理记录 （1）撤用物，脱手套，卫生手消毒 （2）协助取舒适卧位，整理床单位 （3）分类清理用物 （4）洗手，记录	6	• 摘手套时清洁面和污染面混淆 • 未协助舒适卧位 • 未分类处理用物 • 未洗手或洗手不规范 • 记录不全	2 1 1 1 1
评价质量（10分）	1. 无菌观念强，程序正确，动作规范，操作熟练	5	• 无菌观念差 • 程序错误 • 动作不规范 • 动作不熟练	2 1 1 1
	2. 完成时间：15min（从协助取卧位开始至整理床单位结束）	2	• 每超时1min	1
	3. 具有人文关怀及爱伤理念	3	• 不符合要求，酌情扣分	

（金　虹）

实训 13　大量不保留灌肠技术

【实训目的】

1. 遵医嘱准备大量不保留灌肠用物，正确实施大量不保留灌肠。

2. 形成慎独的护理工作作风，严格遵照医嘱，操作规范，方法正确，动作轻稳。

【实训学时】

2 学时。

【实训方法与考核标准】

（一）实训方法

1. 根据课时安排，教师示教大量不保留灌肠操作，动作规范，强调操作程序及操作细节。

2. 学生 2 人一组，每组一套操作用物。

3. 采取情景模拟形式，在模拟人上进行仿真演练，互相考核，达到培养爱伤理念、程序正确、动作轻稳规范的目的。在评价、指导、修正的教学过程中，提高自身的职业能力。

（二）考核标准

大量不保留灌肠技术考核标准

项目	操作标准	分值	扣分标准	扣分
素质要求（2 分）	1. 报告姓名、操作项目，语言流畅，仪表大方，轻盈矫健	1	• 紧张、不自然，语言不流畅	1
	2. 衣帽整洁，着装符合要求	1	• 衣、帽、鞋不整洁	1
评估要求（13 分）	1. 环境评估：病室整洁、宽敞、光线明亮、温湿度适宜，必要时用屏风或围帘遮挡	2	• 未评估 • 评估不全，缺一项	2 1
	2. 患者评估 （1）辨识患者 （2）临床诊断、病情、意识状态、肛门皮肤黏膜情况等 （3）心理状况及对灌肠的理解、配合程度	4	• 未评估 • 评估不全，缺一项	4 1
	3. 护士评估 （1）七步洗手法洗手，戴口罩 （2）了解灌肠目的	2	• 未洗手或洗手不规范 • 不清楚灌肠目的	1 1
	4. 用物评估 （1）治疗车上层：一次性灌肠包，手消毒液、水温计、弯盘、医嘱执行本 （2）治疗车下层：便盆及便盆巾，生活垃圾桶、医用垃圾桶 （3）其他用物	5	• 物品准备不全，每缺一项 • 灌肠液选择错误	1 2
实施步骤（75 分）	1. 携用物至床旁，辨识患者	2	• 未辨识患者	2
	2. 解释大量不保留灌肠目的、过程和配合方法	6	• 未解释 • 解释不全，缺一项	6 2
	3. 摆位垫巾 （1）取左侧卧位，脱裤至膝部，臀部移至床沿 （2）一次性垫巾垫于患者臀下 （3）盖好被子，仅暴露患者臀部	8	• 卧位不当 • 未垫巾 • 未保暖 • 未维护患者自尊	2 2 2 2

续表

项目	操作标准	分值	扣分标准	扣分
实施步骤（75分）	4. 挂袋调压：将灌肠袋（或筒）挂于输液架上，液面高于肛门约40～60cm	6	• 高度错误	6
	5. 接管润滑 （1）戴手套，弯盘置臀边 （2）连接肛管，润滑肛管前段	8	• 未戴手套 • 用物放置不当 • 未润滑 • 润滑管道不充分	2 2 4 2
	6. 排尽管内空气，夹管	5	• 未排气 • 未排尽空气	5 3
	7. 插管灌液 （1）嘱患者深呼吸，插入直肠7～10cm （2）固定肛管，灌入药液	10	• 未指导 • 插管时动作不轻稳 • 插管深度错误 • 固定不当 • 床单被污染	2 3 3 1 1
	8. 观察反应（口述） （1）感觉腹胀或有便意 （2）如液面下降过慢或停止 （3）出现脉速、面色苍白、腹痛	10	• 未口述 • 判断错误 • 处理错误	10 5 5
	9. 夹管拔管，擦净肛门，脱手套	5	• 处理错误	5
	10. 保留观察（口述） （1）协助取舒适卧位，保留5～10min （2）观察	5	• 未口述 • 未协助舒适卧位 • 未观察	5 2 3
	11. 整理记录 （1）取出便盆，擦净肛门。嘱平卧，协助穿裤，整理床单位，通风 （2）分类清理用物 （3）洗手，记录	10	• 未开窗通风 • 未协助舒适卧位 • 未分类处理用物 • 未洗手或洗手不规范 • 未记录或记录不全	2 2 2 1 1
评价质量（10分）	1. 程序正确，动作轻稳、规范，操作熟练	5	• 程序错误 • 动作不轻稳 • 动作不规范 • 操作不熟练	2 1 1 1
	2. 完成时间：10min（从配制溶液开始至拔管结束）	2	• 每超时1min	1
	3. 具有人文关怀及爱伤理念	3	• 不符合要求，酌情扣分	

（金　虹）

实训14　肌内注射技术

【实训目的】

1. 遵循注射原则。
2. 遵医嘱准备肌内注射用物，正确实施肌内注射。
3. 严格遵照医嘱，规范操作，方法正确，动作轻巧。

【实训学时】

2学时。

【实训方法与考核标准】

（一）实训方法

1. 根据课时安排，教师示教肌内注射的操作程序，动作规范，强调细节。

2. 学生2人一组，每组一套操作用物。

3. 采取角色互换的形式，分别扮演患者与护士，真实演练，互相考核，达到操作细节清晰，手法正确的目的。在互相评价、指导、修正的过程中，提高自身的职业能力。

（二）考核标准

肌内注射技术考核标准

项目	操作标准	分值	扣分标准	扣分
素质要求（2分）	1. 报告姓名、操作项目，语言流畅，仪表大方，轻盈矫健	1	• 紧张、不自然，语言不流畅	1
	2. 衣帽整洁，着装符合要求	1	• 衣、帽、鞋不整洁	1
评估要求（13分）	1. 环境评估：整洁、安静、宽敞、明亮、温湿度适宜，必要时用屏风或围帘遮挡	2	• 未评估 • 评估不全	2 1
	2. 患者评估 （1）确认医嘱 （2）辨识患者 （3）患者病情、合作程度、注射部位组织状况	3	• 未确认医嘱 • 未辨识患者 • 评估不全，缺一项	1 1 1
	3. 护士评估 （1）七步洗手法洗手，戴口罩 （2）了解肌内注射的目的	3	• 未洗手或洗手不规范 • 未戴口罩 • 不清楚肌内注射的目的	1 1 1
	4. 用物评估 （1）治疗车上层：注射盘内备皮肤消毒液、无菌棉签、砂轮、弯盘。注射盘外备注射卡、手消毒液。无菌容器内置无菌治疗巾（无菌纱布垫） （2）治疗车下层：生活垃圾桶、医用垃圾桶、锐器回收盒	5	• 未检查无菌容器的灭菌时间、灭菌效果 • 未检查注射器的有效期 • 物品准备不全，缺一项	1 1 1
实施步骤（75分）	1. 核对注射卡和药物，检查药物	3	• 未核对药物与注射卡 • 未检查药物	2 1
	2. 将安瓿尖端药液弹至体部，用消毒砂轮锯痕迹（如为易折型消毒后直接折断）	2	• 未将安瓿尖端药液弹至体部 • 锯安瓿方法不正确	1 1
	3. 用安尔碘棉签消毒安瓿颈部，擦去玻璃细屑，折断安瓿	2	• 未消毒安瓿颈部 • 未擦去玻璃细屑	1 1
	4. 检查一次性注射器，用正确方法取注射器及针头，并要衔接紧密	5	• 未检查 • 针头污染 • 注射器、针头衔接不好	1 3 1
	5. 用正确方法抽吸药液	8	• 针栓进入安瓿内 • 活塞体污染 • 药液未吸尽 • 漏药	3 3 1 1

续表

项目	操作标准	分值	扣分标准	扣分
实施步骤(75分)	6. 抽毕,排气,放入无菌容器内。两人核对无误	6	• 排气不固定针栓 • 针头污染 • 浪费药液 • 未核对	1 3 1 1
	7. 将用物携至患者床旁,辨识患者并解释,取得合作	3	• 未核对 • 解释不合理、不自然	2 1
	8. 协助患者取侧卧位(上腿伸直,下腿稍弯曲),嘱患者肌肉放松。也可取俯卧位,足尖相对、足跟分开(口述)	3	• 未协助患者正确卧位 • 指导沟通不到位 • 未口述俯卧位	1 1 1
	9. 取合适注射部位,避开硬结等。口述臀大肌注射两种定位法(连线法及十字法)(边口述边指点)	8	• 口述不正确 • 未检查有无硬结等 • 各线标志点错一处 • 定位不准确	1 1 1 2
	10. 卫生手消毒,安尔碘消毒皮肤两遍待干,核对	6	• 未消毒手 • 消毒范围小于5cm • 有空白区 • 皮肤消毒未干 • 未核对	1 1 1 1 2
	11. 取无菌干棉签,夹于左手小指与无名指间。排尽注射器内的空气	5	• 未夹干棉签 • 排气方法不正确 • 未排尽空气 • 排气未固定针栓 • 浪费药液	1 1 1 1 1
	12. 左手拇指与示指绷紧皮肤	4	• 左手拇指与示指污染消毒皮肤 • 未绷紧皮肤	3 1
	13. 右手持注射器,以中指固定针栓,迅速垂直刺入肌肉内,进针约为2.5~3cm。与患者交流,掌握无痛注射	6	• 未固定针栓 • 进针角度不正确 • 深度不适宜 • 污染针头	1 1 1 3
	14. 松开左手,抽动活塞	1	• 未抽动活塞	1
	15. 未见回血,固定针头,缓慢注入药物	2	• 未固定针头 • 注药速度快	1 1
	16. 注射毕,以干棉签按压针眼处,迅速拔针,核对(安瓿和注射卡)。观察患者反应	5	• 拔针慢 • 未用干棉签按压 • 未核对注射卡 • 未观察患者反应	1 1 2 1
	17. 协助患者取舒适卧位,整理床单位,分类整理用物。洗手后放回保留物品并作好记录	6	• 未协助患者取舒适卧位 • 注射器、针头未分类放置 • 未整理床单位 • 未分类清理用物 • 未放回保留物品 • 未洗手,未记录	1 1 1 1 1 1

续表

项目	操作标准	分值	扣分标准	扣分
评价质量（10分）	1. 无菌观念强，操作熟练准确、做到无痛注射	3	• 失败一次 • 顺序颠倒	2 1
	2. 沟通恰当，指导正确	4	• 沟通不恰当 • 指导不到位	2 2
	3. 时间：8min（从核对注射卡开始至记录结束）	3	• 每超过 1min	1

（李娜　周春美）

实训 15　青霉素过敏试验法

【实训目的】

1. 遵循注射原则。

2. 遵医嘱准备青霉素过敏试验用物，正确实施青霉素过敏试验。

3. 严格遵照医嘱，规范操作，方法正确，动作轻巧。

【实训学时】

2 学时。

【实训方法与考核标准】

（一）实训方法

1. 根据课时安排，教师示教青霉素过敏试验法的操作程序，动作规范。

2. 学生 2 人一组，每组一套操作用物。

3. 采取角色互换的形式，分别扮演患者与护士，真实演练，互相考核，达到操作细节清晰，手法正确的目的。在互相评价、指导、修正的过程中，提高自身的职业能力。

（二）考核标准

青霉素过敏试验法考核标准

项目	操作标准	分值	扣分标准	扣分
素质要求（2分）	1. 报告姓名、操作项目，语言流畅，仪表大方，轻盈矫健	1	• 紧张、不自然，语言不流畅	1
	2. 衣帽整洁，着装符合要求	1	• 衣、帽、鞋不整洁	1
评估要求（13分）	1. 环境评估：整洁、安静、宽敞、明亮，温湿度适宜，必要时用屏风或围帘遮挡	2	• 未评估 • 评估不全，缺一项	2 1
	2. 患者评估 （1）确认医嘱 （2）辨识患者 （3）患者病情、“三史”、合作程度、局部皮肤情况	4	• 未确认医嘱 • 未辨识患者 • 评估不全，缺一项 • 未询问三史	1 1 1 1
	3. 护士评估 ①七步洗手法洗手，戴口罩 ②了解皮内注射的目的	3	• 未洗手或洗手不规范 • 未戴口罩 • 不了解注射目的	1 1 1

续表

项目	操作标准	分值	扣分标准	扣分
评估要求（13分）	4. 用物评估 （1）治疗车上层：注射盘内备75%乙醇、无菌棉签、砂轮、弯盘。注射盘外备注射卡、手消毒液。无菌容器内置无菌治疗巾（无菌纱布垫） 最常用急救药：0.1%盐酸肾上腺素、地塞米松、呼吸兴奋药 （2）治疗车下层：生活垃圾桶、医用垃圾桶、锐器回收盒，口述备吸氧装置	4	• 缺或多1项 • 未口述	1 1
实施步骤（75分）	1. 稀释皮试药物（青霉素）其剂量以每毫升含200～500U青霉素生理盐水溶液，注入0.1ml为准，要现用现配皮试液（口述）	3	• 未口述	3
	2. 核对皮试卡。取80万U青霉素一支，检查药物质量、瓶口是否松动，瓶身有无裂痕，查看有效期、批号，将批号记录在皮试卡上（边做边说）。开启青霉素铝盖中心部分，消毒瓶塞及瓶颈。取100ml生理盐水溶液，擦瓶，检查名称、浓度、有效期，瓶口有无松动，瓶身有无破裂，将瓶倒置，对光检查溶液有无混浊、沉淀、絮状物出现等（边做边说）。开启瓶盖中心部分，消毒瓶塞及瓶颈	8	• 不核对皮试卡 • 不检查生理盐水 • 不检查药物 • 一处不消毒 • 未核对药物及批号 • 未记录药物批号	2 1 1 2 1 1
	3. 检查一次性注射器有效期及有无漏气和完好情况，并要衔接紧密针头	5	• 不检查注射器 • 未衔接紧密针头 • 污染针头一次	1 1 3
	4. 用5ml注射器抽吸4ml生理盐水将药液溶解后摇匀（每毫升含20万U）	3	• 剂量不准确 • 未摇匀药液	2 1
	5. 取1ml注射器并检查完好，用1ml注射器抽吸青霉素溶液0.1ml加生理盐水至1ml混匀（1ml内含青霉素2万U），推出0.9ml再抽吸生理盐水至1ml混匀（1ml内含青素2 000U），推出0.9ml或0.75ml，再抽吸生理盐水至1ml混匀（1ml内含青霉素200～500U），为皮试液备用（边说边做）	15	• 不检查注射器 • 剂量不准确 • 污染一次 • 未摇匀药液 • 排气方法不正确 • 浪费药液 • 未口述	1 2 3 3 2 2 2
	6. 将配制好的青霉素皮试液经两人核对无误，放入无菌容器内	2	• 放置不合理 • 未核对	1 1
	7. 将用物携至患者床旁，辨识患者并解释	3	• 未辨识患者 • 未解释	2 1
	8. 选择注射部位（前臂掌侧下1/3处），卫生手消毒	4	• 未评估皮肤 • 选择注射部位不准确 • 定位后未使用手消毒液	1 2 1
	9. 用75%乙醇消毒皮肤待干。核对，调整针头斜面与刻度一致，排尽空气，用左手绷紧注射部位	8	• 消毒皮肤方法、范围不正确 • 未核对 • 排气时不固定针栓 • 浪费药液 • 未绷紧皮肤	2 2 1 2 1
	10. 右手持注射器，针头斜面向上进入皮内后，放平注射器	3	• 进针角度不正确 • 深度不适宜	2 1

续表

项目	操作标准	分值	扣分标准	扣分
实施步骤（75分）	11. 左手拇指固定针栓，右手推药液 0.1ml，使局部形成一个圆形隆起的皮丘，皮肤变白，毛孔变大	7	• 未固定针栓 • 注射方法不正确 • 注入药液剂量不准确 • 未形成规范皮丘	1 2 2 2
	12. 注射完毕，迅速拔出针头，勿按压，卫生手消毒，看表计时，核对	5	• 拔针后按压 • 手未消毒 • 未计时或方法不对 • 未核对	1 1 1 2
	13. 嘱患者不可用手拭去药液，不可按压、搔抓皮丘。在20min内不可离开病房，不可剧烈活动。如有不适及时按信号铃，观察20min后看结果，记录判断结果（边操作边口述）	6	• 不向患者交代注意事项 • 交代不清 • 记录方法不对	4 2 2
	14. 清理用物分类处理，洗手后放回保留物品	3	• 注射器与针头未分离 • 未分类清理用物 • 未洗手	1 1 1
评价质量（10分）	1. 操作熟练，动作轻巧，无菌观念强	4	• 操作不熟练 • 失败1次	2 2
	2. 沟通恰当，指导正确，及时观察反应	3	• 指导不正确 • 指导不到位 • 未及时观察反应	1 1 1
	3. 时间：15min（从稀释药液至记录判断结果结束）	3	• 每超过1min	1

（李娜　周春美）

实训16　密闭式周围静脉输液技术

【实训目的】

1. 遵循无菌技术操作原则及查对制度。

2. 输液用物准备齐全，能正确实施密闭式周围静脉输液操作。

3. 严格遵照医嘱，规范操作，方法正确，动作轻巧，患者满意。

【实训学时】

6学时。

【实训方法与考核标准】

（一）实训方法

1. 根据课时安排，教师示教密闭式周围静脉输液的操作程序，动作规范，强调细节。

2. 学生2人一组，每组一套操作用物。

3. 采取角色互换的形式，分别扮演患者与护士，真实演练，互相考核，达到操作细节清晰，手法正确的目的。在互相评价、指导、修正的过程中，提高自身的职业能力。

（二）考核标准

密闭式周围静脉输液技术考核标准

项目	操作标准	分值	扣分标准	扣分
素质要求（2分）	1. 报告姓名、操作项目，语言流畅，仪表大方，轻盈矫健	1	• 紧张、不自然，语言不流畅	1
	2. 衣帽整洁，着装符合要求	1	• 衣、帽、鞋不整洁	1
评估要求（11分）	1. 环境评估：病室安静整洁、安全、光线适中，符合无菌技术操作要求	2	• 未评估 • 评估不全，每缺一项	2 1
	2. 患者评估 （1）患者了解操作目的，愿意配合 （2）患者的病情、治疗情况、意识状态、肢体活动情况 （3）注射部位皮肤及心、肺、肾功能无异常情况 （4）必要时协助患者排便	4	• 未评估 • 评估不全，每缺一项	4 1
	3. 护士评估 （1）七步洗手法洗手，戴口罩 （2）了解操作项目、目的及应做准备	3	• 未洗手或洗手不规范 • 未戴口罩 • 不清楚操作项目及目的	1 1 1
	4. 用物评估 （1）治疗车上层：注射盘内备皮肤常规消毒液、无菌棉签、输液器、输液贴（胶布）、输液瓶贴、止血带、一次性治疗巾、小垫枕、瓶套、启瓶器、砂轮、弯盘；液体及药物（遵医嘱备用）、病历夹及输液执行单、输液卡、速干手消毒液 （2）治疗车下层：生活垃圾桶、医用垃圾桶、锐器回收盒	2	• 物品每缺一件 • 用物摆放不规范，无菌物品和非无菌物品未分开放置，每一项	1 1
实施步骤（79分）	1. 核对输液执行单、输液卡、输液瓶贴，检查药液质量，将瓶贴倒贴于输液瓶（袋）	5	• 未核对 • 未检查药物质量 • 检查不全，每缺一项 • 未贴瓶贴 • 瓶贴位置不合理	2 2 1 1 1
	2. 套瓶套，启瓶盖，消毒瓶塞及瓶颈	3	• 未套瓶套 • 未消毒 • 消毒不规范	1 2 1
	3. 检查输液器质量，打开输液器包装，插入输液管针头，塞好通气管末端	4	• 未检查输液器 • 针头未插入根部 • 输液器污染	1 1 2
	4. 携用物至患者床旁，认真辨识患者并做好解释及告知	3	• 未辨识患者 • 未做解释及告知	2 1
	5. 挂输液瓶，排气	7	• 未旋紧头皮针钢针连接处 • 未关闭调节器 • 一次排气不成功 • 排气浪费药液 • 滴管高度不适合	1 1 3 1 1
	6. 初选血管，常规消毒皮肤，待干，扎止血带，备输液贴（胶布）	5	• 扎止血带高度不合适 • 扎止血带末端向下 • 消毒面积过小 • 违反无菌操作原则 • 未备输液贴	1 1 1 1 1

续表

项目	操作标准	分值	扣分标准	扣分
实施步骤（79分）	7. 再次核对与排气，关闭调节器，取下护针套	7	• 未核对 • 排气浪费 • 输液管有气泡 • 未检查输液管	2 1 3 1
	8. 绷紧皮肤，一手持针柄，穿刺角度 15°～30°，见回血后，降低进针角度，使针头沿血管方向潜行送入少许	12	• 未绷紧皮肤 • 角度不正确 • 穿刺不成功	2 2 8
	9. 固定针柄，松止血带、嘱患者松拳、松调节器，观察滴入顺畅后，输液贴固定，根据年龄、病情、药物调节滴速	7	• 每少松一项 • 输液贴固定不正确 • 滴速调节不准确	1 1 3
	10. 核对后整理用物，协助患者取舒适卧位，整理床单位，呼叫器放于患者易取处，洗手、记录，挂输液卡	11	• 未核对 • 未整理用物 • 未取舒适卧位 • 未整理床单位 • 未放置呼叫器 • 未洗手 • 未记录 • 记录不全 • 未挂输液卡	2 1 1 1 1 2 2 1 1
	11. 巡视观察输液速度，滴管内液面高度，穿刺部位有无肿胀、疼痛，及时用生理盐水冲管、更换药液	3	• 未巡视观察 • 未及时用生理盐水冲管 • 未及时更换药液	1 1 1
	12. 确认药液输入完毕，轻揭输液贴（胶布），关闭调节器，拔出针头后，纵向按压穿刺点及以上的部位	5	• 未查对确认 • 拔针方法不正确 • 按压方法不正确	2 2 1
	13. 按医用垃圾分类处理用物，为患者采取舒适卧位，整理床单位，洗手后记录	7	• 垃圾分类错误 • 未取舒适卧位 • 未整理床单位 • 未洗手 • 未记录	2 1 1 2 1
评价质量（8分）	1. 程序正确，动作规范，操作熟练	2	• 程序错误，动作不规范	2
	2. 完成时间：10min（从洗手开始至洗手后记录结束）	3	• 每超时 1min	1
	3. 沟通恰当，指导正确，观察反应，满足需要	3	• 指导不正确 • 指导不到位 • 未及时观察反应	1 1 1

（陈焕芬　侯媛媛）

实训 17　真空采血系统静脉血采集技术

【实训目的】

1. 遵循标本采集的原则。
2. 遵医嘱准备静脉血标本采集用物，正确实施静脉血标本采集。

3. 形成慎独的护理工作作风，严格遵照医嘱，规范操作，方法正确，动作轻巧。

【实训学时】

2 学时。

【实训方法与考核标准】

（一）实训方法

1. 根据课时安排，教师示教静脉血标本采集操作程序，动作规范，强调细节。

2. 学生 2 人一组，每组一套操作用物。

3. 采取角色互换的形式，分别扮演患者与护士，真实演练，互相考核，达到操作细节清晰，手法正确的目的。在互相评价、指导、修正的过程中，提高自身的职业能力。

（二）考核标准

真空采血系统静脉血采集技术

项目	操作标准	分值	扣分标准	扣分
素质要求（2 分）	1. 报告姓名、操作项目，语言流畅，仪表大方，轻盈矫健	1	• 紧张、不自然，语言不流畅	1
	2. 衣帽整洁，着装符合要求	1	• 衣、帽、鞋不整洁	1
评估要求（13 分）	1. 环境评估：病室整洁、宽敞、光线明亮、温湿度适宜，必要时用屏风或围帘遮挡	2	• 未评估 • 评估不全，每缺一项	2 1
	2. 患者评估 （1）患者的病情、治疗情况、意识状态、肢体活动情况 （2）患者对血标本采集的认知、合作程度 （3）患者需做检查的项目、采血量，是否需要做特殊的准备 （4）患者有无情绪的变化，如采血前紧张、焦虑等，有无运动、饮食、吸烟、药物以及饮酒、咖啡或茶等	4	• 未评估 • 评估不全，每缺一项	4 1
	3. 护士评估 （1）七步洗手法洗手，戴口罩 （2）了解标本采集的项目及目的	3	• 未洗手或洗手不规范 • 未戴口罩 • 不清楚标本采集的项目及目的	1 1 1
	4. 用物评估 （1）治疗车上层：注射盘、常规皮肤消毒液、无菌棉签、真空采血管（贴好标签或条形码）、真空采血针、止血带、治疗巾、小垫枕、检验单（标明科室、床号、姓名、性别、标本类型、采集时间）、手消毒液、采血架，必要时备持针器 （2）治疗车下层：生活垃圾桶、医用垃圾桶、锐器回收盒	4	• 未检查静脉血标本采集用物的灭菌时间、灭菌效果 • 容器选择错误 • 物品准备不全，缺一项	1 1 1
实施步骤（75 分）	1. 携用物至患者床旁，辨识患者	2	• 未辨识患者	2
	2. 向患者介绍血标本采集方法及注意事项，取得患者合作	4	• 未解释 • 解释不全	4 2
	3. 协助患者采取舒适卧位，戴无菌手套，选择合适静脉	7	• 未采取合适卧位 • 未戴手套 • 部位选择不正确 • 定位手法错误	2 1 2 2

续表

项目	操作标准	分值	扣分标准	扣分
实施步骤（75分）	4. 在穿刺点上方6~8cm处扎止血带，常规消毒皮肤	5	• 扎止血带的位置不正确 • 未消毒 • 消毒不规范或消毒范围过小	2 3 2
	5. 再次核对患者及检验项目	2	• 未核对	2
	6. 打开真空采血针外包装，取下真空采血针护套，手持采血针，按静脉注射法将针头刺入静脉	10	• 针头污染 • 穿刺失败	3 7
	7. 见回血，将采血针另一端护套拔掉，刺入真空管	10	• 未见回血 • 未及时刺入真空管	8 2
	8. 松开止血带，采血至所需量。采血过程中注意观察和询问患者有无不适感觉	10	• 未松开止血带 • 采血量不准确 • 未观察患者 • 未询问患者	2 5 2 1
	9. 抽血完毕，迅速拔出针头	5	• 拔针不规范	5
	10. 用无菌干棉签按压局部至不出血为止	5	• 未按压	5
	11. 按医疗废物处理条例处理用物	3	• 未分类处理用物	3
	12. 摘下手套	3	• 摘手套时清洁面和污染面混淆	3
	13. 协助患者卧于舒适卧位，整理床单位，再次核对，清理用物	3	• 未协助舒适卧位 • 未核对	1 2
	14. 洗手，记录	3	• 未洗手或洗手不规范 • 记录不全	1 1
	15. 将血标本连同化验单及时送检	3	• 送检方法不正确	3
评价质量（10分）	1. 程序正确，动作规范，操作熟练	3	• 程序错误，动作不规范	3
	2. 完成时间：6min（从戴无菌手套开始至整理床单位结束）	2	• 每超时1min	1
	3. 标本符合检验要求	2	• 静脉血标本质量不符合要求	2
	4. 沟通恰当，指导正确，及时观察反应，满足需要	3	• 指导不正确 • 指导不到位 • 未及时观察反应	1 1 1

（王维维）

实训18 基础生命支持技术（院内）

【实训目的】

1. 能正确判断患者是否心搏骤停，掌握复苏有效的指征。

2. 正确实施基础生命支持技术。

3. 培养急救、安全和职业防护意识。

【实训学时】

2学时。

【实训方法与考核标准】

（一）实训方法

1. 根据课时安排，教师示教操作程序，动作规范，强调复苏的有效性。

2. 学生 2 人一组，每组一个心肺复苏模型人。

3. 采用复苏模型人，教师指导，互相考核，达到培养急救、安全和职业防护意识，操作程序正确、动作规范的目的。在互相评价、指导、修正的过程中，提高自身的急救能力。

（二）考核标准

基础生命支持技术考核标准（院内）

项目	操作标准	分值	扣分标准	扣分
素质要求（2 分）	1. 报告姓名、操作项目，语言流畅，仪表大方，轻盈矫健	1	• 紧张、不自然，语言不流畅	1
	2. 衣帽整洁，着装符合要求	1	• 衣、帽、鞋不整洁	1
评估要求（13 分）	1. 环境评估：确保现场环境对施救者和患者均是安全的	2	• 未评估	2
	2. 判断意识：双手轻拍患者双肩，并在患者两侧耳边大声呼唤（报告结果）	4	• 未评估 • 拍打过重 • 声音过小	4 2 2
	3. 判断颈动脉搏动 （1）解开衣扣、腰带，暴露患者胸腹部 （2）右手示指、中指指尖触摸颈动脉搏动，5～10s 内完成，同时判断呼吸（报告结果）	4	• 未松解 • 未判断动脉搏动 • 位置不准确 • 判断超时	4 1 2 1
	4. 用物评估：无菌纱布或一次性人工呼吸面膜、手电筒、弯盘、记录单、手消毒液、笔、表、必要时备按压板，脚踏凳；有条件的备血压计、听诊器	3	• 用物缺一件	1
实施步骤（75 分）	1. 确认患者无意识，无脉搏。立即呼叫，启动应急反应系统。看表计时（口述时间）	4	• 未呼叫 • 未计时	2 2
	2. 安置体位 （1）置患者于硬板床上或地上，去枕、头后仰。睡软床者，胸背部下垫按压板 （2）头、颈、躯干位于同一轴线 （3）双手放于身体两侧，身体无扭曲（口述）	5	• 未置于坚固平坦表面上 • 未去枕 • 体位不当 • 未口述	2 1 1 1
	3. 心脏按压 （1）抢救者立于患者右侧 （2）按压部位：胸骨中下 1/3 交界处 （3）按压方法：两手掌根部重叠，手指翘起不接触胸壁，上半身前倾，两臂伸直，垂直向下用力 （4）按压深度：胸骨下陷至少 5cm （5）按压频率：100～120 次/min （6）胸廓回弹：每次按压后使胸廓充分回弹（按压时间：放松时间为 1∶1） （7）按压中断时间控制在 10s 内	25	• 站位错误 • 定位不准确 • 手指接触胸壁 • 未做到垂直用力 • 按压时肘部弯曲 • 胸骨下陷不达标（每次） • 频率不达标（每循环） • 胸廓回弹不充分（每次） • 中断时间过长（每循环）	2 2 2 2 2 0.1 2 0.1 2

续表

项目	操作标准	分值	扣分标准	扣分
实施步骤（75分）	4. 开放气道 （1）检查口腔，清除口腔分泌物及异物 （2）取出活动义齿（口述） （3）判断颈部有无损伤 （4）仰头抬颏法（口述：颈部有损伤的开放气道方法）	15	• 未检查口腔 • 未清理口腔 • 未口述取下义齿 • 未判断颈部损伤情况 • 仰头抬颏法不正确 • 气道未完全开放 • 未口述颈部有损伤的气道开放方法	2 2 3 3 2 2 1
	5. 人工呼吸 （1）左手捏住患者鼻孔，正常吸气，张口紧包患者口唇吹气，直至患者胸廓抬起，送气时间为1s （2）吹气毕，松开捏鼻孔的手，头侧转换气，同时观察胸廓情况，连续吹气2次 （3）按压与人工呼吸之比为30∶2	15	• 吹气不足（每次） • 过度通气（每次） • 送气时间过长或过短 • 未松开鼻孔（每次） • 未观察胸廓 • 比率错误	1 1 1 1 1 2
	连续操作5个循环			
	6. 判断并报告复苏效果 （1）触摸颈动脉恢复搏动 （2）自主呼吸恢复 （3）双侧瞳孔缩小及对光反射存在 （4）患者面色、口唇、甲床和皮肤色泽是否转红 （5）患者出现反射或挣扎 （6）测量血压（有条件时测）	5	• 未判断 • 缺1项	5 1
	7. 看表计时，安置患者	2	• 未计时 • 未安置	1 1
	8. 整理用物，洗手	2	• 未整理 • 未洗手或洗手不规范	1 1
	9. 记录抢救时间，抢救情况	2	• 未记录或记录不全	2
评价质量（10分）	1. 沉着冷静，动作敏捷，程序正确，操作规范	3	• 程序错误，动作不规范	3
	2. 完成时间：5min（从报告开始至记录结束）	2	• 未完成	2
	3. 复苏有效	3	• 无效抢救	3
	4. 具有保护患者安全和职业防护意识	2	• 无安全和防护意识	2

（周静怡）

实训19　瓶式氧气吸入法

【实训目的】

1. 正确有效实施氧气吸入，做到安全用氧。
2. 形成慎独的护理工作作风，严格遵照医嘱，规范操作，方法正确，动作轻巧。
3. 护患沟通良好，解释到位，指导正确，关爱患者。

【实训学时】

2 学时。

【实训方法与考核标准】

(一)实训方法

1. 根据课时安排,教师示教瓶装氧气吸入操作程序,动作规范,强调细节及用氧安全。

2. 学生 2 人一组,每组一套操作用物。

3. 采用角色互换的形式,分别扮演患者与护士,真实演练,互相考核,教师指导,达到操作程序正确,动作规范,具有安全意识的目的。在互相评价、指导、修正的过程中,提高自身的职业能力。

(二)考核标准

瓶式氧气吸入法考核标准

项目	操作标准	分值	扣分标准	扣分
素质要求(2分)	1. 报告姓名、操作项目,语言流畅,仪表大方,轻盈矫健	1	• 紧张、不自然,语言不流畅	1
	2. 衣帽整洁,着装符合要求	1	• 衣、帽、鞋不整洁	1
评估要求(13分)	1. 环境评估:病室整洁、宽敞、光线明亮、温湿度适宜,无明火、避开热源,必要时用屏风或隔帘遮挡	2	• 未评估 • 评估不全,缺一项	2 1
	2. 患者评估 (1)患者的病情、意识状态、生命体征、呼吸状况、缺氧程度 (2)患者鼻腔状况 (3)患者的对吸氧的认知、合作程度 (4)患者的心理状态,有无因缺氧引起的不安情绪	4	• 未评估 • 评估不全,缺一项	4 1
	3. 护士评估 (1)七步洗手法洗手,戴口罩 (2)了解吸氧的流量及目的	3	• 未洗手或洗手不规范 • 未戴口罩 • 不了解流量及目的	1 1 1
	4. 用物评估 (1)治疗车上层:治疗盘内备鼻导管 1 根、无菌棉签 1 包、小药杯(内盛冷开水)、纱布、弯盘、扳手。手消毒液、用氧记录单、笔、用氧标识、氧气表、一次性湿化瓶 (2)治疗车下层:生活垃圾桶、医用垃圾桶 (3)另备氧气筒	4	• 未检查一次性用物有效期及质量 • 物品准备不全,缺一项	1 1
实施步骤(75分)	1. 打开氧气筒总开关,放出少量氧气吹尘后关闭	1	• 未吹尘	1
	2. 安装氧气表,直立于氧气筒旁	1	• 氧气表倾斜	1
	3. 连接湿化瓶	1	• 连接不紧密	1
	4. 关闭流量开关,打开总开关,再打开流量开关,检查压力表数值及有无漏气	3	• 未关闭流量开关 • 未检查压力值及有无漏气	1 2
	5. 关闭流量开关	2	• 未关闭流量开关	2
	▲ 吸氧			
	6. 携用物至患者床旁,认真辨识患者	2	• 未辨识患者	2
	7. 向患者介绍吸氧的方法,取得患者合作	3	• 未解释	3
	8. 协助患者采取舒适卧位	2	• 未取舒适卧位	2

续表

项目	操作标准	分值	扣分标准	扣分
实施步骤（75分）	9. 检查并清洁鼻孔	4	• 未检查 • 未清洁	2 2
	10. 鼻导管与湿化瓶的出口相连接，遵医嘱调节氧流量	5	• 未调节 • 调节不准确	5 2
	11. 湿润鼻导管前端，确定导管通畅	4	• 未湿润 • 未检查通畅性	2 2
	12. 将鼻导管插入患者双鼻孔，为患者供氧。调节松紧度	2	• 调节过松或过紧	2
	13. 询问患者的感受，告知吸氧的注意事项，取得患者配合	5	• 未告知 • 解释不全	5 2
	14. 整理床单位，再次核对，清理用物	3	• 未核对 • 整理不到位	2 1
	15. 洗手，记录给氧时间、氧流量，贴用氧标识于湿化瓶上	5	• 未洗手或洗手不规范 • 未记录 • 未贴用氧标识	2 2 1
	16. 观察患者缺氧改善情况，实验室指标，有无不良反应，氧气装置有无漏气（口述）	4	• 未口述 • 口述内容不全	3 2
	▲ 停止吸氧			
	17. 携用物至患者床旁，辨识患者	2	• 未辨识患者	2
	18. 向患者解释，取得配合	2	• 未解释	2
	19. 取下鼻导管，为患者擦拭鼻部	6	• 先停氧后取下鼻导管 • 未擦净患者鼻部 • 用物处理不当	2 2 2
	20. 关闭总开关，放出余气，关闭流量开关	6	• 未关总开关 • 未放余气 • 未关流量开关	2 2 2
	21. 再次核对，协助患者取舒适卧位，整理床单位	4	• 未核对 • 未整理，未取舒适卧位	2 2
	22. 取下湿化瓶，清理用物（重复使用的湿化瓶按消毒技术规范处理）	2	• 湿化瓶处理不正确	2
	23. 卸表	2	• 未卸表	2
	24. 洗手，记录停氧时间	4	• 未洗手或洗手不规范 • 未记录	2 2
评价质量（10分）	1. 评估准确，程序正确，动作规范，操作熟练，安全意识强	3	• 程序错误 • 评估不到位 • 无安全意识	1 1 1
	2. 完成时间：7min（从上表开始至洗手，记录结束）	2	• 超时	1
	3. 调节氧流量准确，吸氧有效	3	• 调节不准确或无效吸氧	3
	4. 沟通恰当，指导正确，观察反应，满足需要	2	• 指导不到位 • 未观察反应	1 1

（周静怡）

实训 20 经口、鼻腔吸痰法

【实训目的】

1. 根据患者病情选择吸痰方式,正确有效吸痰。

2. 形成慎独的护理工作作风,规范操作,方法正确,动作轻巧,无菌观念强,有防护意识。

3. 护患沟通良好,解释到位,关爱患者。

【实训学时】

2 学时。

【实训方法与考核标准】

(一)实训方法

1. 根据课时安排,教师示教经口腔、鼻腔吸痰的操作程序,动作规范,强调无菌观念和职业防护意识。

2. 学生 2 人一组,每组一套操作用物。

3. 采用模拟人练习,互相考核,教师指导,达到操作程序正确,动作规范,强化无菌观念和职业防护意识的目的。在互相评价、指导、修正的过程中,提高自身的职业能力。

(二)考核标准

经口、鼻腔吸痰法考核标准

项目	操作标准	分值	扣分标准	扣分
素质要求(2 分)	1. 报告姓名、操作项目,语言流畅,仪表大方,轻盈矫健	1	• 紧张、不自然,语言不流畅	1
	2. 衣帽整洁,着装符合要求	1	• 衣、帽、鞋不整洁	1
评估要求(13 分)	1. 环境评估:病室整洁、宽敞、光线明亮、温湿度适宜,必要时用屏风或隔帘遮挡	2	• 未评估	2
	2. 患者评估 (1)患者的年龄、病情、意识状态、生命体征、SpO_2、治疗情况 (2)患者气道分泌物的量 (3)患者口鼻腔黏膜情况 (4)患者的心理状态及合作程度,咳嗽和排痰能力	4	• 未评估 • 评估不全,缺一项	4 1
	3. 护士评估 (1)洗手,戴口罩 (2)了解吸痰的目的	3	• 未洗手或洗手不规范 • 未戴口罩 • 不了解目的	1 1 1
	4. 用物评估 (1)治疗车上层:治疗盘内备一次性吸痰管数根(吸痰管包内配有无菌手套)、纱布或纸巾、一次性治疗巾、手电筒、冲洗罐、生理氯化钠溶液 1 瓶,手消毒液。必要时备压舌板,开口器、口咽通气道 1 个 (2)治疗车下层:生活垃圾桶、医用垃圾桶 (3)另备电动吸引器 1 台或中心吸引装置	4	• 未检查一次性用物 • 准备不全,缺一项	1 1

续表

项目	操作标准	分值	扣分标准	扣分
实施步骤(75分)	1. 携用物至患者床旁,认真辨识患者	2	• 未辨识患者	2
	2. 向患者(神志清楚者)或家属解释,取得配合	2	• 未解释	2
	3. 接通电源,打开开关检查吸痰器各管连接是否通畅、有无漏气。调节负压:0.02~0.04MPa,关闭开关	4	• 未检查 • 负压不在规定范围内	2 2
	4. 打开生理氯化钠溶液,将液体倒入冲洗罐,注明开瓶时间	4	• 未检查 • 未注明	2 2
	▲ 经口吸痰			
	5. 将患者去枕仰卧,头转向操作者一侧,略向后仰,铺治疗巾	4	• 体位不正确 • 未铺巾	2 2
	6. 给予患者100%纯氧吸入(口述)	2	• 未口述	2
	7. 嘱患者张口(昏迷患者用开口器、压舌板打开口腔,舌后坠者也可使用口咽通气道开放气道),检查患者口腔情况,取下活动义齿(口述)	4	• 昏迷患者打开口腔方法不正确 • 未检查 • 未口述	2 1 1
	8. 选择合适的吸痰管,检查有效期,包装有无破损,打开包装,右手戴一次性无菌手套,取出吸痰管	6	• 型号不符 • 未检查 • 污染无菌手套 • 污染吸痰管	1 1 2 2
	9. 打开吸引器开关,将吸引器接头与吸痰管连接	2	• 未打开 • 连接不紧密	1 1
	10. 阻断负压	4	• 未阻断负压	4
	11. 右手持吸痰管前段,将吸痰管经口插入气道适宜深度,恢复负压,左右旋转上提吸出痰液。每次吸痰时间<15s	6	• 未恢复负压 • 吸痰手法不正确 • 吸痰时间超过15s	2 2 2
	12. 吸痰完毕,取下吸痰管,弃于医疗垃圾桶内,吸引器连接管抽吸生理氯化钠溶液进行冲洗,关闭吸引器	4	• 吸痰管触碰患者或操作者 • 吸痰管处理不正确 • 未冲洗吸引器连接管	2 1 1
	▲ 经鼻吸痰			
	13. 检查并清洁鼻腔	2	• 未检查 • 未清洁	1 1
	14. 同序号8、9、10,右手持吸痰管前段,在患者吸气时,将吸痰管由清洁鼻孔快速轻柔地插入,达到一定深度,恢复负压,左右旋转上提吸出痰液。每次吸痰时间<15s	10	• 未检查吸痰管 • 污染吸痰管 • 未阻断负压 • 未恢复负压 • 吸痰手法不正确 • 吸痰时间超过15s	1 1 2 2 2 2
	15. 吸痰完毕,取下吸痰管,弃于医疗垃圾桶内,吸引器连接管抽吸生理氯化钠溶液进行冲洗,关闭吸引器	6	• 吸痰管触碰患者或操作者 • 吸痰管处理不正确 • 未冲洗吸引器连接管	2 2 2
	16. 吸痰后,给予患者100%纯氧吸入(口述)	2	• 未口述	2

续表

项目	操作标准	分值	扣分标准	扣分
实施步骤(75分)	17. 吸痰过程中,观察患者面色、呼吸、心率、SpO_2 及双肺啰音等情况,痰液色、质、量。必要时叩背,雾化吸入后再次吸痰(口述)	4	• 未口述 • 口述内容不全	4 2
	18. 擦拭患者口鼻周围的分泌物,协助患者取舒适卧位,整理床单位	2	• 未擦拭口鼻分泌物 • 未取舒适卧位	1 1
	19. 用物分类处置	2	• 处置错误	2
	20. 洗手,记录吸痰时间和痰液颜色、性质、量及吸痰效果	3	• 未洗手或洗手不规范 • 无记录	1 2
评价质量(10分)	1. 评估准确,程序正确,动作规范,操作熟练,无菌观念强,有自我防护意识	4	• 评估不到位 • 操作不熟练 • 无菌观念差 • 防护意识差	1 1 1 1
	2. 完成时间:12min(从携用物到床旁至记录结束)	2	• 超时	1
	3. 有效吸痰	2	• 无效吸痰	2
	4. 沟通恰当,观察反应	2	• 未沟通 • 未观察	1 1

(周静怡)

参考文献

1. 周春美,陈焕芬. 基础护理技术. 北京:人民卫生出版社,2016.
2. 李小寒,尚少梅. 基础护理学. 北京:人民卫生出版社,2017.
3. 姜小鹰,刘俊荣. 护理伦理学. 2 版. 北京:人民卫生出版社,2017.
4. 全国护士资格考试用书编写委员会. 全国护士执业考试指导. 北京:人民卫生出版社,2018.
5. 廖文玲,曾庆兰. 基础护理技术. 上海:复旦大学出版社,2012.
6. 陈桂涛,官新华,吴桂玲. 医院用新型多功能病床. 临床工程,2010,25(7):105-106.
7. 李晓松. 基础护理技术. 2 版. 北京:人民卫生出版社,2011.
8. 张少羽. 基础护理技术学习指导与习题集. 2 版. 北京:人民卫生出版社,2014.
9. 全国护士执业资格考试用书编写专家委员会. 2019 年全国护士执业资格考试指导. 北京:人民卫生出版社,2019.
10. 周春美,张连辉. 基础护理学. 北京:人民卫生出版社,2014.
11. 张连辉,周春美. 基础护理学实训与学习指导. 北京:人民卫生出版社,2014.
12. 程玉莲,余安汇. 护理学基础. 北京:人民卫生出版社,2016.
13. 黄丽,李宇,许娟. 基础护理学. 湖北:华中科技大学出版社,2018.
14. 龙霖,付能荣. 基础护理. 北京:人民卫生出版社,2016.
15. 化前珍,胡秀英. 老年护理学. 4 版. 北京:人民卫生出版社,2018.
16. 葛均波,徐永健,王辰. 内科学. 9 版. 北京:人民卫生出版社,2018.
17. 王伟民. 落实《患者安全目标》构建护理安全文化. 江苏卫生事业管理,2008,19(6):130.
18. 姜安丽,钱晓路. 新编护理学基础. 北京:人民卫生出版社,2018.
19. 全国护士执业资格考试用书编写专家委员会. 2019 全国护士执业资格考试指导. 北京:人民卫生出版社,2018.
20. 丁炎明. 伤口护理学. 北京:人民卫生出版社,2017.
21. 蒋琪霞. 压疮护理学. 北京:人民卫生出版社,2015.
22. 刘立平,钱冰菁,吴佳敏,等. 临床口腔护理方法研究. 养生保健指南:医药研究,2015,10,114.
23. 孙玉梅,张立力. 健康评估. 北京:人民卫生出版社,2017.
24. 尤黎明. 内科护理学. 北京:人民卫生出版社,2017.
25. 郭书芹,王叙德. 外科护理. 北京:人民卫生出版社,2016.
26. 姜安丽. 新编护理学基础. 2 版. 北京:人民卫生出版社,2012.
27. 李和平,李梅. 病历书写规范. 太原:山西科学技术出版社,2010.
28. 李晓松. 护理学基础. 北京:人民卫生出版社,2011.
29. 杜素芝,黄韶兰,崔德花. 基础护理学. 北京:中国科学技术出版社,2016.
30. 陈佩仪. 中医护理学基础. 2 版. 北京:人民卫生出版社,2017.
31. 薛松梅. 基础护理学. 2 版. 北京:军事医学科学出版社,2013.
32. 全国护士执业资格考试指导. 北京:人民卫生出版社,2019.
33. 沈洪,刘中民. 急诊与灾难医学. 2 版. 北京:人民卫生出版社,2013.

34. 王建荣. 输液治疗护理实践指南与实施细则. 北京:人民军医出版社,2011.
35. 邱玲. 北京协和医院参考 CLSI(H3-A6)制定静脉血推荐采集顺序. 中华临床实验室管理电子杂志,2015,3(2):101-103.
36. 张波,桂莉. 急危重症护理学. 4 版. 北京:人民卫生出版社,2017.
37. 万学红,卢雪峰. 诊断学. 9 版. 北京:人民卫生出版社,2018.
38. 施永兴,临终关怀学概论. 上海:复旦大学出版社,2015.
39. 2019 全国护士执业资格考试指导. 学生版. 北京:人民卫生出版社,2018.
40. 宿英英,张艳,叶红,等. 脑死亡判定标准与技术规范(成人质控版). 中国现代神经疾病杂志,2015,15(12):935-939.
41. 陈洁. 民间志愿服务组织管理情况探析——以上海市癌症康复俱乐部为例. 社会福利杂志,2013(10):55-58.